中药临证类辨

主编 陈 熠

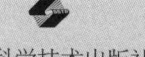

上海科学技术出版社

图书在版编目（CIP）数据

中药临证类辨 / 陈熠主编. -- 上海：上海科学技术出版社，2025. 5. -- ISBN 978-7-5478-7055-6

Ⅰ. R282

中国国家版本馆CIP数据核字第2025FD3627号

中药临证类辨
主编 陈 熠

上海世纪出版（集团）有限公司 出版、发行
上 海 科 学 技 术 出 版 社
（上海市闵行区号景路159弄A座9F-10F）
邮政编码 201101　www.sstp.cn
上海展强印刷有限公司印刷
开本 787×1092　1/16　印张 31.5
字数：450千字
2025年5月第1版　2025年5月第1次印刷
ISBN 978-7-5478-7055-6/R·3209
定价：188.00元

本书如有缺页、错装或坏损等严重质量问题，请向工厂联系调换电话：021-66366565

内容提要

本书是陈熠从医50余年临证及用药经验总结。陈熠为上海市名中医,第五批全国老中医药专家学术经验继承工作指导老师,陈熠全国名老中医药专家传承工作室导师。作者从20世纪80年代开始参阅了大量中医文献,并结合50余年临床用药经验,从同名异产(采)、同物异取、同药异制、同治异效四个方面,采用比较法对334味药物进行研究,厘清了中药产地、采收、炮制与功效应用的关系,并为临证时如何应用功效类似药物提供了明确的思路与方法。本书以临床实用为主导,语言精炼,编排简洁,方便临床医生快速记忆,并且能有效提高辨证用药水平,夯实中医基础水平,进一步发扬中医的传统特色。

本书可供中医、中西医结合临床工作人员,以及中医院校师生参阅。

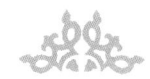

编委会名单

主　编

陈　熠

（以下排名不分先后，以姓氏笔画为序）

副主编

王轶颖　石劲敏　肖　芸

编委会

王　韵　石　云　石书芳　李　明　张本瑞
武大圣　卓鹏伟　陶智会　曹　蓓　梁未末

编写人员

王　韵　王轶颖　方延廷　石　云　石书芳
石劲敏　孙　青　李　明　肖　芸　张本瑞
陈　熠　武大圣　卓鹏伟　胡　丽　陶智会
曹　蓓　梁未末

前言

我国对中药研究源远流长,对各种药物均有详细论述。但详考各家著作大多是一味药一味药单独进行的,很少采用比较分析的方法进行探讨,尤其是缺少对主治、功效或药名相近药物之间的对比、分析。有的本草著作虽有所涉及,但往往是穿插在字里行间,缺此少彼,至今尚罕见较为理想的中药类辨相关专著。

临床中也常常遇到这种情况,同一个病人,病情不变,前后服同样的方药,但有时疗效很好,有时却并不理想,如推翻原法,改弦易辙,效果更不如前。医生和病人往往都感到困惑不解,究其原因,大都与用药有关,不外以下几种情况。

(1) 前后处方用药名称虽然相同,但由于每批药源产地不同,或采收时间不同,药性不一,功效有差异,所以造成效果不一。

(2) 医生处方选药不重视加工炮制对药物功效的影响;或者药店不根据医生的要求,未能供应经过必要加工炮制的药物,以致造成药不对证,影响疗效。

(3) 有些药虽然同取于一种植物或动物,但由于入药部位不同,药效也有差异,如不明察,随意取代也会造成药不对证,影响疗效。

(4) 由于不少药物主治相同,有些医生只看到它们相同的一面,而忽略了它们各自的特点,以及相互之间的区别。因此处方选药时往往只求主治对应,而不求辨证选药是否精当,从而使药物不能发挥其最佳效应,一定程度上也影响了疗效。

清代医家周岩在《本草思辨录》序中曾感慨地指出:"人知辨证

之难,甚于辨药;孰知方之不效,由于不识证者半,由于不识药者亦半。证识矣而药不当,非特不效,抑且贻害。"说明辨药与辨证有同样重要的意义。

用比较法研究中药功效,不但容易记忆和掌握,并且能帮助提高辨证用药的水平,进一步发扬中医的传统特色,为了方便中医药工作者掌握运用,本书参阅了大量有关中医文献,从同名异产(采)、同物异取、同药异制、同治异效四个方面,对334味药物,进行分类比较辨析,并扼要地摘取了现代医学对部分单味中药的药理和临床研究主要成果,以供中医、中西医结合临床工作人员,以及中医院校师生参阅。

由于本书所述带有不少个人临床心得的内容,且目前有些方面尚缺少类似借鉴,所以在文字上或有一些主观、武断之处,敬请读者谅解包涵,其中错漏之处,恳请大家批评指正,以便再版修订。

本书编著出版过程中,得到上海市中医文献馆的鼎力支持,在此表示衷心感谢。

陈熠

2024 年 11 月 28 日

编写说明

一、本书使用相类比较法，对334味常用药物分两篇，进行同中求异的功效辨析。上篇分三章，每章药物以名称笔画为序，以方便读者查找。下篇分17章98条，以药物功效分类排序。

二、上篇第一章同名异产（采）辨，21条，收药38种。对虽属同种药物，但由于产地或采用时间不同，功效有差别者，或者虽属同种植物（或动物），但已经衍生成为单味药材的品种，进行辨析。如果产地不同，功效相同，而仅是强弱有异，则不予论述。

三、上篇第二章同物异取辨，38条，收药98味（按目前单独使用为单位。如甘草为一味，甘草节与甘草头因一般已不单独使用，则不计在内）。对同一种植物（或动物），由于采用部分不同，所致功效相异的药物，或已经衍生成为单味药材的品种，进行相互比较分析。倘使功效相同，如防风叶、防风花的功效，包括在防风内，则不另列。有些供药多的植物，则按习惯分开论述。如藕节与莲子，虽同出一物，但一个是根，一个是子，在名称上、功效上都不会混淆，所以也不讨论；仅对莲子、莲衣、莲须、莲房、石莲子等，在名称或功效上相近，但功效又有差异的药物，才进行辨析。

四、上篇第三章同药异制辨，60条，对同一种药物，由于制法不同，而产生功效相异的几种制药，不仅包括炮制品，也包括已经衍生开发成单味药材的品种，基于不同疗效进行辨析。这类药物较多，书中仅收炮制较为特殊、功效差异较大，或近来不为注意的68种药物。对常用熟悉的常规炮制药物，则不予论述。

五、下篇同治异效辨,共17章98条,收药130种(与上篇重复者除外),对主治相同,而功效又有相异的药物进行比较分析。

六、每味药初次出现时,均简要地列其名称、基原、性味归经、功能、主治、用法用量、使用禁忌、现代研究,随后根据其所在篇章的内容,进行比较、论述。药品名称、基原、性味归经、功能、主治、用法用量、使用禁忌均以《中国药典》2020年版为基准,参考《中华本草》《中药大辞典》做必要的补充及修订。这样一方面可以对这334味临床常用药物进行一定的解读,另一方面也为读者对药物辨析的独立思考提供一个必要的基础,以减少进一步深入探讨所引起的不必要的麻烦。

七、在对药物进行类比辨析的同时,有选择地介绍一些临床常用别名,并尽可能地通过归纳总结提出我们自己的一些看法,以供读者学习和研究医学文献,扩大知识面作参考。

八、本书只是在提出用比较法研究中药时,按不同的划分方法举例,论述了部分常用药物。有些药物的论述与当前的使用状况可能有出入,如山栀仁与山栀皮(同物异取)、青连翘与黄连翘(同物异采)、抚芎与川芎(同物异产)等,不少地区已不再区分,但作为古人的经验,考虑有一定的道理,暂时保留,以供读者为今后进一步研究作借鉴。

九、本书论述内容,除了在介绍药物所属植物品种基原外,均以中医传统理论论述为主,同时简约地加入相关现代药理及临床应用的内容,以适当展示中药的现代研究进展,方便读者理解和分析比较。

十、对每一章出现的药物,在论述上以本章内容为主,其他内容则附在一起论述。如"异取辨析"之后,附加"异制辨析"的内容,集中一处,以方便阅读。

本书属上海市中医药管理局陈熠上海市名老中医学术经验研究工作室项目(项目编号:SHGZS-202231)。

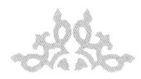

目 录

上篇 同异辨析 / 001

第一章 同名异产(采)辨 / 002

1. 川贝母(包括制药姜汁制川贝母)、浙贝母 / 002
2. 川芎(包括抚芎;制药炒川芎、酒川芎、麸炒川芎) / 004
3. 五加皮(包括制药炒五加皮、酒制五加皮)、川五加皮、香加皮 / 007
4. 五味子(包括制药炒五味子、醋五味子、酒五味子、蜜五味子)、南五味子(包括制药醋南五味子、酒南五味子、蜜南五味子) / 010
5. 牛膝(包括制药炒牛膝、酒牛膝、盐牛膝、牛膝炭)、川牛膝(包括制药酒川牛膝、盐川牛膝)、土牛膝 / 013
6. 北沙参(包括制药炒北沙参、蜜北沙参、米炒北沙参)、南沙参(包括制药蜜南沙参、米炒南沙参) / 017
7. 石斛(包括霍山石斛)、铁皮石斛 / 020
8. 白术(包括冬白术、于白术;制药漂白术、制白术、炒白术、麸炒白术、土炒白术、米白术、盐白术、蒸白术、焦白术、白术炭) / 022
9. 汉防己、木防己 / 025
10. 红花、西红花 / 027
11. 连翘(包括青翘、老翘、连翘心;制药朱连翘、朱连心、连翘炭) / 029

12. 佛手（包括川佛手、广佛手、佛手花；制药佛手露）／031
13. 青果、西青果、金果榄 ／032
14. 苦杏仁（包括制药㷢苦杏仁、炒苦杏仁、炒㷢苦杏仁、苦杏仁霜、麸炒苦杏仁、蜜苦杏仁）、甜杏仁 ／034
15. 郁金（包括广郁金、川郁金；制药炒郁金、醋郁金、酒制郁金）／038
16. 南刘寄奴、北刘寄奴 ／039
17. 柴胡（包括北柴胡、南柴胡、春柴胡；制药炒柴胡、醋柴胡、鳖血柴胡）／041
18. 粉萆薢（包括制药麸炒粉萆薢、盐粉萆薢、酒粉萆薢）、绵萆薢 ／043
19. 桑寄生（包括制药酒桑寄生）、槲寄生 ／046
20. 菊花（包括亳菊、滁菊、贡菊、杭菊、怀菊；制药炒菊花、菊花炭、酝制菊花、酒洗菊花、药制菊花）、野菊花 ／047
21. 葶苈子（包括南葶苈子、北葶苈子；制药炒葶苈子、蜜炙葶苈子）／051

第二章 同物异取辨 ／053

1. 丁香（包括公丁香、母丁香；制药丁香露、丁香油）／053
2. 山楂（包括山楂肉、山楂叶、山楂核、山楂木；制药炒山楂、土炒山楂、焦山楂、炙山楂、红糖制山楂、山楂炭）／055
3. 广藿香（包括广藿香梗、广藿香根；制药广藿香露）、藿香（包括藿香梗、藿香根；制药藿香露）／058
4. 马兜铃（包括制药蜜兜铃）、青木香藤、青木香 ／060
5. 车前子（包括制药炒车前子、盐车前子、酒车前子）、车前草 ／063
6. 甘草（包括甘草梢、甘草节、甘草头；制药炒甘草、清炙甘草、蜜炙甘草）／067
7. 白茅根（包括鲜茅根、白茅针、白茅花；制药茅根炭）／070
8. 白扁豆（包括制药炒白扁豆）、扁豆衣、扁豆花 ／073

9. 瓜蒌、瓜蒌皮(包括制药炒瓜蒌皮、蜜炙瓜蒌皮)、瓜蒌子(包括制药炒瓜蒌子、瓜蒌霜)、天花粉 / 076

10. 冬瓜、冬瓜皮、冬瓜子(包括制药炒冬瓜子) / 081

11. 合欢皮、合欢花 / 084

12. 当归(包括当归头、当归身、当归尾;制药油当归、炒当归、酒当归、土炒当归、醋炒当归、当归炭) / 085

13. 肉桂、肉桂心、肉桂子 / 089

14. 竹茹(包括制药炒竹茹、姜竹茹)、竹沥、竹叶、天竺黄、瘪竹 / 092

15. 防风(包括防风身、防风梢;制药炒防风、防风炭) / 096

16. 远志(包括小草;制药炒远志、制远志、蜜远志、朱远志) / 098

17. 花椒(包括制药炒花椒、醋炒花椒、盐炒花椒)、椒目(包括制药炒椒目) / 101

18. 陈皮(包括制药清炒陈皮、土炒陈皮、麸炒陈皮、盐炒陈皮、蜜炙陈皮、法制陈皮、陈皮炭)、橘红(包括制药炒橘红、盐橘红、蜜橘红)、橘白、橘络、橘核(包括制药盐橘核)、橘叶 / 104

19. 金银花(包括金银花叶、金银花子;制药金银花炭、金银花露)、忍冬藤 / 109

20. 荆芥(包括制药炒荆芥、荆芥炭)、荆芥穗(包括制药炒荆芥穗、荆芥穗炭) / 113

21. 茯苓(包括制药炒茯苓、朱茯苓)、茯苓皮、赤茯苓、茯神(包括制药朱茯神)、茯神木 / 115

22. 栀子(包括山栀仁、山栀皮;制药炒栀子、姜栀子、焦栀子、栀子炭)、栀子花根、栀子叶、栀子花 / 119

23. 枸杞子(包括制药炒枸杞子)、枸杞叶、地骨皮 / 123

24. 砂仁、砂仁壳、砂仁花 / 126

25. 莱菔子(包括制药炒莱菔子)、莱菔叶、地骷髅 / 129

26. 莲子(包括制药炒莲肉)、莲衣、莲须、莲子心(包括制药朱莲心)、莲房(包括制药莲房炭)、石莲子 / 133

27. 荷叶(包括鲜荷叶;制药荷叶炭)、荷梗、荷叶蒂 / 137

28. 桂枝(包括桂枝木、桂枝尖;制药炒桂枝、炙桂枝) / 140

29. 益母草(包括童子益母草)、茺蔚子 / 142

30. 桑叶(包括制药蒸桑叶、蜜炙桑叶)、桑椹、桑枝(包括制药炒桑枝、酒桑枝)、桑白皮(包括制药炒桑白皮、蜜桑白皮) / 145

31. 黄芪（包括黄芪皮；制药清炙黄芪、酒炒黄芪、蜜炙黄芪）/ 149

32. 麻黄（包括麻黄节；制药水炙麻黄、蜜炙麻黄）、麻黄根 / 151

33. 鹿角（包括制药鹿角胶、鹿角霜）、鹿茸 / 154

34. 旋覆花（包括制药蜜炙旋覆花）、旋覆花根、金沸草 / 157

35. 紫苏叶（包括制药炒紫苏叶）、紫苏梗（包括制药蜜炙紫苏梗）、紫苏子（包括制药炒紫苏子、蜜炙紫苏子） / 159

36. 槐花（包括槐米；制药炒槐花、槐花炭、炒槐米、槐米炭）、槐角（包括制药炒槐角、蜜槐角、槐角炭） / 162

37. 蜂房（包括制药煅蜂房）、蜂胶（包括制药酒制蜂胶）、蜂蜜、蜂蜡 / 166

38. 薄荷（包括薄荷叶、薄荷梗；制药蜜薄荷、盐制薄荷、薄荷汁、薄荷油、薄荷脑、薄荷素油、薄荷露） / 169

第三章　同药异制辨 / 172

1. 人参（包括野山参、移山参、园参、朝鲜参、东洋参、人参条、人参须；制药生晒参、糖参、白参、红参、皮尾参）、西洋参 / 172

2. 大黄（包括北大黄、南大黄；制药熟大黄、酒大黄、醋大黄、大黄炭、清宁片） / 177

3. 山茱萸（包括蒸山萸、酒山萸） / 182

4. 川乌（包括草乌；制药制川乌、炒川乌） / 183

5. 天冬（包括鲜天冬；制药炒天冬、炙天冬、朱天冬） / 186

6. 天南星（包括制天南星、胆南星） / 188

7. 瓦楞子（包括煅瓦楞子、醋瓦楞子、盐瓦楞子） / 190

8. 升麻（包括蜜炙升麻、炒升麻、升麻炭） / 191

9. 丹参（包括炒丹参、酒炒丹参、鳖血拌丹参、猪心血拌丹参、丹参炭） / 193

10. 乌梅（包括白梅；制药炒乌梅、乌梅炭） / 196

11. 巴豆（包括巴豆壳；制药巴豆霜、炒巴豆仁、巴豆油） / 198

12. 巴戟天（包括盐巴戟、炙巴戟） / 201

13. 艾叶（包括艾绒、炒艾叶、艾叶炭）／203

14. 龙胆（包括酒龙胆、胆草炭）／205

15. 生姜（包括姜皮、姜汁、姜粉；制药煨姜）、干姜（包括制药炮姜、姜炭）／207

16. 仙茅（包括酒仙茅、米制仙茅、泔制仙茅）／212

17. 白芍（包括炒白芍、土炒白芍、酒炒白芍、醋炒白芍、白芍炭）、赤芍（包括炒赤芍、酒炒赤芍、麸炒赤芍、醋炒赤芍）／214

18. 白芷（包括炒白芷、白芷炭）／218

19. 白前（包括炒白前、蜜白前）／220

20. 白薇（包括炙白薇、炒白薇）／222

21. 半夏（包括法半夏、姜半夏、清半夏、仙半夏、京半夏、宋半夏、竹沥半夏、半夏曲、青盐半夏、戈制半夏）／224

22. 丝瓜络（包括炒丝瓜络、丝瓜络炭）／230

23. 芒硝（包括皮硝、朴硝、玄明粉）／232

24. 百部（包括蜜百部、蒸百部、炒百部）／235

25. 肉苁蓉（包括咸苁蓉、酒苁蓉）／237

26. 灯心草（包括青黛拌灯心、朱灯心、灯心炭）／239

27. 延胡索（包括醋延胡索、酒延胡索、盐延胡索、延胡索炭）／242

28. 麦冬（包括朱麦冬、炒麦冬、连心麦冬）／244

29. 苍术（包括茅术；制药制苍术、炒苍术、麸炒苍术、焦苍术）／247

30. 杜仲（包括炒杜仲、杜仲炭）／249

31. 吴茱萸（包括制吴茱萸、炒吴茱萸、黄连炒吴茱萸、醋炒吴茱萸、盐炒吴茱萸、姜汁炒吴茱萸、酒炒吴茱萸）／251

32. 牡丹皮（包括炒丹皮、丹皮炭）／254

33. 牡蛎（包括煅牡蛎、醋牡蛎、盐牡蛎）／256

34. 龟甲（包括醋龟甲、龟甲胶）／257

35. 沙苑子（包括炒沙苑子、盐沙苑子）／260

36. 补骨脂（包括炒补骨脂、盐补骨脂、酒炒补骨脂）／261

37. 阿胶（包括阿胶珠、蒲黄炒阿胶）／263

38. 附子（包括盐附子、黑顺片、白附片、熟附片、淡附片、炮附片） / 265

39. 青皮（包括炒青皮、醋青皮、青皮炭） / 269

40. 青蒿（包括炒青蒿、鳖血青蒿） / 271

41. 枳壳（包括麸炒枳壳、盐炒枳壳、蜜炙枳壳、枳壳炭）、枳实（包括麸炒枳实） / 273

42. 厚朴（包括姜厚朴、炙厚朴、制厚朴） / 275

43. 香附（包括制香附、酒香附、四制香附、香附炭） / 277

44. 莪术（包括醋莪术、炒莪术、酒莪术） / 279

45. 桔梗（包括蜜桔梗、炒桔梗） / 281

46. 海浮石（包括煅浮石） / 282

47. 海螵蛸（包括炒海螵蛸、醋海螵蛸、煅海螵蛸） / 283

48. 黄芩（包括枯芩、子芩；制药炒黄芩、酒炒黄芩、黄芩炭） / 284

49. 黄连（包括炒黄连、姜黄连、酒黄连、萸黄连、猪胆汁炒黄连、黄连炭） / 286

50. 黄柏（包括炒黄柏、酒黄柏、盐黄柏、黄柏炭） / 288

51. 银柴胡（包括炒银柴胡、鳖血拌银柴胡） / 289

52. 淫羊藿（包括炒淫羊藿、酒炒淫羊藿、炙淫羊藿） / 290

53. 续断（包括炒续断、盐续断、酒续断、续断炭） / 291

54. 款冬花（包括蜜炙款冬花、炒款冬花） / 293

55. 葛根（包括炒葛根、煨葛根、葛粉） / 294

56. 黑豆（包括稆豆衣）、淡豆豉、大豆黄卷 / 295

57. 蒺藜（包括炒蒺藜、盐蒺藜） / 298

58. 蒲黄（包括炒蒲黄、酒炒蒲黄、醋炒蒲黄、蒲黄炭） / 299

59. 鲜地黄、生地黄（包括炒地黄、酒炒地黄、生地黄炭）、熟地黄（包括炒熟地黄、熟地黄炭、姜制熟地黄、砂仁拌熟地黄、盐制熟地黄） / 301

60. 鳖甲（包括醋鳖甲、鳖甲胶） / 306

下篇　同治异效辨 / 309

第一章　解表药 / 310

1. 麻黄、桂枝（辛温解表,有平喘、通络之异） / 310
2. 紫苏叶、荆芥（发汗解表,有气、血之别） / 311
3. 防风、荆芥（祛风发表,有祛风、发汗之偏） / 312
4. 苍耳子、辛夷（治鼻病,有风湿、风寒之分） / 313
5. 白芷、细辛（止牙痛,有齿龈、齿髓之别） / 314
6. 细辛、蔓荆子、羌活、藁本、白芷（治头痛,有分经部位不同） / 316
7. 桎柳、香薷（发汗解表,有透疹、祛暑之异） / 318
8. 柴胡、前胡（散风解表,有升、降之殊） / 319
9. 菊花、桑叶（疏散风热,有肝、肺之分） / 320
10. 牛蒡子、蔓荆子（疏解风热,有透疹解毒、平肝止痛之别） / 321
11. 葛根、柴胡（轻清升散,有解渴、疏肝之偏） / 322
12. 升麻、薄荷（透疹解毒,有升阳、散热之异） / 323
13. 蝉蜕、浮萍（解表透疹,有解痉、行水之差） / 323

第二章　清热药 / 326

14. 石膏、知母（清肺胃实热,有清、润之别） / 326
15. 白茅根、芦根（清肺胃,有血、气之殊） / 329
16. 玄参、夏枯草（消散瘰疬,有滋阴、平肝之分） / 331
17. 金银花、连翘（清热解毒,有疗痈、散结之别） / 333
18. 黄芩、黄连、黄柏（苦寒泻火,作用部位各有专长） / 334

19. 紫花地丁、黄花地丁（疗疔痈,有凉血、散气之偏） / 335
20. 谷精草、木贼草（疏风退翳,有治风热、发汗之分） / 337
21. 青葙子、决明子（清肝明目,有泻火、益肾之别） / 339
22. 射干、马勃（治咽喉肿痛,有散血、止血不同） / 341
23. 锦灯笼、山豆根（利咽消肿,有治咳、清热之异） / 343
24. 败酱草、鱼腥草（解毒消痈,有散瘀、宣肺之差） / 345
25. 白蔹、漏芦、绵马贯众（疗疔毒,有生肌、下乳、止血之分） / 347
26. 犀角、羚羊角、水牛角（治温病热盛,有凉血、息风之别） / 350
27. 地骨皮、牡丹皮（治虚热骨蒸,汗中有殊） / 352
28. 青蒿、白薇（治虚热骨蒸,有清透、解营之异） / 353

第三章　祛寒药 / 355

29. 附子、肉桂（温补阳气,有气、血之分） / 355
30. 荜茇、胡椒、荜澄茄（散寒止痛,上、中、下三焦各有侧重） / 356

第四章　芳香化湿药 / 359

31. 藿香、佩兰（芳香化湿,有发表、化浊之偏） / 359

第五章　泻下药 / 361

32. 大黄、芒硝（泻热通肠,有清血、软坚之异） / 361
33. 火麻仁、郁李仁（润肠通便,有补益、行水之差） / 362
34. 京大戟、甘遂（峻泻逐水,有脏腑、经隧之别） / 363

第六章　利水渗湿药 / 366

35. 猪苓、茯苓（利水渗湿，有通利、补益之偏） / 366
36. 瞿麦、萆薢、海金沙、石韦（利尿通淋，有治血、治膏、治石、治湿热之不同） / 367
37. 木通、通草（利水下乳，降中有通、升之别） / 370
38. 泽泻、车前子（利尿清热，有泻肾、清肝之异） / 371
39. 车前子、冬葵子（利尿通淋，有止泻、通便之偏） / 373
40. 灯心草、竹叶（清心利尿，有散上焦风热之差） / 374
41. 冬瓜皮、赤小豆（利水消肿，有治胀、排脓之分） / 375
42. 滑石、冬葵子（利尿滑窍，有清暑、通乳之别） / 376
43. 玉米须、葫芦、鸭跖草（利尿消肿，有治水、降压、解毒之异） / 377

第七章　祛风湿药 / 380

44. 羌活、独活（祛风胜湿，有上下之偏） / 380
45. 木瓜、薏苡仁（治筋急拘挛，有湿寒、湿热之殊） / 382
46. 络石藤、天仙藤（止痛消肿，有祛风通络、利水消肿之分） / 383

第八章　安神药 / 385

47. 龙骨、牡蛎（潜阳镇惊，有固涩、软坚之偏） / 385
48. 酸枣仁、柏子仁（安神敛汗，有益肝、润肠之异） / 387
49. 远志、首乌藤（养心安神，有化痰、通络之分） / 389

第九章　平肝息风药 / 391

50. 蜈蚣、全蝎（息风镇痉，止痉、口噤各有侧重） / 391
51. 僵蚕、蝉蜕（祛风解痉，有化痰、透疹之差） / 393
52. 钩藤、天麻、蒺藜（平肝息风，有透热、通络、解郁之不同） / 395
53. 磁石、赭石（镇逆平肝，有补肾、凉血之异） / 398
54. 珍珠母、石决明（平肝潜阳，有心、肝之分） / 400

第十章　开窍药 / 403

55. 牛黄、麝香（芳香开窍，有凉、温之殊） / 403

第十一章　止咳化痰药 / 406

56. 紫菀、款冬花（温润肺气，有祛痰、止咳之偏） / 406
57. 蛤壳、海浮石（清热化痰，有散瘀、通淋之别） / 408
58. 半夏、天南星（燥湿祛痰，有辛守、辛开之异） / 409

第十二章　理气药 / 411

59. 香附、木香（理气止痛，有疏肝、健脾之分） / 411
60. 小茴香、乌药（温肾治疝，有和胃、缩尿之别） / 413
61. 豆蔻、砂仁（理气宽胸，有清、浊之殊） / 416
62. 香橼、佛手（理气止痛，有化痰、治呕之差） / 417

63. 沉香、降香(辛温降气,有纳气、散瘀之异) / 419

第十三章　理血药 / 422

64. 三棱、莪术(破血行气,气血之中各有专长) / 422
65. 乳香、没药(散瘀止痛,行气、散瘀各有所偏) / 423
66. 水蛭、虻虫、䗪虫(破血消癥,有峻、缓之分) / 425
67. 侧柏叶、卷柏(凉血止血,有敛、散之殊) / 428
68. 藕节、白及(收敛止血,有生津、生肌之差) / 430
69. 地榆、苎麻根、紫草(凉血止血,有乌发、安胎、通便之异) / 432
70. 仙鹤草、鸡冠花(止血止痢,有补中、敛带之别) / 435
71. 大蓟、小蓟(化瘀止血,有疗疮痈、血淋之偏) / 437
72. 牡丹皮、赤芍(凉血清热,有虚、实之殊) / 439
73. 丹参、桃仁(活血化瘀,有安神、润肠之分) / 439
74. 川芎、泽兰(活血祛瘀,有祛风、行水之别) / 441
75. 郁金、姜黄(活血行气,有寒、温之殊) / 442
76. 延胡索、五灵脂(活血散瘀,有利气、止血之异) / 444
77. 穿山甲、皂角刺(走窜行瘀,有下乳、治风之分) / 445

第十四章　补益药 / 448

78. 淫羊藿、巴戟天(强肾壮阳,有气血燥润之偏) / 448
79. 锁阳、肉苁蓉(补肾润肠,有养筋、壮阳之别) / 449
80. 益智、补骨脂(固精缩尿,有脾、肾之异) / 450
81. 桑寄生、杜仲(壮腰安胎,有养血、益气之别) / 451
82. 沙苑子、蒺藜(同治目疾,有补、散之分) / 452
83. 制何首乌、熟地黄(补肝肾、益精血,有化阳、滋腻之差) / 453

84. 山药、黄精（补脾益气，有止泻、生津之偏） / 455

85. 麦冬、天冬（清热养阴，有清心、滋肾之异） / 458

86. 石斛、玉竹（养阴生津，有益肾之别） / 459

87. 龟甲、鳖甲（清热凉血、滋阴潜阳，有坚筋骨、软坚散结之分） / 460

88. 女贞子、墨旱莲（滋补肝肾，有明目、止血之差） / 461

第十五章　收涩药 / 464

89. 五味子、五倍子（收敛固涩，有止咳、止遗与止汗、止痢之分） / 464

90. 莲子、芡实（健脾止泻、益肾固精，有养心、祛湿之别） / 465

91. 金樱子、覆盆子（益肾固精，有止泻、缩尿之异） / 467

92. 赤石脂、禹余粮（涩肠止血，有生肌敛疮之分） / 468

93. 麻黄根、浮小麦（止汗，有益气除热之差） / 470

94. 海螵蛸、桑螵蛸（固精止遗，有肝肾之别） / 471

第十六章　消导药 / 474

95. 谷芽、麦芽（健脾消食，有和养、消化之偏） / 474

96. 山楂、神曲（消食化积，有肉积、食积之异） / 476

第十七章　驱虫药 / 478

97. 使君子、鹤虱（驱蛔除蛲，有健脾、解毒之分） / 478

98. 南瓜子、槟榔（杀虫驱绦，有止咳、通便之差） / 480

中药临证类辨

上篇

同异辨析

第一章 同名异产（采）辨

1

川贝母（包括制药姜汁制川贝母）、浙贝母

川贝母

为百合科植物川贝母、暗紫贝母、甘肃贝母、梭砂贝母、太白贝母或瓦布贝母的干燥鳞茎，因产于四川而得名。按性状不同分别习称"松贝""青贝""炉贝"和"栽培品"。

[**性味归经**] 苦、甘，微寒。归肺、心经。

①《神农本草经疏》："味辛、苦，平，微寒，无毒。"

②《本草正义》："入手太阴、少阳，足阳明、厥阴。"

③《本草经解》："入手太阴肺经、手阳明大肠经。"

[**功能**] 清热润肺，化痰止咳，散结消痈。

[**主治**] 肺热燥咳，干咳少痰，阴虚劳嗽，痰中带血，瘰疬，乳痈，肺痈。

[**用法用量**] 内服：煎汤，3～10 g；研粉冲服，一次1～2 g；或入丸、散。外用：适量，研末撒；或调敷。

《神农本草经疏》："厚朴、白薇为之使。"

临床常将川贝与桔梗、枇杷叶、薄荷脑制成川贝枇杷糖浆，清热宣肺、化痰止咳，用于风热犯肺、内郁化火所致的咳嗽痰黄或吐痰不爽、咽喉肿痛、胸闷胀痛、感冒咳嗽及慢性支气管炎见上述症候者。

[**使用禁忌**] 不宜与川乌、制川乌、草乌、制草乌、附子同用。

①《雷公炮炙论》："贝母有独颗团不作两片无皱者，号曰丹龙精，不入用。若误服，令人筋脉永不收。用黄精、小蓝汁合服立愈。"

②《神农本草经疏》:"畏秦艽。反乌头。""寒湿痰及食积痰火作嗽,湿痰在胃恶心欲吐,痰饮作寒热,脾胃湿痰作眩晕及痰厥头痛中恶呕吐,胃寒作泄并禁用。"

③《本草正义》:"性滑,善通大便,凡溏泄脾薄者当慎用之。"

[现代研究] 川贝母含有生物碱类、皂苷类、核苷类、多糖类、挥发油、微量元素等,具有镇咳、祛痰、平喘、抗肿瘤、抗菌、降血压等作用。

现代临床多用于急慢性支气管炎、咽炎、肺气肿、支气管哮喘、支气管扩张等病。

异制辨析

本品多生用。因临床需求,各个时代、地方亦有以下炮制方法。

姜汁制川贝母 《本草述钩元》:"姜汁泡,去心。"川贝母经过姜汁炮制之后稍缓寒性的同时,增强祛风散寒、化痰散结、开胸解忧的效果,更适合风寒感冒伴咳嗽有痰者。

明代始有糯米拌炒,米熟去米用的方法(《医宗必读》)。清代增加了炒制(《痧胀玉衡》)、药汁制,采用四制法(第一次用大附子、童便、烧酒、韭菜汁制;第二次用雪蛤蟆;亦有酒、韭汁制;第三次用吴茱萸、酒、韭汁制;第四次用公丁香、酒、韭汁制,共分4次制完)(《本草纲目拾遗》)、面炒黄(《增广验方新编》)、蒸制(《笔花医镜》)等制法。并有"去时感火痰,去心,糯米拌炒,米熟为度,去米用。胃寒者,姜汁炒"之说(《得配本草》)。

浙贝母

为百合科植物浙贝母的干燥鳞茎。又称"象贝母"。

[**性味归经**] 苦,寒。归肺、心经。

①《本草正义》:"味大苦,性寒。入手太阴、少阳,足阳明、厥阴。"

②《神农本草经疏》:"味辛、苦,平,微寒,无毒。"

[**功能**] 清热化痰止咳,解毒散结消痈。

[**主治**] 风热咳嗽,痰火咳嗽,肺痈,乳痈,瘰疬,疮毒。

[**用法用量**] 内服:煎汤,5~10 g;或入丸、散。外用:适量,研末撒。

可与桔梗、苦杏仁、麦冬、黄芩、枇杷叶、甘草组成桔贝合剂,具有润肺止咳的功效,临床用于肺热咳嗽,痰稠色黄,咯痰不爽。

[使用禁忌] 不宜与川乌、制川乌、草乌、制草乌、附子同用。

《中华本草》:"寒痰、湿痰及脾胃虚寒者慎服。反乌头。"

[现代研究] 浙贝母含有生物碱类、黄酮类、萜类及皂苷类、糖类、挥发性成分等,具有镇咳、祛痰、平喘、抗炎、抗菌、镇痛、抗氧化、抗肿瘤等药理作用。

现代临床用于治疗呼吸系统疾病、耳鼻咽喉病、消化系统疾病、冠心病、皮肤病、妇科疾病、内分泌和代谢疾病以及癌性疼痛等。

同名异药辨

川贝母与浙贝母均归肺、心经,均可清热化痰止咳,治疗咳嗽有痰;亦可散结消肿,治疗瘰疬、痈肿。

二者区别在于:川贝母性微寒而味甘、苦,长于润肺化痰,还可用于肺热燥咳、肺虚劳嗽等证;浙贝母苦寒,长于降泄肺气、清火散结,更擅长治疗外感风热之咳嗽及痰火郁结之瘰疬、痈肿、疮毒等。对于咳嗽,川贝母既清热又润燥,可用于各种咳嗽,包括内伤虚证;浙贝母既泄热又散结,多用于外感实证。

2

川芎(包括抚芎;制药炒川芎、酒川芎、麸炒川芎)

川芎

为伞形科植物川芎的干燥根茎。《本草纲目》曰:"出蜀中者,为川芎。"主产于四川,品质最优。《本经逢原》云:"芎䓖,《纲目》名川芎。蜀产者,味辛甘为上;他处产者,气味辛烈为下。"

[性味归经] 辛,温。入肝、胆、心包经。

①《汤液本草》:"入手、足厥阴经、少阴经。"

②《本经逢原》:"芎䓖辛温,上升入肝经,行冲脉,血中理气药也。"

[**功能**] 行气开郁,祛风燥湿,活血止痛。

[**主治**] 月经不调,经闭痛经,难产,产后瘀滞腹痛,癥瘕肿块,胸胁疼痛,头痛眩晕,风寒湿痹,跌打损伤,痈疽疮疡。

[**用法用量**] 内服:煎汤,3～10 g;研末,每次 1～1.5 g;或入丸、散。外用:适量,研末撒;或煎汤漱口。

[**使用禁忌**] 阴虚火旺、月经过多及出血性疾病慎用。

①《本草经集注》:"恶黄连。"

②《本草衍义》:"若单服既久,则走散真气。"

③《本草蒙筌》:"恶黄芪、山茱、狼毒。畏硝石、滑石、黄连。反藜芦。"

④《神农本草经疏》:"芎䓖性阳味辛,凡病人上盛下虚,虚火炎上,呕吐咳嗽,自汗、易汗、盗汗,咽干口燥,发热作渴,烦躁,法并忌之。"

⑤《药品化义》:"凡禁用者,如心虚血少,惊悸怔忡,肺经气弱,有汗骨蒸,恐此辛温香散故也。如火气升上,吐衄,咳嗽,热据痰喘,中满肿胀,恐此引气上腾故也。"

⑥《本草从新》:"气升痰喘不宜用。"

⑦《得配本草》:"火剧中满,脾虚食少,火郁头痛皆禁用。"

[**现代研究**] 川芎主要含挥发油、川芎嗪、阿魏酸、川吲哚、3-亚丁基苯酞、月桂烯、川芎内酯、棕榈酸、胡萝卜苷、β-谷甾醇等,具有以下药理作用:明显的镇静作用,少量时对动物大脑活动具有抑制作用,而对呼吸中枢、血管运动中枢及脊髓反射中枢具有兴奋作用;对心脑血管系统的影响,对整体动物有强心作用,对离体大鼠或豚鼠心脏均有显著的增加冠脉流量作用,延长小鼠在低压缺氧环境中的存活时间,扩张犬脑血管、降低血管阻力、显著增加脑血流量,可解除去甲肾上腺素引起的金黄地鼠颊囊微动、静脉及毛细血管的痉挛,使减慢的血流速度加快,减少的血流量增多;对血液系统的影响,可使已聚集的血小板迅速解聚,抑制体外循环中血小板活化和动脉血栓的形成;明显增加兔肾血流量,显著利尿,对各种实验性肾炎均有防治作用;对免疫系统的影响,能增强小鼠单核巨噬细胞吞噬功能,提高大鼠淋巴细胞转化率,也能促进小鼠绵羊红细胞抗体形

成;对豚鼠弹性蛋白酶肺气肿模型有防治作用;对胰腺炎有防治作用;抗肿瘤及抗放射;改善或部分改善东莨菪碱造成的记忆获得障碍;显著抑制小鼠醋酸扭体反应;明显提高大鼠离体子宫的收缩幅度,降低卵巢内前列腺素 E_2 含量,降低血中孕酮含量,提高子宫孕酮受体特异结合量;可防治庆大霉素肾毒性。

现代临床应用于治疗心脑血管疾病、肺动脉高压、慢性肾功能衰竭、肝硬化及放射性肺纤维化。

 异产(采)辨析

由于其产地的不同,有川芎、抚芎之分。

抚芎 《本草纲目》曰:"出江南者,为抚芎。"江西、湖南、湖北等省栽培的药材品种抚芎,为川芎的栽培变种,又称"茶芎"。其功效与川芎相同,习惯认为其质量稍次于川芎。《本经逢原》云:"抚芎升散,专于开郁宽胸,通行经络。郁在中焦,则胸膈痞满作痛,须抚芎开提其气以升之,气升则郁自降,故抚芎总解诸郁,直达三焦,为通阴阳气血之使。"与白术、橘红、炙甘草同用,可治疗湿流关节、臂痛手重、不可俯仰或自汗、头眩痰迷。

异制辨析

由于炮制方法不同,又有炒川芎、酒川芎、麸炒川芎之分,功效也相异。

炒川芎 取净川芎片,文火炒至黄色或至微焦,取出放凉。川芎炒制能缓和辛燥之性。

酒川芎 取净川芎片,黄酒拌匀,闷透,文火炒干,取出放凉。酒制后引药上行,增强活血行气和止痛的作用。

麸炒川芎 将锅烧热,撒下麦麸,至冒烟时加入净川芎片,炒至深黄色,取出,筛去麸皮,放凉。麸炒能缓和川芎辛燥之性。

川芎的古代炮制方法较多,有熬制、炒制、醋制、泔制、焙制、煅制、酒制、蒸制、盐制、蜜制等方法。现代则大多采用生切制和酒制两种。川芎临床多生用,其气厚味薄,辛香走窜力强,活血行气,祛风止痛力强,用于血瘀气滞的月经不调,痛经,闭经,产后瘀滞腹痛,头风头痛,风湿痹痛等证。经酒制后,能引药上行,增加活血、行气、止痛作用,多用于血瘀头痛,胸胁疼痛,月经不调,风寒湿痹等证。

五加皮（包括制药炒五加皮、酒制五加皮）、川五加皮、香加皮

五加皮

为五加科植物细柱五加的干燥根皮。《本草纲目》："以五叶交加者良，故名五加。"习称"南五加皮"，一般以此为正品，所以也称"真五加皮"。

[**性味归经**] 辛、苦，温。归肝、肾经。

《四川中药志》1960年版："性温，味甘，无毒。"

[**功能**] 祛风湿，补肝肾，强筋骨，活血脉。

[**主治**] 风寒湿痹，腰膝疼痛，筋骨痿软，小儿行迟，体虚羸弱，跌打损伤，骨折，水肿，脚气，阴下湿痒。

[**用法用量**] 内服：煎汤，5～10 g，鲜品加倍；浸酒或入丸、散。外用：煎水熏洗或为末敷。

与牛膝、续断等配伍治疗因肝肾不足引起的脚软无力、小儿发育迟缓、筋弱行迟等证。也常单味浸酒饮服，可视为有强壮作用的镇痛剂，用来治疗骨节酸痛、风湿痹痛。

[**使用禁忌**] 阴虚火旺者慎服。

①《本草经集注》："畏蛇皮、玄参。"

②《神农本草经疏》："下部无风寒湿邪而有火者不用，肝肾虚而有火者亦忌之。"

③《得配本草》："肺气虚，水不足，二者禁用。"

[**现代研究**] 五加皮主要含丁香苷、刺五加苷、硬脂酸、芝麻素、β-谷甾醇、β-谷甾醇葡萄糖苷、挥发油、维生素 A 和 B_1、亚麻酸等，具有以下药理作用：抗炎镇痛；抗应激，对动物疲劳、缺氧及高温、低温等应激刺激有明显保护作用；对免疫功能的影响，可明显提高小鼠血清抗体浓度；性激素样作用，能促进未成年大鼠副性腺发育；能影响动物机体的核酸代谢；抗肿瘤；延缓衰老，增强抗病能力；减肥；抑制血小板凝聚和体内血栓形成。

现代临床应用于慢性充血性心力衰竭、心律失常、神经衰弱、风湿性

关节炎、坐骨神经痛、骨质增生等疾病。

异制辨析

由于炮制方法不同,又有炒五加皮、酒制五加皮之分,功效也相异。

炒五加皮 取净五加皮段,用微火炒至变色,有利于保存和药效的发挥。

酒制五加皮 取净五加皮段与黄酒拌匀,闷润至酒尽时,取出晾干。酒制有利于活血止痛。《本草求原》:"酒浸,治跌打。"《太平圣惠方》:"一味酒渍服,用治风痹不仁,四肢挛急疼痛。"为后世用五加皮制成各种治病养生药酒的流行,开创了先例。

川五加皮

为五加科植物红毛五加的干燥茎皮或根皮。红毛五加为《神农本草经》中收载的豹漆五加。主产于四川茂县,仅少数地区,如广东、四川,常作五加皮用。

[性味归经] 辛、微苦,温。归肝、肾经。

[功能] 祛风湿,强筋骨,活血利水。

《神农本草经》中将其列为"上品","久服,轻身耐老"。

[主治] 风寒湿痹,拘挛疼痛,筋骨痿软,足膝无力,心腹疼痛,疝气,跌打损伤,骨折,体虚浮肿。

[用法用量] 内服:煎汤,3～15 g;或泡酒。外用:适量,研末调敷。

可配黄芪、当归、川芎、牛膝、川断等,治疗足膝无力,风寒湿痹。

[使用禁忌] 阴虚火旺者慎服。

[现代研究] 川加皮主要含丁香树脂酚、胡萝卜苷、吡喃阿拉伯糖苷、丁香酚葡萄糖苷、嘧啶类、嘌呤类、腺苷、甘露醇、多糖等,具有以下药理作用:对心血管系统,可增加豚鼠离体心脏冠脉流量,延长乌头碱所致大鼠心律失常的潜伏期,使氯化钡所致大鼠心律失常立即转为窦性心律;对中枢神经系统,能使小鼠处于安静、自发活动明显减少的状态,可明显对抗安钠咖引起的小鼠中枢兴奋作用;抗炎;抗应激,可明显延长小鼠在常压缺氧条件下的生存时间,明显提高小鼠耐减压缺氧能力;抗辐射;对造血

功能起保护作用;对免疫功能的影响,能增加由环磷酰胺所致免疫功能低下小鼠的脾脏重量,有升高溶血素活性及抑制外周T淋巴细胞阳性百分率的效应;其他还能明显降低肾上腺中维生素C含量,促进动物肾上腺皮质功能,对兔离体肠肌或离体子宫(未孕或妊娠)均有兴奋作用,在荷瘤小鼠中有明显的抗氧化作用。

香加皮

为萝藦科植物杠柳的干燥根皮,又称"北五加皮"或"杠柳皮"。

[**性味归经**] 辛、苦,温。归肝、肾、心经。

[**功能**] 利水消肿,祛风湿,强筋骨。

[**主治**] 下肢浮肿,心悸气短,风寒湿痹,腰膝酸软,小便不利,心力衰竭。

[**用法用量**] 内服:煎汤,3～6 g;或浸酒;或入丸、散。外用:适量,煎水外洗。

可合茯苓、大腹皮等渗湿利水药,治疗足胫浮肿之轻症。

[**使用禁忌**] 本品有较强毒性,不可作五加科植物五加皮的代用品,亦不宜过量或持续长期服用。毒性反应主要表现为严重心律失常,胃肠道反应如恶心呕吐,是过量的早期表现。

《四川中药志》1960年版:"血热,肝阳上亢者忌用。"

[**现代研究**] 香加皮主要含甾类糖苷、游离孕烯醇类化合物等,具有以下药理作用:强心、升压;对中枢神经系统,能引起小鼠兴奋,对声、光等刺激的反应性增强;增强呼吸系统功能;抗癌;抗胆碱酯酶作用;抗放射;较强的杀虫作用。

现代临床应用于治疗慢性充血性心力衰竭。

同名异药辨

根据各地用药习惯不同,常用的分(南)五加皮、香加皮和川加皮三种。古代五加皮无南北之分,各旧本草书所载,多为现在的(南)五加皮,后来因药用植物品种增多,出现混杂,才将其分开。三者名称、主治虽有相同,然功效却有差异。

五加皮、川五加皮与香加皮为不同来源的不同药材。其中五加皮与川五加皮功效相似,且都无毒。五加皮的药性温和,除有祛风湿、强筋骨作用外,还有补益肝肾的功效。而川五加皮性较缓和,更宜浸酒,是目前酿制"五加皮酒"的重要原料。然香加皮则有毒性,用量不宜过大,也不宜长期服用。服用过量可使人先震颤,后麻痹,心肌兴奋,最后引起死亡。但其祛风湿效果更好,且能利水消肿,如"五皮饮"中就以用此香加皮为宜,并有强心的功能,但益肝肾之力不及五加皮。临床使用时需注意区分。

另有雷五加、糙叶五加、滕五加、倒卵叶五加、匙叶五加等,大多出自《贵州草药》等地方本草。具体所述内容较少,大多在五加皮条范围之内,因此不再另列条目累述。

4

五味子(包括制药炒五味子、醋五味子、酒五味子、蜜五味子)、南五味子(包括制药醋南五味子、酒南五味子、蜜南五味子)

五味子

为木兰科植物五味子的干燥成熟果实,习称"北五味子"。《新修本草》:"五味,皮肉甘、酸,核中辛、苦,都有咸味,此五味俱也。"

[性味归经] 酸、甘,温。入肺、心、肾经。

[功能] 敛肺,滋肾,生津,收汗,涩精,宁心安神。

[主治] 肺虚喘咳,口干作渴,自汗盗汗,劳伤羸瘦,梦遗滑精,久泻久痢,尿频遗尿,心悸失眠。

[用法用量] 内服:煎汤,2～6g;研末服,每次1～3g;熬膏;或入丸、散。外用:适量,研末掺;或煎水洗。

敛肺止咳,用量宜小;滋补、安神、救脱等,用量宜稍大。

可配伍罂粟壳治疗咳嗽,也可与冬蜜一起慢火熬膏治疗梦遗虚脱。

[使用禁忌] 外有表邪,内有实热,或咳嗽初起,麻疹初发者均慎服。

①《本草经集注》:"恶葳蕤。"

② 李东垣:"治嗽以之为君,但有外邪者不可骤用,恐闭其邪气,必先发散而后用之乃良。"(《本草纲目》)

③《神农本草经疏》:"痧疹初发及一切停饮,肝家有动气,肺家有实热,应用黄芩泻热者,皆禁用。"

④《本草正》:"感寒初嗽当忌,恐其敛束不散。肝脏吞酸当忌,恐其助木伤土。"

[现代研究] 五味子主要含挥发油、木脂素类、有机酸类、叶绿素、甾醇、维生素 C 和 E、树脂、鞣质等,具有以下药理作用:对中枢系统,能改善人的智力活动,对需要紧张注意力、精细协调动作、灵活性和耐力的活动都有改善作用;兴奋呼吸系统,镇咳、化痰;强心;抗肝损伤,诱导肝脏药物代谢酶,增强肝脏解毒功能;抗氧化;促进小鼠脑内 DNA、RNA 和蛋白质的生物合成;有与人参相似的适应原样作用,能增强机体对非特异性刺激的防御能力;抗溃疡;可抑制肾细胞毒物嘌呤霉素氨基核苷(PA)所致的大鼠尿蛋白排泄增加,并能改善血清生化指标;抗菌;抗癌;对兔在体和离体未孕子宫和产后子宫均有诱发节律性收缩的作用。

现代临床应用于治疗病毒性肝炎,非肝炎疾患的丙氨酸转氨酶增高,神经衰弱引起的失眠、头痛、眼花及心跳、遗精等症状,以及克山病等。

异制辨析

由于炮制方法不同,又有炒五味子、醋五味子、酒五味子、蜜五味子之分,功效也相异。

炒五味子 取净五味子,文火炒至鼓起,呈紫褐色为度,取出放凉。炒五味子可增强滋肾补虚作用。

醋五味子 取净五味子,加醋拌匀,润透,加热蒸至黑色,取出干燥。醋五味子收敛作用增强,多用于肝肾亏损的滑精、久泄等纯虚之证。

酒五味子 取净五味子,黄酒拌匀,润透,蒸或炖至透心,表面呈紫黑色或黑褐色为度,取出干燥。酒五味子敛中有散,扶正而不易恋邪,多用于肾虚遗精。

蜜五味子 又名"炙五味子"。取炼蜜用适量开水稀释,加入净五味子拌匀,闷透,文火加热,炒至不粘手为度,取出放凉。或取净五味子与炼蜜和适量开水拌匀,蒸 2~3 小时,取出晾干。蜜五味子酸敛甘补作用强,多用于肝肾两亏的久嗽、虚喘。

生五味子长于生津止渴、敛汗止咳,用于咳喘、体虚多汗、津伤口渴,而醋五味子、蜜五味子与生五味子的功用基本一致,只是醋制能增强收敛作用,故醋五味子涩精止泻和收敛作用更强,更适用于久病滑脱不禁或肺气耗散的纯虚之证;生五味子适当配伍可用于外感咳嗽,如与麻黄、细辛、干姜等辛散药相伍,可治疗素有寒饮内停、复感风寒外邪者,而醋五味子则不宜;蜜五味子润肺补虚作用较强,适用于肺虚久咳少痰或肾虚气喘,呼多吸少之证。酒五味子则与生五味子有一定差异,五味子性敛涩,而酒有辛热行散之功,故酒五味子敛涩作用弱于生五味子,而温补作用强于生五味子,可用于虚中夹滞的患者或用于温补剂中,多用于心肾虚损、梦遗滑精、心悸失眠。对于遗精而又阳痿者选用酒五味子更适合。

南五味子

为木兰科植物华中五味子的干燥成熟果实。

[**性味归经**] 酸、甘,温。入肺、心、肾经。

[**功能**] 收敛固涩,益气生津,补肾宁心。

[**主治**] 久嗽虚喘,梦遗滑精,遗尿尿频,久泻不止,自汗盗汗,津伤口渴,内热消渴,心悸失眠。

[**用法用量**] 内服:煎汤,2~6 g。

[**使用禁忌**] 外有表邪,内有实热,或咳嗽初起,麻疹初发者均慎服。

[**现代研究**] 南五味子主要包括木脂素类和三萜类化合物,具有抗类风湿关节炎、保肝、抗氧化、抗炎等生物活性。

现代临床用于治疗哮喘、急性肝损害、风湿性疾病等。

异制辨析

由于炮制方法不同,又有醋南五味子、酒南五味子、蜜南五味子之分,功效也相异。

醋南五味子　取净南五味子,加醋拌匀,润透,加热蒸至黑色,取出干燥。醋炙酸敛作用增强,偏于补肾涩精、收敛止汗。

酒南五味子　取净南五味子,黄酒拌匀,润透,蒸或炖至透心,表面呈紫黑色或黑褐色为度,取出干燥。酒炙温中行散作用增强,用于肾虚病人风寒咳嗽的治疗。

蜜南五味子　取炼蜜用适量开水稀释,加入净南五味子拌匀,闷透,文火加热,炒至不粘手为度,取出放凉。蜜炙增强润肺补虚作用,用于肝肾两亏的久嗽虚喘,短气脉虚。

同名异药辨

由于其产地及品种的不同,有(北)五味子与南五味子之分。《本草蒙筌》曰:五味子"南北各有所长,藏留切勿相混。风寒咳嗽南五味子为奇,虚损劳伤北五味子最妙。"李时珍曰:"五味,今有南北之分,南产者色红,北产者色黑。入滋补药必用北产者乃良。"自明代开始才明确分出南五味子和(北)五味子,而且药材品质以(北)五味子为佳。而南五味子的功效虽与(北)五味子相仿,但药力较次,几无滋补作用,但有理气、化湿、消痰的功效,小青龙汤常选用本品。

5

牛膝(包括制药炒牛膝、酒牛膝、盐牛膝、牛膝炭)、川牛膝(包括制药酒川牛膝、盐川牛膝)、土牛膝

牛膝

为苋科植物牛膝的干燥根。《本草经集注》云:"其茎有节,似牛膝,故以为名。"主产于河南古怀庆府,为"四大怀药"之一,习称"怀牛膝"。

[性味归经] 苦、甘、酸,平。入肝、肾经。

[功能] 生用散瘀血,消痈肿;熟用补肝肾,强筋骨。

[主治]淋病,尿血,经闭,癥瘕,难产,胞衣不下,产后瘀血腹痛,喉痹,痈肿,跌打损伤,腰膝骨痛,四肢拘挛,痿痹。

[用法用量]内服:煎汤,5~12g;或浸酒;或入丸、散。外用:适量,捣敷;捣汁滴鼻;或研末撒入牙缝。

补肝肾、强筋骨宜酒炒用,活血通经、利尿通淋、引血(火)下行宜生用。

[使用禁忌]凡中气下陷,脾虚泄泻,下元不固,梦遗滑精,月经过多及孕妇均禁服。

①《本草经集注》:"恶萤火、陆英、龟甲。畏白前。"

②《药性论》:"忌牛肉。"

③《神农本草经疏》:"经闭未久,疑似有娠者勿用;上焦药中勿入;血崩不止者忌之。"

④《本草正》:"同麝香用,堕胎尤速。"

⑤《药品化义》:"若泻痢脾虚而腿膝酸疼皆不宜用。"

⑥《得配本草》:"中气不足,小便自利,俱禁用。"

⑦《医学衷中参西录》:"为其性专下注,凡下焦气化不固,一切滑脱诸证皆忌之。"

[现代研究]牛膝主要含皂苷类、多糖类、甾酮类、氨基酸类化合物等,具有以下药理作用:镇痛;抗炎;对离体蛙心、麻醉猫和犬有一定的抑制作用,同时有短暂降压作用,血压下降同时伴呼吸兴奋;对胃肠道的作用,对犬、兔的胃运动暂时兴奋后转为抑制,对小鼠离体肠有抑制作用;利胆;对未孕及初孕小鼠离体子宫有较强的兴奋作用,使张力、收缩力及节律均增加;抗生育作用;对正常大鼠的高低切变率全血黏度、血细胞比容、红细胞聚集指数均有显著降低作用;降血糖;降脂;蛋白同化,能使小鼠肝中蛋白质和RNA合成显著增加,其效果与蛋白同化激素4-氯睾酮的作用相似;对免疫功能正常或低下的动物均有免疫增强作用,对细胞免疫及体液免疫均能增强;延缓衰老;轻微利尿作用。

现代临床还应用于扩宫引产,治疗麻疹合并喉炎等。

异制辨析

由于炮制方法不同,又有炒牛膝、酒牛膝、盐牛膝、牛膝炭之分,功效也相异。

炒牛膝 取牛膝段,文火加热,炒至表面微黄色,取出放凉。

酒牛膝 取牛膝段,黄酒拌匀,闷润至透,文火加热,炒干,取出放凉。酒炙后,可增强活血祛瘀、通经止痛的作用。用于风湿痹痛,肢体活动不利等。

盐牛膝 取牛膝段,盐水拌匀,闷润至透,文火加热,炒干,取出放凉。盐炙后,能引药入肾,增强补肝肾、强筋骨、利尿通淋的作用,并能引药至膝。用于肾虚腰痛,月水不利,脐腹作痛,湿热下注,尤以下半身腰膝关节疼痛为长。

牛膝炭 取牛膝段,文火加热,炒至表面焦黑色,内部深黄色,喷洒清水,灭去火星,取出晾凉。牛膝炭祛瘀止血,治龋齿。

古代牛膝的炮制方法有很多种,包括酒制(酒渍、酒浸、酒煮、酒洗、酒炒、酒蒸、酒熬膏等)、炒制、焙制、盐制、炙制、药汁制等法,据古文献记载,以酒制品为多用。而现代制用以生切制、炒制、酒制、盐制等法为主。生牛膝具有活血祛瘀、消痈肿、利尿通淋之功;炒牛膝偏于补肝肾、强筋骨。酒制后能增强活血祛瘀、通经止痛作用。盐炙后能引药入肾,引血下行,增强补肝肾、强筋骨的作用。

川牛膝

为苋科植物川牛膝的干燥根,又名"甜牛膝"。

[**性味归经**] 甘、微苦,平。入肝、肾经。

[**功能**] 逐瘀通经,通利关节,利尿通淋。

[**主治**] 经闭癥瘕,胞衣不下,跌扑损伤,风湿痹痛,足痿筋挛,尿血血淋,热淋,石淋,痛经。

[**用法用量**] 内服:煎汤,5～10 g;或入丸、散;或泡酒。

[**使用禁忌**] 孕妇及月经过多者禁服。

《湖南药物志》:"脾虚泄泻不宜用。"

[**现代研究**] 川牛膝主要含黄酮类、生物碱类、挥发油类等,如 β -蜕皮甾酮等,具有以下药理作用:抗生育作用;有一定的活血作用,但其效果不如怀牛膝;影响代谢,增加未成熟阉割雄大鼠提肛肌重量,对未成熟及

成熟大鼠可增加体重、内脏及骨骼肌重量和总蛋白量,明显影响糖代谢,增加肝糖原及肌糖原含量,对脂肪代谢影响很小;利胆;降脂;对免疫功能的影响,能使羊红细胞免疫小鼠的脾脏抗体形成细胞增加;蜕皮甾酮对天芥菜碱所致肝炎大鼠有加速肝功能恢复正常的作用。

现代临床应用于各类膝骨关节炎治疗。

异制辨析

由于炮制方法不同,又有酒川牛膝、盐川牛膝之分,功效也相异。

酒川牛膝 取川牛膝片,黄酒拌匀,闷润至透,文火炒干,取出放凉。酒炒后增强活血祛瘀的功能,用于血瘀腹痛、癥瘕、风寒湿痹。

盐川牛膝 取川牛膝片,盐水拌匀,闷润至透,文火炒干,取出放凉。盐炒入肾,软坚,增强治疗腰膝酸痛的作用。

土牛膝

为苋科植物牛膝的野生种及柳叶牛膝、粗毛牛膝、钝叶土牛膝的干燥根及根茎。

[**性味归经**]甘、微苦、微酸,寒。入肝、肾经。

[**功能**]活血祛瘀,泻火解毒,利尿通淋。

[**主治**]经闭,跌打损伤,风湿关节痛,痢疾,白喉,咽喉肿痛,疮痈,淋证,水肿。

[**用法用量**]内服:煎汤,9~15 g,鲜品 30~60 g。外用:适量,捣敷;捣汁滴耳;或研末吹喉。

[**使用禁忌**]《卫生易简方》:"孕妇勿服,破血坠胎。"

[**现代研究**]土牛膝主要含蜕皮甾酮、牛膝甾酮、齐墩果酸、齐墩果酸葡萄糖醛酸酯、熊果酸等,具有以下药理作用:对雌性小鼠有中期引产和抗生育作用,显著抗早孕和抗着床作用;对大鼠动情期子宫有显著兴奋作用;抗炎;对蛋白合成前体渗入肝、肾组织有促进作用。

现代临床应用于防治白喉、治疗急性中耳炎、流行性脑脊髓膜炎带菌者、急慢性肾炎等。

同名异药辨

由于其产地、品种的不同,有怀牛膝、川牛膝、土牛膝之分。《本草正义》云:"牛膝之川产者,不专以滑泄见功,而宣通关节之力则一,颇为有利无弊,肝肾阴虚而机关不利者宜之。但今时市肆中之所谓川膝,则其形甚大而性质空松,又与石顽之说不类。然用之于肩背手臂,疏通脉络,流利骨节,其效颇著。盖其质空疏,则其力能旁形上达,以视怀膝视如一类二种,随笔写来,含浑用之,不知分辨,误矣。"怀牛膝和川牛膝两者均有活血通经、补益肝肾、强筋壮骨、利尿通淋的作用,而怀牛膝更长于补肝肾、强筋骨,川牛膝更长于活血化瘀、祛风利湿。而土牛膝则更长于泻火解毒,活血通淋。临床应用时需注意区分。

四川西昌和云南部分地区常把当地产的同科植物麻牛膝混称川牛膝入药,应用时宜分用之。

6

北沙参(包括制药炒北沙参、蜜北沙参、米炒北沙参)、南沙参(包括制药蜜南沙参、米炒南沙参)

北沙参

为伞形科植物珊瑚菜的干燥根。

[**性味归经**] 甘、微苦,微寒。归肺、胃经。

① 《本经逢原》:"甘淡,性寒,无毒。"

② 《得宜本草》:"入手、足太阴经。"

③ 《本草从新》:"甘、苦,微寒,味淡。"

④ 《得配本草》:"甘,平,微苦,微寒。"

[**功能**] 养阴清肺,益胃生津。

[**主治**] 肺热燥咳,劳嗽痰血,胃阴不足,热病津伤,咽干口渴。

[**用法用量**] 内服:煎汤,5~12 g。

[使用禁忌] 风寒作嗽及肺胃虚寒者忌服。不宜与藜芦同用。
《本草从新》:"恶防己,反藜芦。"

[现代研究] 北沙参含香豆素类、聚炔类、糖苷类、挥发油类等多种化学成分,具有调节免疫、镇咳祛痰、镇静镇痛、抗突变、抗肿瘤、抗病原微生物、抑制酪氨酸酶等作用。

现代临床用于慢性支气管炎、肺结核、肺膨胀不全、肺脓疡等。

异制辨析

由于炮制方法不同,又有炒北沙参、蜜北沙参、米炒北沙参之分,功效也相异。

炒北沙参 取净北沙参段,文火炒至黄色或焦黄色,取出放凉。炒制缓和药性,炒过不腻,适用于脾胃虚弱患者。

蜜北沙参 取炼蜜加热煮沸,倒入净北沙参段,文火炒至黄色,不粘手为度,取出放凉。蜜炙后补脾润肺,增强止咳化痰的功能。

米炒北沙参 先将米置锅内加热至冒烟时,加入净北沙参段,炒至表面变黄色,取出放凉。米炒后增强补脾益胃之功,偏于和胃止泻。

南沙参

为桔梗科植物轮叶沙参或沙参的干燥根,又称"沙参、桔参、泡沙参、白沙参"。

[性味归经] 甘,性寒。归肺、胃经。

①《神农本草经》:"味苦,微寒。"

②《本草新编》:"沙参,味苦而甘,气微寒,无毒,入肺、肝二经。"

③《医学衷中参西录》:"味淡微甘,性凉。"

[功能] 养阴清肺,益胃生津,化痰,益气。

[主治] 肺热燥咳,阴虚劳嗽,干咳痰黏,胃阴不足,食少呕吐,气阴不足,烦热口干。

[用法用量] 内服:煎汤,9~15 g;或入丸、散;鲜者15~30 g。

生品味甘质润,偏于养阴益胃生津,鲜用清肺热之功较佳,多用于肺虚有火、咳嗽痰多。

［使用禁忌］风寒咳嗽禁服,不宜与藜芦同用。

①《本草经集注》:"恶防己,反藜芦。"

②《神农本草经疏》:"脏腑无实热,肺虚寒客之作嗽者,勿服。"

［现代研究］南沙参含有大量的多糖,以及 β -谷甾醇及其衍生物、三萜类、香豆素类、矿物元素和氨基酸、挥发油类等成分,具有显著的免疫调节和抗氧化作用;以及祛痰、强心、抗真菌等作用。南沙参多糖成分具有延缓衰老作用。

现代临床用于感冒咳嗽、急慢性支气管炎、肺结核、慢性咽炎、百日咳等疾病。

异制辨析

由于炮制方法不同,又有蜜南沙参、米炒南沙参之分,功效也相异。

蜜南沙参 取炼蜜用水稀释,加净南沙参片拌匀,闷透,文火加热,炒至黄橙色,不粘手为度,取出放凉。蜜炙后增强润肺化痰作用,用于劳嗽痰血、燥咳痰少。

米炒南沙参 先将米置热锅内,炒至冒烟时,投入净南沙参,拌炒至黄色,取出,去米放凉。米炒后增强益脾养胃功能。

同名异药辨

据记载沙参一词始于《神农本草经》,前人所用沙参,系南沙参。至清代张璐《本经逢原》直谓沙参"有南北二种"。在此之后,南沙参等同沙参,北沙参则不再属沙参。二者在性味归经方面,均归属肺、胃经,均为甘、微寒药性,南沙参无微苦药性,二者均属养阴药,具有养阴清肺,益胃生津的功效,同治肺热燥咳,津伤口渴。二者区别正如《本经逢原》所言:"北者质坚性寒,南者体虚力微。"南沙参其形粗大,质较疏松,虽养阴生津之功不及北沙参,但专长于入"肺",且南沙参兼能化痰、益气,适用于肺热燥咳、劳嗽有痰及气津两伤证;北沙参,其形细长,质坚疏密,养阴生津之功较佳,专长于入"胃",故燥咳无痰、阴虚劳嗽及胃阴伤甚者多用北沙参。

7

石斛(包括霍山石斛)、铁皮石斛

石斛

为兰科植物金钗石斛、霍山石斛、鼓槌石斛或流苏石斛的栽培品及其同属植物近似种的新鲜或干燥茎。

[**性味归经**] 甘,微寒。入胃、肾经。

①《本草纲目》:"甘淡微咸。"

②《神农本草经疏》:"入足阳明、少阴,亦入手少阴。"

[**功能**] 生津养胃,滋阴清热,润肺益肾,明目强腰。

[**主治**] 热病伤津,口干烦渴,胃阴不足,胃痛干呕,肺燥干咳,虚热不退,阴伤目暗,腰膝软弱。

[**用法用量**] 内服:煎汤,6～12 g,鲜品 15～30 g;或入丸、散;或熬膏。

鲜石斛清热生津力强,热病津伤者宜之;干石斛用于胃虚夹热伤阴者为宜。

[**使用禁忌**] 温热病早期阴未伤者、湿温病未化燥者、脾胃虚寒者均禁服。

①《本草经集注》:"恶凝水石、巴豆。畏僵蚕、雷丸。"

②《百草镜》:"惟胃肾有虚热者宜之,虚而无火者忌用。"

[**现代研究**] 石斛主要含石斛碱、石斛胺、石斛次碱等多种生物碱及黏液质、淀粉等,具有以下药理作用:对平滑肌的作用,金钗石斛、细叶石斛、重唇石斛对豚鼠离体肠管有兴奋作用,可使收缩幅度增加,罗河石斛作用不明显,铁皮石斛、流苏石斛、细茎石斛、迭鞘石斛可使肠管抑制,钩状石斛可使收缩幅度稍降低,束花石斛则可明显降低肠管的自发活动,使节律消失,肠壁麻痹,并可拮抗乙酰胆碱对肠管的作用;对心血管的影响,对离体蟾蜍心脏有抑制作用;对机体免疫的影响,明显促进小鼠腹腔巨噬细胞功能;延缓衰老;对大鼠半乳糖性白内障有延缓和治疗作用;微弱的止痛退热作用。

现代临床应用于糖尿病、慢性萎缩性胃炎及恶性肿瘤等。

异产（采）辨析

石斛全年均可采收。唯霍山石斛11月至翌年3月采收。

霍山石斛 俗称"米斛"，特产于安徽霍山，故名"霍山石斛"，又名"霍石斛、霍斛、大别山石斛"。其边加热边扭成螺旋状或弹簧状，干燥者，典型者具有"龙头凤尾"的特征，称"霍山石斛枫斗"。《本草纲目拾遗》曰："霍石斛，出江南霍山，形较钗斛细小，色黄，而形曲不直，有成球者，彼土人以代茶茗，云极解暑，醒脾，止渴，利水，益人气力，或取熬膏饷客，初未有行之者，近年江南北盛行之，有不给。"

铁皮石斛

为兰科植物铁皮石斛的干燥茎。11月至翌年3月采收，除去杂质，剪去部分须根，边加热边扭成螺旋形或弹簧状，通常为2～6个旋纹，烘干；或切成段，干燥或低温烘干，前者习称"铁皮枫斗"（耳环石斛）；后者习称"铁皮石斛"。

[**性味归经**] 甘，微寒。归胃、肾经。

[**功能**] 益胃生津，滋阴清热。

[**主治**] 热病津伤，口干烦渴，胃阴不足，食少干呕，病后虚热不退，阴虚火旺，骨蒸劳热，目暗不明，筋骨痿软。

[**用法用量**] 内服：煎汤，6～12 g。

[**现代研究**] 铁皮石斛含有石斛多糖、石斛碱、石斛酚、石斛胺、总氨基酸，还有特殊的菲类、联苄类抗癌成分，其中石斛多糖含量高达22%，具有扩张血管、降血压、降血糖；抑制脂质过氧化，对心血管系统有积极作用；提高免疫力；增强记忆力；抗氧化，抗皮肤衰老；促进胃液分泌而助消化；明目；解酒；抗炎；缓解便秘；预防骨质疏松；保护肝肾功能等作用。铁皮石斛多糖作为铁皮石斛主要活性成分，具有增强免疫、抗肿瘤、抗氧化、抗炎等多方面的作用，能抑制胃癌、乳腺癌、肝癌、肺癌、结直肠癌、宫颈癌等癌症进展。

现代临床多用于2型糖尿病，慢性萎缩性胃炎、急性酒精性胃溃疡、肠道菌群失调等胃肠道疾病，急性肺损伤，慢性肾小球肾炎，肝纤维化，关节炎，血栓闭塞性脉管炎，慢性咽炎，恶性肿瘤，白内障、视网膜疾病、干眼症等常见眼科疾病,现代还应用于养生保健及美白保湿护肤品中。

同名异药辨

石斛一药最早记载于《神农本草经》。最早记载石斛产地的《名医别录》曰:"石斛生六安山谷、水旁石上,七月、八月采茎,阴干。"其所述石斛的产地"六安",即今安徽省六安行署所属的霍山、六安、金寨等地。故安徽霍山等地的霍山石斛、黄花石斛以及生于石上而茎较短的铁皮石斛均为本草记载最早的传统药用石斛。

中药石斛基原复杂,其主流品种有霍山石斛、铁皮石斛、金钗石斛。霍山石斛是最早作为中药石斛应用的品种;铁皮石斛应为石斛药材中应用时间最久、范围最广的品种。枫斗是我国名贵中药和传统保健品,起源于霍山石斛。

石斛碱是石斛的标志性成分之一,具有止痛解热、降血糖、降低血压、心率等作用,金钗石斛在所有石斛中含量最高,口味偏苦,偏于清胃火。石斛多糖也是石斛的标志性成分之一,是活性多糖的一种,主要表现为免疫调节、降血糖、抗癌、延缓衰老等方面。美花石斛、金钗石斛、铁皮石斛和束花石斛多糖含量相对较高,其中铁皮石斛为最高,黏液质明显,口感粘牙,偏于益胃阴。

古代名医对霍山石斛、铁皮石斛、金钗石斛、川石斛的用法各有特色,且价格差距非常大,建议厘清品种来源、功效,加强现代研究,在修订《中国药典》时将其各自单列,充分发挥中药石斛的临床价值。

8

白术(包括冬白术、于白术;制药漂白术、制白术、炒白术、麸炒白术、土炒白术、米白术、盐白术、蒸白术、焦白术、白术炭)

白术

为菊科植物白术的干燥根茎。其中以产于浙江于潜的"于术"、安徽徽州地区的"徽术"品质为佳。

[**性味归经**] 苦、甘,温。入脾、胃经。

[**功能**] 补脾,益胃,燥湿,和中,安胎。

[**主治**] 脾胃气弱,不思饮食,倦怠少气,虚胀,泄泻,痰饮,水肿,黄疸,湿痹,小便不利,头晕,自汗,胎气不安。

[**用法用量**] 内服:煎汤,6～12 g;或熬膏;或入丸、散。

利水消肿、固表止汗、除湿治痹宜生用,健脾和胃宜炒用,健脾止泻宜炒焦用。

[**使用禁忌**] 阴虚内热,津液亏耗者慎用。

①《药性论》:"忌桃、李、雀肉、菘菜、青鱼。"

②《本草蒙筌》:"哮喘勿服,壅塞难当。"

③《神农本草经疏》:"凡病属阴虚血少,精不足,内热骨蒸,口干唇燥,咳嗽吐痰,吐血、鼻衄、齿衄、咽塞,便秘滞下者,法咸忌之。术燥肾而闭气,肝肾有动气者勿服。刘涓子痈疽论云:溃疡忌白术,以其燥肾而闭气,故反生脓作痛也。"

④《药品化义》:"凡郁结气滞,胀闷积聚,吼喘壅塞,胃痛由火,痈疽多脓,黑瘦人气实作胀,皆宜忌用。"

[**现代研究**] 白术主要含挥发油、倍半萜内酯化合物、多炔醇类化合物、东莨菪素、果糖、菊糖及多种氨基酸等,具有以下药理作用:预防实验性胃溃疡,升高兔离体肠管自发活动紧张性,保肝利胆;利尿;免疫增强、免疫调节作用;抗氧化;抗肿瘤;降血糖;抗凝血;扩张血管,对心脏呈抑制作用,剂量过大时可致停搏,可降压;抗菌;镇静;显著抑制未孕小鼠离体子宫的自发性收缩;显著抑制乙醇产生的血管通透性增加。

现代临床用于治疗便秘、慢性腰腿痛等。

异产(采)辨析

由于其产地及采集的时间不同,所以有冬白术、于白术之分。

冬白术 为冬季白术下部叶枯黄、上部叶变脆时采收,拣肥满纤维性少的鲜白术,略蒸后再晒干者,称"冬术"。《本草便读》:"冬采者为冬术,以冬令则精华汇聚于根也,为升脾之正药。"

于白术 明万历《杭州府志》曰:"白术以产于潜(今浙江省临安境内)

者佳,称于术。"浙江所产于术,自明朝才开始有记载,并认为于术与白术为同一种植物。于术酒浸后九蒸九晒,可和酒菟丝子相配治疗虚弱枯瘦、食而不化之证。或将野于术分四份,分别与甘遂、白芥子、枳实、大戟煎汤制后取出该四药,合并炒干研末,治疗久咳、痰多薄沫之证。上方再加温阳药可治肺虚久咳、胁痛气喘或痰稀畏冷之证。(《寿石轩医案·附赵氏验方》之四制于术散、七制于术散和九制于术散)

异制辨析

由于炮制方法不同,又有漂白术、制白术、炒白术、麸炒白术、土炒白术、米白术、盐白术、蒸白术、焦白术、白术炭之分,功效也相异。

漂白术(米泔水漂白术) 将净白术片用米泔水拌匀,浸泡至透,捞出晒干。可与半夏、丁香研末,生姜汁糊丸,治疗小儿久患泄泻、脾虚不进饮食,或食讫仍前泻下、米谷不化之证(《小儿卫生总微论方》温白丸)。

制白术 取净白术片,蒸至外黑褐色,内呈棕褐色,晒或晾至外干内润,切厚片,将蒸时所得汁水拌入,干燥。制用后可减弱白术的燥性。

炒白术 取净白术片,武火加热,炒至表面焦黄色,取出放凉。可用于治疗脾胃虚弱,痰涎内停,肝旺脾虚等。

麸炒白术 取麸皮撒入热锅内,中火加热,待麸皮冒烟时,倒入净白术片,拌炒至表面深黄色,有香气逸出时,取出,筛去麸皮,放凉。麸炒白术偏于祛湿利水,麸炒能缓和燥性,借麸入中,增强健脾、消胀作用,用于脾胃不和,运化失常,食少胀满,倦怠乏力,表虚自汗,胎动不安等。

土炒白术 取灶心土(伏龙肝)粉置热锅内,中火炒热,倒入净白术片,拌炒至表面挂土色,有香气逸出时,取出,筛去土粉,放凉。土炒白术,借土气助脾,补脾止泻,安胎力胜,用于脾虚食少,泄泻便溏,胎动不安等。

米白术 先将米撒于锅内,待冒烟时,倒入净白术片,文火炒至米成黑色,白术呈焦黄色为度,取出,筛去焦米,放凉。

盐白术 取净白术片,文火炒至外皮焦黑色时,喷入盐水,炒干,取出放凉。

蒸白术 取净白术片蒸8小时,趁热倒出,晒1日,或文火烘干,加入蒸出的白术汁适量与白术片拌匀后,再蒸再拌;第3次蒸4小时,至外黑如漆,内呈酱色为度,取出,晒干或文火烘干。

焦白术 取净白术片,武火加热,炒至外棕黑内深黄色,取出放凉。焦香健脾,避免胀气,可用于脾虚腹胀,泄泻日久。

白术炭 取净白术片,武火炒至外呈黑色,内呈黑褐色为度,喷淋清水少许,灭尽火星,取出凉透。炒炭可增强止泻止痢作用,多用于脾虚食少,腹胀泄泻。

白术在古代炮制方法有 50 多种,应用辅料多达 20 多种,其中常用的炮制方法有生切、炒焦、土炒、麸炒等。自唐宋开始,世代相传,沿用至今。《本经逢原》云:"入诸补气药,饭上蒸数次用。入肺胃久嗽药,蜜水拌蒸。入脾胃痰湿药,姜汁拌晒。入健脾药,土炒。入泻痢虚脱药,炒存性用。入风痹痰湿利水破血药,俱生用。然非于潜产者,不可生用也。"故生白术有健脾燥湿,利水消肿之效;麸炒、土炒后可增强健脾作用,并能缓和其燥性,临床常用于脾胃不和,脾虚泄泻等症;米泔浸,可借谷气以和脾;乳制可入血润燥;姜汁炒后可燥湿痰寒痰;脾虚而气滞者,可用枳实炒或香附炒制。

9

汉防己、木防己

汉防己

为防己科植物粉防己的干燥根,又名"粉防己"。

[**性味归经**] 苦,寒。入膀胱、肺经。

《本草再新》:"入肝、脾、肾三经。"

[**功能**] 利水消肿,祛风止痛。

[**主治**] 风湿痹痛,水肿脚气,小便不利,湿疹疮毒。

[**用法用量**] 内服:煎汤 5~10 g;或入丸、散。

[**使用禁忌**] 食欲不振及阴虚无湿热者禁服。

①《本草经集注》:"恶细辛。畏萆薢。"

② 李东垣:"上焦湿热者,不可用。"(《本草纲目》)

③《神农本草经疏》:"凡胃虚阴虚,自汗盗汗,口苦舌干,肾虚小水不利,及胎前产后血虚,虽有下焦湿热,慎勿用之。"

④《得配本草》:"气分风热,小便不通,元气虚弱,阴虚内热,病后虚渴,皆禁用。"

[现代研究] 汉防己主要含生物碱,如汉防己甲素、汉防己乙素、轮环藤酚碱等,具有以下药理作用:对心脏作用,对犬左心室功能呈显著抑制效应;对离体猫心冠状血管有直接扩张作用,冠脉流量增加;对离体兔主动脉条具有直接的松弛作用,对犬有降压作用,且舒张压降低幅度明显大于收缩压;抑制血小板聚集;抗心律失常;钙拮抗;免疫抑制;抗炎;对大鼠子宫平滑肌有抑制作用;对大鼠实验性矽肺有一定的抑制作用;抗肿瘤;利尿。

现代临床用于治疗高血压及心绞痛等。

木防己

为防己科植物木防己和毛木防己的干燥根。

[**性味归经**] 苦、辛,寒。入膀胱、肾、脾、肺经。

[**功能**] 祛风止痛,行水消肿,解毒,降血压。

[**主治**] 风湿痹痛,神经痛,肾炎水肿,尿路感染;外治跌打损伤,蛇咬伤。

[**用法用量**] 内服:煎汤,5~10g。外用:适量,煎水熏洗;捣敷;或磨浓汁涂敷。

可配伍桂枝、人参以通阳益气、消水化饮,治疗胸膈支饮。

[**使用禁忌**] 阴虚、无湿热者及孕妇慎服。随着对马兜铃酸毒性的研究,发现关木通、木防己、青木香、天仙藤、马兜铃等中草药含有马兜铃酸成分。目前,马兜铃酸含量较高的关木通、木防己、青木香等药材已被国家食品药品监督管理局禁用。

《药性论》:"畏女菀、卤碱。"

[现代研究] 木防己主要含多种生物碱,如木防己碱、异木防己碱、木兰花碱等,具有以下药理作用:镇痛;解热;抗炎;肌肉松弛;降压;抗心律失常;抑制血小板聚集;阻断交感神经节传递;升高正常大鼠总胆固醇,降低正常大鼠和高脂饲养大鼠的高密度脂蛋白胆固醇及高密度脂蛋白胆固

醇与低密度脂蛋白胆固醇的比值；促进家兔血栓形成；α受体阻断作用，小剂量能兴奋兔小肠、子宫，大剂量使之麻醉，可使蛙的瞳孔缩小，蛙、小鼠、兔的呼吸麻痹。

现代临床用于治疗疼痛及关节炎等。

同名异药辨

由于其产地、品种的不同，有汉防己与木防己之分。《增广和剂局方药性总论》曰："汉防己，君。味苦，有小毒。能治湿风口面㖞斜，手足疼，散留痰，主肺气嗽喘。木防己，使。畏女菀、卤咸，味辛苦。治男子肢节中风，毒风不语，主散结气痈肿，温疟，风水肿，去膀胱热。"关于汉防己与木防己二者的区别，《本草纲目拾遗》曰："木汉二防己……汉主水气，木主风气宣通。"《长沙药解》曰："汉防己泄经络之湿淫，木防己泄脏腑之水邪。凡痰饮内停，湿邪外郁，皮肤黄黑，膀胱热涩，手足挛急，关节肿痛之症，悉宜防己。"《本草正义》曰："藏器虽谓治风用木防己，治水用汉防己，张石顽亦有根苗分治之说，似乎二者功力颇近，正不必拘牵旧说，执而不化。"可见汉防己主行水，可泻下焦湿热；而木防己善祛风通络，治疗风湿痹痛为主。因此临床上病证偏于下部，且湿重于风者，多用汉防己；而病证偏于上部，且风重于湿者，则多用木防己。

10

红花、西红花

红花

为菊科植物红花的干燥花。产于四川者，名"川红花"。产于河南温县、沁阳、武陵、孟州一带（旧时怀庆府），名"怀红花"。

[**性味归经**] 辛，温。入心、肝经。

[**功能**] 活血通经，祛瘀止痛。

[主治] 经闭，痛经，死胎，产后瘀阻腹痛，胸痹心痛，癥瘕积聚，痈肿，跌打损伤，关节疼痛，中风偏瘫，斑疹。

[用法用量] 内服：煎汤，3～10 g。

养血和血宜少用；活血祛瘀宜多用。

[使用禁忌] 孕妇及月经过多者禁服。

①《神农本草经疏》："本行血药也，血晕解、留滞行，即止，过用能使血行不止而毙。"

②《得配本草》："产后勿宜用。"

③《陕西中药志》："无瘀滞及孕妇忌用。"

[现代研究] 红花主要含红花苷、前红花苷、红花黄色素A及B、红花明苷A、多酚类、红花多糖、80余种挥发性成分及16种氨基酸等，具有以下药理作用：对心血管系统，有轻度兴奋心脏、降低冠脉阻力，增加冠脉流量和心肌营养性血流量的作用，对实验性心肌缺血、心肌梗死或心律失常等动物模型均有不同程度的对抗作用，可使紧张性增高的豚鼠后肢和兔耳呈现血管扩张作用；抗凝血；降血脂；显著提高小鼠耐缺氧能力；对平滑肌的作用，对小鼠、豚鼠、兔与犬的离体子宫均有兴奋作用；免疫活性和抗炎作用；对神经系统有较强的镇痛反应，且对锐痛及钝痛均有效，能增强巴比妥类及水合氯醛的中枢抑制作用，还能减少尼可刹米性惊厥的反应率和死亡率；抑制变形链球菌附着能力，杀线虫作用；减少灌流豚鼠肺的流量，收缩支气管作用。

现代临床应用于治疗冠心病、脑血栓、脑动脉硬化症、高血压脑出血恢复期之偏瘫，可以预防流行性出血热弥漫性血管内凝血，治疗砸伤、扭伤所致的皮下充血、肿胀及腱鞘炎、急慢性肌肉劳损，防治褥疮，治疗静脉炎、神经性皮炎、扁平疣、注射引起的局部硬结肿块，治疗青少年近视眼、突发性耳聋，以及治疗胃溃疡。

西红花

为鸢尾科植物番红花的干燥柱头，亦称"番红花"。原产于欧洲及中亚地区，以往多由印度、伊朗经西藏输入，故又名"藏红花"。

[性味归经] 甘，平。入心、肝经。

[功能]活血化瘀,凉血解毒,解郁安神。

[主治]经闭癥瘕,产后瘀阻,温病发斑,抑郁痞闷,惊悸发狂,跌打肿痛。

[用法用量]内服:煎汤,1~3g,沸水泡服或浸酒炖。

[使用禁忌]月经过多及孕妇禁服。

[现代研究]西红花主要含藏红花苷、藏红花酸、β-谷甾醇、油酸、亚油酸、亚麻酸、β-胡萝卜素、藏红花苦素、藏红花醛等,具有以下药理作用:显著抗凝血;对小鼠、豚鼠、兔、犬及猫的离体、在体子宫均有兴奋作用;可使麻醉猫、狗血压维持较长时间下降,并有兴奋呼吸作用;对实验性肾小球肾炎的治疗作用;抗肿瘤;对乙醇诱发的学习和记忆障碍有改善作用;增强小鼠、豚鼠、家兔及狗的离体肠管兴奋性;增强免疫应答;降血脂。

现代应用于治疗脑梗后遗症,糖尿病肾病,肝癌,肝纤维化,乙型病毒性肝炎、非酒精性肝炎等肝病,前列腺癌、乳腺癌等恶性肿瘤。

同名异药辨

红花和西红花为不同品种的两种药材,红花为菊科植物红花的花,而西红花为鸢尾科植物番红花的柱头,原产于欧洲及中亚地区,后传入我国,现在我国亦有栽培。西红花有与红花相似的活血化瘀通经作用,但其力量较强,又兼有凉血解毒之功,尤宜治疗温热病热入血分发斑,热郁血瘀,斑色不红者。且西红花属于名贵药材,因其只有柱头入药,产量极低,因此价格较为昂贵,又有"植物黄金"之称。而红花价格比较"平民",属于临床常用中药。

11

连翘(包括青翘、老翘、连翘心;制药朱连翘、朱连心、连翘炭)

连翘

为木樨科植物连翘的干燥果实。

[**性味归经**] 苦,微寒。入肺、心、小肠经。

《雷公炮制药性解》:"入心、肝、胆、胃、三焦、大肠六经。"

[**功能**] 清热解毒,消肿散结。

[**主治**] 风热感冒,温病,热淋尿闭,丹毒,斑疹,痈疡肿毒,瘰疬,瘿瘤,喉痹。

[**用法用量**] 内服:煎汤,6~15 g;或入丸、散。

配金银花、薄荷、荆芥、甘草,散风清热;配玄参、麦冬、青莲心、竹叶卷心等,清心泄热;配银花、蒲公英、紫花地丁、赤芍等,解毒消痈;配玄参、夏枯草、贝母等,散结消瘰。

[**使用禁忌**] 脾胃虚弱,气虚发热,痈疽已溃、脓稀色淡者忌服。

《本草通玄》:"久服有寒中之患。"

[**现代研究**] 连翘主要含木脂素类、黄酮类、挥发性成分、苯乙烷类、乙基环己醇类、三萜类及香豆素类等化合物,具有以下药理作用:抗微生物;抑制磷酸二酯酶、脂氧酶;镇吐;抗肝损;抗炎;显著抑制弹性蛋白酶活力;对自发高血压大鼠有明显降压作用。

现代临床用于治疗急性肺脓疡、急性肾炎、紫癜、视网膜出血等。

异产(采)辨析

由于其采集的时间不同,故有青翘、老翘之分。

青翘 在9月上旬果皮呈青色尚未成熟时采下,沸水稍煮或蒸半小时,晒干,习称"青翘"。以色绿、不开裂者为佳,主产于浙江、湖北、湖南、江西等地区。青翘初熟色青,清热解毒之力较强。

老翘 在10月上旬果实熟透变黄,果壳裂开时采收,晒干,习称"老翘",又称"黄翘"。以色黄、瓣大、壳厚者为佳,主产于河南、陕西等地。老翘质轻透散,更长于透热达表、疏散风热。

异取辨析

由于其药用部位不同,故有连翘心之分。

连翘心 为连翘的成熟种子。入心经,清心功能较好,可清心泻火安神。擅长治疗邪入心包之高热烦躁、神昏谵语、夜不安眠等。

连翘性凉味苦,轻清上浮,可治上焦诸热,尤能解毒消痈而散结,故为疮家要药。过去习惯上将本品分连翘壳与连翘心两种,现上海地区已予以简化,只有一种连翘,不再分为两药。

异制辨析

由于炮制方法不同,又有朱连翘、朱连心、连翘炭之分,功效也相异。

朱连翘 将连翘用朱砂拌匀。可增强安神作用。

朱连心 将连翘心用朱砂拌匀。可增强安神作用。

连翘炭 取净连翘,武火加热炒至7～8成黑色,取出凉透。制炭可用于血证。

12

佛手(包括川佛手、广佛手、佛手花;制药佛手露)

佛手

为芸香科植物佛手的干燥果实。

[**性味归经**] 辛、苦、酸,温。入肝、脾、胃、肺经。

[**功能**] 疏肝理气,和胃止痛,燥湿化痰。

[**主治**] 肝胃气滞,胸胁胀痛,胃脘痞满,食少呕吐,咳嗽痰多。

[**用法用量**] 内服:煎汤,3～10 g;或泡茶饮。

[**使用禁忌**]

①《本经逢原》:"痢久气虚,非其所宜。"

②《本草便读》:"阴血不足者,亦嫌其燥耳。"

③《四川中药志》1960年版:"阴虚有火,无气滞者忌用。"

[**现代研究**] 佛手主要含挥发油、佛手柑内酯、黄酮、多糖、橙皮苷、柠檬油素、香豆素类等,具有以下药理作用:平喘;显著解除胃、肠平滑肌痉挛;抑制中枢;显著增加豚鼠离体心脏的冠脉流量和提高小鼠耐缺氧能力,对大鼠因垂体后叶素引起的心肌缺血有保护作用;控糖;抗炎;抗氧化;减轻肝损伤;抗肿瘤。

现代临床用于治疗小儿传染性肝炎、慢性萎缩性胃炎、反流性食管炎、肝癌、结肠癌、老年痴呆、失眠等。佛手柑精油雾化吸入治疗产后抑郁。

◎ **异产（采）辨析**

由于其产地不同,有川佛手、广佛手之分。

川佛手 为佛手幼嫩果实的纵切厚片。主产于四川合江、江津、泸县、犍为,云南易门、宾川等地。具有疏肝解郁、理气和中、燥湿化痰的作用。

广佛手 为佛手成熟果实的纵切薄片。主产于广东高要、集散于肇庆,其次产于广西凌乐、灌阳。具有健脾和胃、舒筋活血、理气化痰的功效,被列为广东地道药材"十大广药"之一,也可用来沏茶、泡酒和煲汤。

◎ **异取辨析**

由于其采集部位不同,还有花入药,称为"佛手花"。

佛手花 为佛手的干燥花朵和花蕾。味微苦,性微温。入肝、胃经。功能疏肝理气,和胃快膈。主治肝胃气痛,食欲不振。内服:煎汤,3～6g。可配伍扁豆花、厚朴花、石菖蒲治疗夏日伤暑,湿浊中阻,胃纳不佳。佛手花能醒脾开胃、快膈止呕,与佛手功效相似,但作用较缓。

◎ **异制辨析**

佛手露 取佛手成熟果实,用蒸馏法取得的汁液。味微辛、淡,性平。佛手露更善行气解郁,主治胸膈郁闷不舒。内服:隔水炖温,30～60g。

13

青果、西青果、金果榄

青果

为橄榄科植物橄榄的干燥成熟果实。

[**性味归经**] 甘、酸,平。入肺、胃经。

《本草衍义》:"味涩,久食则甘。"

[**功能**] 清肺利咽,生津止渴,清热解毒。

［主治］咳嗽痰血,咽喉肿痛,暑热烦渴,醉酒,鱼蟹中毒。

［用法用量］内服:煎汤,5～10 g;或熬膏;或入丸剂。外用:适量,研末撒或油调敷。

［使用禁忌］脾胃虚寒及大便秘结者慎服。

［现代研究］青果果实主要含蛋白质、脂肪、碳水化合物、钙、磷、铁、复合维生素等,种子含挥发油及香树脂醇等,种子油中含多种脂肪酸。青果具有保肝、助消化、抗病毒的药理作用。

现代临床用于治疗咽喉肿痛、烦渴、失音,鱼蟹中毒,湿疹,急性细菌性痢疾。

西青果

为使君子科植物诃子的干燥幼果。

［性味归经］苦、酸、涩,平。入肺、大肠经。

［功能］清热生津,解毒。

［主治］阴虚白喉,扁桃体炎,喉炎,痢疾,肠炎。

［用法用量］内服:煎汤,1.5～3 g;或含服。

［使用禁忌］《饮片新参》:"风火喉痛及中寒者忌用。"

［现代研究］西青果中含有鞣质20％～40％,诃子酸是其主要成分,还含有诃黎勒酸、鞣云实素、原诃子酸等;此外,尚含三萜类成分、奎尼酸、糖类及氨基酸等。西青果具有抑菌、抗炎、镇痛、清除自由基和抗氧化作用。

现代临床应用于治疗咽喉肿痛,急、慢性咽喉炎。

金果榄

为防己科植物青牛胆或金果榄的干燥块根。

［性味归经］苦,寒。入肺、大肠经。

［功能］清热解毒,利咽,消肿止痛。

［主治］咽喉肿痛,口舌糜烂,白喉,疰腮,热咳失音,脘腹疼痛,泄痢,痈疽疔毒,毒蛇咬伤。

[用法用量] 内服:煎汤,3～9g;研末,每次1～2g。外用:适量,捣敷或研末吹喉。

[使用禁忌] 脾胃虚弱及无热结滞者慎服。

[现代研究] 金果榄所含的成分主要有二萜类、生物碱、甾醇类、蒽醌类、糖苷类、脂肪酸和挥发油等化合物,具有抗炎镇痛、抗菌抑菌、抗氧化、抗糖尿病、抗肿瘤等药理活性。

现代临床应用于治疗咽喉炎、静脉炎等。

同名异药辨

青果、西青果、金果榄为几种不同植物的果实或块根,因其品种的不同,功效也各有差异。三者均有清热、解毒、利咽的功效,可以治疗咽喉肿痛。西青果还可治疗阴虚白喉、扁桃体炎、喉炎。金果榄还能治疗口舌糜烂、白喉、痄腮等。同时西青果和金果榄都可用于治疗痢疾、肠炎等,青果可解鱼蟹中毒,金果榄还可以治疗痈疽疔毒、毒蛇咬伤。此外,青果还有生津止渴的作用,可用来解暑热烦渴,因其还有保肝作用,亦可治疗醉酒。

14

苦杏仁(包括制药焊苦杏仁、炒苦杏仁、炒焊苦杏仁、苦杏仁霜、麸炒苦杏仁、蜜苦杏仁)、甜杏仁

苦杏仁

为蔷薇科植物山杏、西伯利亚杏、东北杏或杏的成熟种子。简称"杏仁"。

[性味归经] 苦,微温;有小毒。入肺、大肠经。

① 《汤液本草》:"气温,味甘、苦,冷利,有小毒。入手太阴经。"

② 《滇南本草》:"入脾、肺二经。"

[**功能**] 降气化痰,止咳平喘,润肠通便。

[**主治**] 外感咳嗽气喘,胸满痰多,肠燥便秘。

[**用法用量**] 内服:煎汤,5～10 g;或入丸、散。杏仁用时须打碎。外用:适量,捣敷。

[**使用禁忌**] 阴虚咳嗽及大便溏泻者禁服,婴儿慎服。本品有小毒,不宜过量服用。过量服用,可发生中毒,表现为眩晕,突然晕倒,心悸,头疼,恶心呕吐,惊厥,昏迷,发绀,瞳孔散大,对光反应消失,脉搏弱慢,呼吸急促或缓慢而不规则。若不及时抢救,可因呼吸衰竭而死亡。

①《本草经集注》:"恶黄芩、黄耆、葛根,畏蘘草。"

②《备急千金要方》:"扁鹊云,杏仁不可久服,令人目盲,发落,动一切宿病。"

③《本草图经》:"能使人血溢,少误之,必出血不已,或至委顿。"

④《绍兴本草》:"食之戟人咽喉。"

⑤《药鉴》:"大都中病即已,不可多服,过则令人伤筋骨。泄痢忌用。戒粟米,畏犬肉。"

⑥《神农本草经疏》:"阴虚咳嗽,肺家有虚热,热痰者忌之。风寒外邪,非壅逆肺分,喘急息促者不得用;产乳金疮,无风寒击袭者不得用;惊痫喉痹,亦非必须之药,用者详之。双仁者能杀人,本经言有毒,盖指此耳。"

⑦《本草正》:"元气虚陷者勿用,恐其沉降太泄。"

⑧《本经逢原》:"亡血家尤为切禁。"

[**现代研究**] 苦杏仁主要含苦杏仁苷和苦杏仁酶、脂肪油(苦杏仁油)、蛋白质和多种氨基酸、挥发性成分等。苦杏仁及其代谢产物具有镇咳平喘、润肠通便、抗癌、抗炎镇痛、杀蛔虫的作用。

现代临床用于治疗肺气肿、百日咳、老年性慢性支气管炎、外阴瘙痒、蛲虫病等,也用于抗肿瘤。

异制辨析

由于炮制方法不同,又有燀苦杏仁、炒苦杏仁、炒燀苦杏仁、苦杏仁霜、麸炒苦杏仁、蜜苦杏仁之分,功效也相异。

燀苦杏仁 取净苦杏仁,置沸水中略烫,至外皮微胀时捞出,用凉水稍浸，搓去外皮，晒干后簸净种皮。㷅苦杏仁可用于多种喘咳。

炒苦杏仁　取净苦杏仁，文火加热，炒至表面微黄，取出放凉。炒苦杏仁能温肺散寒，多用于肺寒久咳。

炒㷅苦杏仁　取净㷅苦杏仁，文火加热，炒至表面微黄，略带焦斑，有香气，取出放凉。炒㷅苦杏仁有止咳化痰、润肠通便作用。

苦杏仁霜　取㷅苦杏仁，碾成泥状，用压榨机冷压去油，或用粗纸包裹反复压榨至不粘结成饼，碾细，过筛。苦杏仁霜止咳平喘，而无滑肠之虞。

麸炒苦杏仁　将麸皮撒入热锅内，待冒烟时投入苦杏仁，文火炒至微黄色，取出，筛去麸皮，放凉。麸炒苦杏仁作用似炒苦杏仁，但滑肠之力较弱。

蜜苦杏仁　取㷅苦杏仁，碾碎，置热锅内，文火边炒边加蜜，炒至不沾手为度，取出放凉。蜜苦杏仁常用于肺燥咳嗽及肠燥便秘。

经过不同的炮制方法，杏仁的去毒增效作用也有不同。炒、㷅及炒㷅3种炮制方法均能增强苦杏仁润肠作用，其润肠作用的强弱顺序为炒㷅苦杏仁＞㷅苦杏仁＞生苦杏仁。

苦杏仁中的苦杏仁苷为其止咳平喘的主要成分，但其苦杏仁酶可分解苦杏仁苷，导致药效降低，研究表明，苦杏仁水煮5～10分钟能基本上破坏酶，苷也无显著损失，但水煮20分钟，苦杏仁苷却损失27.2%，故在煎药时，苦杏仁宜后煎。此外，古代炮制多要求去皮尖，现代多要求去皮，但去皮尖的说法不一，对粉碎度不同的苦杏仁各炮制品中苦杏仁苷煎出率进行比较实验，结果显示，苦杏仁的粉碎度对苦杏仁苷的煎出率以㷅后（去皮或不去皮）粉碎成原药材的1/8～1/4粗颗粒为高。因去皮不利于保存，所以苦杏仁入煎剂不必去皮，临用前将苦杏仁粉碎即可。

甜杏仁

为蔷薇科植物杏或山杏的部分栽培种味甜的干燥种子。

[**性味归经**] 甘，平。入肺、大肠经。

①《本草害利》："甜杏仁甘平温。"

②《四川中药志》1960年版："性平，味甘，无毒。"

[功能] 润肺,平喘,润肠。

[主治] 肺虚咳嗽,肠燥便秘。

① 《本草便读》:"甜杏仁,可供果食,主治(与杏仁)亦皆相仿。用于虚劳咳嗽方中,无苦劣之性耳。"

② 《四川中药志》1960 年版:"能润肺宽胃,祛痰止咳。治虚劳咳嗽气喘,心腹逆闷,尤以治干性、虚性之咳嗽最宜。"

[用法用量] 内服:煎汤,3~10 g。

[使用禁忌] 大便泄泻者勿用。痰热者及产妇、幼儿忌服。

《随息居饮食谱》:"多食生痰热,动宿疾。产妇、小儿、病人尤忌之。"

[现代研究] 甜杏仁含有多元酚酸类、黄酮类、天然维生素 E 和不饱和脂肪酸类等活性物质,其所含苦杏仁苷含量和苦杏仁不同。苦杏仁含苦杏仁苷 2.4% 以上,而甜杏仁仅含 0.1%,甚至不含苦杏仁苷;但甜杏仁富含蛋白质、糖类、脂肪、胡萝卜素、维生素 C、维生素 P、B 族维生素及钙、铁、磷等营养成分。甜杏仁及其提取物具有抗氧化、抗肿瘤、抗真菌、肝脏保护、抗糖尿病、抗高血脂,对皮肤抗炎和保湿等药理作用。

甜杏仁油临床用于治疗皮肤病如牛皮癣和湿疹,改善皮肤干燥、发炎等状况,还能减少手术后皮肤瘢痕形成。

同名异药辨

杏仁有甜、苦之分,二者区别在于甜杏仁止咳平喘作用较苦杏仁弱,但其滋润性较苦杏仁强,药性较为缓和。在临床药物选择上,甜杏仁有润肺降气、消痰止嗽之功,适用于虚劳咳喘、津伤便秘者,但其味甘,久食生痰,故不适用于痰湿证者;苦杏仁有泻肺解肌,降气利胸膈之效,适用于外感风邪所致的咳喘患者,同橘皮合用可通大肠气秘,因其苦泻之力太过,故不适用于因虚致咳、泻者。

15

郁金（包括广郁金、川郁金；制药炒郁金、醋郁金、酒制郁金）

郁金

为姜科植物温郁金、姜黄、广西莪术或蓬莪术的干燥块根。前两者分别习称"温郁金"和"黄丝郁金"，其余按性状不同习称"桂郁金"或"绿丝郁金"。

[性味归经] 辛、苦，寒。入肝、心、肺经。

《神农本草经疏》："入手少阴、足厥阴，兼通足阳明经。"

[功能] 活血止痛，行气解郁，清心凉血，利胆退黄。

[主治] 胸腹胁肋诸痛，失心癫狂，热病神昏，妇女痛经、经闭，癥瘕结块，惊痫，吐血，衄血，尿血，血淋，砂淋，黄疸。

[用法用量] 内服：煎汤，3～10g；或入丸、散。

[使用禁忌] 阴虚失血及无气滞血瘀者禁服，孕妇慎服。

①《神农本草经疏》："凡病属真阴虚极，阴火上炎，薄血妄行，溢出上窍，而非气分拂逆，肝气不平，以致伤肝吐血者，不宜用也。即用之亦无效。"

②《本草汇言》："胀满、膈逆、疼痛，关乎胃虚血虚者，不宜用也。"

③《得配本草》："阴虚火炎，气虚胀滞，吐血不关气郁者，禁用。"

[现代研究] 郁金主要含姜黄素类化合物，包括姜黄素、去甲氧基姜黄素、双去甲氧基姜黄素，还有挥发油，具有以下药理作用：对免疫功能的影响，明显抑制正常小鼠溶血素产生，明显抑制小鼠脾淋巴细胞体外转化；明显延长家猫的各期睡眠；保护心肌损伤；保护肝损伤；抗孕；对小鼠心、肝、脾的环磷酸腺苷（cAMP）含量均有非常明显的提高作用；抑制多种致病真菌等。

现代临床应用于治疗病毒性肝炎、期前收缩等。

 异制辨析

由于炮制方法不同，又有炒郁金、醋郁金、酒制郁金之分。

炒郁金 取净郁金片，文火加热，炒至深黄色。炒后增强开郁作用。

醋郁金　醋制有多种方法。醋炙：取净郁金片加米醋拌匀，闷透，至米醋被吸尽，文火加热炒至带火色时，取出放凉。醋煮：取净郁金，加醋、水同煮至水尽，取出，切片晒干。醋蒸：取净郁金，加醋及水，翻拌吸尽，武火蒸2～3小时，取出切片干燥。味微辛、酸，性微寒。醋制能引药入血分，增强疏肝止痛作用，用于治疗瘀血心痛，肝郁气滞痛经，经前腹痛等。

酒制郁金　取净郁金片与黄酒拌匀，文火炒至微干，取出晾干。酒炙可增强解郁破瘀作用。

郁金古代炮制方法有火炮、煮制、炒制、制炭、焙制、醋制、煨制、酒制及药汁制（如甘草制、皂荚制、防风巴豆制）等。现代沿用生品和醋制二种饮片。郁金一般生用较多，有疏肝行气、活血祛瘀的作用。醋制郁金则能引药入血，增强疏肝止痛的作用。

同名异药辨

中药郁金为多来源品种的药材，广郁金为姜科植物姜黄的块根，川郁金为姜科植物川郁金的块根。两者功效相似而少异。广郁金长于疏肝行气、利胆退黄，多用于肝气郁结所致的胸胁胀满，多与柴胡、香附等配伍；还可用于湿热黄疸、胆石症，多与茵陈、山栀等配伍；亦可与五倍子共研末，用蜂蜜调成药饼外敷治疗自汗症。而川郁金更偏于活血行瘀、清心除烦，多用于血瘀内阻所致的月经不调、痛经、癥瘕痞块等；还可用于湿浊蒙蔽清窍、胸脘痞闷、神志不清，以及痰气壅阻、闭塞心窍所致癫狂等证，多与菖蒲、竹沥、山栀等配伍；亦可配伍槐花、甘草治疗一切热毒痢，下血不止；还可与生地黄、粉草、腊猪板脂熬膏外敷，治疗杖疮、金疮、颠扑皮破，烫火伤，久年恶疮，可止血定疼，且无瘢痕，治冻疮尤妙。

16

南刘寄奴、北刘寄奴

南刘寄奴

为菊科植物奇蒿的干燥带花全草。

[性味归经] 辛、微苦,温。入心、肝、脾经。

[功能] 破瘀通经,敛疮消肿,消食化积。

[主治] 经闭,痛经,产后瘀滞腹痛,恶露不尽,癥瘕,跌打损伤,金疮出血,风湿痹痛,便血,尿血,痈疮肿毒,烫伤,食积腹痛,泄泻痢疾。

[用法用量] 内服:煎汤,5～10 g;消食积单味可用至15～30 g;或入散剂。外用:适量,捣敷;或研末撒。

消肿宜生用,行血宜酒炒,止血宜醋炒。

可单味煎服,亦可配山楂、麦芽、枳壳、青皮等消食导滞之品治疗食积不化,脘腹胀满疼痛。或配乌梅、延胡索、生姜等治疗泻痢腹痛。

[使用禁忌] 孕妇禁服,气血虚弱、脾虚作泄者慎服。

《新修本草》:"多服令人痢。"

[现代研究] 南刘寄奴主要含奇蒿内酯、奇蒿黄酮、香豆素、7-甲氧基香豆素、异泽兰黄素等,具有降酶保肝、抗血小板聚集、抗缺氧的药理作用。

现代临床应用于治疗急性细菌性痢疾、急性黄疸型肝炎、牙痛、慢性气管炎、口腔炎、咽喉炎、扁桃体炎、肾炎、疟疾等;外用治眼结膜炎、中耳炎、疮疡、湿疹、外伤出血等。

北刘寄奴

为玄参科植物阴行草的干燥全草。因其有利湿退黄之功,又形似金钟,又名"金钟茵陈"。

[性味归经] 苦,寒。入脾、胃、肝、胆经。

[功能] 活血祛瘀,通经止痛,凉血止血,清热利湿。

[主治] 跌打损伤,外伤出血,瘀血经闭,月经不调,产后瘀痛,癥瘕积聚,血痢,血淋,湿热黄疸,水肿腹胀,白带过多,关节炎。

[用法用量] 内服:煎汤,6～9 g,鲜品30～60 g;或研末。外用:适量,研末调敷。

可单煎治疗急性黄疸型肝炎,或热闭、小便不利,或感冒、咳嗽等,亦可配伍白茯苓治疗淋浊,或加骨碎补、延胡索治疗创伤疼痛等。

[现代研究] 北刘寄奴主要含挥发油,主要成分有倍半萜内酯类、黄

酮苷类、酚类、氨基酸等,具有以下药理作用:抗炎,抗菌,抗凝,保肝利胆,降低血清胆固醇等。

现代临床用于治疗急性黄疸型肝炎、肠炎、痢疾、感冒、咳嗽、脚癣等。

同名异药辨

由于其产地、品种的不同,有南刘寄奴、北刘寄奴之分。南刘寄奴为菊科植物奇蒿的带花全草,北刘寄奴为玄参科植物阴行草的全草。刘寄奴为治疗跌打损伤的传统中药,两者虽都有止血、化瘀、止痛的作用,但南刘寄奴气味芳香,还能醒脾开胃、消食化积、消肿,而北刘寄奴则具有清热利湿、凉血的功效。临床应用除了都能够治疗跌打损伤、外伤出血、痛经、闭经、尿血、便血外,南刘寄奴还可缓解消化不良引起的相关症状,而北刘寄奴则用来治疗湿热黄疸等症状。

17

柴胡(包括北柴胡、南柴胡、春柴胡;制药炒柴胡、醋柴胡、鳖血柴胡)

柴胡

为伞形科多年生草本植物北柴胡或狭叶柴胡的根或全草。

[**性味归经**] 苦、平,微寒。入肝、胆、三焦、心包经。

《本草再新》:"入心、肝、脾三经。"

[**功能**] 透表泄热,疏肝解郁,清胆截疟,升阳举陷。

[**主治**] 外感发热,寒热往来,疟疾,肝郁胁痛,头痛头眩,月经不调,气虚下陷之脱肛,子宫脱垂,胃下垂。

[**用法用量**] 内服:煎汤,3～10 g。

解热生用,用量宜大。疏肝醋炒,易用中量。升阳生用,宜用小量。

[**使用禁忌**] 真阴亏损,肝阳上亢,肝风内动之证禁服。

①《本草经集注》:"恶皂荚,畏女菀、藜芦。"

②《本草正》:"性滑,善通大便,凡溏泄脾虚者当慎用之。"

[现代研究] 柴胡药用成分主要包括柴胡多糖、柴胡皂苷、挥发油等。其中,柴胡总皂苷具有良好的消炎解热镇咳、利尿消肿、镇静安神、抗菌抗病毒、抑制胃酸分泌、促进溃疡愈合、降低血胆固醇、增加代谢功能、具有较强的抑制胰蛋白酶功能及抗肿瘤作用;柴胡挥发油具有良好的发汗、清热解表、保肝护肝、抗炎消肿、解毒之功;多糖具有提高免疫的功能;多炔具有抗抑郁功效。

现代临床主要用于感冒、扁桃体炎、大叶性肺炎、急性支气管炎、急性咽喉炎等各种炎症引的发热,病毒性肝炎,高脂血症,单疱病毒膜炎,多形红斑等。

异产(采)辨析

由于其产地、品种及采集的时间不同,所以有北柴胡、南柴胡、春柴胡之分。

北柴胡 为北柴胡根,经整理洗净切片入药。主产于辽宁、甘肃、河北、陕北等北方地区。由于其质坚较韧,不容易折断,所以又称"硬柴胡"。又因常在秋季采集,故又名"秋柴胡"。通常认为长于除心腹肠胃中结气,和解退热,清实热力专。一般常用于外感热病,半表半里证,而且以生者为佳,如《本草汇言》说:"如《伤寒》方有大、小柴胡汤,仲景氏用北柴胡也。"如与草果、黄芩、厚朴等相配,具有截疟作用。

南柴胡 为狭叶柴胡的根或全株,经整理、洗净切片(或切段)晒干入药。主产于四川、湖北、江苏等南方地区,其中产四川者名"川柴胡"。因其根细多弯曲不直,质地较软,故又称为"细柴胡"或"软柴胡"。有些地区单用根入药,表面呈棕红色,因此也称"红柴胡"。通常认为南柴胡药性偏升,长于疏肝解郁,因此经常用于因郁致热的内伤杂证,如逍遥散、青蒿煎丸等,都适宜使用本品。

春柴胡 为春季采用的南柴胡的幼嫩全株入药,古人又称"茅胡",它虽同属南柴胡,但由于采集季节不同,所以功效也不一样。它作为嫩苗香气馥郁,体质轻清,气味俱薄,得春天升发之气所养,疏泄力强,所以尤其擅长于条达郁气。

此外,采集不同的部位,其功效也有差异。李东垣:"欲上升,则用根,以酒浸;欲中及下降,则用梢。"(《本草纲目》)

异制辨析

由于炮制方法不同,又有炒柴胡、醋柴胡、鳖血柴胡之分。

炒柴胡 将净柴胡片清炒,或用陈酒拌炒至微焦为度。炒后可除其凉性,而增加升清举阳的功效,故在补中益气汤治疗中气下陷或气虚补阳时,应该选用本品。

醋柴胡 将净柴胡片加醋拌匀,文火炒至醋吸干,放凉入药。酸入肝,经醋制后独入肝经,能增强疏肝和血的功效,如复原活血汤中,当选用本品。

鳖血柴胡 将净柴胡片与经过稀释的鳖血拌匀,文火微炒至干后入药。鳖血拌药味苦咸,性微寒,以和表里、退虚热力强,多用于热病后期,邪在阴分,午后潮热等。此外,柴胡得鳖血柔润之性,可防其劫伤肝阴,故适宜治疗肝郁而阴亏之证。古人认为还可养阴制疟,消痞块。

经过不同的炮制,化学成分可发生明显变化,炮制品的柴胡皂苷含量除了酒炙和鳖血炙外均有升高,其中以蜜炙柴胡最为明显;挥发油含量普遍较原生药升高,以蜜炙柴胡升高最明显;柴胡多糖经炮制后出现含量降低,生柴胡与原生药材的含量最为接近。所以,对于消肿止痛、解表去热能够起到最好疗效的是蜜炙柴胡,醋炙柴胡解热作用降低,疏肝解郁作用增强。对于增加机体免疫力,临床常用充分保留了柴胡多糖的生柴胡作为主药。

18

粉萆薢(包括制药麸炒粉萆薢、盐粉萆薢、酒粉萆薢)、绵萆薢

粉萆薢

为薯蓣科植物粉背薯蓣的干燥根茎。又名"川萆薢、山田薯、土薯蓣"。

[性味归经] 苦,平。归肝、肾、胃、膀胱经。

①《雷公炮制药性解》:"味苦甘,性平无毒。入脾肾膀胱三经。"

②《滇南本草》:"入肝、脾、膀胱经。"

[功能] 利湿去浊,祛风除痹。

[主治] 膏淋,白浊,带下,疮疡,湿疹,风湿痹痛,关节不利,腰膝疼痛。

《本草纲目》:"萆薢之功,长于祛风湿,所以能治缓弱顽痹、遗浊、恶疮诸病之属风湿者。"

[用法用量] 内服:煎汤,9~15 g;或入丸、散。

《神农本草经疏》:"薏苡为之使。"

治疗下焦湿热所致的尿频、带下等,可配伍茯苓、石菖蒲、益智仁、乌药等,如萆薢分清饮;治疗风湿痹证,可配伍牛膝、附子等,如萆薢丸。

[使用禁忌] 肾虚阴亏者忌服。

①《神农本草经疏》:"畏葵根、大黄、柴胡、前胡。""下部无湿,阴虚火炽,以致溺有余沥,茎中痛,及肾虚腰痛,并不宜服。"

②《本经逢原》:"阴虚精滑及元气下陷不能摄精,小便频数,大便引急者,误用病必转剧。"

[现代研究] 粉萆薢含有甾体类、皂苷类、二芳基庚烷类、木脂素类、有机酸及脂类等成分,具有抗菌、杀虫、降血糖、降压、降尿酸、抗炎镇痛、提高免疫、抗肿瘤等药理作用。

临床上用于治疗肾小球肾炎、尿路感染、阴道炎、宫颈炎、前列腺炎等泌尿系统及生殖系统感染性疾病,湿疹等皮肤病,风湿性关节炎、类风湿关节炎等骨关节病,高脂血症、高尿酸血症等代谢性疾病。

异制辨析

粉萆薢除切片生用,还有麸炒、盐制、酒制等炮制方法,功效各有侧重。

麸炒粉萆薢 取麦麸入热锅内,加热至冒烟时,投入净粉萆薢片,拌炒至黄色,取出,去麸。经麸炒后,药性缓和,入胃而化湿,治中风腰痛。

盐粉萆薢 取净粉萆薢片,盐水拌匀,闷润,文火炒干,取出放凉。盐制可增强药物入肾、治下之功,用于治脚气水肿。《本草害利》:"小便频,茎内痛……宜盐水炒。"

酒粉萆薢　取粉萆薢片,黄酒拌匀,闷润,文火炒干,取出放凉。酒制能增强温通血脉、除痹止痛的功效,用于风湿痹痛、关节不利、腰膝疼痛、筋脉拘急等。

绵萆薢

为薯蓣科植物绵萆薢或福州薯蓣的干燥根茎。

[**性味归经**] 苦,平。归肾、胃经。

《雷公炮制药性解》:"味苦甘,性平无毒。入脾肾膀胱三经。"

[**功能**] 利湿去浊,祛风除痹。

[**主治**] 膏淋,白浊,白带过多,风湿痹痛,关节不利,腰膝疼痛。

[**用法用量**] 内服:煎汤,9～15 g;或浸酒;或入丸、散。外用:适量,鲜品捣敷。

[**使用禁忌**] 肾虚阴亏者忌服。

[**现代研究**] 绵萆薢含有甾体类、二芳基庚烷类、木脂素类、有机酸及酯类等成分,具有抗肿瘤、抗骨质疏松、抗真菌、抗心肌缺血、降尿酸、调血脂、预防动脉粥样硬化等作用。

临床上主要治疗慢性前列腺炎、乳糜尿、风湿性关节炎及类风湿关节炎、骨关节炎及骨质疏松、银屑病等。

同名异药辨

萆薢,作为商品用的包括粉萆薢、绵萆薢、红萆薢、白萆薢和土萆薢等品种。《中国药典》2020版收入了前两种,即粉萆薢和绵萆薢,其中粉萆薢更常用。因二者在功能主治方面相同,故临床应用上并未区别。另:古代本草的"萆薢"也包括今之菝葜,唐代出现二者并用的情况,但二者植物来源不同:茎有刺者,为菝葜;茎无刺、叶似薯蓣、蔓生者,为萆薢。

19

桑寄生（包括制药酒桑寄生）、槲寄生

桑寄生

为桑寄生科植物桑寄生的干燥带叶茎枝。又名"广寄生"。

[**性味归经**] 苦、甘，平。入肝、肾经。

[**功能**] 补肝肾，强筋骨，祛风湿，通经络，益血，安胎。

[**主治**] 腰膝酸痛，筋骨痿弱，肢体偏枯，脚气，风湿痹痛，头昏目眩，胎动不安，崩漏下血，产后乳汁不下。

[**用法用量**] 内服：煎汤，9～15g；或入丸、散；或浸酒；或捣汁服。外用：适量，捣烂外敷。

配伍川断、狗脊、杜仲之类，治疗肝肾亏损、腰酸疼痛、足膝无力甚则不用者。

[**现代研究**] 桑寄生主要含黄酮类化合物和少量的右旋儿茶酚，具有以下药理作用：对心血管系统，对麻醉动物有降压作用，对正常和颤动的豚鼠离体心脏冠状血管有舒张作用，明显增加冠脉血流量；利尿；抗微生物。

现代临床应用于治疗冠心病心绞痛、心律失常、高血压等。

异制辨析

酒桑寄生　取净桑寄生片或段，用酒喷洒拌匀，闷透，文火加热炒至表面深黄色。酒制可增强祛风湿、强筋骨的作用。

槲寄生

为桑寄生科植物槲寄生的干燥带叶茎枝，又名"北寄生"。

[**性味归经**] 苦，平。入肝、肾经。

[**功能**] 祛风湿，补肝肾，强筋骨，安胎元。

[**主治**] 风湿痹痛，腰膝酸痛，筋骨无力，崩漏经多，妊娠漏血，胎动不安，头昏目眩。

[**用法用量**] 内服：煎汤，9～15g；或入丸、散；或浸酒或捣汁。外用：

适量,捣敷。

[现代研究] 槲寄生主要含黄酮类、三萜类,还有其他苷类、有机酸等,具有以下药理作用:对心血管系统有降压作用,对离体兔心冠脉呈舒张作用,显著增加冠脉血流量,减慢心率,抗心肌缺血,抗心律失常,改善循环;抗血小板聚集;抗肿瘤。

现代临床应用于治疗慢性气管炎、冠心病心绞痛及心律失常等。

同名异药辨

古代所用桑寄生包括同科植物槲寄生,近年来《中国药典》等著作开始将槲寄生单独分条列出。桑寄生和槲寄生为两种不同药材,药性也略有差异。二者虽都入肝、肾经,但桑寄生味苦甘性平,槲寄生味苦性平。桑寄生和槲寄生都有补肝肾、强筋骨和安胎的作用,但桑寄生更偏于补肝肾,槲寄生更偏于祛风湿。

20

菊花(包括亳菊、滁菊、贡菊、杭菊、怀菊;制药炒菊花、菊花炭、酝制菊花、酒洗菊花、药制菊花)、野菊花

菊花

为菊科植物菊的干燥头状花序。

[性味归经] 甘、苦,微寒。归肺、肝经。

①《神农本草经》:"味苦,平。"

②《名医别录》:"甘,无毒。"

③《天宝单方药图》:"白菊:味辛,平,无毒。"

④《随息居饮食谱》:"甘,凉。"

⑤《雷公炮制药性解》:"入肺、脾、肝、肾四经。"

[功能] 疏风清热,平肝明目,清热解毒。

[主治] 风热感冒,头痛眩晕,目赤肿痛,眼目昏花,疮痈肿毒。

[用法用量] 内服:煎汤,5~9 g;或入丸、散;或泡茶。外用:适量,煎水洗;或捣敷。

《本草经集注》:"术、枸杞根、桑根白皮为之使。"

疏风解表,治疗感冒配伍桑叶、连翘等;清热解毒,配伍蒲公英、板蓝根等;平肝明目,配伍钩藤、枸杞子等。

[使用禁忌] 阳虚或头痛而恶寒者均忌用。

《本草汇言》:"气虚胃寒,食少泄泻之病,宜少用之。"

[现代研究] 菊花主要含有半萜类、黄酮类、苯丙素类、多糖、挥发油、氨基酸等化学成分,具有抗肿瘤、抗氧化、抗炎、镇痛、抑菌、抑病毒、延缓衰老、驱铅等药理作用。

现代临床主要用于治疗感冒、上呼吸道感染等呼吸系统疾病,脑卒中、冠心病、高血压病等心脑血管疾病,焦虑症、抑郁症等情志类疾病,治疗急性化脓性感染、皮肤炭疽、气性坏疽等。

异产(采)辨析

药材按产地不同,分为亳菊、滁菊、贡菊、杭菊、怀菊。

亳菊　全国各地均有栽培。药用菊花以河南、安徽及浙江等地栽培最多。气清香,味甘、微苦。临床上常用于治疗外感热邪引起的咽喉肿痛、咳嗽、咳黄痰、气喘、鼻塞等疾病,对肝阳上亢引起的头晕、头痛、口干、口渴、目赤肿痛、舌燥、舌红苔黄等病症也有一定作用。

滁菊　主产于滁州。《本草纲目》云:"滁州菊,单瓣色白,味甘为上。"常用于治疗肝阳上亢所致的头晕目眩,效果显著。滁菊有消热解毒、舒筋活血、护肝明目、增强人体免疫功能的作用,对于高血压、冠心病、动脉硬化等有一定的疗效。

贡菊　又称"黄山贡菊、徽州贡菊、徽菊",主产于黄山歙县,因在古代被作为贡品献给皇帝,故名"贡菊"。是临床上常用的辛凉解表药物,具有疏散风热、平肝明目、清热解毒的功效。临床上可用于治疗外感风热或温病初起所致的发热、头痛、咳嗽等症,还可用于治疗肝阳上亢或风热所致的目疾等。此外,对于热毒疮肿有一定的疗效。

杭菊　因原产于浙江杭州等地而得名。杭菊按颜色分为两种:①杭白菊,又名"白茶菊"(《本草纲目拾遗》)。杭白菊蒸后晒干,味甘,清热力稍弱,长于平肝明目。②杭黄菊,又名"黄甘菊"(《太平圣惠方》)。形与杭白菊相似,但舌状花黄色至淡棕色。杭黄菊用炭火烘干。味苦,泄热力较强,常用于疏散风热。抗炎作用强。

怀菊 以产于河南温县一带的最为有名,是四大怀药之一。怀菊花的抗炎作用较弱,但镇痛作用明显。具有清热解毒、清肝明目、祛风除湿、凝神静心、杀菌消炎、缓解疲劳、延缓衰老、改善睡眠等功效。对于头晕、头痛、目眩、失眠、风热感冒、眼睛干涩、视物模糊等病症可以起到一定缓解作用。

异制辨析

由于炮制方法不同,又分为炒菊花、菊花炭、酝制菊花、酒洗菊花、药制菊花等。

炒菊花 取净菊花,文火炒至花瓣边缘呈微黑色,取出放凉。经微炒后,稍去寒性与外散作用,更适合于内补。与熟地、白芍、茯苓、细辛、防风、柴胡、甘草、柏子仁等分组成菊花补肝散,治疗肝虚目暗内障。

菊花炭 取净菊花,中火炒至焦褐色,喷淋清水少许,灭尽火星,取出晾透。菊花制炭后疏散风热作用极弱,有止血功效,常与生地炭、银花炭等同用,治疗轻度咯血,且久服不伤胃气。临床多用于月经过多而引起的头痛眩晕。

酝制菊花 《履巉岩本草》:"用九月九日菊花暴干,取家糯米一斗、蒸熟、用五两菊花末穗,拌如常酝,多用细面曲,为候酒熟即压之躯滓"。菊花酝制后用于治疗风头旋。服用时温热一小盏即可(10~25 mL)。

酒洗菊花 取净菊花,浸酒拌晒。浸酒可缓和菊花寒性,助药力上行,增强清肝明目作用,治疗一切眼科疾病。

药制菊花 《得配本草》:"去心蒂,地骨皮煎汁拌蒸,日干用"。《药鉴》:"又变老人皓首成黑,同地黄酿酒。"

菊花还有其他炮制方法,如蒸制菊花(《太平圣惠方》:"蒸湿捣如膏")、风火制菊花(《要药分剂》:"由风火之炮制")、浆制菊(《本草通玄》:"忌火,去蒂,浆过晒干,乘燥入磨")等。

野菊花

为菊科植物野菊的干燥头状花序。

[**性味归经**] 苦、辛,微寒。归肝、心经。

①《本草汇言》:"味苦辛,气凉,有小毒。"

②《四川中药志》1960年版:"性微寒,味甘苦,无毒。"

③《中华本草》:"归肺、肝经;味苦辛,性平。"

[**功能**] 清热解毒,泻火平肝。

[**主治**] 疔疮痈肿,目赤肿痛,头痛眩晕。

[**用法用量**] 内服:煎汤,9~15g。外用:适量,煎汤外洗或制膏外涂。

临床多生用,如五味消毒饮,可与金银花、蒲公英、紫花地丁、紫背天葵子配伍;或治干咳的野菊花茅根汤。用酒服,可治疗疔疮、痈肿。

[**使用禁忌**] 气虚胃寒,食少泄泻之病,宜少用之。凡阳虚或头痛而恶寒者均忌用。

《中华本草》:"脾胃虚寒者,孕妇慎用。"

[**现代研究**] 野菊花主要含有黄酮类、萜类、挥发油、酚酸类和多糖等化学成分,具有抗菌消炎、抗病毒、调节机体免疫力、拮抗多种急慢性炎症和免疫性炎症反应、抗病原微生物、调节心血管功能、抗肿瘤等药理作用。

野菊花在临床上多用于治疗流感、肺炎、高血压、急性化脓性炎症等;外用可治疗慢性盆腔炎及前列腺炎。

异制辨析

野菊花与菊花在近代药典中才分开,在此之前基本都作为菊花入药,炮制方法与菊花基本相同,分为:炒野菊花、野菊花炭、醋制野菊花、酒洗野菊花、药制野菊花等(具体方法见前文菊花的"异制辨析"),异制的功效区别与菊花异制辨析相同。

同名异药辨

《神农本草经》将菊花列为上品,"主风头眩肿痛,目欲脱,泪出,皮肤死肌,恶风,湿痹,久服利血气,轻身,耐老延年"。有散风清热、平肝明目之功效,常用于风热感冒、头痛眩晕、目赤肿痛、眼目昏花等疾病。

野菊花苦寒之性胜于菊花,独擅清热之功。临床亦常用于外治,多用于疮痈肿痛、目赤肿痛、头痛眩晕、慢性盆腔炎及前列腺炎等治疗。

21

葶苈子(包括南葶苈子、北葶苈子;制药炒葶苈子、蜜炙葶苈子)

葶苈子

为十字花科植物播娘蒿或独行菜的干燥成熟种子。前者主产于江苏、安徽、山东、浙江等地,习称"南葶苈子",又称"甜葶苈子";后者主产于河北、辽宁、内蒙古、黑龙江、吉林等地,习称"北葶苈子",也称"苦葶苈子"。

[**性味归经**] 辛、苦,大寒。归肺、膀胱经。

《中华本草》:"肺、心、肝、胃、膀胱经。"

[**功能**] 泻肺平喘,行水消肿。

[**主治**] 痰涎壅肺,喘咳痰多,胸胁胀满,不得平卧,胸腹水肿,小便不利。

[**用法用量**] 内服:3～10g,包煎;或入丸、散。外用:适量,煎水洗或研末调敷。

利水消肿宜生用,治痰饮喘咳宜炒用,肺虚痰饮喘咳宜蜜炙用。

《本草经集注》:"榆皮为之使。得酒良。"

[**使用禁忌**] 肺虚喘咳、脾虚肿满者慎服;不宜久服。

①《本草经集注》:"恶僵蚕、石龙芮。"

②《名医别录》:"久服令人虚。"

③《神农本草经疏》:"不利于脾胃虚弱及真阴不足之人。凡肿满由于脾虚不能制水,水气泛溢;小便不通由于膀胱虚无气以化者,法所咸忌。"

④《本草便读》:"寒饮、阴水等证及虚弱者,不可用也。"

[现代研究] 葶苈子含有强心苷类、硫苷类和异硫氰酸类、黄酮类、苯丙素类、有机酸类、脂肪油类等成分,具有改善心血管功能、抗肿瘤、止咳、祛痰、平喘、利尿、改善急性肺损伤和代谢紊乱、雌激素样作用等。

现代临床上多用于慢性阻塞性肺疾病、慢性支气管炎、哮喘、胸腔积液、水肿、慢性肺源性心脏病、心力衰竭等疾病。

异产（采）辨析

由于其原料来源和产地不同,分为南葶苈子、北葶苈子。《本草纲目》:"大抵甜者下泄之性缓,虽泄肺而不伤胃；苦者下泄之性急,既泄肺而易伤胃,故以大枣辅之。"

二者主治相同,但北葶苈子的药效强,苦泄之性更甚；南葶苈子的作用相对缓和。目前市场上的主流商品是南葶苈子。

异制辨析

由于炮制方法不同,又有炒葶苈子、蜜炙葶苈子,功效亦有所不同。

炒葶苈子 取净葶苈子,文火炒至微鼓起,断面浅黄色,并有香气逸出时,取出放凉。用时捣碎。《雷公炮炙论》:"凡使葶苈,以糯米相合,微微焙,待米熟,去米,单捣用。"生品长于利水消肿,宜于实证,可治胸水积滞、全身水肿；经过炒制后药性缓和,免伤肺气,可用于实中夹虚之喘咳气逆、胸腹胀满。

蜜炙葶苈子 取净葶苈子,用炼蜜拌炒至蜜汁吸尽,或加炼蜜及少量水拌匀,炒至不粘手为度。蜜炙缓和药性,增加润肺功效,宜用于肺虚痰阻喘咳和月经不通。临床上单独捣碎制成蜜丸,治肺脾水肿证。

第二章

同物异取辨

1

丁香(包括公丁香、母丁香;制药丁香露、丁香油)

丁香

为桃金娘科植物丁香的干燥花蕾。

[**性味归经**] 辛,温。入脾、胃、肺、肾经。

[**功能**] 温中降逆,下气止痛,温肾助阳。

[**主治**] 脾胃虚寒,呃逆呕吐,食少吐泻,心腹冷痛,肾虚阳痿,腰膝酸冷,阴疽,疝气,癣疾。

[**用法用量**] 内服:煎汤,1～3g;或入丸、散。外用:研末调敷。

[**使用禁忌**] 不宜与郁金同用。热病及阴虚内热者忌服。

① 《雷公炮炙论》:"不可见火。畏郁金。"

② 李杲:"气血胜者不可服,丁香益其气也。"

③ 《神农本草经疏》:"一切有火热证者忌之,非属虚寒,概勿施用。"

[**现代研究**] 丁香主要包括挥发性成分与非挥发性成分:挥发性成分有320余种,主要包括丁香油、丁香酚等;非挥发性成分有91种,包括黄酮类、甾体类、三萜类、鞣质等。丁香不同部位、不同产地、不同提取技术提取的丁香油成分不同,但丁香酚、丁香烯、石竹烯、乙酸丁香酚酯等是其主要成分。丁香具有驱除蛔虫、抑菌、抗真菌、抗病毒、抗氧化、健胃、止痛、平喘、降血糖、麻醉等作用。丁香对于葡萄球菌及结核杆菌均有抑制作用。

现代临床多用于治疗咽喉、呼吸道疾病,呃逆、腹泻、胃肠炎、膈肌痉挛、麻痹性肠梗阻等消化道疾病，牙痛、口腔溃疡、牙髓炎等口腔疾患，以及癣疾、痤疮、冠心病、心绞痛等；还可作牙科防腐剂和外科组织上的清洁剂。

异取辨析

由于药用所取的部分不同，分为公丁香与母丁香两种。

公丁香 在丁香的花蕾由绿转红含苞待放的时候采摘，去掉花梗，洗后晒干入药，简称"丁香"。以个大粗壮、鲜紫棕色、香气浓郁、富含油性者为上品。临床大部分以公丁香入药，所以处方写"丁香"，大多数地区都付"公丁香"。为了强调用优质饮片入药，处方也常用"紫丁香"或"大花丁香"的名称。公丁香气香力足，温中止痛，和胃降逆之效较强，且药效较迅速，有较强的健脾作用。临床与柿蒂、党参、生姜配伍，如丁香柿蒂汤，用于治疗久病之后，中气被戕，胃中虚寒而引起的呃逆；与附子、川楝子、小茴香等同用，如丁香楝实丸，可治疗少腹寒疝疼痛。此外，还可与五味子、莪术等同用，治疗奔豚气逆、胸腹疼痛；与茴香、附子、肉桂等温肾助阳药同用，治疗阴冷、阳痿等症；丁香与肉桂等分研细末，即为丁桂散，外用有温经通络、活血止痛的作用，可用于阴疽、跌打损伤等。

母丁香 为丁香的干燥近成熟果实，简称"母丁"。果将熟时采摘，晒干后入药。因此果实被敲破后，常常撕裂为两瓣，形如鸡舌，故又称"鸡舌香"。其性味归经、功能、主治均与公丁香相似。母丁香气味较淡，和胃降逆的力量不及公丁香，但药力比公丁香持久，二者配合使用，可使药效达到既迅速有力又持久的目的。母丁香入血分，有活血增生之功，如《颐真堂经验方》中的如意丹，就是用它与乳香为末，同活兔胆杵为丸，好酒送下，以治疗妇人难产。

异制辨析

由于炮制方法不同，又有丁香露、丁香油之分。

丁香露 为公丁香的蒸馏液。气烈，味微辛，性微温，功能理气温胃止痛，可治疗寒癖、胃痛等病。临床应用时，隔水炖温服，每服30~60 g。但目前药店很少备用此药。

丁香油 为丁香经蒸馏提取的挥发油，古代则多为母丁香所榨出之油。本品为微黄色至黄色的澄清液体，有丁香的香气，露置空气中或贮留日久则渐渐浓厚而变棕黄色。《本草纲目拾遗》言其"味甘辛,性大热",功能暖胃、降逆、温肾。可治胃寒痛胀、呃逆、吐泻、痹痛、疝痛、口臭、牙痛。功效比丁香迅速,既可内服用来温胃散寒,治疗胃痛,又可外用涂擦患部,治疗痹痛、牙痛等痛证。另用丁香油几滴与生姜同服,可解蟹毒。由于它的香气性烈,可直透经络,故可与软坚散结化痰的药物配伍使用治疗瘰疬痰核等证。在水蒸气蒸馏法提取丁香油过程中,随着蒸馏时间的延长,丁香酚含量下降明显,但乙酸丁香酚酯含量提升。有实验表明,乙醇回流提取法提取丁香油最多,水提法次之,超声提取法最少。丁香水煎剂和丁香油均可驱蛔,丁香油的效力更大,亦可驱除钩虫。丁香油及丁香酚对布鲁氏菌、鸟型结核杆菌的抑制作用较强,对常见致病性皮肤真菌有显著的抑制作用。丁香油及丁香酚对于皮肤无刺激作用,且吸收良好。

2

山楂(包括山楂肉、山楂叶、山楂核、山楂木;制药炒山楂、土炒山楂、焦山楂、炙山楂、红糖制山楂、山楂炭)

山楂

为蔷薇科植物山里红或山楂的干燥成熟果实。除去杂质及脱落的核,入药者,称"净山楂",又称"生山楂"。

[**性味归经**] 酸、甘,微温。入脾、胃、肝经。

《本草经解》:"入手太阴肺经,足厥阴肝经。"

[**功能**] 消食健胃,行气散瘀,化浊降脂,驱绦虫。

[**主治**] 肉食积滞,胃脘胀满,泻痢腹痛,瘀血经闭,产后瘀阻,产后儿枕痛,恶露不尽,小儿乳食停滞,心腹刺痛,胸痹心痛,疝气疼痛,高脂血症。煎汤外洗可治疮痒。

[**用法用量**] 内服:煎汤,9~12 g;或入丸、散。外用:煎水洗或捣敷。

消食多炒用,止泻化瘀多炒炭用,其他多生用。

消食去滞助运、消积疏肝利胆,常配伍乌梅、莱菔子、丹参;活血化瘀降浊,常配伍泽泻、虎杖、荷叶;活血化瘀通络,常配伍香附、红花;化痰活血定眩,常配伍丹参。

[**使用禁忌**] 脾胃虚弱者及孕妇慎服。

①《本草纲目》:"生食多,令人嘈烦易饥,损齿,齿龋人尤不宜。"

②《神农本草经疏》:"脾胃虚,兼有积滞者,当与补药同施,亦不宜过用。"

③《得配本草》:"气虚便溏,脾虚不食,二者禁用。服人参者忌之。"

④《随息居饮食谱》:"多食耗气,损齿,易饥,空腹及羸弱人或虚病后忌之。"

[**现代研究**] 山楂含有黄酮类、有机酸类、三萜类、氨基酸及其他微量元素等,具有促消化、强心、增加冠脉流量、抑制血小板聚集、降压、降脂、降糖、抗氧化、抗菌、防癌、增强免疫、收缩子宫、促进子宫恢复、止痛、利尿等作用。

现代临床多用于治疗高脂血症、冠心病、高血压、克山病、绦虫病、急性细菌性痢疾、肠炎、婴幼儿腹泻、呃逆、肾盂肾炎、乳糜尿、冻疮等。

异取辨析

由于药用所取的部分不同,分为山楂肉、山楂叶、山楂核和山楂木。

山楂肉 取色红肉厚的山楂果实晒干,去掉核,取净果肉入药者,称"山楂肉"或"生楂肉"。主产于山东、河北、河南、辽宁等北方地区的称"北山楂"。主产于江苏、浙江、云南、四川等南方地区的称"南山楂",多为野生。两者都有消食化积、祛痰散结作用,但北山楂果体较大,皮红肉厚,质量较好,习惯把它作为本药的正品。有些地区常因它个头大,所以切成薄片入药,称为"山楂片"。有的认为产于山东的品质最好,所以称作"东山楂"。生山楂味酸甘,性微温,以祛痰散结为长,临床常与当归、川芎、益母草等同用,治疗产后恶露不尽、腹痛拒按的瘀阻腹痛;与丹参、党参等同用,可治疗心血瘀阻的胸痛等症。

山楂叶 即山里红及山楂的干燥叶。味酸,性平。归肝经。功能活血化瘀、理气通脉、化浊降脂。用于气滞血瘀、胸痹心痛、胸闷憋气、心悸健忘、眩晕耳鸣、高脂血症。还有降血压作用,用叶与花泡茶服可以治疗高血压。外用煎汤敛疮。《肘后备急方》："茎叶煮汁,洗漆疮。"山楂果黄酮含量低,山楂叶含量较高;二者其他有效成分不同,山楂果提取物,除主要成分山楂黄酮外,还含有机酸等,而山楂叶提取物,除山楂黄酮,还含有牡荆素、牡荆素鼠李糖苷等。二者的功效和用途不同,山楂果主要功效是健胃促消化,而山楂叶则多用于降三高。

山楂核　即山里红及山楂成熟的种子。主治食积疝气、散结催生。气虚便溏者禁服。山楂核常入丸散。《孙真人海上方》用山楂核七七粒,百草霜为衣,酒吞下,治疗难产。《本草纲目》用橄榄核、荔枝核、山楂核等分,烧存性,研末,每服二钱,空心,茴香汤调下,治疗阴肾癫肿。

山楂木　即山里红及山楂的木材。味苦,性寒,无毒。功能祛风燥湿、止痒。可用于泄泻、头风、身痒。内服煎汤,3～10 g。外用适量,煎水洗。

异制辨析

由于炮制方法不同,又有炒山楂、土炒山楂、焦山楂、炙山楂、红糖制山楂、山楂炭之分,功效也有所不同。

炒山楂　取净生山楂,文火炒至外面呈淡黄色,取出放凉入药。炒山楂长于消食积。

土炒山楂　将灶心土炒松,倒入净山楂,武火炒至焦黄色,取出,筛去土,放凉。土炒山楂能消食调中,可用于脾虚食滞的腹泻。

焦山楂　取净山楂,武火炒至外面焦褐色,内部黄褐色为度,喷淋清水,取出晒干,故又称"焦楂肉"。焦山楂性温,消食化积导滞的力量较强,临床多用于肉食积滞,如兼有泄泻,用之尤其恰当。

炙山楂　又称"蜜山楂"。先将蜂蜜加热至沸,倒入净山楂,文火炒至不粘手为度,取出放凉。有人认为山楂用甘味制后,药性多温和。《医学衷中参西录》曰："山楂,若以甘药佐之,化瘀血而不伤新血,开郁气而不伤正气,其性尤和平也"。故临床可用于老人或体质虚弱的脾虚食滞患者。

红糖制山楂　将红糖用适量热开水化开,过滤去渣,加热至沸,倒入净山楂,文火炒至不粘手为度,取出放凉。红糖制山楂能和血散瘀,消中寓补,用于血滞经闭、产后恶露不尽。

山楂炭　取净山楂,武火炒至外面焦黑色,但须存性,喷淋清水,取出晒干,简称"楂炭"。炒炭后,善入血分,有化瘀止血的功效,血止而不留瘀。临床常用于治疗产后儿枕痛、恶露不尽或赤痢腹痛等证。如单用山楂炭,水煎加红糖、开水调服,即《医宗金鉴》独圣散。

山楂炮制对总黄酮含量有一定影响,受热时间越长,温度越高,被破坏的总黄酮就越多,故生山楂含量最高,炒山楂次之,焦山楂又次之,山楂炭含量最低。山楂在炒黄、炒焦、炒炭后,有机酸含量逐渐降低,即酸性变小。有机酸含量过高会导致胃肠道受刺激,过低还会使患者产生呕吐、胸闷,故认为有机酸含量适宜的山楂炮制品对胃肠道疾病的治疗效果最好。在降脂作用上,炒山楂降脂效果较明显。抗氧化活性大小依次为生山楂＞炒山楂＞山楂炭＞焦山楂。

3

广藿香(包括广藿香梗、广藿香根;制药广藿香露)、藿香(包括藿香梗、藿香根;制药藿香露)

广藿香

为唇形科植物广藿香的干燥地上部分。

[性味归经] 辛,微温。入脾、胃、肺经。

[功能] 芳香化浊,和中止呕,发表解暑。

[主治] 湿浊中阻,脘痞呕吐,暑湿表证,湿温初起,发热倦怠,胸闷不舒,寒湿闭暑,腹痛吐泻,鼻渊头痛。

[用法用量] 内服:煎汤,3~10 g,鲜者加倍,不宜久煎;或入丸散。外用:适量,煎水含漱,或浸泡患部;或研末调敷。

治暑湿症,不论偏寒、偏热,都可应用,常与佩兰同用,亦可用于湿阻中焦、脘闷纳呆。用于湿温初起,配薄荷、茵陈、黄芩等。用于感受秽浊、呕吐泄泻,配紫苏叶、半夏、厚朴、陈皮等。用于胃寒呕吐,配半夏同用;如湿热者,配黄连、竹茹;脾胃虚弱者,配党参、甘草;妊娠呕吐,配砂仁同用。用于外感风寒兼有湿阻中焦,配伍紫苏、陈皮等。此外,可治鼻渊,常配猪胆汁等同用。

[使用禁忌]阴虚者禁服。

[现代研究]广藿香主要含有广藿香醇、广藿香酮等挥发性成分和黄酮类等非挥发性成分,具有保护胃肠道、抗菌、抗病毒、镇痛、解热、止咳、化痰、通便、抗氧化、抗肿瘤、免疫调节及钙拮抗等作用。

现代临床用于治疗腹痛腹胀、腹泻、恶心呕吐、肠胃痉挛疼痛等消化道疾病,上呼吸道感染发热、咽炎、鼻炎、鼻窦炎等呼吸道疾病,口舌生疮、手足癣等皮肤科疾病。

异取辨析

由于药用部位不同,有广藿香梗、广藿香根之分。

广藿香梗 即广藿香老茎。理气宽中,化浊和胃。用于暑热头痛,胸脘痞闷,呕吐泄泻,食欲不振。

广藿香根 即广藿香的根。常用于霍乱吐泄,血气痛,发表。

异制辨析

广藿香露 取生品广藿香茎叶蒸馏所得的芳香水。具有清暑正气、芳香宣浊功效,用于暑湿气滞,胸闷呕恶。

藿香

为唇形科藿香属植物藿香的地上部分,俗称"土藿香"。

[性味归经]辛,微温。入肺、脾、胃经。

《本草再新》:"味苦、辛,性微寒,无毒。入心、肝、肺三经。"

[功能]快气,和中,辟秽,祛湿。

[主治]感冒暑湿,寒热,头痛,胸脘痞闷,呕吐泄泻,疟疾,痢疾,口臭。

[用法用量]内服:煎汤,3~10 g;或入丸、散。外用:煎水含漱;或烧存性研末调敷。

[使用禁忌]不宜久煎。阴虚火旺者禁服。

《本经逢原》:"其茎能耗气,用者审之。"

[现代研究]藿香含有挥发性成分,主要为甲基胡椒酚;及黄酮类化

合物。藿香具抗菌及抗螺旋体作用，其所含黄酮类物质具有抗病毒作用。

现代临床用于治慢性咽炎、鼻炎、鼻窦炎；小儿秋季腹泻、急性肠炎等。

异取辨析

由于药用部位不同，有藿香梗、藿香根之分。

藿香梗 即藿香老茎。宽中畅膈，理气行滞，长于和中止呕。

藿香根 即藿香的根。常用于霍乱吐泄。

异制辨析

藿香露 制备方法同广藿香露。长于和中止呕。

同名异药辨

广藿香与藿香虽统称"藿香"，但两者来源、性味、成分都有区别。广藿香才是药用藿香的正品，藿香属于地区民间习惯用药，多用于香料提取。功效上，广藿香较藿香强。《药性切用》："(广藿香)辛温芳香，入手足阳明、太阴二经。力能醒脾，祛暑快胃，辟秽，为吐泻腹痛专药，主和胃化气，而少温散之力。土藿香但能温胃，殊欠芳香之用。"

4

马兜铃（包括制药蜜兜铃）、青木香藤、青木香

分别为马兜铃科植物北马兜铃或马兜铃的干燥成熟果实、茎叶和根。

马兜铃

为马兜铃科植物北马兜铃或马兜铃的干燥成熟果实。

[**性味归经**] 苦，微寒。入肺、大肠经。

① 《药性切用》："苦辛微寒。"

② 《药性论》："平。"

[功能]清肺降气,止咳平喘,清肠消痔。

[主治]肺热喘咳,痰中带血,咯血,失音,肠热痔血,痔疮肿痛,水肿。

[用法用量]内服:煎汤,3～9g;或入丸、散。

止咳清热多炙用,外用熏洗宜生用。

马兜铃味苦微辛,在清肃中又有开泄作用,生用性寒,所以清热泻肺,止咳平喘力量较强,临床可与桑白皮等药配伍,治疗属于肺热的咳嗽、痰壅气促;可配阿胶,如《小儿药证直诀》补肺阿胶散,用于肺阴虚有热之咳喘;与桑白皮、甘草、葶苈子、半夏、生姜配伍,如《普济方》马兜铃汤,治肺热咳嗽、气急喘闷等症;与葶苈子、防己配伍,如《太平圣惠方》马兜铃散,治肺气不肃,咳喘肿满,小便不利,取肃肺利水之效。本品还能清泄大肠热邪,故也可用于肠热痔血之症,常配地榆、槐角煎汤熏洗患处。

[使用禁忌]本品味苦而寒,内服过量,可致呕吐。虚寒咳喘及脾弱便泄者禁服,胃弱者慎服。其所含马兜铃酸有较强肾毒性。

[现代研究]马兜铃的果实含水溶性季铵类生物碱、马兜铃酸等,具有止咳、平喘、祛痰、抗炎、抗菌、抗癌、镇静等作用,且具有温和而持久的降压作用。

现代临床多用于咳嗽、咳痰、喘促等肺炎、支气管痉挛、肺气肿等呼吸系统疾病,高血压及恶性肿瘤等。

异制辨析

蜜兜铃 取净马兜铃,加炼蜜与开水少许拌匀,稍闷,文火炒至不粘手为度,取出放凉入药,也称"炙马兜铃"。马兜铃生用,有的患者有时会有恶心呕吐,蜜炙后不仅可以矫味,而且可缓和苦泄之性,免此弊病,还可增强润肺止咳功效,故有"蜜制甘缓而润肺"之说,宜用于平素胃弱者。本品由于其清热润肺力较强,所以多用于肺虚痰热咳嗽带血,临床常与沙参、麦门冬、川贝母、百部、百合等同用,治疗肺阴不足、痰热内阻的干咳;如果咳嗽咯血或痰中带血者,可与阿胶、糯米等配合使用,如补肺阿胶汤;另可与地骨皮、枇杷叶、沙参、海浮石、栀子等同用,治疗麻疹后余热未净、咳嗽气喘、口干咽燥、虚烦少眠等症。但临床用量也不宜过大,否则会对肾脏有所损害。

马兜铃经炮制后,几种主要的马兜铃酸类物质的含量均降低,毒性降低,且蜜制的减毒效果明显优于炒制。

青木香藤

为植物马兜铃的茎叶。旧名"天仙藤",又称"马兜铃藤"。

[**性味归经**] 苦,温。入肝、脾、肾经。

[**功能**] 行气活血,利水消肿,解毒。

[**主治**] 脘腹刺痛,疝气痛,关节痹痛,妊娠水肿,产后血气腹痛,风湿疼痛,蛇虫咬伤。

[**用法用量**] 内服:煎汤,4.5~9g。外用:煎水洗或捣烂敷。

与羌活、白芷、白术、片姜黄等同用治痰注臂痛,如《仁斋直指方》天仙散。若产后腹痛,单味加黄酒煎加姜汁,童便调服;若治疝气腹痛,可单味黄酒煎服。与香附、陈皮、甘草、乌药、木瓜、紫苏叶等同用,治妊娠水气,两腿浮肿,如《妇人大全良方》天仙藤散。外用鲜品捣烂敷患处,可治毒蛇毒虫咬伤,痔疮肿痛。

[**使用禁忌**]

①《本草汇言》:"诸病属虚损者勿用。"

②《得配本草》:"气血虚者禁用。"

[**现代研究**] 天仙藤含马兜铃酸,木兰花碱和β-谷甾醇。药理作用与马兜铃相似。

现代临床多用于风湿性关节炎、强直性脊柱炎、坏死性血管炎及水肿等。

青木香

为植物马兜铃的干燥根。

[**性味归经**] 辛、苦,寒;有小毒。入肺、胃经。

[**功能**] 行气止痛,解毒消肿,消食,降血压,祛风湿。

[**主治**] 眩晕头痛,胸腹胀痛,暑天发痧腹痛,胃气痛,疝气,痈肿疔疮,皮肤湿疹,蛇虫咬伤等。

[**用法用量**] 内服:煎汤,3~6g;或入散剂。外用:研末调敷或磨

汁涂。

青木香研细末,取适量,麻油调搽,可治皮肤湿疹。鲜品一块,放牙痛处咬之,可止牙痛。

[使用禁忌] 脾胃虚寒者慎服。多服有涌吐之弊。服用过量,可引起肠胃反应,如恶心、呕吐、胸闷、腹胀、腹痛、口苦、口干等。关木通、木防己、青木香等马兜铃酸含量高的药材,已被国家食品药品监督管理局禁用。

①《本经逢原》:"肺寒咳嗽,寒痰作喘,胃虚畏食人勿服,以其辛香走窜也。"

②《本草汇纂》:"惟虚寒切禁,以味辛与苦,恐泄人真气也。"

[现代研究] 马兜铃根含挥发油,其主要成分为马兜铃酮,并含马兜铃酸、尿囊素、青木香酸、木兰花碱、土青木香甲素及维生素C等。生品和炮制品的挥发油化学成分及主要成分基本相同,不同产地药材具有较高的相似度。青木香具有降压、催吐、镇静等作用。

现代临床多用于高血压、胃痛、皮炎,以及咽喉、耳、齿等急性炎症等。

异取辨析

马兜铃、青木香藤、青木香均源于马兜铃,入药部位不同,分别为干燥成熟果实、茎叶和根,功效亦大不相同。

马兜铃味苦,性微寒;入肺、大肠经;功能清肺降气,止咳平喘,清肠消痔。青木香藤味苦,性温;入肝、脾、肾经;功能行气活血,利水消肿,解毒。青木香味辛、苦,性寒,有小毒;入肺、胃经;功能行气止痛,解毒消肿,消食,降血压,祛风湿。

5

车前子(包括制药炒车前子、盐车前子、酒车前子)、车前草

分别为车前科植物车前或平车前的干燥成熟种子、干燥全草。

车前子

为车前科植物车前或平车前的干燥成熟种子。亦称"车前仁"或"生车前子"。

[**性味归经**] 甘,寒。入肝、肾、肺、小肠经。

①《名医别录》:"咸,无毒。"

②《药性论》:"甘,平。"

③《药品化义》:"味淡,性平。"

④《本草蒙筌》:"专入膀胱,兼疗肝脏。"

⑤《雷公炮制药性解》:"入肝、膀胱、小肠三经。"

⑥《神农本草经疏》:"入肾、肝、膀胱三经。"

[**功能**] 清热利尿通淋,渗湿止泻,明目,祛痰,补肾固精。

《医林纂要探源》:"车前子,功似泽泻,但彼专攻去肾之邪水,此则兼去脾之积湿,彼用根,专下部,此用子,兼润心肾,又甘能补,故古人谓其强阴益精。"

[**主治**] 热淋涩痛,尿血,水肿胀满,淋浊带下,暑湿泄泻,目赤肿痛,痰热咳嗽,湿痹。

《本草经集注》:"车前子主虚劳。"

[**用法用量**] 内服:煎汤,9~15g,包煎;或入丸、散。外用:适量,水煎洗,或研末调敷。

①《本草纲目》:"凡用车前子,须以水淘洗去泥沙,晒干。入汤液炒过用;入丸、散,则以酒浸一夜,蒸熟研烂,作饼晒干,焙研。"

②《日华子诸家本草》:"常山为使。"

车前子味甘淡而气寒,性专降泄,清热通淋力较强,故《太平惠民和剂局方》八正散中,与木通、瞿麦、萹蓄、栀子、大黄、甘草梢、滑石配伍,治疗小便赤涩或隐闭不通的热淋。对于水肿、小便不利等症,具有显著功效,为临床所常用,主要用于实证;如肾虚水肿,可配熟地黄、肉桂、附子、牛膝等同用。车前子为清利之品,与菊花、密蒙花、决明子、黄芩、龙胆草、青葙子等同用,可治疗肝火上炎所致的目赤肿痛;如肝肾不足所致的眼目昏花、迎风流泪,可与熟地黄、菟丝子等同用。另外又可通过利小便,实大便来治疗腹泻。治湿热泄泻,轻症者可单味使用,较重者可配茯苓、猪苓、泽泻、薏苡仁等同用。近世发现车前子能增进支气管黏液的分泌和稀释痰液而呈祛痰作用，所以与杏仁、桔梗、苏子等配伍，能化痰止咳，可用于属肺热的急慢性支气管炎咳嗽痰多。

[使用禁忌] 凡内伤劳倦，阳气下陷，肾虚精滑及内无湿热者，慎服。

《神农本草经疏》："车前子性走下窍，虽有强阴益精之功，若遇内伤劳倦，阳气下陷之病，皆不当用。肾气虚脱者忌。与淡渗药同用。"

[现代研究] 车前子含生物碱类、环烯醚萜类、黄酮类、多糖类、苯乙醇苷类等，具有利尿通便、祛痰止咳、抗炎、明目、抗结石、抗肿瘤、调节机体免疫功能、抗氧化和降血脂、降血压、降血糖等作用。

现代临床多用于治疗慢性支气管炎、慢性结肠炎、小儿单纯性消化不良、高血压、老年白内障、泌尿系统结石、卵巢早衰、不孕症、颞关节紊乱及习惯性颞下颌关节脱位、急性痛风性关节炎、恶性肿瘤、褥疮等。

异制辨析

由于炮制方法不同，又有炒车前子、盐车前子、酒车前子之分。

炒车前子 取净车前子，文火炒至鼓起，色稍变深，有爆裂声，取出放凉，简称"炒车前"，也称"炙车前子"。经炒制后，寒性稍缓，去水湿而不伤脾气，宜用于脾虚湿停之泄泻、白带等证。临床常与薏苡仁、白茯苓、白术等同用，能增强渗湿止泻作用。

盐车前子 取净车前子，文火炒至鼓起有爆裂声，喷淋盐水，继续炒干，有香气逸出时，取出放凉。盐炒能助其下降之力，味甘微咸，咸味入肾，性寒偏平和，以益肝肾、明眼目为强，多用于肝肾虚弱、眼目昏暗等。《太平惠民和剂局方》驻景丸，将其与熟地黄、菟丝子配伍，治疗肝肾虚弱、眼目昏暗或生障翳、迎风流泪等证。

酒车前子 酒制有多种方法，如《本草纲目》："酒浸一夜……晒干，焙研。"《医宗必读》："酒拌蒸曝。"《医宗金鉴》："酒炒。"现行，取净车前子，黄酒拌匀，文火炒至略带火色，取出放凉。酒炒可改变其寒性，并有宣行药势的作用。

有研究发现，车前子炮制后多糖含量较生品下降，多糖成分含量相对降低。盐炙后，苯乙醇苷类含量较生品升高。车前子苷是车前子中镇咳、祛痰的活性成分，炮制后含量有一定程度升高。不同炮制品对黄酮类成分也有影响,清炒车前子黄酮类含量较高,盐炒次之,生品较低,提示清炒、盐炒可提高黄酮类含量。车前子盐炙品对肾保护作用和对肾脏中免疫调节因子的调节作用均优于生品。不同炮制品的止泻作用强弱排序为炒品＞酒品≥盐品,而生品则有进一步加重腹泻的趋势。

车前草

为车前科植物车前或平车前的干燥全草。

[性味归经] 甘,寒。入肝、肾、肺、膀胱、小肠经。

[功能] 清热利尿通淋,祛痰,凉血,解毒。

[主治] 热淋涩痛,水肿尿少,暑湿泄泻,痰热咳嗽,吐血衄血,痈肿疮毒。鲜者可治热痢。

[用法用量] 内服:9～30 g,鲜者30～60 g,煎服或捣汁服。外用鲜品适量,捣敷患处。

《本经逢原》:"车前叶捣汁温服,疗火盛泄精甚验。"

[使用禁忌]《本经逢原》:"若虚滑精气不固者禁用。"

[现代研究] 车前草含有黄酮及其苷类、环烯醚萜及其苷类、三萜类及甾体类、多糖类、挥发油类、微量元素等成分,具有利尿、镇咳、平喘、祛痰、抗炎、抗病原微生物、抗肿瘤、降糖、降血脂、降尿酸、抗氧化、抗溃疡、修复受损细胞、减肥、保肝等作用。

现代临床多用于治疗乳糜尿、反复发作性尿路感染、急慢性细菌性痢疾、急性黄疸型肝炎、流行性腮腺炎、急性痛风性关节炎、恶性肿瘤、褥疮、急性乳腺炎、角膜炎、痢疾、阴道炎等。

异取辨析

《得配本草》:"车前子甘、咸、微寒,入足太阳经气分,利水道、除湿热、去胸痹、疗翳障、清肝肺之风热、通尿管之涩痛;根叶甘寒,入手太阳、阳明气分,治疗尿血血痢,明目通淋,消瘕除瘀。"

车前子和车前草的提取物均有降低尿酸的作用,车前草的效果优于车前子。两者均有利尿作用,乙醇提取物为其利尿作用的有效部位,且车前子的利尿作用稍强于车前草。但车前草又偏于凉血解毒,清热解毒、消炎止血作用较强,多用于治血淋、衄血、皮肤疮毒。现代研究发现,车前草鲜品提取物中熊果酸含量比干品高 1 倍多,总黄酮含量高 30%。鲜车前草相较于干品,清热、养阴、生津之效更胜。

6

甘草(包括甘草梢、甘草节、甘草头;制药炒甘草、清炙甘草、蜜炙甘草)

甘草

　　为豆科植物甘草、胀果甘草或光果甘草的干燥根和根茎,一般称"生甘草"。因其折断时有粉末,尝之味甜可口,故有"粉草、蜜草"之称。选其中质地壮实,粉性足的,削去外面栓皮切片入药,品质较佳者,称为"粉甘草"。

　　[**性味归经**] 甘,平。入心、肺、脾、胃经。

　　①《名医别录》:"无毒。"

　　②《本草衍义》:"微凉。"

　　③《洁古珍珠囊》:"生甘,平;炙甘,温。纯阳。"

　　④《医学启源》:"气味甘,生大凉,火炙之则温。《主治秘要》云:性寒味甘,气薄味厚,可升可降,阴中阳也。"

　　[**功能**] 补脾益气,清热解毒,润肺止咳,缓急止痛,调和诸药。

　　[**主治**] 脾胃虚弱,倦怠乏力,心悸气短,咳嗽痰多,腹痛便溏,脘腹、四肢挛急疼痛,脏躁,咽喉肿痛,痈肿疮毒,小儿胎毒,缓解药物毒性、烈性。

　　[**用法用量**] 内服:煎汤,2~6 g,调和诸药用量宜小,作为主药用量宜稍大,可用 10 g 左右,用于中毒抢救,可用 30~60 g;或入丸、散。外用:研末掺或煎水洗。

入清泻药中宜生用,入补益药中宜炙用。生甘草擅长清热泻火,润肺止咳,如泻白散、桔梗汤、三拗汤,都是用的本品。

《本草经集注》:"术、干漆、苦参为之使。"

[使用禁忌] 湿浊中阻而脘腹胀满、呕吐及水肿者禁服。不宜与海藻、京大戟、红大戟、甘遂、芫花同用,即中药十八反"藻戟遂芫俱战草"。甘草毒性甚低,但如长期服用,能引起水肿和血压升高,并可产生假醛固酮症。甘草与糖皮质激素、利尿剂、洋地黄、水杨酸物质、口服降糖药、华法林、抗生素等药物的联用存在相互作用,临床亦需注意。

①《本草经集注》:"恶远志。反大戟、芫花、甘遂、海藻四物。"

②《医学入门》:"痢疾初作,不可用。"

③《药品化义》:"味厚而太甜,补药中不宜多用,恐恋膈不思食也。"

④《本草正》:"中满者勿加,恐其作胀,速下者勿入,恐其缓功。"

⑤《圣济总录》:"忌菘菜。"

⑥《神农本草经疏》:"呕家忌甘,酒家亦忌甘,诸湿肿满及胀满病,咸不宜服。"

[现代研究] 甘草含三萜皂苷类,如甘草甜素,为甘草酸的钾、钙盐,另含甘草苷、甘草苷元、异甘草苷、异甘草元、新甘草苷、新异甘草苷等黄酮化合物和多糖类等,具有解毒、抗炎、解热、镇静、抗变态反应、祛痰、镇咳、抗病毒、抑制胃酸、抗溃疡、解痉、护肝、促进胆汁分泌、抗乙酰胆碱、抗心律失常、降脂、利尿、抗癌等作用。

现代临床多用于治疗尿崩症、糖尿病、肺结核、支气管哮喘、胃十二指肠溃疡、肝炎、急性血吸虫病、疟疾、癔病、期前收缩、脑卒中、艾迪生病、希恩综合征、腓肠肌痉挛、血栓性静脉炎、子宫颈糜烂、手足皲裂、痤疮、皮肤炎症、眼科炎症、冻伤等。

异取辨析

由于药用所取的部分不同,又分为甘草梢、甘草节、甘草头等,功效各有所长。

甘草梢 是甘草根的末梢部分或细根。药性偏凉,归心、小肠、膀胱经。张元素言其"泻肾火补下焦元气"。甘草梢泻火解毒的功效较胜,长于治疗湿热下注膀胱的茎中疼痛及淋浊。如《小儿药证直诀》的导赤散,当用本品。

甘草节　是甘草根或茎内充填有棕黑色、树脂状物质部分。《医学入门》："生用,消肿导毒,治咽痛;炙则性温,能健脾胃和中。"其消肿解毒力量较强,常用于痈疽疮毒、咽喉肿痛。《外科精要》用单味为末,热酒送服3～6 g,治疗痈疖发热。

甘草头　是甘草的根茎上端的芦头部分。有行瘀血、消肿毒、涌吐痰涎宿食、缩尿止遗的功效,如《本草纲目》认为："主痈肿,宜入吐药。"《世医得效方》治小儿遗尿："大甘草头煎汤,夜夜服之。"

异制辨析

由于炮制方法不同,又有炒甘草、蜜炙甘草之分,功效也有所不同。

炒甘草　取净甘草片,麸皮拌炒至黄色为度;或略喷洒清水,文火炒至深黄色而成。后者又名"清炙甘草",简称"清炙草"。甘草经炒后,性偏温,增强和胃健脾调中的功效,常与党参、白术、茯苓等配伍,治疗脾胃虚弱而引起的嗳气欲呕、腹泻便溏等各种病证。

蜜炙甘草　取炼蜜用适量开水稀释后,加入净甘草片拌匀,闷润片刻,文火炒至表面现深黄色,以不粘手为度,取出放凉而成,简称"炙甘草"或"炙草"。炙甘草味甘,性平,入心、肺、脾、胃经。功能甘温益气,补脾和胃,缓急止痛,益气复脉。用于脾胃虚弱、倦怠乏力、心动悸、脉结代,如补中益气汤、炙甘草汤等各种益气方中。此外,配芍药治疗腹中或小腿挛急疼痛,如芍药甘草汤;配大枣、小麦等,治疗妇人脏躁,如甘麦大枣汤。其抗心律失常作用优于生甘草。

李杲云："甘草,阳不足者补之以甘,甘温能除大热,故生用则气平,补脾胃不足,而大泻心火;炙之则气温,补三焦元气,而散表寒,除邪热,去咽痛,缓正气,养阴血。凡心火乘脾,腹中急痛,腹皮急缩者,宜倍用之。其性能缓急,而又协和诸药,使之不争,故热药得之缓其热,寒药得之缓其寒,寒热相杂者,用之得其平。"

《药品化义》曰："甘草,生用凉而泻火,主散表邪,消痈肿,利咽痛,解百药毒,除胃积热,去尿管痛,此甘凉除热之力也。炙用温而补中,主脾虚滑泻,胃虚口渴,寒热咳嗽,气短困倦,劳役虚损,此甘温助脾之功也。"

《本草要略》曰："生用性寒,能泻胃火,解热毒,诸痈疽疮疡,红肿而未溃者宜用；其已溃与不红肿者不可生用。炙用性太缓，能和诸药，性能解百药毒，宜少用，多用则泥膈而不思饮食，抑恐缓药力而少效。大抵脾胃气有余，如心下满及肿胀、痢疾初作，皆不可用，下焦药中亦宜少用，恐太缓不能自达也。"

现代研究发现，生甘草经蜜炙处理后，其甘草酸铵、甘草苷、甘草素葡萄糖芹菜糖苷、异甘草苷含量均发生明显下降，在蜜炙过程中，苷类成分均因发生水解且极性较低，故表现为难以煎出；甘草蜜炙后可增强补益功能，提高机体免疫功能和抗应激能力；生甘草和炙甘草均能有效促进脾淋巴细胞的增殖，相同剂量下，蜜炙甘草促增殖作用显著优于生甘草；生品和蜜炙品免疫活性存在明显差异，蜜炙后免疫活性增强，其中多糖成分是甘草的主要免疫活性成分。

7

白茅根（包括鲜茅根、白茅针、白茅花；制药茅根炭）

白茅根

为禾本科植物白茅的干燥根茎。简称"茅根"，亦称"干茅根"。

[**性味归经**] 甘，寒。入肺、胃、膀胱经。

①《本草正》："甘，凉。"
②《本草再新》："味甘苦，性寒，无毒。"
③《得配本草》："入手少阴、太阴，兼入足太阴、阳明经。"
④《本草求真》："入胃、肝。"

[**功能**] 凉血止血，清热生津，利尿通淋。

[**主治**] 血热吐血、衄血、尿血，热病烦渴，肺热喘急，胃热哕逆、湿热黄疸，水肿尿少，热淋涩痛。

[**用法用量**] 内服：煎汤，9～30 g；捣汁或研末。外用：适量，鲜品捣汁涂。

本品味甘而不泥膈，性寒而不碍胃，利水而不伤阴，所以对热证而见阴津不足的患者最为相宜。可单用,也可配小蓟、藕节等,治疗血热妄行。由于它能清肺、胃之热,故常用于热病烦渴、胃热呕哕、肺热咳嗽等证,如《太平圣惠方》治热病呕哕、不能下食的茅根散。此外,尚有利尿作用,治尿血,可兼收两者之效,常配小蓟、蒲黄等合用,如《外台秘要》治气虚血热、小便出血的茅根饮子。若用于热淋、小便不利、水肿、黄疸等湿热证,可单用,或配车前子、泽泻等利水渗湿药同用。然其作用平和,用量须大。

[使用禁忌] 脾胃虚寒,溲多不渴者忌服。

①《神农本草经疏》:"因寒发哕,中寒呕吐,湿痰停饮发热,并不得服。"

②《本草蒙筌》:"忌犯铁器。"

③《本草品汇精要》:"妊娠不可服。"

[现代研究] 白茅根富含芦竹素、白茅素等三萜类,甾体,黄酮,苯乙基色原酮,木脂素,苯丙素,香豆素,多糖及酚酸等多种化学成分,具有利尿、止血、抗菌、镇静、解热、镇痛、降糖、降脂、保肝、增强免疫、抗肿瘤等作用。

现代临床多用于治疗急慢性肾炎、急性传染性肝炎、高血压、上消化道出血、过敏性紫癜及恶性肿瘤等。外科用于治疗毒蛇咬伤、急性喉炎、耳鸣耳聋、发热、酒渣鼻、慢性湿疹等。

异产(采)辨析

鲜茅根 为白茅根的鲜品,过去多称"生茅根"。甘寒凉润,清热生津、凉血止血之力更胜,所以无论肺、胃、膀胱有热而见出血的均可选用。《医学衷中参西录》言:"白茅根必用鲜者,其效方著。春前秋后剖用之味甘,至生苗盛茂时,味即不甘,用之亦有效验,远胜干者。"所载三鲜饮,与鲜小蓟、鲜藕配伍,治疗虚劳痰中带血。《妇人大全良方》中单用其汁内服,治血热鼻衄。内服煎汤用量 30~60 g。

异取辨析

由于药用所取的部位不同,分为白茅针、白茅花。

白茅针 为白茅的初生未放花序。性味甘平。功能凉血止血。主要用于血热所致吐血、衄血、便血等出血证。其用途不及茅根广泛,临床不常用。《本草拾遗》:"主恶疮肿,未溃者,煮服之。生挼敷金疮止血。煮服之主鼻衄及暴下血。"《本草备要》:"茅针,溃痈疖,口疮之神药。"《日华子诸家本草》:"通小肠,痈毒软疖不作头,浓煎和酒服。"《本草图经》:"按以敷金疮,塞鼻洪,止暴下血及溺血。"

白茅花　为白茅的花穗。以干燥、洁白、无叶、柄短者为佳。其味甘、性温。功能止血,定痛。治吐血,衄血,刀伤。《本经逢原》:"茅花色白轻虚,力能上升入肺,散热止衄。"

现在不少地区茅针、茅花不分,统称"茅针花"。

《本草分经》:"白茅根甘寒,入心脾胃,凉血消瘀,除热行水,引火下降。针能溃脓,酒蒸服,一针溃一孔。花止血。"

《增广和剂局方药性总论》:"白茅根味甘,寒,无毒。主劳伤虚羸,补中益气,除瘀血,血闭寒热,利小便,下五淋,热在肠胃,止渴,坚筋,妇人崩中。《药性论》云:臣。茅:破血,主消渴,根:治五淋。日华子云:茅针凉,通小肠,痈毒,软疖不作头,浓煎和酒服。花:罯刀箭疮,止血并痛。根:主妇人月经不匀,通血脉淋沥,主鼻洪。一云:花主衄血,吐血,灸疮。生捣茅根汁,敷金疮止血。煮服主鼻衄暴下血。茅屋滴溜水杀云母毒。"

🌀 异制辨析

茅根炭　①取净白茅根段,武火炒至表面焦黑色,内部棕褐色,喷洒清水少许,灭尽火星,取出晾干,凉透入药。②取净白茅根段,置煅锅内,上面覆盖一碗,两锅接合处用黄泥封闭,上压重物,用火煅烧至贴在上锅底上的白纸显黄色,放凉取出。茅根炭味涩,寒性减弱。炒炭后清热之力已缓,止血作用加强,常与小蓟炭、藕节炭等同用,专用于出血证,并偏于收敛止血,常用于出血证较急者。

白茅根的多糖含量与地域和采摘时节密切相关。白茅根的多糖含量大于茅根炭,炮制温度可以使得白茅根中的多糖含量发生变化。白茅根对凝血第二阶段(凝血酶生成)有促进作用,白茅根炒炭后对小鼠的止血、凝血时间较生品有显著缩短,且炭品的血浆复钙时间显著缩短。茅根炭主要是通过影响大鼠的凝血系统和血小板聚集而达到增强止血作用的效果,白茅根经炒炭后,5-羟甲基糠醛的量显著提高,为进一步研究茅根炭的质量控制和止血机制提供了依据。

8

白扁豆(包括制药炒白扁豆)、扁豆衣、扁豆花

分别为豆科植物扁豆的干燥成熟种子、干燥种皮和花。

白扁豆

为豆科植物扁豆的干燥成熟种子。

[性味归经] 甘,微温。归脾、胃、大肠经。

[功能] 健脾化湿,和中消暑。

《名医别录》:"和中,下气。"

[主治] 脾胃虚弱,食欲不振,大便溏泻,白带过多,暑湿吐泻,胸闷腹胀。

《本草纲目》:"止泄泻,消暑,暖脾胃,除湿热,止消渴。"

[用法用量] 内服:煎汤,9~15 g;或生品捣研水绞汁;或入丸、散。外用:适量,捣敷。

健脾止泻宜炒用,消暑养胃解毒宜生用。

①《食疗本草》:"疗霍乱吐利不止,末和醋服之。"

②《药性本草》:"主解一切草木毒,生嚼及煎汤服。"

白扁豆补脾不腻,除湿不燥,故为健脾化湿良药。多用于脾虚有湿,体倦乏力、食少便溏或泄泻,以及妇女脾虚湿浊下注、白带过多。多配伍人参、茯苓、白术等药同用,如参苓白术散。白扁豆能健脾化湿和中,故有"消暑"之效。常用于暑湿吐泻,如《备急千金要方》单用本品水煎服,治暑湿吐泻;也可与香薷、厚朴等祛暑除湿药配伍,如香薷散。

[使用禁忌] 不宜多食,以免壅气伤脾。

①《本草经集注》:"患寒热病者不可食。"

②《食疗本草》:"患冷气人勿食。"

③《随息居饮食谱》:"患疟者忌之。"

[现代研究] 白扁豆主要含有蛋白质、甾醇类、糖类、脂肪、微量的钙、磷、铁及多种维生素等,具有抗菌,抗病毒,抗肿瘤,抗氧化,促进机体防御

机能降低的恢复,提高造血功能,升高白细胞数,降血糖,降低胆固醇等作用。

现代临床多用于治疗急性胃肠炎、细菌性痢疾、溃疡性结肠炎、糖尿病、高脂血症、黑斑、褐斑、妇女白带异常、暑湿感冒等,亦可用于肿瘤的辅助治疗。

异制辨析

炒白扁豆 取净白扁豆,文火炒至微黄色具焦斑,用时捣碎。炒制增强其健脾化湿功能,常用于脾虚泄泻、白带过多。《太平惠民和剂局方》载香薷散,其炮制方法为微炒,增其健脾和中的功效。

扁豆衣

为豆科植物扁豆的干燥种皮。

[**性味归经**] 甘,微温。归脾、胃经。

[**功 能**] 健脾和胃,消暑化湿。

《本草便读》:"达肌行水。"

[**主 治**] 暑湿内蕴,呕吐泄泻,胸闷纳呆,脚气浮肿,妇女带下。

《安徽药材》:"补脾化湿,止泻痢。治食物中毒性上吐下泻,解酒精中毒。"

[**用法用量**] 内服:煎汤,3～9g。

[**现代研究**] 扁豆衣中含有B族维生素、蛋白质、脂肪、钙、磷、铁等物质,具有广谱抗菌作用,还可抗病毒、抗氧化、增强免疫功能。

现代临床多用于治疗痢疾、腹泻以及脚气和身体浮肿等多种疾病,并对食物中毒引起的呕吐、急性胃炎等有解毒作用。

扁豆花

为豆科植物扁豆的花。

[**性味归经**] 甘,平。归脾、胃经。

[**功 能**] 解暑化湿,和中健脾。

[**主 治**] 夏伤暑湿,发热,泄泻,痢疾,赤白带下,跌打伤肿。

①《本草便读》:"扁豆花赤者入血分而宣瘀,白者入气分而行气,凡花皆散,故可清暑散邪,以治夏月泄痢等证也。"

②《岭南采药录》:"敷跌打伤,去瘀生新,消肿散青黑。"

③《四川中药志》1960年版:"和胃健脾,清热除湿。消暑热神昏,湿滞中焦,下痢脓血,夏日腹泻及赤白带下。"

[用法用量] 内服:煎汤,3~9g;或研末;或捣汁。外用:适量,捣烂外敷伤肿,有良好的消肿止痛作用。

①《本草图经》:"主女子赤白下,干末,米饮和服。"

②《本草纲目》:"焙研服,治崩带;作馄饨食,治泄痢;擂水饮,解中一切药毒。功同扁豆。"

[现代研究] 扁豆花主要含有原花青苷、黄酮类、花青素、香豆精等,具有抗菌消炎、抗病毒、提高免疫力、保护脾胃功能、降低胆固醇等作用。

现代临床多用于治疗细菌性痢疾、急性胃肠炎、胃溃疡、萎缩性胃炎、吐泻等胃肠道疾病,还可用于妇女赤白带下等病证。扁豆花具有解毒的功效,可用于治疗食物中毒所致的吐泻。

异取辨析

现代白扁豆通常为生用或炒用,健脾止泻宜炒用,消暑、养胃、解毒宜生用。白扁豆在经典名方沙参麦冬汤中的炮制方法为生用,取其益气培中、甘缓和胃之效。白扁豆虽单用药力较弱,但其能补气健脾,兼能化湿,药性温和,补而不滞,常能与他药合用产生较好疗效,为治脾虚湿滞、暑湿吐泻等的常用药。近代《四川中药志》载"扁豆衣又名扁豆皮……扁豆衣的性味、功用,与白扁豆相同。虽然补脾的功能不及白扁豆,但无壅滞之弊。常与健脾除湿药同用,治疗脾虚泄泻、水肿等症"。而扁豆花长于消暑化湿,多用于夏伤暑湿、发热泄泻或下痢,并治妇女赤白带下。

9

瓜蒌、瓜蒌皮（包括制药炒瓜蒌皮、蜜炙瓜蒌皮）、瓜蒌子（包括制药炒瓜蒌子、瓜蒌霜）、天花粉

分别为葫芦科植物栝楼或双边栝楼的干燥成熟果实、干燥成熟果皮、干燥成熟种子和干燥根。

瓜蒌

为葫芦科植物栝楼或双边栝楼的干燥成熟果实。别名：栝楼、糖瓜蒌、蒌瓜、药瓜。

[性味归经] 甘、微苦，寒。归肺、胃、大肠经。

[功能] 清热涤痰，宽胸散结，润燥滑肠。

清代王秉衡《重庆堂随笔》："栝楼实润燥开结，荡热涤痰，夫人知之；而不知其舒肝郁、润肝燥、平肝逆、缓肝急之功有独擅也。"

[主治] 肺热咳嗽，痰浊黄稠，胸痹心痛，结胸痞满，乳痈，肺痈，肠痈，大便秘结。

①《名医别录》："主胸痹，悦泽人面。"

②《本草纲目》："润肺燥，降火，治咳嗽，涤痰结，利咽喉，止消渴，利大肠，消痈肿疮毒。"

[用法用量] 内服：煎汤，9～15g。

瓜蒌甘寒而润，善于清肺润燥，常用于肺热咳嗽，痰稠不易咯出之证。可稀释稠痰，常与清肺泄热、化痰止咳之品如知母、浙贝等配用。瓜蒌既能清肺胃之热而化痰，又能利气散结以宽胸，故可通胸膈痹塞。如瓜蒌薤白半夏汤，与宣痹化痰药配伍，治胸痹不得卧；又如小陷胸汤，与半夏、黄连配伍，治痰热结胸，胸胁痞满，按之则痛。可用于乳痈肿痛，常与蒲公英、乳香、没药等合用。

[使用禁忌] 不宜与川乌、制川乌、草乌、制草乌、附子同用。

[现代研究] 瓜蒌含有油脂类、氨基酸、蛋白质、黄酮苷类、甾醇类、萜类、糖类等成分，具有改善心血管系统、消化系统、呼吸系统，还具有抗癌、

抗菌、提高免疫等作用。

现代临床多用于治疗冠心病、糖尿病、支气管炎、肺炎、肺脓肿、乳腺炎、阑尾炎、阑尾脓肿、腹部脓疡、腹膜炎、盆腔脓肿、便秘等疾病。

瓜蒌皮

为葫芦科植物栝楼或双边栝楼的干燥成熟果皮。

[性味归经] 甘,寒。归肺、胃经。

[功能] 清热化痰,利气宽胸。

①《医学衷中参西录》:"敛肺,宁嗽,定喘。"

②《饮片新参》:"化热痰,生津润肺。"

[主治] 痰热咳嗽,胸闷胁痛。

[用法用量] 内服:煎汤,6～10 g。

《施今墨对药》:"瓜蒌皮清肺化痰,宽中利气,天花粉清热化痰,养胃生津,解毒消肿。二药伍用,药效倍增,荡热涤痰,生津润燥,开胸散结,润肺止咳甚效。"

瓜蒌皮可与黄芩、枳实、贝母、桔梗等配伍,用于治疗胸闷咳嗽,痰黄粘稠密不易咯出者,如瓜蒌枳实汤;配伍白僵蚕、甘草治咽喉语声不出;配伍薤白治疗胸痛;配伍丝瓜络、枳壳治疗胁痛;配伍蒲公英可以治疗乳痈肿痛。

[使用禁忌] 不宜与川乌、制川乌、草乌、制草乌、附子同用。

[现代研究] 瓜蒌皮主要含有脂肪酸、甾醇、多糖类、氨基酸类、黄酮类等,具有改善心血管系统功能、祛痰止咳、抗肿瘤、抗菌、抗氧化及抗溃疡等药理活性。

现代临床多用于治疗冠心病、心绞痛、呼吸道感染、慢性阻塞性肺疾病、糖尿病、高脂血症、动脉粥样硬化等疾病。

异制辨析

由于炮制方法不同,又有炒瓜蒌皮、蜜炙瓜蒌皮之分。

炒瓜蒌皮　取瓜蒌皮丝,文火加热,炒至棕黄色,略带焦斑,取出晾凉,筛去碎屑。瓜蒌皮生品清热化痰作用较好,常用于痰热咳嗽。经炒制后寒性减弱,略具焦香气,长于宽胸利气,常用于痰浊胸痛或胁肋疼痛。与薤白、半夏、白芥子、厚朴等同用,具有宽胸散结、理气祛痰作用,可用于痰浊内阻,胸痛满闷,咳嗽痰白;与丝瓜络、枳壳同用,可治胁痛,具有理气通络的作用。

蜜炙瓜蒌皮　取炼蜜,加适量开水稀释,淋入瓜蒌皮丝内拌匀,闷透,文火加热,炒至黄棕色不粘手时,取出晾凉。蜜炙瓜蒌皮炮制后润燥作用增强,常用于肺燥久咳。与北沙参、麦冬、杏仁、贝母、枇杷叶等同用,能润肺止咳,用于肺阴不足,口燥咽干,咳逆上气,咯痰不爽。

瓜蒌子

为葫芦科植物栝楼或双边栝楼的干燥成熟种子。

[性味归经] 甘,寒。归肺、胃、大肠经。

[功能] 润肺化痰,滑肠通便。

《本草再新》:"解郁,祛风,生津止渴,止腰腿痛。"

[主治] 燥咳痰黏,肠燥便秘。

①《本草蒙筌》:"补肺下气,涤垢开郁。治伤寒结胸,虚怯,痨嗽;解消渴,生津;止诸血。"

②《神农本草经疏》:"主消痰。"

[用法用量] 内服:煎汤,9～15g。

《本草经集注》:"枸杞为之使。"

瓜蒌子用于痰热内结,咳痰黄稠,胸闷而大便不畅者,常配黄芩、胆南星、枳实等品,如清气化痰丸。用于肠燥便秘,常以瓜蒌子或瓜蒌霜配合火麻仁、郁李仁、枳壳等药同用。

[使用禁忌] 不宜与川乌、制川乌、草乌、制草乌、附子同用。

①《本草经集注》:"恶干姜。畏牛膝。反乌头。"

②《本草汇言》:"脾胃虚冷作泄者勿服"。

[现代研究] 瓜蒌子主要含有萜类、甾醇类、脂肪酸、蛋白类、角鲨烯、维生素E、多糖、氨基酸和微量元素等成分,具有抗炎、抗肿瘤、降血糖、降血脂、泻下、抗菌、抗病毒等作用,对心脑血管系统及消化系统疾病具有良好的治疗作用。

现代临床多用于治疗冠心病、心肌缺血、呼吸道感染、糖尿病、高血压、高脂血症、肿瘤、便秘等疾病。

异制辨析

由于炮制方法不同，又有炒瓜蒌子、瓜蒌霜之分。

炒瓜蒌子 取净瓜蒌子，文火炒至微鼓起。瓜蒌子生品，有使人烦闷、恶心呕吐和腹泻的不良作用，正如张景岳所言："气味悍劣，善动恶心呕吐。"清炒后药性缓和，有效成分易煎出，可避免其不良反应，《本草蒙筌》载瓜蒌子制熟后气味较生品好，可以"免人恶心"。故瓜蒌子清炒后入药为宜。

瓜蒌霜 将去壳的瓜蒌子碾细，用吸油纸包裹，加热微炕后，压榨去油，碾细即成。瓜蒌子去油制霜，可减弱其润肠致泻的作用，适用于年老、体弱、便溏兼燥咳痰粘的患者。瓜蒌子制霜炮制后脂肪油含量从约50%减少到约20%，含量大幅降低，脂肪油为瓜蒌子致泻的主要成分，这是制霜后泻下作用明显减弱的重要原因，而镇咳、祛痰作用不受炮制影响。

天花粉

为葫芦科植物栝楼或双边栝楼的干燥根。

[**性味归经**] 甘、微苦，微寒。归肺、胃经。

[**功能**] 清热泻火，生津止渴，消肿排脓。

[**主治**] 热病烦渴，肺热燥咳，内热消渴，疮疡肿毒。

①《神农本草经》："主消渴，身热，烦满，大热。"

②《日华子诸家本草》："通小肠，排脓，消肿毒，生肌长肉，消扑损瘀血。治时热狂疾，乳痈发背，痔瘘疮疖。"

③《滇南本草》："治痈肿疮毒，并止咳嗽带血。"

[**用法用量**] 内服：煎汤，10～15 g。

配伍芦根、茅根、麦冬等用于热病烦渴；若与葛根、五味子、知母等配伍，可用于消渴证，如玉液汤；合人参补气、生津之功，治内热消渴，气阴两伤，引饮无度，如玉壶丸；配伍沙参、麦冬、玉竹可治燥伤肺胃阴分，咽干口渴之证，如沙参麦冬汤。配伍贝母、桑白皮、桔梗等能清泄肺热，降膈上热痰并润肺燥,如射干兜铃汤。天花粉内服、外用,均有清热泻火、排脓散肿功效。内服多与金银花、贝母、皂角刺等配伍以清热解毒、消肿溃坚、活血止痛,治疗阳证疮疡肿毒初期未溃者,如仙方活命饮。天花粉甘寒以生津止渴,配伍牡蛎,以益阴潜阳,主治百合病,如栝楼牡蛎散。

[使用禁忌] 孕妇慎用;脾胃虚寒大便滑泄者忌服;不宜与川乌、制川乌、草乌、制草乌、附子同用。

[现代研究] 天花粉主要含天花粉蛋白、皂苷、多糖类、氨基酸类、酶类、淀粉等,具有抗肿瘤、降血糖、终止妊娠、抗炎及调节免疫、抗病毒、抗菌等作用。

现代临床多用于治疗糖尿病、哮喘、胃炎、泌尿系统结石、慢性肾功能衰竭等。此外,用于中期妊娠引产,以天花粉针剂肌注,能使胎盘绒毛膜滋养细胞变性坏死而引起流产。治疗恶性葡萄胎及绒毛膜上皮癌有疗效。

异取辨析

对于瓜蒌的药用部位及采收加工,根据《神农本草经》尚难下定论,而自汉代《伤寒论》及《金匮要略》已将栝楼实与栝楼根分别入药,陶弘景论述了根、果实、茎叶分别入药,南北朝《雷公炮炙论》云:"栝楼凡使,皮、子、茎、根,效各别。"唐代《新修本草》提到栝楼根作粉。《中国药典》2020年版以干燥根入药。瓜蒌主要是指果实,天花粉指的是瓜蒌的根部,二者是同一种植物两种不同的部位成分。瓜蒌可以祛痰润燥、润肠通便,而天花粉可以清热泻火、生津止渴。

瓜蒌现代临床有三种用法:一为瓜蒌皮,偏于清肺化痰止咳、行气除胀满;一为瓜蒌子,偏于润肺化痰,润肠通便;一为全瓜蒌,则兼有皮仁两者作用,且又治疗乳痈初起之症。瓜蒌皮质轻力薄,清热润肺及化痰散结之力均不及全瓜蒌和瓜蒌子,以宽胸利气作用偏胜,故咳嗽有胸闷气紧或大便不实者,常用瓜蒌皮。在炮制品中,生品和蜜炙品较常用。痰浊胸痛及胁痛若有热象者,亦可用生品。

10

冬瓜、冬瓜皮、冬瓜子(包括制药炒冬瓜子)

分别为葫芦科植物冬瓜的果实、干燥外层果皮、种子。

冬瓜

为葫芦科植物冬瓜的果实。

[**性味归经**] 甘淡,凉。入肺、大小肠、膀胱经。

① 《名医别录》:"味甘,微寒。"

② 陶弘景:"性冷利。"

③ 《饮膳正要》:"味甘,平微寒,无毒。"

④ 《滇南本草》:"性子和,味甘淡。入脾、肺二经。"

⑤ 《玉楸药解》:"味酸甘,微寒。"

⑥ 《雷公炮制药性解》:"入脾、胃、大、小肠四经。"

⑦ 《本草再新》:"入心、脾二经。"

[**功能**] 利水消痰,清热生津,解毒。

[**主治**] 水肿胀满、脚气,淋病,痰吼咳喘,暑热烦闷,消渴,泻痢,痈肿,痔漏,并解丹石毒、鱼毒、酒毒。

[**用法用量**] 内服:煎汤,60～120 g;煨熟或捣汁。外用:捣敷或煎水洗。

《杨氏家藏方》冬瓜丸,治水肿喘满,以冬瓜去瓤,加入赤小豆,用泥封固,火煨,去泥焙干,研末制丸,冬瓜子汤送服。

[**使用禁忌**] 脾胃虚寒者不宜过食。

① 孟诜:"热者食之佳,冷者食之瘦人。"

② 崔禹锡《食经》:"冷人勿食,益病,又作胃反病。"

③ 《神农本草经疏》:"若虚寒肾冷、久病滑泄者,不得食。"

④ 《医林纂要探源》:"羸者忌食,善溃也。"

⑤ 《雷公炮制药性解》:"久病与阴虚者忌服,未被霜而食之,令人成反胃病。"

[现代研究] 冬瓜含有蛋白质、多酚类、多糖类、膳食纤维、色素、维生素及钙、磷、铁等微量元素。瓤含葫芦巴碱、腺嘌呤等。冬瓜具有利尿、免疫促进、胰蛋白酶抑制、抗炎、解热、镇痛、抗氧化、美容等作用。

现代临床多用于治疗动脉硬化症、肝硬化腹水、冠心病、高血压、肾炎、水肿等。

冬瓜皮

为葫芦科植物冬瓜的干燥外层果皮。

[性味归经] 甘,凉。入脾、小肠经。

①《滇南本草》:"性微寒平,味甘淡。""入脾、肺二经。入胃、脾、肺三经(从本)。"

②《四川中药志》1960年版:"入胃、小肠、膀胱三经。"

[功能] 清热利水,利尿消肿。

[主治] 水肿胀满,小便不利,暑热口渴,小便短赤,腹泻,痈肿。

[用法用量] 内服:煎汤,9~30 g;或入散剂。外用:煎水洗或研末调敷。

一般用作利水辅助之品,常配合茯苓皮、泽泻、猪苓等药同用。

[使用禁忌] 脾胃虚寒易泻者慎用;久病与阳虚肢冷者忌食。

《四川中药志》1960年版:"因营养不良而致之虚肿慎用。"

[现代研究] 冬瓜皮含多种挥发性成分,三萜类化合物,胆固醇衍生物,又含维生素B_1、维生素C、烟酸、胡萝卜素等维生素及矿物质和微量元素,具有抗氧化、解毒、降糖、降压、利尿、抗菌、调节胃肠运动、美容等作用。

现代临床多用于治疗肾炎、前列腺炎、肝硬化腹水、糖尿病、胃炎、脂肪肝、肺纤维化、高血压、荨麻疹、脚气等。

冬瓜子

为葫芦科植物冬瓜的种子。别名:白瓜子(《神农本草经》),瓜子、瓜瓣(《金匮要略》),冬瓜仁(《名医别录》)。

[**性味归经**] 甘,凉。入肺、大肠经。

①《神农本草经》:"味甘,平。"

②《名医别录》:"寒,无毒。"

③《本草省常》:"生性平,炒性温。"

④《得配本草》:"入足厥阴经。"

⑤《陕西中药志》:"入脾、胃、大、小肠四经。"

[**功能**] 清肺化痰,消痈利水。

[**主治**] 肺热咳嗽,肺痈肠痈,白浊带下,淋病,水肿脚气,痔疮,鼻面酒齄等症。

[**用法用量**] 内服:煎汤,10~15 g;或研末。外用:煎水洗或研膏涂敷。《金匮要略》千金苇茎汤以苇茎、薏苡仁、桃仁、冬瓜仁治肺痈;大黄牡丹汤配伍大黄、牡丹皮、桃仁、芒硝治肠痈脓未成。

[**使用禁忌**] 脾胃虚寒者慎服。

①《名医别录》:"久服寒中。"

②《陕西中药志》:"虚寒肾冷,久病滑泻者忌用。"

[**现代研究**] 冬瓜子主要化学成分为脂肪酸及脂类、甾醇类、三萜类及氨基酸类等化合物,具有抗肿瘤、抗氧化、抗炎、镇痛、降糖、抗肺纤维化、美白等。

现代临床用于治疗肺脓肿、大叶性肺炎、支气管炎、百日咳、肺纤维化、肺结核等肺系疾病、肾炎、阑尾炎、妇科疾病、痤疮等。

异制辨析

炒冬瓜子 取净冬瓜子,微火炒至带黄色或微有香气,取出晾凉。冬瓜子炒后寒性缓和,气香启脾,长于渗湿化浊,多用于湿热带下、白浊等病症,如《救急易方》载"陈冬瓜仁炒为末。每空心米饮服五钱。"治男子白浊、女子白带。

异取辨析

三者皆有利水的作用,但由于部位不同,冬瓜肉偏于清热生津,冬瓜皮偏于行水消肿,冬瓜仁则偏于消痈渗湿。

《本草蒙筌》:"夏月生痱可摩灰洗黑,叶捣汁杀蜂叮。皮入面脂作丸,瓤漱白縑用湿。子收剥壳仁,研成霜,亦作面脂,悦颜润色。仁为丸散,益寿轻身。"《滇南本草》:"冬瓜,味甘淡,性平和。入脾肺二经。润肺,消热痰,止咳嗽,利小便。治痰吼气喘,姜汤下。又解远方瘴气。又治小儿惊风。冬瓜皮,味甘淡,平,性微寒。入脾肺二经。止渴、消痰,利小便。熬水洗痔,良。治中风,皆效。……冬瓜皮、干茄子根,洗冻疮效。"

11

合欢皮、合欢花

分别为豆科植物合欢的干燥树皮和干燥花序或花蕾。

合欢皮

为豆科植物合欢的干燥树皮。

[**性味归经**] 甘,平。入心、肝、肺经。

[**功能**] 安神解郁,活血消痈。

[**主治**] 心神不安,抑郁失眠,内外痈疡,瘰疬,跌打损伤。

[**用法用量**] 内服:煎汤,6~12g;或入丸、散。外用:适量,研末调敷。

[**使用禁忌**] 风热自汗,外感不眠者禁服。孕妇慎服。

[**现代研究**] 合欢皮主要含鞣质、黄酮类、挥发油、固醇类、有机酸酯、木脂体糖苷等,具有以下药理作用:抗过敏;抗肿瘤;抗生育作用,羊膜腔内给药可使中孕大鼠胎仔萎缩,色泽苍白而中止妊娠。

现代临床应用于治疗失眠、焦虑抑郁等。

合欢花

为豆科植物合欢的干燥花序或花蕾,前者习称"合欢花",后者习称"合欢米"。

[**性味归经**] 甘,平。入心、肝经。

[**功能**]安神解郁。

[**主治**]心神不安,忧郁失眠。

[**用法用量**]内服:煎汤,5~10 g;或入丸、散。

[**使用禁忌**]风热自汗,外感不眠者禁服。孕妇慎服。

[**现代研究**]合欢花主要含25种芳香成分,以及矢车菊素-3-葡萄糖苷等。合欢花能明显减少小鼠的自发活动及被动活动,明显协同巴比妥类药物的中枢抑制作用。

异取辨析

合欢皮和合欢花分别为合欢的树皮或花序、花蕾,因其采集部位不同,功效也各有差异。合欢皮和合欢花都能解郁安神、活血,可治疗忧郁失眠、心神不安等。此外,合欢皮还可活血消痈,可用于治疗内外痈疡、跌打损伤;而合欢花还可理气开郁、消风明目、活血止痛,用于治疗胸闷纳呆、风火眼疾、视物不清、腰痛等。

12

当归(包括当归头、当归身、当归尾;制药油当归、炒当归、酒当归、土炒当归、醋炒当归、当归炭)

当归

为伞形科植物当归的干燥根。

[**性味归经**]甘、辛,温。入肝、心、脾经。

①《名医别录》:"辛,大温,无毒。"

②《本草述》:"味苦,温,无毒。"

③《医学启源》:"《主治秘要》云:性温味辛,气厚味薄,可升可降,阳中微阴。"

④《本草纲目》:"苦,温,无毒。"

⑤《雷公炮制药性解》："入心、肝、肺三经。"

[**功能**] 补血活血,调经止痛,润肠通便。

[**主治**] 血虚萎黄,血虚头痛,眩晕心悸,月经不调,经闭痛经,崩漏,虚寒腹痛,癥瘕积聚,痿痹,风湿痹痛,跌扑损伤,痈疽疮疡,肠燥便秘,赤痢后重。

[**用法用量**] 内服:煎汤,6~12 g;浸酒、熬膏或入丸、散。

当归功能补血,常与黄芪、党参等配伍,治血虚体弱。因又能活血,故可用于调经,为妇科常用药物。治月经不调、经行延期或过少,常与熟地黄、白芍、川芎等配伍;治经行腹痛,常与香附、延胡索等同用;治经闭不通,可与桃仁、红花等配伍;治崩漏,可与阿胶、地黄、艾叶等同用。

本品具有良好的活血作用,可适用于各种瘀滞作痛之症。治损伤瘀痛,可与红花、桃仁、落得打等配伍。治痈肿瘀滞疼痛,在肿疡期,可与金银花、连翘、牡丹皮、赤芍、甘草等配伍;在溃疡期,如气血两虚者,可与黄芪、熟地黄、党参等配伍;如气血不和而有僵块未消、排脓未尽者,可与黄芪、金银花、甘草、乳香等同用。治产后瘀滞腹痛,可与益母草、川芎、桃仁等配伍。治风湿痹痛,可与羌活、独活、防风、秦艽等配伍。用于经络不利、筋骨酸痛,可与桂枝、鸡血藤、白芍等同用。

此外,本品又能润肠通便,可用于血虚肠燥便秘,常与肉苁蓉、生首乌等配伍。

[**使用禁忌**] 热盛出血患者禁服,湿阻中满及大便溏泄者慎服。

①《本草经集注》："恶䕡茹。畏菖蒲、海藻、牡蒙。"

②《药对》："恶湿面,畏生姜。"

③《神农本草经疏》："肠胃薄弱,泄泻溏薄及一切脾胃病恶食、不思食及食不消,并禁用之,即在产后胎前亦不得入。"

④《本草汇言》："风寒未清,恶寒发热,表证外见者,禁用之。"

⑤《雷公炮制药性解》："风邪初旺及气郁者,宜稍用之。"

⑥《药笼小品》："不宜于多痰、邪热、火嗽诸症。"

[**现代研究**] 当归含挥发油、多糖类、黄酮、单萜和倍半萜、芳香族化合物、有机酸类、氨基酸、脂肪烃及其衍生物、核苷类、微量元素及维生素等多种有效成分。当归具有兴奋和抑制子宫平滑肌的两种成分,具有双

向性作用;抗心律失常,增加冠脉血流量;降脂,抑制血小板聚集,抗血栓,抗贫血,保肝,护肾,抗癌,抗辐射,镇痛,抗炎,抗氧化,保护软骨细胞,调节免疫等作用。

现代临床多用于治疗肌肉、关节疼痛及神经痛、慢性气管炎、肺纤维化、慢性盆腔炎、月经病、高血压、糖尿病、血栓性闭塞性脉管炎、心律失常、带状疱疹、鼻炎、突发性耳聋、神经退行性疾病、脱发等。

异取辨析

由于药用所取的部分不同,分为当归头、当归身、当归尾及全当归。

当归头 取净当归头部切4～6片,晒干或低温干燥。当归头长于补血止血。

当归身 切去当归头、当归尾的当归,切薄片,晒干或低温干燥。当归身长于补血。

当归尾 取净当归尾部,切薄片,晒干或低温干燥。当归尾长于破血。

一般不区分头尾时,也作全当归,全当归长于和血。

李杲:"当归头,止血而上行;身养血而中守;梢破血而下流;全活血而不走。"

《汤液本草》:"当归,入手少阴,以其心主血也;入足太阴,以其脾裹血也;入足厥阴,以其肝藏血也。头能破血,身能养血,尾能行血,用者不分,不如不使。若全用,在参、芪皆能补血;在牵牛、大黄,皆能破血,佐使定分,用者当知。从桂、附、茱萸则热;从大黄、芒硝则寒。惟酒蒸当归,又治头痛,以其诸头痛皆属木,故以血药主之。"

《药性切用》:"甘辛苦温,入心、肝、脾三经,为养血温药,血滞能通,血虚能补,血枯能润,血乱能抚。头:止血而上行。身:养血而中守。尾:破血而下行。全:活血而流走。酒炒活血,炒止血。极善滑肠,泄泻忌用。如不得已,土炒可以益脾,糯粉炒可以浓胃,用者详之。"

当归作为"分根梢"理论的代表药材,在当归头、当归身及当归尾等不同药用部位中,各有效成分的种类分布均匀、区别不大,但含量及相关比例差异明显,这被认为是不同药用部位存在较大药理差异的主要原因。以藁本内酯为代表的挥发油类,当归身＞当归尾＞当归头＞全当归;以阿魏酸为代表的有机酸类,当归尾＞全当归＞当归身＞当归头;以 D-葡萄糖为代表的多糖类,当归身中含量高于当归头、当归尾,且与全当归接近。

异制辨析

由于炮制方法不同,又有油当归、炒当归、酒当归、土炒当归、醋炒当归、当归炭之分。

油当归 将当归放置日久而走油的,过去称之为"油当归"。其质润多油,功专养血润肠通便,适用于血虚便秘,现在很少应用。

炒当归 取净当归片,文火炒至焦黄色,取出凉透。炒当归防滑肠。

酒当归 酒制方法有多种。《产育宝庆集》:"酒洗。"《医学入门·本草》:"酒蒸。"《本草述》:"酒煮。"《雷公炮炙论》:"酒浸一宿。"现行,取当归片,黄酒喷淋均匀,稍闷,文火炒干,取出放凉。酒当归升腾发散,可助药势,增强活血通经作用,多用于经闭痛经、风湿痹痛、跌扑损伤。

土炒当归 取净当归片,用伏龙肝细粉炒至表面挂土色,筛去土粉,取出放凉。土炒当归可增强健脾作用,且能有效防止脾虚患者引起滑肠之弊,临床常用于健脾止泻。

醋炒当归 取净当归,加醋拌匀,闷润,文火加热,取出放凉。《本草述钩元》:"若如吐衄崩下药中,须醋炒过,少少用之,多则反能动血。"醋味酸,入肝经血分,醋制后具有收敛、散瘀止血作用。

当归炭 取净当归片,中火炒至焦褐色,喷淋清水少许,灭尽火星,取出凉透。当归炭收涩止血,多用于血痢、崩中漏下。

现代研究证明炮制后当归的挥发油含量下降。当归及其炮制品的还原性糖和水溶性糖的含量依次排列为:酒炒当归＞生当归＞清炒当归＞土炒当归＞当归炭,可见,当归炮制后,除酒炒当归外其余炮制品的糖含量均有不同程度的降低,这可能是由于高温使部分糖类成分炭化损失所致。而酒炒后当归的糖含量有明显升高,则可能是酒炒后使当归的糖类有效成分溶解度增加。土炒当归多糖、酚酸类及挥发油成分均受到一定程度的破坏,但也会增多部分绿原酸等已有成分的含量或产生新的化合物。当归炒炭后鞣质成分的含量明显升高,为生品的 2 倍左右,为当归炭增强止血功能的炮制理论提供了依据。

13

肉桂、肉桂心、肉桂子

分别为樟科植物肉桂的干燥树皮、干燥树皮去掉表皮部分和带宿萼的未成熟果实。

肉桂

为樟科植物肉桂的干燥树皮。

[性味归经] 辛、甘,大热。归肾、脾、心、肝经。

[功能] 补元阳,暖脾胃,除积冷,通血脉。

[主治] 命门火衰,肢冷脉微,亡阳虚脱,腹痛泄泻,寒疝奔豚,腰膝冷痛,经闭癥瘕,阴疽,流注,虚阳浮越,上热下寒。

[用法用量] 内服:煎汤,1~5g,不宜久煎;或入丸、散。外用:研末调敷或浸酒涂擦。

肉桂辛热纯阳,能温补命门之火,益阳消阴,为治下元虚冷之要药。常与附子、熟地、山茱萸等温补肝肾药同用,如桂附八味丸;脾肾阳衰者,配附子、干姜、白术等以温补脾肾,如桂附理中丸。若下元虚冷,虚阳上浮,见上热下寒者,可用以引火归元。肉桂既能散沉寒,又能通血脉,无论寒凝气滞,或寒凝血瘀所致的痛证均可应用。可单味研末冲服,或配伍其他散寒止痛药;血分有寒,血行不畅者,可配伍当归、川芎等活血通经的药物。肉桂能散寒温阳,通畅气血。阴疽,可配熟地、鹿角胶、麻黄等,如阳和汤;气血虚者,配黄芪、当归等,如托里黄芪汤。此外,气衰血少之证,常以少量肉桂配入补气养血药中,有温运阳气,鼓舞气血生长的功效,如十全大补汤、人参养荣汤中应用本品,即是此义。肉桂还能与寒凉药同用,如滋肾通关丸(李东垣)用少量肉桂以助气化。

[使用禁忌] 有出血倾向者及孕妇禁用;阴虚火旺忌服;不宜与赤石脂同用。

①《神农本草经疏》:"血崩血淋尿血,阴虚吐血咯血,鼻衄齿衄,汗血,小便因热不利,大便因热燥结,肺热咳嗽,产后去血过多,及产后血虚

发热,小产后血虚寒热,阴虚五心烦热,似中风口眼歪斜,失音不语,语言蹇涩,手足偏枯,中暑昏晕,中热腹痛,妇人阴虚少腹痛,一切温病热病头痛口渴,阳症发斑发狂,小儿痧症腹痛作泻,痘疮血热干枯黑陷,妇人血热经行先期,妇人阴虚内热经闭,妇人阴虚寒热往来,口苦舌干。妇人血热经行作痛,男妇阴虚,内热外寒,中暑泻利暴注如火热,一切滞下纯血,由于心经伏热,肠风下血,脏毒便血,阳厥似阴,梦遗精滑,虚阳数举,脱阴目盲等三十余证,法并忌之。"

②《得配本草》:"痰嗽咽痛、血虚内燥、孕妇、产后血热,四者禁用。"

③《本草求真》:"精亏血少,肝盛火起者切忌。"

[现代研究] 肉桂含有挥发油、多酚类、黄酮类、木脂素类、多糖类等成分。其挥发油中主要含有四种有效活性成分,包括香豆素、桂皮醇、肉桂酸、桂皮醛,其中桂皮醛含量最高。肉桂具有抗肿瘤、抗炎、抗菌、抗氧化、降血糖、降血脂、抗过敏、心血管保护、抗骨质疏松、抗失眠等作用。

现代临床常用于治疗骨质疏松、代谢综合征、肿瘤、炎症,以及生殖系统、心血管、神经系统疾病等。

肉桂心

为樟科植物肉桂的干燥树皮去掉表皮部分。

[**性味归经**] 辛、甘,温。归心、脾、肾、肺经。

[**功能**] 治一切风气,补五劳七伤,通九窍,利关节,益精明目,暖腰膝。

[**主治**] 九种心痛,腹内冷痛,五劳七伤,风痹癥瘕,风僻失音喉痹,痈疽痘疮,解蛇蝮毒。

①《神农本草经》:"主上气咳逆,结气,喉痹吐吸。利关节主上气咳逆,结气,补中益气。久服通神、轻身、不老。"

②《药性论》《雷公炮制药性解》《本草纲目》和《本草易读》均记载桂心:"九种心痛,腹内冷气痛不可忍,咳逆结气壅痹,脚痹不仁,止下痢,杀三虫,治鼻中息肉,破血,通利月闭,胞衣不下。"

③《日华子本草辑注》:"疗一切风气,通九窍,利关节,暖腰膝,破痃癖癥瘕,消瘀血及风痹、骨节挛缩,续筋骨,生肌肉。益气明目并五劳

七伤。"

④《本草纲目》:"治风痹失音喉痹,阳虚失血,内托痈疽痘疮,能引血化汗化脓,解蛇腹毒。"

[用法用量]内服:煎汤,1～5g,不宜久煎;或入丸、散。外用:研末调敷或浸酒涂擦。

[使用禁忌]有出血倾向者及孕妇禁用;阴虚火旺忌服;不宜与赤石脂同用。

[现代研究]肉桂心含有挥发油、鞣质、碳水化合物等成分,具有抗肿瘤、抗炎、抗菌、抗氧化、降血糖、降血脂、抗过敏、心血管保护、抗骨质疏松、抗失眠等作用。

现代临床常用于治疗骨质疏松、代谢综合征、肿瘤、炎症,以及生殖系统、心血管、神经系统疾病等。

肉桂子

为樟科植物桂树带宿萼的未成熟果实。又名"桂丁"。

[性味归经]辛、甘,温。归脾、胃、肺经。

[功能]温中散寒,止痛,止呃。

[主治]心胸疼痛,胃腹冷痛,恶心,嗳气,呃逆,呕吐,肺寒咳喘。

[用法用量]内服:煎汤,3～6g;或研末吞服,每次1～3g。

《百草镜》:"治心痛,辟寒邪胃痛:桂丁研细,酒下三钱。"

[使用禁忌]阴虚火旺者忌服。

[现代研究]肉桂子含有黄酮类、萜类、酚类、生物碱等多种成分,具有抗炎、抗菌、抗氧化、抗病毒、抗癌、镇静镇痛、调节免疫功能等作用。

现代临床常用于治疗冠心病心绞痛、咳喘、胃痛、胃肠胀气绞痛、失眠、焦虑等。

异取辨析

《中药学》1984版谓:"肉桂为樟科常绿乔木植物肉桂的干皮或粗皮,干皮去表皮者称桂心。"《中药大辞典》曰:"至于'桂心',即肉桂加工过中检下的边条,除去栓皮者。"肉桂辛甘大热,长于温肾助阳,常用治里寒证,还能补火助阳,引火归元,用于肾阳不足、命门火衰之畏寒肢冷、腰膝软弱、夜尿频多、阳痿宫寒等。桂心能"治一切风气痛,补五劳七伤,通九窍,利关节,益精,暖腰膝,治风痹,骨节挛缩"。《本经逢原》:"桂心既去外层苦燥之性,独取中心甘润之味,专温营分之里药,故治九种心痛、腹内冷痛、破疹癖等病,与经络躯壳之病无预,非若肉桂之兼通经脉、和营卫、坚筋骨,有寒湿风痹等治也。"

14

竹茹(包括制药炒竹茹、姜竹茹)、竹沥、竹叶、天竺黄、瘪竹

分别为禾本科植物竹的茎秆干燥中间层、茎秆用火烤灼后流出的液汁、竹叶、茎秆内分泌液干燥后的块状物以及枯死的幼竹茎秆。

竹茹

为禾本科植物青秆竹、大头典竹或淡竹的茎秆的干燥中间层。砍取茎秆,刮去外层皮,将中间层刮成丝状,晾干入药,淡竹制取的竹茹又称"淡竹茹"。

[性味归经] 甘,微寒。入肺、胃、心、胆经。

《本草经解》:"入膀胱、脾经。"

[功能] 清热,凉血,化痰,除烦,止呕。

[主治] 痰热咳嗽,胆火挟痰,呃逆,惊悸不宁,心烦失眠,中风痰迷,舌强不语,胃热呕吐,吐血,衄血,崩漏,妊娠恶阻,胎动不安,惊痫。

[用法用量] 内服:煎汤,5～10 g;或入丸、散。外用:熬膏贴。

竹茹可理气降逆,益胃清热,组方最早见于《金匮要略》的橘皮竹茹汤。还可清热化痰,止呕除烦,如治疗大病后虚烦不得眠的温胆汤(《外台秘要》卷十七引《集验方》),治疗中风痰迷心窍、舌强不能言的涤痰汤(《奇

效良方》)等。

［**使用禁忌**］寒痰咳喘、胃寒呕逆及脾虚泄泻者禁服。

《神农本草经疏》："胃寒呕吐及感寒挟食作吐忌用。"

［**现代研究**］竹茹中含有生物碱、鞣质、皂苷、氨基酸、有机酸、还原糖和三萜等多种有机成分和微量元素；尚含葡萄糖、果糖、蔗糖等，以及甲酸、乙酸、甲酚、苯酚、苯甲酸、水杨酸、愈创木酚等。竹茹可增加尿中氯化物量，增高血糖和抗菌作用。

现代临床中竹茹复方可治疗妊娠与产后呕吐、糖尿病胃轻瘫、反流性食管炎。

异制辨析

由于炮制方法不同，又有炒竹茹、姜竹茹之分，功效也相异。

炒竹茹 放入麦麸，炒至冒烟，加入竹茹翻炒至黄色，筛去麦麸即可。炒制可减弱竹茹寒性。

姜竹茹 取净竹茹，加姜汁炒至黄色。姜制后可减弱其寒性，并增强止呕功效，用于痰热互结，胃热呕吐的橘皮竹茹汤中当用本品。

竹沥

为禾本科植物淡竹的鲜茎秆用火烤灼后自然流出的液汁，煮沸，加入防腐剂入药者。又叫"淡竹沥、鲜竹沥、竹沥油"。

［**性味归经**］甘、苦，寒。入心、胃经。

①《药品化义》："入肺、胃二经。"

②《本草再新》："入心、肝、肺三经。"

［**功能**］清热化痰。

［**主治**］肺热咳嗽痰多，气喘胸闷，中风舌强，痰涎壅盛，小儿痰热惊风。

［**用法用量**］内服：冲服，15～30 g；入丸剂或熬膏。

《本草纲目》："姜汁为之使。"

如治痰涎凝聚成积，结在胸膈的竹沥达痰丸当用本品。

［**使用禁忌**］寒嗽及脾虚便溏者忌服。

①《神农本草经疏》:"寒痰湿痰及饮食生痰不宜用。"
②《本草备要》:"寒胃滑肠,有寒湿者勿服。"

[**现代研究**] 鲜竹沥中含有酚酸类、氨基酸类、糖类、醇类、酮类、黄酮类等成分,具有明显的镇咳、祛痰、平喘作用,抑制深部真菌感染,抗惊厥,促进小肠推进,抗炎等作用。

现代临床上竹沥可辅助治疗病毒性脑炎昏迷,并治疗各种原因引起的咳嗽,以及氯氮平引起的流涎。

竹叶

为淡竹的茎叶,又叫"淡竹叶"。

[**性味归经**] 甘、淡,寒。入心、胃、小肠经。

[**功能**] 清热除烦,生津利尿。

[**主治**] 热病烦渴,小儿惊痫,咳逆吐衄,面赤,小便短赤,口糜舌疮。

[**用法用量**] 内服:煎汤,6~10 g。

治伤寒解后虚羸少气、气逆欲吐的竹叶石膏汤,以及治疗心移热于小肠、口糜淋痛的导赤散,均当用本品。

[**使用禁忌**] 脾胃虚寒及便溏者禁用。

[**现代研究**] 竹叶中含有大量的黄酮类化合物和生物活性多糖及其他有效成分,如酚酸类、蒽醌类、萜类内酯、多种氨基酸和活性肽、锰、锌、硒等微量元素,具有的药理作用包括解热、利尿、抗肿瘤、抗氧化、保肝、收缩血管、抗病毒、降血脂、心肌保护、抑菌和增高血糖。

竹叶单味泡茶可治疗特发性水肿、多发性骨髓瘤、阴道炎;复方可治疗病毒性心肌炎、呕吐、小儿口疮等。

天竺黄

为禾本科植物青皮竹或华思劳竹等秆内的分泌液干燥后的块状物。天竺黄专入心,泻心热,因系天竺国之竹精气结成,得名"天竺黄"。

[**性味归经**] 甘,寒。入心、肝经。

[**功能**] 清热豁痰,凉心定惊。

［主治］热病神昏,中风痰迷,小儿痰热惊痫、抽搐、夜啼。

［用法用量］内服:煎汤,3~9g;常入丸、散剂。

［现代研究］天竺黄含多糖、竹红菌素、甘露醇、硬脂酸、竹黄色素、钠等无机元素、氨基酸及生物碱,对常见化脓性球菌和肠道致病菌均有较强的抑制作用。

天竺黄浸白酒可治肩关节周围炎、踝关节扭伤。有报道使用天竺黄治疗白内障,本品具有吸水性,与含水组织接触时有较强的黏附作用,可与摘除的晶体牢固粘连,行白内障手术效果肯定。

瘪竹

为禾本科植物淡竹及苦竹等枯死的幼竹茎秆,又名"退秧竹、仙人杖"。

［性味归经］咸,平。

［功能］止吐,消肿。

［主治］反胃呕吐,脚气水肿。

［用法用量］内服:煎汤,9~15g;或烧灰研末服。外用:煎水熏洗。

如与赤小豆同用,煎汤先熏后洗,治疗脚气。(《岭南采药录》)

异取辨析

关于竹叶、竹茹和竹沥的区别,《本草新编》有一段非常中肯的辨析:"淡竹叶,味甘、淡,气平寒,阴中微阳,无毒,入心、脾、肺、胃。逐上气咳喘,散阳明之邪热,亦退虚热烦燥不眠,专凉心经,尤祛风痉。竹茹,主胃热呃逆,疗噎膈呕哕,尤止心烦。竹沥,却阴虚发热,理中风噤口。小儿天吊惊痫,入口便定。妇人胎产闷晕,下喉即苏。止惊怪却痰。痰在手足四肢,非此不达;痰在皮里膜外,非此不却。世俗以大寒置之。不知竹沥系火烧出沥,佐之姜汁,水火相宜,又何寒哉。以上三味,总皆清痰泻火之药,因其气味寒,不伤元气,可多用,以佐参、苓、耆、术健脾开胃也。或疑竹叶、竹茹、竹沥,同一物也,何必强分其功效? 不知有不可不分者在也。竹叶轻于竹茹,虽凉心而清肺;竹茹轻于竹沥,虽清心而清胃;若竹沥则重于竹叶、竹茹,虽清心而兼补阴也。"

《本草便读》曰:"淡竹叶甘淡性寒,轻浮上达之品,解散上焦风热,清心肺炎蒸,导小肠膀胱湿热下降,清上导下,可升可降,阳中之阴也。"

《本草求真》曰:"天竺黄味甘气寒,与竹沥功用略同,皆能逐痰利窍。但此凉心去风除热,为小儿惊痫风热,痰涌失音,较之竹沥,其性和缓,而无寒滑之患也。"《证类本草》则云:"凉心经,去风热,作小儿药尤宜,和缓故也。"

竹茹、竹沥、竹叶、天竺黄皆入心,皆能清热化痰,但程度不同,兼治亦不同。化痰力量从强到弱依次为竹沥、天竺黄、竹茹、竹叶;竹沥可以搜剔四肢和皮里膜外等深部的顽痰,天竺黄力弱势缓,而竹茹多伍用其他祛痰药,但因其入胃经和胆经,因此兼治胃热呃逆、胆热心烦。竹叶较少提及祛痰作用,主要是清心火,并且入小肠经,可以引热从小便出。

15

防风(包括防风身、防风梢;制药炒防风、防风炭)

防风

为伞形科植物防风的干燥根。

[**性味归经**]辛、甘,微温。入膀胱、肝、脾、肺、肾经。

《汤液本草》:"足阳明胃、足太阴脾二经之行经药。"

[**功能**]祛风解表,胜湿止痛,解痉,止痒。

[**主治**]外感风寒,头痛身痛;风湿痹痛,骨节酸痛,四肢挛急;腹痛泄泻,肠风下血;破伤风;风疹瘙痒;疮疡初起。

[**用法用量**]内服:煎汤,5~10 g;或入丸、散。外用:适量,煎水熏洗。一般生用,止泻炒用,止血炒炭用。

《本草备要》:"同黄芪、芍药,又能实表止汗;合黄芪、白术,名玉屏风散,固表圣药。"

防风在解表剂中常与荆芥相须为用,习惯称为"荆防"。常配合羌活、防己等治疗风湿痹痛等症。防风有祛风止痉的作用,可治破伤风,力弱,不能独任其功,多配合天南星、天麻、白附子等药同用。

[使用禁忌] 血虚痉急或头痛不因风邪者忌服。

①《本草经集注》:"恶干姜、藜芦、白蔹、芫花。"

②《新修本草》:"畏萆薢。"

③《神农本草经疏》:"诸病血虚痉急,头痛不因于风寒,溏泄不因于寒湿,二便秘涩,小儿脾虚发搐,慢惊慢脾风,气升作呕,火升发嗽,阴虚盗汗,阳虚自汗等病,法所同忌。"

④《得配本草》:"元气虚,病不因风湿者禁用。"

[现代研究] 防风含挥发油、色原酮类、香豆素类、多糖类、有机酸类、聚乙炔类、甘油酯类等成分,具有解热、抗炎、镇痛、抗过敏、抗菌、抗肿瘤、抗氧化和肝脏保护作用,还具有一定的抗凝血作用和胃、肠黏膜保护作用。

现代临床单味防风可治疗慢性腹泻。以防风为主药可治疗感冒、头痛;消化系统疾病,如术后肠胀气、慢性肠炎、溃疡性结肠炎等;脑震荡;风湿性关节炎、类风湿关节炎;霉菌性阴道炎;皮肤病,如银屑病、扁平疣、斑秃、寻常型痤疮等;砷中毒;面神经麻痹。

异取辨析

由于选用的部位不同,故有防风身和防风梢之分。

防风身 药用部位为防风的茎。

防风梢 药用部位为防风的梢。

《洁古珍珠囊》:"身:去上风,梢:去下风。"《本草蒙筌》云:"身去身半以上风邪,梢去身半以下风疾。收滞气面颊,尤泻肺实有余;驱眩晕头颅,更开目盲无见,故云除上焦风邪要药。花止痛骨节间,亦治风效;子消谷胃脘内,又调食香。叶收采煎汤,主风热汗出。"古籍中记载防风的茎、梢、花、子、叶均可入药,现代仅见用根。

异制辨析

由于炮制方法不同,又有炒防风、防风炭之分。

炒防风 取净防风片,中火炒至表面深黄色、微有焦斑。炒防风辛散力减弱,大剂量有良好的止泻作用。用于泄泻,或久泻不止。如与白术、陈皮、白芍同用的《景岳全书》痛泻要方,用于肝旺脾虚,肠鸣腹痛,大便泄泻,泻必腹痛。

防风炭 取净防风片,武火炒至表面黑色,内部呈黑褐色,灭尽火星。防风炒炭后,辛散之力甚微,长于止血。用于崩漏、便血、月经过多等出血证。如与槐角炭、侧柏叶、地榆等同用,用于风热灼伤肠胃而致的肠风便血,血色鲜红,或崩漏下血。

防风一药,顾名思义,是治风止痛的药物。《神农本草经》中记载"其主大风头眩痛,恶风,风邪,目盲无所见,风行周身,骨节疼痹,烦满。既能祛风寒而解表,又能祛风湿而止痛。"且考诸祛风之药,大多辛温而燥,而本品兼有甘味,温而不燥,药性缓和,故有"风药中润剂"之称。

防风生用,主要用于解表、祛风湿、解痉;炒用可减缓祛风力量,却有止泻的功效,可用于腹泻。炒炭,可用于崩漏而见血色清淡者,与温经止血的炮姜相比,则功用相似而力较逊。

16

远志(包括小草;制药炒远志、制远志、蜜远志、朱远志)

为远志科植物细叶远志的根。本品对黏膜有刺激作用,所以不用生药,一般都用原药拣去杂质及硬梗,用甘草水浸泡,待涨透再用清水淘洗,撩起晒干切段入药,所以也称"泡远志"或"清远志"。历代医家认为木心部分服后使人发烦,所以不宜入药,加工时常拣肉厚粗壮、皱纹深密的药材,用棒敲松后使皮肉分离,抽去木心,列为上品,由于是空筒状,所以称"远志筒"或"远志通",质量最好。较细的根用棒捶裂,除去木心,称"远志肉",多已破碎,肉薄,横皱纹较少。最细小的根不去木心,名"远志棍""远志梗"或"远志骨"。本品主产于山西、陕西、河北、河南等地,所以道地药材又称"关远志"。

[**性味归经**] 苦、辛,温。入心、肾、肺经。

①《医学衷中参西录》:"味酸微辛,性平。"

②《本草汇言》:"味苦、甘、辛。"

③《神农本草经疏》:"味苦,温,兼微辛。为手少阴经君药,兼入足太阴经。"

④《本草再新》:"性热。"

⑤《滇南本草》:"入心、肝、脾三经。"

⑥《本草求原》:"入厥阴心包。"

[功能] 安神益智,交通心肾,祛痰开窍,解毒消肿,解郁。

[主治] 心肾不交引起的失眠多梦,健忘惊悸,梦遗,神志恍惚,咳痰不爽,疮疡肿毒,乳房肿痛。

《本草经集注》:"杀天雄、附子毒。"

[用法用量] 内服:煎汤,3~10g;浸酒或入丸、散。外用:适量,研末酒调敷。

《本草经集注》:"得茯苓、冬葵子、龙骨良。"

远志用于心神不安、惊悸、失眠、健忘等证,尤以挟痰者多用,常配朱砂、酸枣仁、龙齿等同用,如远志丸;若与石菖蒲、茯苓、人参等同用,如不忘散,治迷惑善忘;对痰阻心窍所致的精神错乱、神志恍惚、惊痫等证,多与石菖蒲、郁金、白矾等同用。此外,以其利气血、化痰浊、疏通壅滞之功,治痈疽疮毒,属寒凝气滞、痰湿阻络者尤为有效,可单用为末酒调服,或外用敷患处。本品又可用治咳嗽痰多,难以咯出者,常与杏仁、桔梗、甘草等同用。

[使用禁忌] 心肾有火,阴虚阳亢,脾胃虚弱者及孕妇忌服。用量不宜过大,否则易致恶心呕吐。

①《本草经集注》:"畏真珠、藜芦、蜚蠊、齐蛤。"

②《药性论》:"畏蛴螬。"

③《本草正》:"虚火上实者当避。"

④《本经逢原》:"一切阴虚火旺,便浊遗精,喉痹肿痛,勿用。"

⑤《本草从新》:"不可多用独用,纯虚无滞者忌。"

[现代研究] 远志根含皂苷,水解后可分得两种皂苷元结晶,远志皂苷元A和远志皂苷元B,还含远志酮、生物碱、糖及糖苷、远志醇、细叶远志定碱、脂肪油、树脂等,具有镇静、催眠及抗惊厥作用。远志皂苷有祛

痰、镇咳、降压、增强免疫、降低心肌收缩力、减慢心率、抗菌、抗病毒、溶血等作用。远志醇有止痛、抗抑郁、抗心肌缺血效应及中枢镇静与抗惊厥作用。远志水煎剂有抗氧化、延缓衰老、抗突变、抗癌等作用。远志水浸膏对脑有保护作用。远志根水提物具有利胆、利尿、消肿、预防各种炎性脑病作用。远志的甲醇提取物有降血糖、降血脂作用。

现代临床多用于治疗失眠、慢性疲劳综合征、气管炎咳嗽、脑功能障碍综合征、阿尔茨海默病、抑郁症、血栓性疾病、急性乳腺炎、神经性耳聋及恶性肿瘤等。

异取辨析

由于药用所取的部分不同,分为远志和小草。

小草 为远志科植物细叶远志的叶,亦称"细草"或"远志苗"。味辛、苦,性平。入心、肾二经。功能祛痰,安神,消痈。用于咳嗽痰多、虚烦、惊恐、梦遗失精、胸痹心痛、痈肿疮疡。内服煎汤,3～10 g;或入丸、散。外用适量,捣敷。本品益精补阴,去血中郁热,适用于惊悸健忘、咳嗽多痰、虚损梦泄、痈疮肿痛等证。《古今录验方》小草丸,用小草与肉桂心、蜀椒、干姜、细辛、附子配伍,治疗胸痹心痛、逆气、膈中饮不下等症。

有研究表明,远志根与苗对大鼠心肌缺血损伤具有保护作用,且两者作用无显著差异。

异制辨析

由于炮制方法不同,又有炒远志、制远志、蜜远志、朱远志之分。

炒远志 取净远志肉,武火炒至表面焦黑色,内部焦褐色,取出,喷淋少许清水,灭尽火星,晒干。远志经炒制后毒性减少,可以避免服药之后引起的呕吐。另外还有行气散结的功效,如《本草汇言》中将其与生姜一起煎服,用来治疗气郁鼓胀。

制远志 取甘草,煎汤去渣,加入净远志,文火煮至甘草汤吸尽,取出干燥,亦称"炙远志"。《雷公炮炙论》:"凡使远志,先须去心,若不去心,服之令人闷。去心了,用熟甘草汤浸一宿,漉出,曝干用之。"生远志祛痰开窍作用较强,多用于痰阻心窍之证,但生用常有"戟人咽喉"的副作用,故需经炮制后使用。习惯认为,制后可解其毒性,使其燥性减缓,药性平和,甘草汁炮制还可降低远志对胃黏膜的刺激,协同补脾益气,调中和胃,对胃气虚弱,有胃病的患者较为适宜,同时又能增强远志的豁痰镇咳之效,多用于咳嗽痰多,且安神定智效果好,可用于心气不足,惊恐健忘等。

蜜远志　取净生远志,加入炼蜜与少许开水,拌匀,稍焖,文火炒至不粘手为度,取出晾凉。蜜制后有润燥益肺的作用,常与杏仁、贝母、紫菀等同用,可用于肺气不利,痰液内阻,咳嗽多痰等症。

朱远志　取制远志加水湿润后,撒入朱砂细粉,拌匀,取出晾干入药。制后宁心安神作用加强,常与炒枣仁、柏子仁等配伍治疗神志不宁、多梦失眠、健忘惊悸的患者。

远志皮部皂苷含量相当于木部的 25 倍。远志用甘草水煮制比浸制的皂苷含量高,甘草水煮后 80℃烘干,再文火炒至微焦,远志皂苷的含量还可提高约 1‰,祛痰作用也较好。远志酸与远志皂苷元含量在不同远志炮制品中的高低排序为甘草制品＞生品＞蜜炙品。甘草制对远志药效的影响主要体现在可明显增强远志的益智作用。

17

花椒(包括制药炒花椒、醋炒花椒、盐炒花椒)、椒目(包括制药炒椒目)

分别为芸香科植物青椒或花椒的干燥成熟果皮和干燥成熟种子。

花椒

为芸香科植物青椒或花椒的干燥成熟果皮。又名"蜀椒、川椒"。
[性味归经] 辛,温。入脾、胃、肾经。
①《名医别录》:"大热,有毒。"
②《药性论》:"味苦辛,有小毒。"
③《本草纲目》:"手、足太阴,右肾命门气分。"
④《神农本草经疏》:"入手、足太阴,兼入手厥阴经。"
⑤《本草新编》:"入心、脾经。"

⑥《长沙药解》:"入足阳明胃、足厥阴肝、足少阴肾、足太阴脾。"

[功能] 温中散寒,除湿止痛,杀虫止痒,解鱼腥毒。

[主治] 积食停饮,脘腹冷痛,肺寒咳喘,呕吐泄泻,呃逆,风寒湿痹,痢疾,疝痛,龋齿牙痛,虫积腹痛,蛔虫病,蛲虫病,阴痒,疮疥;外用治湿疹,阴痒。

[用法用量] 内服:煎汤,3~6g;或入丸、散。外用:适量,研末调敷或煎汤熏洗。

《本草经集注》:"杏仁为之使。"

花椒善散阴冷,能温中而止痛,暖脾而止泻。治心痛引背,可与附子、半夏配伍,如《外台秘要》蜀椒丸;治胃腹冷痛,可与党参、干姜、饴糖配伍;治寒湿泄泻,可配苍术、陈皮、厚朴、甘草等同用。本品有驱蛔作用,在临床上常与驱虫药如使君子、榧子等同用;对于吐蛔病症,常配乌梅、黄连等同用。外治胃腹冷痛,可用蜀椒炒热,布裹温熨痛处,可奏缓解疼痛之效。

[使用禁忌] 阴虚火旺者忌服。孕妇慎服。

①《本草经集注》:"畏款冬。""恶栝楼、防葵。畏雌黄。"

②《名医别录》:"多食令人乏气,口闭者杀人。"

③《千金食治》:"久食令人乏气失明。"

④《新修本草》:"畏橐吾、附子、防风。"

⑤《神农本草经疏》:"肺胃素有火热,或咳嗽生痰,或嘈杂醋心,呕吐酸水,或大肠积热下血,咸不宜用;凡泄泻由于火热暴注,而非积寒虚冷者忌之;阴痿脚弱,由于精血耗竭,而非命门火衰虚寒所致者,不宜入下焦药用;咳逆非风寒外邪壅塞者,不宜用;字乳余疾,由于本气自病者,不宜用;水肿黄疸,因于脾虚而无风湿邪气者,不宜用;一切阴虚阳盛,火热上冲,头目肿痛,齿浮,口疮,衄血,耳聋,咽痛,舌赤,消渴,肺痿,咳嗽,咯血,吐血等证,法所咸忌。"

[现代研究] 花椒含有挥发油、生物碱、酰胺、木脂素、香豆素、黄酮类和脂肪酸等化学成分,具有显著抗应激性溃疡形成作用,抗药物性肝损害,对抗番泻叶所致腹泻,作用产生缓慢,但持久。花椒还能明显抑制胃肠推进运动,预防血栓形成,具有抗凝血、止血、镇痛、较强的抗菌、驱虫作用,局部麻醉,以及麻黄碱样作用,升高血压,加强子宫收缩,抑制小肠收

缩及扩张冠状血管,提高横纹肌张力,加强脊髓反射兴奋性。

现代临床用于治疗蛔虫性肠梗阻、血吸虫病、蛲虫病,并用于止痛,包括腹痛(溃疡痛、肠痉挛、胆绞痛)、肝区痛、腰痛,其他疼痛(头痛、心绞痛等)以及癌痛等。花椒还可用于回乳。

异制辨析

由于炮制方法不同,又有炒花椒、醋炒花椒、盐炒花椒之分。

炒花椒 取净花椒,文火炒至有香气。炒花椒可减毒,辛散作用稍弱,长于温中散寒,驱虫止痛。常用于胸腹寒痛,寒湿泄泻,虫积腹痛或吐蛔。

醋炒花椒 取净花椒,微火炒热,陆续淋醋,炒至醋尽,迅速出锅,闷1小时,使其发汗,晒干。醋制品不但毒性小,行散走窜之性弱,作用缓和而较持久,并且辛酸之味并存,尤适于虫证。

盐炒花椒 取净花椒,微火炒至有响声,喷淋盐水炒干。盐制品能减毒及缓和辛散作用,且能引药下行,温补命门之火。

花椒炒制均可减其毒,缓其性;醋制可增强杀虫效果;而盐制尚可引药下行入肾。

椒目

为芸香科植物青椒或花椒的干燥成熟种子。

[**性味归经**] 苦、辛,寒;有毒。《要药分剂》:"入脾、膀胱二经。"

[**功能**] 行水消肿,祛痰平喘。

[**主治**] 水肿胀满,痰饮喘逆,哮喘。

[**用法用量**] 内服:煎汤,2～5g;研末,1.5g;或制成丸、片、胶囊剂。外用:适量,研末,醋调敷。

如与防己、葶苈(熬)、大黄伍用的己椒苈黄丸(《金匮要略》),治疗腹满口舌干燥,肠间有水气。

[**使用禁忌**] 阴虚火旺者忌服。

[**现代研究**] 椒目主要含有脂肪酸、挥发油、氨基酸和微量元素等成分,具有抗血栓形成、调血脂、平喘镇咳及抗炎等药理作用,并能抑制急性

过敏性支气管痉挛。

椒目研粉过筛装胶囊或制成片剂内服可用于平喘,少数有头昏、恶心、痰血、热感,但不影响服药。

异制辨析

炒椒目 将筛选净的花椒目,文火拌炒至黑褐色发香,取出晾凉。炒后可降低毒性和寒性,缓和药性。

异取辨析

花椒和椒目虽然分别为果实的果皮和种子,但是性味和功效完全不同,前者大辛大热,后者苦寒;前者温中散寒、止痛杀虫,后者功能行水、平喘满。

18

陈皮(包括制药清炒陈皮、土炒陈皮、麸炒陈皮、盐炒陈皮、蜜炙陈皮、法制陈皮、陈皮炭)、橘红(包括制药炒橘红、盐橘红、蜜橘红)、橘白、橘络、橘核(包括制药盐橘核)、橘叶

分别为芸香科柑橘属植物橘及其栽培变种的成熟果皮、外层果皮、白色内层果皮、果皮内层筋络、种子和叶。

陈皮

为芸香科柑橘属植物橘及其栽培变种的成熟果皮。又名"橘皮"。

[**性味归经**] 苦、辛,温。入肺、脾经。

《雷公炮制药性解》:"入肺、肝、脾、胃四经。"

[**功能**] 理气健脾,燥湿化痰。

[**主治**] 脘腹胀满,食少吐泻,咳嗽痰多。

[**用法用量**] 内服:煎汤,3～10 g;或入丸、散。

《汤液本草》:"白檀为之使。"

[使用禁忌]气虚、阴虚者慎服。

①《医学启源》:"《主治秘要》云:其多及独用则损人。"

②《神农本草经疏》:"中气虚、气不归原者,忌与耗气药同用;胃虚有火呕吐,不宜与温热香燥药同用;阴虚咳嗽生痰,宜与半夏、南星等同用;疟非寒甚者,亦勿施。"

③《本草汇言》:"亡液之证不可用,因其辛以散之也;自汗之证不可用,因其辛不能敛也;元虚之人不可用,因其辛不能守也;吐血之证不可用,因其辛散微燥,恐有错经妄行也。"

④《本草崇原》:"阳气外浮者,宜禁用之。"

⑤《本草从新》:"无滞勿用。"

[现代研究]陈皮的药用化学成分主要包括挥发油、黄酮类等。所含挥发油,对胃肠道有温和的刺激作用,可促进消化液的分泌,排除肠管内积气,显示芳香健胃和驱风下气的效用。陈皮可改善小肠的消化功能,作用比较缓和;升高血压,对高脂饮食引起的动脉硬化有一定的预防作用;平喘;可清除氧自由基和羟自由基,具抗氧化作用;缩短出血和凝血时间,炮制成炭后的散剂,较生药作用强。柠檬烯和蒎烯具有祛痰作用;橘皮煎剂对子宫有抑制作用,对T淋巴细胞E玫瑰花环形成率均有显著增强作用,但对T淋巴细胞转化率却有明显的抑制作用;甲基橙皮苷具有抗炎作用。

现代临床主要用于治疗咳嗽痰多、高血压、冠心病、乳腺炎、便秘、皮肤水肿等疾病。

异制辨析

由于炮制方法不同,又有清炒陈皮、土炒陈皮、麸炒陈皮、盐炒陈皮、蜜炙陈皮、法制陈皮、陈皮炭之分,功效也有所不同。

清炒陈皮 生药切丝,文火炒至颜色加深,香气逸出。清炒后多用于降低血压,止咳化痰,同时缓解胃溃疡。

土炒陈皮 伏龙肝粉用中火炒,加入净陈皮丝,炒至焦黄色为度。伏龙肝炒后能增强和中安胃、温中燥湿之功效。

麸炒陈皮 陈皮切丝加麸皮,中火拌炒。麸炒可缓和药物燥性,同时增强芳香气味。

盐炒陈皮 陈皮切丝,加盐水,文火炒干。盐炒主要起到降气消痰、运脾调胃、生津开郁的作用。

蜜炙陈皮 陈皮切丝,加水稀释炼蜜,文火炒至黄色。蜜炙可增强润肺止咳、行气、化痰、补中益气的功效。

法制陈皮 取陈皮洗净切碎,晒干,加入乌梅、大茴香、薄荷叶、麻黄、杏仁熬制的汁拌匀,蒸熟透,加川贝、洋参、砂仁、法夏的混合粉末后再蒸。

陈皮炭 生药切丝,中火炒至黑褐色。炒炭后新增止血功效,多用于痰中带血。

橘红

为芸香科柑橘属植物橘及其栽培变种的外层果皮。

[**性味归经**] 辛、苦,温。入肺、脾经。

《本草汇言》:"味苦辛,气温,无毒,入手足太阳、太阴、阳明经。"

[**功能**] 理气宽中,燥湿化痰。

[**主治**] 咳嗽痰多,食积伤酒,呕恶痞闷。

[**用法用量**] 内服:煎汤,3～10 g;或入丸、散。

[**使用禁忌**] 阴虚燥咳及久嗽气虚者禁服。

①《本经逢原》:"橘红专主肺寒咳嗽,虚损方多用之,然久嗽气泄,又非所宜。"

②《本草从新》:"气虽中和,亦损真元,无滞勿用。"

异制辨析

由于炮制方法不同,又有炒橘红、盐橘红、蜜橘红之分。

炒橘红 取净橘红,文火炒至略具焦斑。炒后可降低辛散峻烈之性。

盐橘红 取净橘红,与盐水混合后干燥处理。

蜜橘红 取净橘红,与水稀释的炼蜜,文火炒至微黄。蜜炙增强润肺止咳作用。

橘白

为芸香科植物橘及其栽培变种的白色内层果皮。

[**性味归经**] 苦、辛、微甘,温。入脾、胃经。

[**功能**] 和胃化湿。

[**主治**] 湿浊内阻,胸脘痞满,食欲不振。

[**用法用量**] 内服:煎汤,1.5～3g。

橘络

为芸香科柑橘属植物橘及其栽培变种的果皮内层筋络。

[**性味归经**] 甘、苦,平。入肝、肺、脾经。

《本草便读》:"甘,寒。"

[**功能**] 通络,理气,化痰。

[**主治**] 经络气滞,久咳胸痛,痰中带血,伤酒口渴。

[**用法用量**] 内服:煎汤,3～10 g。

[**现代研究**] 橘络药用成分主要包括以橙皮苷为主的黄酮类、萜类、酚酸类、木脂素等。

橘核

为芸香科柑橘属植物橘及其栽培变种的种子。

[**性味归经**] 苦,平。入肝、肾经。

《神农本草经疏》:"味苦,温。入肾与膀胱。"

[**功能**] 理气,散结,止痛。

[**主治**] 疝气疼痛,睾丸肿痛,乳痈乳癖。

[**用法用量**] 内服:煎汤,3～9 g;或入丸、散。

[**使用禁忌**] 体虚患者慎服。

《本经逢原》:"惟实证为宜,虚者禁用,以其味苦,大伤胃中冲和之气也。"

[**现代研究**] 橘核的药用成分主要包括柠檬苦素类、脂肪酸类、蛋白质和矿物元素等。橘核具有镇痛抗炎作用;其成分柠檬苦素类化合物具

有显著的抗肿瘤作用及较强的抗菌效果;柠檬苦素、诺米林和黄柏酮均具有较强昆虫拒食活性、杀灭幼虫、抗人类免疫缺陷病毒和抗氧化作用;诺米林还可降低骨吸收活性,对体外破骨细胞分化有明显的抑制作用。

现代临床用于治疗急性乳腺炎等。

异制辨析

盐橘核 将橘核用盐水拌匀,文火炒至微黄,并有香气逸出。生品擅行气止痛,多用于疝痛,肝胃气痛,乳痈肿痛。盐制后引药下行,偏于治疗疝气疼痛,睾丸肿痛。

橘叶

为芸香科植物橘及其栽培变种的叶。

[**性味归经**] 苦、辛,平。入肝、胃经。

《本草纲目》:"苦,平,无毒。"

[**功能**] 疏肝行气,化痰散结。

[**主治**] 乳痈,乳房结块,胸胁胀痛,疝气。

[**用法用量**] 内服:煎汤,6～15 g,鲜品可用60～120 g;或捣汁服。外用:适量,捣烂外敷。

[**现代研究**] 橘叶的药用化学成分主要包括维生素C、多种碳水化合物(如葡萄糖、果糖、蔗糖、淀粉和纤维素等),其含量在开花时较高,果实成熟时渐减少,采摘后又增多。

异取辨析

由于其采取的部位不同,所以有陈皮、橘红、橘白、橘络、橘核、橘叶之分。

陈皮性温,味辛苦,入脾、肺经。具有理气、调中、燥湿、化痰的功效,常用于治疗胸腹胀满、不思饮食、呕吐哕逆、咳嗽痰多等症,亦可解鱼、蟹毒。《本草纲目》:"橘皮,苦能泻能燥,辛能散,温能和。其治百病,总是取其理气燥湿之功,同补药则补,同泻药则泻,同升药则升,同降药则降。脾乃元气之母,肺乃摄气之籥,故橘皮为二经气分之药,但随所配而补泻升降也。"

橘红性味归经与橘皮相同，但其温燥之性较橘皮为胜，长于发表散寒，行气宽中，燥湿化痰，故常代橘皮用治外感风寒咳嗽痰多、黏稠难咯等症。

橘白功用同橘皮，而燥散之性甚微，作用亦较薄弱，长于和中化湿。张秉成《本草便读》："橘白，（橘皮）去外一层红皮，其味带甘，其功固不如橘皮，而补脾胃药中用之，自无燥散之咎。"

橘络味甘、苦，性平，入肝、肺经，具通络化痰、顺气活血功效，"专能宣通经络滞气"（金御乘），故可治痰滞经络、久咳胸痛、痰中带血等症。

橘核味苦性平，无毒，入肝肾经，功能理气散结止痛，主入肝经，为治疗寒疝腹痛、睾丸肿胀痛专用药。《施今墨对药临床经验集》："橘核沉降，入足厥阴肝经，功专行气，散结止痛。"缪希雍《神农本草经疏》："橘核，其味苦温而下气，所以能入肾与膀胱，除因寒所生之病也，疝气方中多用之。"

橘叶味甘、辛，性平，入肝、胃经。苦降辛散，专散肝胃经滞气。长于行气疏肝，散结消肿。临床主要用治肝郁气滞胸闷胁痛，常与柴胡、郁金、赤芍等同用；还可用治肝胃气滞乳痈肿痛，常与蒲公英、银花、全瓜蒌等同用。缪希雍《神农本草经疏》："橘叶，古今方书不载，能散阳明、厥阴经滞气，妇人妒乳，内外吹，乳岩，乳痈，用之皆效，以诸证皆二经所生之病也。"

临床一般健胃和中宜用陈皮；理肺化痰，宜用橘红；欲其和中化湿而无燥散之弊，可用橘白。

19

金银花（包括金银花叶、金银花子；制药金银花炭、金银花露）、忍冬藤

分别为忍冬科植物忍冬的花、叶、果实和茎枝。陶弘景因其植株"凌冬不凋"，记之忍冬。

金银花

为忍冬科植物忍冬的花。又名"银花、双花"。

[**性味归经**] 甘,寒。入肺、心、胃、脾经。

[**功能**] 清热解毒,疏散风热。

[**主治**] 痈肿疔疮、丹毒、肿毒、瘰疬、痔漏、热毒血痢,喉痹,风热感冒,温病发热。

[**用法用量**] 内服:煎汤,6~15 g;或入丸、散。外用:研末调敷。

金银花甘寒,既清气分热,又清血分热,且在清热之中又有轻微宣散之功,故能治外感风热或温病初起的表症未解、里热又盛的病症。配以连翘、牛蒡子、薄荷、荆芥,则疏表解热;配以鲜生地、玄参、连翘、竹叶卷心等,则清营泄热。金银花清热解毒作用颇强,为外科常用品,一般用于有红肿热痛的疮痈肿毒,对辨证上属于"阳症"的病症,较为适合,配以紫花地丁、野菊花、蒲公英,则解毒疗疮;配以黄芪、当归、甘草,则托毒消痈;配以黄芩、白芍、甘草等,则清热治痢。亦可单用新鲜者捣烂外敷。

[**使用禁忌**] 脾胃虚寒及气虚疮疡脓清者忌服。

[**现代研究**] 金银花中含有挥发油、黄酮类、三萜类、有机酸、醇类、微量元素等化学成分,其中挥发性成分的种类较多,主要有芳樟醇、双花醇、棕榈酸、棕榈酸乙酯等。其中鲜品以芳樟醇为主,含量高达14%以上,芳樟醇具有抗菌和抗病毒作用。此外,绿原酸和异绿原酸也是金银花抗菌的有效成分。三萜皂苷具有一定的保肝作用。金银花对多种革兰氏阳性菌和革兰氏阴性菌均有显著的抑制作用,抗菌谱极广;对人型结核杆菌和钩端螺旋体有一定抑制作用,对呼吸道病毒、流感病毒有灭活作用;有抗内毒素、抗炎、解热和抗过敏作用,促进白细胞的吞噬功能,利胆保肝,还具有降血糖和降血脂作用。

现代临床中金银花单味煎汤服用可治疗多种急性感染性疾病,如上呼吸道感染、大叶肺炎、肺脓肿、细菌性痢疾、急性乳腺炎、急性结膜炎、急性肾盂肾炎、疔、痈、丹毒、脓疱疮等,还可治疗传染性肝炎。金银花汤剂眼浴可治疗卡他性结膜炎。金银花局部使用可治疗急性牙周炎。以金银花为主药可治疗小儿口疮和钩端螺旋体病。金银花烘干研末加水保留灌肠可治疗婴儿腹泻。

异取辨析

由于其采集的部位不同,又有金银花叶、金银花子之分。

金银花叶 药用叶,又叫"忍冬叶"。功用与金银花相似。一般用量为15～30 g,煎服。温性,药性缓和,能够理气止痛。金银花叶的止痛功效对于疝气痛、脏器痛等身体疼痛有格外有效的作用。食用金银花叶还可以调理腹泻肠道不畅问题,通气疏肝,散气止痛。

金银花子 药用果实。味苦,涩,微甘;性凉。功能清肠化湿,主治肠风泄泻,赤痢,痢疾,热毒肿疮等。内服:煎汤,3～9 g。在麻疹恢复期,余热未清,可用银花子27 g,焙干,研细,拌白糖适量,每日9 g,分二次服,连服3日。形寒痢下腹痛者忌用。

异制辨析

由于炮制方法不同,又有金银花炭和金银花露之分,功效也相异。

金银花炭 取净银花,武火炒至焦褐色。炒炭后寒性减弱,并具涩性,有止血作用,用于热毒结聚肠道,入于血分引起的泻痢便血,常合黄芩、黄连、白芍、马齿苋等同用。亦可用于崩漏、吐血、衄血。

金银花露 系将金银花加水蒸馏制成。有清热解暑作用,可治疗小儿热疖、痱子等症,亦可作夏天饮料。忍冬叶也可蒸馏制成露,称"金银花叶露",功用同上,唯稍逊于金银花露,但价格低廉。

忍冬藤

为忍冬科植物忍冬的茎枝。

[**性味归经**] 甘,寒。入心、肺、胃经。

[**功能**] 清热解毒,疏风通络。

[**主治**] 温病发热,热毒血痢,痈肿疮疡,风湿热痹,关节红肿热痛。

[**用法用量**] 内服:煎汤,9～30 g;或入丸、散;或浸酒。外用:适量,煎水熏洗,或熬膏贴,或研末调敷,亦可用鲜品捣敷。

[**使用禁忌**] 脾胃虚寒,泄泻不止者禁用。

[**现代研究**] 忍冬藤的化学成分主要包括以绿原酸为代表的有机酸类、黄酮类、环烯醚萜苷类、三萜及三萜皂苷类、挥发油类等,还有单萜环

苷类、倍半萜类及其他类化合物，有很强的抗菌和抗炎作用，并有抗肿瘤作用，较强的抗氧化能力，光敏化作用，对平滑肌有解痉作用，并有轻度利尿、增加氯化钠排出作用，有较好的祛痰作用，可以增加冠状动脉血流量，增强毛细血管通透性，降低血脂。

忍冬藤单味使用可治疗肠梗阻，化脓性扁桃体炎；以忍冬藤为主药可治疗慢性肾炎、百日咳、急性盆腔炎、不育症；坐浴可治疗肛门瘙痒。

异取辨析

北宋以前，药用部位基本上是忍冬茎叶，有的去茎单用叶。如《太平惠民和剂局方》中的神效托里散，主治痈疽发背、肠痈、奶痈、无名肿毒等，方中用忍冬草（去梗）。宋代以前诸本草都记载忍冬，使用藤叶，没有单独用花者。

《本草正义》云："今人多用其花，实则花性轻扬，力量甚薄，不如枝蔓之气味俱厚。古人只称忍冬，不言为花，则并不用花入药，自可于言外得之。观《纲目》所附诸方，尚是藤叶为多，更是明证。"

《本草纲目》云："忍冬茎叶及花功用皆同。昔人称其治风、除胀、解痢为要药，而后世不复知用；后世称其消肿、散毒、治疮为要药，而昔人并未言及，乃知古今之理，万变不同，未可一辙论也。按陈自明《外科精要》云，忍冬酒治痈疽发背，初发便当服此，其效甚奇，胜于红内消。洪迈、沈括诸方所载甚详。"

《医学真传》云："余每用银花，人多异之，谓非痈毒疮疡，用之何益？夫银花之藤，乃宣通经脉之药也。……通经脉而调气血，何病不宜，岂必痈毒而后用之哉。"

综上可知，金银花、金银花叶和忍冬藤都有清热解毒的作用，金银花味清气薄，偏于上焦善走表，善治风热、温病，托毒外出；金银花叶功效与银花相类，而忍冬藤亦相类，还擅长疏风通络，现代研究表明其具有抗肿瘤作用。

古代医家以人体自身进行亿万次临床实践证明"花叶同效"。现代研究也证明，忍冬茎叶，尤其是叶的有效成分及药理作用不亚于花。而叶的药源远比花丰富，采集容易，价格便宜，应该充分利用。

20

荆芥(包括制药炒荆芥、荆芥炭)、荆芥穗
(包括制药炒荆芥穗、荆芥穗炭)

分别为唇形科植物荆芥的干燥地上部分和干燥花穗。

荆芥

为唇形科植物荆芥的干燥地上部分。别名"假苏"。

[**性味归经**]辛,微温。归肺、肝经。

[**功能**]发表,祛风,理血;炒炭止血。

[**主治**]感冒发热,头痛,咽喉肿痛;中风口噤;吐血,衄血,便血;崩漏,产后血晕;痈肿,疮疥,瘰疬。

①《神农本草经》:"主寒热,鼠瘘,瘰疬生疮,破结聚气,下瘀血,除湿痹。"

②《本草纲目》:"散风热,清头目,利咽喉,消疮肿。治项强,目中黑花,及生疮,阴㿗、吐血、衄血、下血、血痢、崩中、痔漏。"

[**用法用量**]内服:煎汤,5~10 g;或入丸、散。外用:捣敷、研末调敷或煎水洗。

荆芥能祛风解表而性较平和。治风寒证常与防风、羌活等配伍,如荆防败毒散;治风热证常与连翘、薄荷、桔梗等同用,如银翘散。荆芥亦能祛风止痒,宣散透疹,常与薄荷、蝉蜕、牛蒡子等配合应用。尚有消疮之效,常与防风、银花、连翘等同用。

[**使用禁忌**]表虚自汗、阴虚头痛忌服。

①《药性论》:"荆芥久服动渴疾。"

②《神农本草经疏》:"病人表虚有汗者忌之;血虚寒热而不因于风湿风寒者勿用;阴虚火炎面赤,因而头痛者,慎勿误入。"

[**现代研究**]荆芥主要化学成分为挥发油、黄酮类、萜类、有机酸及微量元素等,具有抗病毒、解热、镇痛、抗炎、抗过敏、抗肿瘤、抗氧化、免疫调节、抗菌、止血等作用。

现代临床应用于五官科疾病,如眼轮匝肌痉挛、耳带状疱疹、化脓性中耳炎、耳痛、头痛;呼吸系统疾病,如感冒、咳嗽、过敏性哮喘、过敏性鼻炎;肾系疾病,如急性肾小球肾炎、过敏性紫癜肾炎、尿毒症并水肿等;病毒性心肌炎;消化系统疾病,如慢性浅表性胃炎、痢疾、溃疡性结肠炎、糖尿病性便秘等;妇科疾病,如多囊卵巢综合征合并不孕症、子宫腺肌症痛经、乳腺增生病等;抑郁、焦虑等;皮肤病,如荨麻疹、面部痤疮、湿疹、脂溢性皮炎;泌尿系统疾病,如尿潴留、二便不通等。

异制辨析

由于炮制方法不同,又有炒荆芥、荆芥炭之分。

炒荆芥 取荆芥段,文火微炒,取出放凉。生品临床适用于感冒、头痛、风疹、疮疡初起等证,炒制后则对于便血和崩漏等疗效显著。

荆芥炭 取荆芥段,中火炒至表面焦黑色,内部焦黄色,取出放凉。荆芥炒炭后轻扬疏散之性已失,而黑能入血,有入血分而止血的作用,可用于便血、崩漏等症,在临床上常配合其他止血药同用。清《外科大成》凉血地黄汤,荆芥(炒黑)配伍黄芩、槐角、地榆(皆炒黑)散风凉血止血,主治痔疮肿痛出血。

荆芥穗

为唇形科植物荆芥的干燥花穗。

[**性味归经**]辛,微温。归肺、肝经。

[**功能**]解表散风,透疹,消疮。荆芥穗效用同荆芥,唯发散之力较强。

[**主治**]感冒,头痛;麻疹,风疹;疮疡初起。

[**用法用量**]内服:煎汤,5~10 g。

[**现代研究**]荆芥穗主要含有挥发油成分,且含量高于荆芥。挥发油成分被认为是生品发挥生物活性的主要物质基础之一,其中薄荷酮具有镇痛活性,胡薄荷酮具有止痛和抗炎作用。

临床应用于荨麻疹、玫瑰糠疹,手足口病、水痘、流行性腮腺炎,鼻窦炎,咳嗽变异性哮喘,不孕症等。

异制辨析

由于炮制方法不同,又有炒荆芥穗、荆芥穗炭之分。

炒荆芥穗 取荆芥穗段,文火微炒,取出放凉。《普济本事方》槐花散,荆芥穗辛散疏风,炒用入血分而止血,配伍槐花、侧柏叶、枳壳凉血止血,主治肠风脏毒。

荆芥穗炭 取荆芥穗段,中火炒至表面黑褐色,内部焦黄色,取出放凉。炒炭后善于收涩止血,用于女子崩漏、大便下血等出血之证。

异取辨析

荆芥和荆芥穗性味归经及功效大体一致,二者功能主治均包括解表散风、理血止血、透疹消疮和消食醒酒等,惟荆芥穗效用更佳。《本草纲目》云:"荆芥,入足厥阴经气分,其功长于祛风邪,散瘀血,破结气,消疮毒。盖厥阴乃风木也,主血而相火寄之。故风病、血病、疮病为要药。"《本草述》云:"荆芥之用,取花实成穗者,是其功重于穗也"。荆芥为"入血分之风药",荆芥穗位于荆芥植株顶端,轻浮上行,是以升散力甚。

21

茯苓(包括制药炒茯苓、朱茯苓)、茯苓皮、赤茯苓、茯神(包括制药朱茯神)、茯神木

分别为多孔菌科真菌茯苓的干燥菌核、菌核的干燥外皮、菌核近外皮部的淡红色部分、菌核中间天然抱有松根的白色部分和菌核中间的松根。

茯苓

为多孔菌科真菌茯苓的干燥菌核。

[**性味归经**] 甘、淡,平。归心、肺、脾、肾经。

[**功能**] 渗湿利水,益脾和胃,宁心安神。

①《本草衍义》:"茯苓、茯神,行水之功多,益心脾不可阙也。"

②《药品化义》:"茯苓最为利水除湿要药,书曰健脾,即水去而脾自健之谓也。"

③《世补斋医书》:"茯苓一味,为治痰主药。痰之本,水也,茯苓可以行水;痰之动,湿也,茯苓又可以行湿。"

[主治] 小便不利,水肿胀满,痰饮咳逆;呕哕、泄泻;遗精、淋浊;惊悸、健忘。

①《神农本草经》:"主胸胁逆气,忧恚惊邪恐悸……利小便。"

②《本草纲目》:"后人治心病必用茯神,故洁古张氏于风眩心虚,非茯神不能除,然茯苓未尝不治心病也。"

[用法用量] 内服:煎汤,10~15g;或入丸、散。宁心安神用朱砂拌。

茯苓利水而不伤气,药性平和,为利水渗湿要药。凡水湿、停饮均适用。常与猪苓、泽泻同用以加强利水渗湿作用,并随湿热、寒湿等不同性质,配伍有关药物。如湿热配车前子、木通;寒湿配附子、干姜等。茯苓既能利水渗湿,又能健脾,故脾弱运迟、水湿停蓄者用之,有标本兼顾之效,停饮所致的头眩、心悸、咳嗽,亦为要药。与白术同用,其健脾利湿之功益彰,如五苓散、苓桂术甘汤等。茯苓能健脾,脾虚体倦、食少便溏者,与党参、白术、甘草等补脾药同用,即四君子汤。茯苓亦能宁心安神,常与朱砂、枣仁、远志等安神药同用。

[使用禁忌] 虚寒精滑或气虚下陷者忌服。

[现代研究] 茯苓含有三萜类、多糖类、甾醇类、二萜类、蛋白质、氨基酸、有机酸及其酯类、黄酮类及微量元素等,其中多糖类和三萜类成分是其发挥药效的主要活性成分,具有促进机体水液代谢、调节胃肠道功能、镇定、抗肿瘤、护肝、改善肾功能、提高免疫功能、抗病毒、抗氧化、抗抑郁、降低血糖等作用。

临床常用来治疗水肿、炎症、糖脂代谢类疾病、动脉粥样硬化、肝脏疾病、胃肠道疾病、骨质疏松、失眠、焦虑等。

 异制辨析

由于炮制方法不同,又有炒茯苓、朱茯苓之分。

炒茯苓 宋《王氏博济方》中记载"以水中澄去浮者,炒用",同时期

《普济本事方》也要求白茯苓"切微炒",指出了茯苓的炒制程度,而明《普济方》要求茯苓"炒另黄",即对炮制后茯苓的颜色进行了描述,分析其原因主要是茯苓炒者可增强其功效。

朱茯苓 将茯苓用朱砂细粉炮制后所得,最早可见于《汤液本草》中,其功效主要是宁心安神,用于心神不安、惊悸失眠。

茯苓皮

为多孔菌科真菌茯苓菌核的干燥外皮。

[性味归经] 甘、淡,平。归肺、脾、肾经。

[功能] 利水,消肿。

[主治] 水肿肤胀,小便不利。

[用法用量] 内服:煎汤,15～30 g。

常与生姜皮、桑白皮、陈皮、大腹皮同用,如五皮散。

[现代研究] 茯苓皮主要含茯苓多糖和三萜两大类,还含有甾醇类、挥发性成分、脂肪酸、蛋白质、腺嘌呤、氨基酸,以及钙、镁、铁、钾等无机元素,具有抗氧化、降血脂、增强免疫、抗癫痫等作用。

临床主要应用于治疗肾脏和膀胱疾病引起的水肿,水潴留,肝硬化腹水、尿路感染、肺部感染等炎症,以及高尿酸血症,高脂血症,肿瘤,癫痫等疾病。

赤茯苓

为多孔菌科真菌茯苓菌核近外皮部的淡红色部分。

[性味归经] 甘、淡,平。归心、脾、膀胱经。

[功能] 行水,利湿热。

[主治] 小便不利,淋浊,泻痢。

[用法用量] 内服:煎汤,6～12 g;或入丸、散。

[使用禁忌] 虚寒精滑或气虚下陷者忌服。

[现代研究] 赤茯苓主要化学成分为茯苓多糖和三萜等,还含有甾醇类,以及氨基酸、脂肪酸、挥发油、微量元素、钾盐等其他成分,具有抗氧

化、降血脂、增强免疫、抗癫痫等作用。

临床主要用于治疗膀胱炎、尿路感染,以及肾盂肾炎、腹泻、痢疾等,对高血压、高脂血症、糖尿病有一定的辅助治疗作用。

茯神

为多孔菌科真菌茯苓菌核中间天然抱有松根(即茯神木)的白色部分。

[性味归经] 甘、淡,平。归心、脾经。

[功能] 宁心,安神,利水。

[主治] 心虚惊悸,健忘,失眠,惊痫,小便不利。

[用法用量] 内服:煎汤,9~15g;或入丸、散。

[使用禁忌] 肾虚小便不利或不禁、虚寒滑精者慎。

[现代研究] 茯神中含有丰富的茯苓多糖、三萜类、挥发油等活性成分,具有抗肿瘤、抗氧化、免疫调节、抗炎、利尿、镇静催眠、预防肾纤维化、预防急性白血病等作用。

临床应用于焦虑症、情绪综合征、失眠方面有显著效果,亦可用于治疗肾炎、糖尿病、癫痫、健忘、心脏疾病等。

炮制辨析

朱茯神　取茯神块,喷淋清水,稍闷润,加朱砂细粉,撒布均匀,至茯神外面粘满朱砂为度,晾干。其功效主要为镇静安神、清热解毒、利水,主治心悸失眠、烦躁不宁、健忘、惊悸、疮痈肿毒、高热神昏、吐血、视物不明。现代研究表明,可治疗精神疾患、神经性呕吐、慢性支气管炎、结核盗汗、急性菌痢、病毒性心肌炎、面神经炎等。

茯神木

为多孔菌科真菌茯苓菌核中间的松根。

[性味归经] 甘,平。归肝、心经。

[功能] 平肝安神。

《中药志》:"宁心安神。"

[主治] 惊悸健忘,中风语謇,脚气转筋。

① 《药性论》:"治中偏风,口面㖞斜,毒风筋挛,不语,心神惊掣,虚而健忘。"

② 《本草纲目》:"治脚气痹痛,诸筋牵缩。"

[用法用量] 内服:煎汤,6～9g;或入丸、散。

[使用禁忌] 血虚者禁用。

[现代研究] 茯神木主要含有茯苓多糖、萜类、黄酮类、生物碱等成分,具有抗氧化、抗肿瘤、增强机体免疫力、降血压和抗菌等作用。

临床主要用于治疗失眠、惊痫、健忘、惊风、癫痫、心脑血管疾病、水肿、肿瘤、高血压等疾病。

异取辨析

茯苓不同药用部位的功效有所区别。茯苓皮利水消肿;赤茯苓行水、利湿热、益心润肺;茯苓利水渗湿、健脾宁心;茯神养心安神、利水消肿、补虚治劳。这可能与活性成分存在差异有关,茯苓三萜类化合物是茯苓中主要有效成分之一,具有抗肿瘤、抗炎、利尿、免疫调节等作用,茯苓三萜类化合物含量总和和大部分单一茯苓三萜类化合物在不同药用部位中的含量均是茯苓皮＞赤茯苓＞茯神＞茯苓。

22

栀子(包括山栀仁、山栀皮;制药炒栀子、姜栀子、焦栀子、栀子炭)、栀子花根、栀子叶、栀子花

分别为茜草科植物栀子的干燥成熟果实、根、叶和花。

栀子

为茜草科植物栀子的干燥成熟果实。又名"山栀"。

[性味归经] 苦,寒。入心、肺、三焦、胃经。

①《雷公炮制药性解》:"入心、肺、大小肠、胃、膀胱六经。"

②《药品化义》:"入肺、胃、肝、胆、三焦、胞络六经。"

[功能] 泻火除烦,清热利湿,凉血解毒。外用消肿止痛。

[主治] 热病心烦,湿热黄疸,淋证涩痛,血热吐衄,目赤肿痛,火毒疮疡;外治扭挫伤痛。

栀子轻清上行,能泻肺火,去肌表热,在外感热病、表里有热之际,能起双解作用;本品苦寒泄降,又能泄三焦火,凉血清心热,可用于热病心烦,血热妄行及热淋尿血等症。山栀既能清气分热,又能清血分热。至于泄热利湿,可用治黄疸,也是它的特长。

[用法用量] 内服:煎汤,6～10 g。外用:生品适量,研末调敷。

本品配黄芩,能泻肺火、泻三焦火、清心热;再加淡豆豉,能双解表里之热;配以生地、丹皮,能凉血止血,治血热妄行、吐衄尿血;配以黄柏、茵陈,能清热利湿,治湿热黄疸。

[使用禁忌] 脾虚便溏者忌服。

①《本草汇言》:"吐血衄血,非阳火暴发者忌之。"

②《得配本草》:"邪在表,虚火上升,二者禁用。"

[现代研究] 栀子含栀子苷、异栀子苷、山栀子苷、栀子酮苷等多种环烯醚萜苷类,熊果酸、绿原酸等多种有机酸类,栀子素、藏红花素、藏红花酸等多种色素,以及D-甘露醇、β-谷甾醇等。环烯醚萜苷等为栀子利胆作用的主要化学成分。熊果酸有安定和降温作用。栀子有显著利胆作用,包括促进胆汁分泌、胆囊收缩、减少胆红素;利胰作用,包括降低胰淀粉酶、促进胰腺分泌;镇静、降压;抗微生物;双向调节肠管平滑肌作用,低浓度兴奋,高浓度抑制;致泻等作用。栀子外用具有加速软组织愈合的作用。

现代临床可治疗胆道炎症引起的黄疸和急性黄疸型肝炎。栀子粉内服可用于上消化道出血,亦可外用于局部止血。栀子粉外用可治疗扭挫伤,为福建民间常用方法。

异取辨析

由于取用部位不同,故有山栀仁和山栀皮之分。

山栀仁 取净栀子,用剪刀从中间对剖开,剥去外皮取仁。

山栀皮 即生栀子剥下的外果皮。

过去在临床应用方面有山栀皮去肌表热、山栀仁清心热的用法,现在上海地区已予简化,均用整个栀子,不再分栀皮、栀仁。

栀子苷主要集中在栀子仁中,栀子皮中含量相当低;以生品含量最高,炒黄、炒焦后有所下降,炒炭后明显降低。姜制、酒制后栀子苷变化不大。栀子仁中含栀子苷较高,栀子皮含量较低,这与传统理论"内热用仁,表热用皮"是一致的。且炒制程度越深,利胆作用越轻。

栀子首见于《神农本草经》。仲景方中的栀子仅要求擘开,晋代《肘后备急方》中出现了栀子去皮用种仁的记载,元代开始对栀子去皮与留皮的功效进行比较,明清时期,炒制栀子的应用逐渐增加。由于栀子种皮薄而酥脆,种仁质硬,在炒制过程中很难炒到一起,这在焦栀子的炮制过程中是难以回避的问题。

栀子去皮有以下几种作用:一是去心胸中热。元代王好古《汤液本草》载栀子"用仁,去心胸中热,用皮,去肌表热。"这种观点是元代的主流,后世多遵循此法。二是去心经热。元代尚从善《本草元命苞》载栀子"连皮泄肺热,去壳入心经",文中将王好古定位的"心胸"范围,进一步缩窄到"心"。三是内热用仁。清代汪昂《本草备要》载栀子"内热用仁,表热用皮",这显然是对栀子清泻火热内郁的功效而言。四是下焦病用仁。《本草纲目》载栀子"治上焦、中焦连壳用。下焦去壳,洗去黄浆,炒用。"

异制辨析

由于炮制方法不同,又有炒栀子、姜栀子、焦栀子、栀子炭之分。

炒栀子 取净栀子,文火炒至金黄色。栀子苦寒之性较强,易伤中气,且对胃有一定刺激性,脾胃虚弱者易致恶心,炒后可缓和苦寒之性,对胃的刺激减小。

姜栀子 取净栀子,或碾碎,加姜汁,文火炒至金黄色。栀子与生姜配伍,首见于《伤寒论》的栀子生姜豉汤,原书76条载:"发汗吐下后,虚烦不得眠。若剧者,必反复颠倒,心中懊侬,栀子豉汤主之。若少气者,栀子甘草豉汤主之。若呕者,栀子生姜豉汤主之。"可见栀子生姜豉汤治疗的是热郁胸膈所致的心烦呕逆证。由此可见后世用姜汁制栀子主要受此启发,是对热郁胸膈呕逆,汤药难以下咽者而设,乃取生姜止呕作用。另外由于栀子苦寒,对于过服热耗之剂的心胃痛,往往需用姜汁佐制。

焦栀子 取净栀子,或碾碎,中火炒至表面焦褐色或焦黑色,果皮内表面和种子表面为黄棕色或棕褐色。炒栀子与焦栀子均有清热除烦作用,但焦栀子较炒栀子苦寒之性略弱,炒栀子一般热较甚者用,脾胃较虚弱的用焦栀子。

栀子炭 取净栀子,或碾碎,武火炒至黑褐色,但须存性。栀子炭偏于凉血止血,多用于吐血、咯血、咳血、衄血、尿血、崩漏等出血证。

栀子花根

为茜草科植物栀子的根。

[**性味归经**]甘、苦,寒。入肝、胆、胃经。

[**功能**]泻火解毒,清热利湿,凉血散瘀。

[**主治**]传染性肝炎,黄疸型肝炎,感冒高热,风火牙痛,吐血,鼻衄,菌痢,淋病,肾炎水肿,疮痈肿毒,跌打损伤。

[**用法用量**]内服:煎汤,15～30 g。外用:捣敷。

[**现代研究**]栀子花根含有丰富的挥发性物质,以及 D-甘露醇、豆甾醇、齐墩果酸酯等,具有良好的利胆退黄功效,能改善胆囊功能。

现代临床用于治疗急性传染性肝炎、高热、肾炎、出血吐血等病症。

栀子叶

为茜草科植物栀子的叶。

[**性味归经**]苦、涩,寒。入肺、肝、肾经。

[**功能**]活血消肿,清热解毒。

[**主治**]跌打损伤,疔毒,痔疮,下疳。

《本草求原》:"洗痔痔疗,散毒疮;同鸡煮,则祛风。"

[**用法用量**]内服:煎汤,3～9 g。外用:适量,捣敷;或煎水洗。

[**现代研究**]栀子叶、叶柄含栀子苷、去羟栀子苷。

栀子叶可以用来治疗跌打损伤、烫伤等症。

栀子花

为茜草科植物栀子的花。

[**性味归经**] 苦,寒。入肺、肝经。

[**功能**] 清肺止咳,凉血。

[**主治**] 肺热咳嗽、鼻衄。

《滇南本草》:"泻肺火,止肺热咳嗽,止衄血,消痰。"

[**用法用量**] 内服:煎汤,6～10g;或焙研吹鼻。

[**现代研究**] 栀子花含挥发油、黄酮、栀子苷、栀子次苷、鞣质、藏红花酸等成分,对溶血性链球菌和部分皮肤真菌有抑制作用,能利胆,还能抑制中枢,有退热作用。

临床上栀子花对黄疸型肝炎有良好疗效。

异取辨析

在传统医药书籍和地方草药书上均可见栀子的根、叶、花和果实的功效相似。根味甘苦,亦有利胆退黄和解毒消瘀的功效;叶味苦涩,亦可清热解毒和活血消肿;而花的作用较弱,有清肺凉血作用,多用于肺热咳嗽和鼻衄,与花气味清轻作用于上焦颇为契合。现代研究发现栀子的不同部位均具有一定抗氧化能力,同时栀子叶具有超越栀子果的抗氧化活性。

23

枸杞子(包括制药炒枸杞子)、枸杞叶、地骨皮

分别为茄科植物宁夏枸杞的干燥成熟果实、嫩茎叶和干燥根皮。

枸杞子

为茄科植物宁夏枸杞的干燥成熟果实。

[性味归经]甘,平。归肝、肾经。

[功能]滋肾,润肺,补肝,明目。

《本草经集注》:"补益精气,强盛阴道。"

[主治]肝肾阴亏,腰膝酸软,头晕,目眩,目昏多泪,虚劳咳嗽,消渴,遗精。

①《食疗本草》:"能益人,去虚劳。"

②《汤液本草》:"主渴而引饮,肾病消中。"

[用法用量]内服:煎汤,6～12g;熬膏、浸酒或入丸、散。

枸杞子为滋补肝肾、明目之良药,凡肝肾阴虚诸证,均可应用。如杞菊地黄丸,与菊花、地黄等同用,为治肝肾阴虚之头晕目眩、视力减退的常用方剂;《古今录验方》中配伍干地黄、天门冬,治肝肾阴虚之腰膝痿软、遗精;民间验方单用蒸熟嚼食,治消渴。枸杞子亦有滋阴润肺的功效,可配伍麦冬、知母、贝母等养阴清肺化痰药同用。

[现代研究]枸杞子药用成分主要包括枸杞多糖、黄酮多酚、类胡萝卜素、生物碱,还有丰富的维生素、氨基酸、无机盐、酶类,以及大量矿物质元素,具有抗氧化、抗肿瘤、保肝、保护神经、保护视力,以及降血糖、降血脂、降血压、抗抑郁与焦虑、防治神经系统疾病、抗炎抑菌等功效。

临床主要应用于治疗糖尿病、高脂血症、高血压、甲状腺功能亢进、老年退行性病变、焦虑、抑郁、夜尿、慢性肝炎、肝纤维化、强直性脊柱炎、性功能障碍、激素水平低下、慢性肾炎蛋白尿、贫血等疾病。

异制辨析

炒枸杞子 邓来送《中药炮制》曰:"若取其减去滋腻性,将拣尽枸杞子投入锅内,用文火炒至黄色稍有焦点为度"。清《冯氏锦囊秘录》指出清炒可减弱其滋腻之性。

枸杞叶

为茄科植物宁夏枸杞的嫩茎叶。

[性味归经]甘、苦,凉。归心、肺、脾、肾经。

[功能]补虚益精,清热,止渴,祛风明目。

①《食疗本草》:"坚筋耐老,除风,补益筋骨,能益人,去虚劳。"

②《日华子诸家本草》:"除烦益志,补五劳七伤,壮心气,去皮肤骨节间风,消热毒,散疮肿。"

③《本草纲目》:"去上焦心肺客热。"

④《本经逢原》:"能降火及清头目。"

[主治] 虚劳发热,烦渴;目赤昏痛,障翳夜盲;崩漏带下,热毒疮肿。

《生草药性备要》:"明目,益肾亏,安胎宽中,退热,治妇人崩漏下血。"

[用法用量] 内服:煎汤,鲜品 60～240 g;或煮食;或捣汁。外用:适量,煎水洗;或捣汁滴眼。

《药性论》:"能补益精诸不足,易颜色,变白,明目,安神。和羊肉作羹,益人,甚除风,明目;若渴可煮作饮,代茶饮之;发热诸毒烦闷,可单煮汁解之,能消热面毒;主患眼风障赤膜昏痛,取叶捣汁注眼中。"

[使用禁忌]《药性论》:"与奶酪相恶。"

[现代研究] 枸杞叶富含黄酮类、酚酸类、多糖类,以及甜菜碱、精胺和亚精胺生物碱类等成分,具有抗氧化、降血糖、调血脂、增强免疫、神经保护、抗肿瘤、延缓衰老、抗菌及美白等作用。

临床多应用于治疗糖尿病及其眼底病变、肾损害等并发症,亦可用于过敏性哮喘、炎症、高血脂、高血压、动脉硬化、夜盲症、急性结膜炎等疾病。

地骨皮

为茄科植物枸杞或宁夏枸杞的干燥根皮。

[性味归经] 甘,寒。归肺、肝、肾经。

[功能] 凉血除蒸,清肺降火。

《汤液本草》:"泻肾火,降肺中伏火,去胞中火,退热,补正气。"

[主治] 阴虚潮热,骨蒸盗汗;肺热咳嗽,咯血、衄血,内热消渴。

①《洁古珍珠囊》:"解骨蒸肌热,消渴,风湿痹,坚筋骨,凉血。"

②《本草求真》:"虽与丹皮同治骨蒸之剂,但丹皮味辛,能治无汗骨蒸,此属味甘,能治有汗骨蒸。"

[用法用量] 内服:煎汤,9～15 g;或入丸、散。外用:煎水含漱、淋洗,

研末撒或调敷。

地骨皮善清虚热，常与知母、鳖甲等同用，如地骨皮汤。能清泄肺热，热去则肺气清肃而喘咳自止，常与桑白皮、甘草同用，如泻白散。可清血热而收止血之效，常与白茅根、侧柏叶等凉血止血药同用。此外，地骨皮泄热邪而止烦渴，须与养阴生津药如地黄、天花粉等配伍；又能泻肾经浮火而止虚火牙痛。

[使用禁忌] 外感风寒发热及脾虚便溏者不宜用。

[现代研究] 地骨皮含有机酸、脂类、酰胺、生物碱、环肽类等成分，具有降血压、降血糖、降血脂、抑菌、抗炎、解热、镇痛等作用。

临床广泛应用于治疗糖尿病及其并发症、炎症、高血脂、高血压病等。

异取辨析

枸杞不仅是果实可以入药，其他部位也各有效用。

枸杞全草可入药，《本草纲目》记载："春采枸杞叶，名叫天精草；夏采花，名叫长生草；秋采子，名叫枸杞子；冬采根，名叫地骨皮。"枸杞苗叶粗蛋白含量较高，并含有多种氨基酸。在南方民间，春天采枸杞嫩叶作为野菜食用。将枸杞叶用开水焯烫去掉苦涩味，无论炒食、煮食或凉拌，均能除邪热，明目轻身。枸杞子药用的详细记述，始载于《神农本草经》，列为上品，具有滋肾、补肝、明目之功效。地骨皮为常见退虚热药，有凉血退蒸、清泄肺热的功效，多用于阴虚发热、骨蒸潮热、盗汗，还具有抑制伤寒沙门菌、痢疾志贺菌和结核杆菌等作用，可广泛应用于多种细菌感染性疾病如肠伤寒、肺结核等。

24

砂仁、砂仁壳、砂仁花

分别为姜科植物阳春砂、绿壳砂或海南砂的干燥成熟果实、干燥成熟果实的果壳和干燥花。

砂仁

为姜科植物阳春砂、绿壳砂或海南砂的干燥成熟果实。

[性味归经] 辛,温。归脾、胃、肾经。

[功能] 行气调中,和胃,醒脾。

[主治] 腹痛痞胀,胃呆食滞,噎膈呕吐,寒泻冷痢,妊娠胎动。

①《药性论》:"主冷气腹痛,止休息气痢,劳损,消化水谷,温暖脾胃。"

②《日华子诸家本草》:"治一切气,霍乱转筋,心腹痛。"

③《药品化义》:"若呕吐恶心,寒湿冷泻,腹中虚痛,以此温中调气;若脾虚饱闷,宿食不消,酒毒伤胃,以此散滞化气;若胎气腹痛,恶阻食少,胎胀不安,以此运行和气。"

④《本草纲目》:"补肺醒脾,养胃益肾,理元气,通滞气,散寒饮胀痞,噎膈呕吐,止女子崩中,除咽喉口齿浮热,化铜铁骨鲠。"

[用法用量] 内服:煎汤,3～6g,入煎剂宜后下;或入丸、散。

砂仁辛散温通,善于化湿、行气,为醒脾和胃之良药。凡脾胃湿阻及气滞所致的脘腹胀痛,不思饮食,呕吐泄泻等均可应用。湿阻者,可配厚朴、苍术、白豆蔻;气滞食积者,可配木香、枳实、白术,即香砂枳实丸;脾虚气滞者,配党参、白术等,如香砂六君子丸。砂仁有温中作用,故对脾寒泄泻颇为适宜。可单用为末吞服,或配干姜、附子等温里药。

砂仁亦能行气和中而达止呕、安胎之效。妊娠中虚气滞而致呕吐、胎动不安者,可与白术、苏梗等配伍。

[使用禁忌] 阴虚有热者忌服。

①《神农本草经疏》:"凡腹痛属火,泄泻得之暑热,胎动由于血热,咽痛由于火炎,小儿脱肛由于气虚,肿满由于湿热,上气咳嗽由于火冲迫肺而不由于寒气所伤,皆须详察鉴别,难以概用。"

②《药品化义》:"肺有伏火忌之。"

③《得配本草》:"气虚肺满禁用。"

[现代研究] 砂仁中主要含有挥发油、黄酮类、多酚类、多糖、有机酸

等,具有胃肠道保护、镇痛抗炎、止泻、抑菌、调节菌群、抗氧化和降血糖等作用。

现代临床常用于治疗急慢性胃炎、胃及十二指肠溃疡、慢性胆囊炎、肠易激综合征、小儿厌食症等疾病,亦可用于治疗胎动不安及妊娠恶阻。

砂仁壳

为姜科植物阳春砂、绿壳砂或海南砂的干燥成熟果实的果壳。

[性味归经] 辛,温。归脾、胃、肾经。

[功能] 化湿开胃,温脾止泻,理气安胎。

《中国医学大辞典》:"功用与砂仁同,而较为平和。"

[主治] 脾胃气滞,脘腹胀满,呕恶。

[用法用量] 内服:3～6g,入煎剂宜后下;或烧存性研末。外用:煅研撒。

①《秘传证治要诀》:"治热壅上焦,咽喉疼痛:缩砂壳烧灰存性,研末,水调服之。"

②《黎居士简易方论》:"治口吻生疮:缩砂壳,煅,研,擦之。"

[现代研究] 砂仁壳富含挥发油以及抗氧化性成分,有抑菌、抗氧化等作用。

现代临床常用于治疗胃肠疾病,亦可用于治疗胎动不安及妊娠恶阻。

砂仁花

为姜科植物阳春砂、绿壳砂或海南砂的干燥花。

[性味归经] 辛,温。归脾、胃、肾经。

[功能] 化湿开胃,温脾止泻,理气安胎。

砂仁花性味、功效与砂仁相同,但温性略减,力较薄弱。

①《中国医学大辞典》:"利肺快膈,调中和胃。"

②《饮片新参》:"宽胸理气,化痰,治喘咳。"

[主治] 脾胃气滞,脘腹胀满,呕恶。

[用法用量] 内服:3～6g,入煎剂宜后下。

[现代研究]砂仁花中主要含有挥发油、黄酮类化合物等,具有胃肠道保护、镇痛抗炎、止泻、抑菌、调节菌群、抗氧化和降血糖等作用。

现代临床常用于治疗胃肠系统疾病,亦可用于治疗胎动不安及妊娠恶阻。

异取辨析

砂仁气味辛温,气味芳香,化湿而能行气,故治湿阻中焦,脾胃气滞;温中而能止泻,故治寒湿为患,大便泄泻。更有行气安胎之功,能治胎动、恶阻诸症。以其入脾胃肾经,故为中下焦寒湿气滞要药。《中药别名大辞典》中记载,砂仁壳为砂仁之果壳,性味功效与砂仁相似,但温性略减,化湿、行气之力较弱。适用于脾胃气滞,脘腹胀满,呕恶食少等证。焦树德《用药心得十讲》云:"砂壳也有理气醒胃的作用,但缺乏砂仁温中散寒的效力。砂壳气味薄,燥性小,肝旺脾弱者用之合宜"。清代名医程钟龄认为砂仁壳与砂仁相比,更能宽胸启膈,行气解郁,故在启膈散一方中使用砂仁壳,而非砂仁。还有医家认为砂仁壳煅烧、研末后,可单用治疗热壅上焦致咽喉疼痛和口舌生疮。砂仁花对消化道的作用稍弱,但有较好的疏肝解郁、行气宽胸功效,可用于肝胃不和的胸胁苦满,嗳气吞酸,经前乳胀、痛经。

25

莱菔子(包括制药炒莱菔子)、莱菔叶、地骷髅

分别为十字花科植物萝卜的干燥成熟种子、根出叶及老根。

莱菔子

为十字花科植物萝卜的干燥成熟种子。

[性味归经]辛、甘,平。归肺、脾、胃经。

[功能] 下气定喘,消食化痰。

[主治] 咳嗽痰喘,食积气滞,胸闷腹胀,下痢后重。

《本草纲目》:"下气定喘,治痰,消食除胀,利大小便,止气痛,下痢后重,发疮疹。"

[用法用量] 用时捣碎。内服:煎汤,5~12 g;或入丸、散。外用:研末调敷。

《日华子诸家本草》:"水研服吐风痰,醋研消肿毒。"

莱菔子功擅消食化积,能除胀行滞,常与山楂、神曲、陈皮等品配伍,可增强消食和中之力,如保和丸;若食积停滞而兼有脾虚证者,可在前方中加白术以消补并施,如大安丸。莱菔子有降气消痰之功,常与白芥子、苏子配合同用,即三子养亲汤。

[使用禁忌] 气虚者慎服。

《本草从新》:"虚弱者服之,气喘难布息。"

[现代研究] 莱菔子主要含莱菔子素、降压物质芥子碱硫氰酸盐、微量挥发油、脂肪油、多肽等成分。此外,还含有硬脂酸、γ-谷甾醇及β-谷甾醇、正三十烷、氨基酸、蛋白质、糖类、酚类、生物碱、黄酮苷、植物甾醇、维生素类及辅酶Q等。莱菔子具有抗菌、祛痰、镇咳、平喘、增强消化道运动、降压、抗肾上腺素等作用。

临床主要用于治疗消化系统的疾病,如便秘、术后腹胀、肠梗阻、胃炎等,还可用于呼吸系统、心血管系统、皮肤科及儿科疾病的治疗。

异制辨析

炒莱菔子　取净莱菔子,文火炒至微鼓起,取出放凉。清代《本草求真》:"生用研汁,能吐风痰……炒熟则下气定喘,消食宽胀。一生一熟,性气悬殊。"随着临床治疗手段的发展,生品的涌吐风痰作用应用逐渐减少,多用炒莱菔子入药,以突出其消食除胀、降气化痰的功效。

莱菔子具有"生升熟降,生熟异治"的药性特点。明《本草纲目》载:"生能升,熟能降。升则吐风痰,散风寒,发疮疹;降则定痰喘咳嗽,调下痢后重,止内痛。"莱菔子生品研末冲服或温水调服时,挥发油类成分可直接服入体内,在胃酸和分解酶的作用下,分解产生异硫氰酸-4-甲基乙酯、异硫氰酸己酯、二甲基三硫醚等生莱菔子中特有的成分,在胃中发挥作用,对胃产生刺激性或致呕作用。生品入煎剂时,可使具有促进胃肠运动作用的硫苷类成分在煎煮过程中,发生酶解反应,使促进胃肠运动作用缓和,与莱菔子脂肪油等其他成分协同作用,突出了其性主升散,涌吐风痰等作用。莱菔子炒品入煎剂或丸散剂内服,首先可明显改变其气味,产生特有的香气,炒制破坏了莱菔子硫苷分解酶的活性,抑制了硫苷类成分在煎煮过程中产生对胃有刺激性的成分,缓和了对胃肠道的刺激性。与莱菔子脂肪油等其他成分协同作用,使性转沉降,发挥消食除胀,降气化痰作用。

莱菔叶

为十字花科植物萝卜的根出叶。别名:莱菔缨。

[**性味归经**] 辛、苦,平。归肺、脾、胃经。

①《滇南本草》:"性温,味甘。"

②《本草从新》:"辛苦,温。"

③《饮片新参》:"咸,平。"

[**功能**] 消食,理气。

①《本草纲目》:"莱菔,根、叶同功,生食升气,熟食降气。"

② 崔禹锡《食经》:"消食和中。"

③《本草再新》:"化痰止咳,消食理气。"

[**主治**] 胸膈痞满作呃,食滞不消,泻痢;喉痛;妇女乳肿,乳汁不通。

①《滇南本草》:"白萝卜杆叶,治脾胃不和,宿食不消,胸膈膨胀,噎膈,打呃,呕吐酸水,赤白痢疾,妇人乳结、乳肿,经闭。"

②《随息居饮食谱》:"凡一切喉症,时行瘟疫,斑疹疟痢,水土不服,饮食停滞,痞满疳痘,胀泻,脚气,痧毒诸病,洗尽浓煎服之。"

[**用法用量**] 内服:煎汤,10～15 g;或入散剂,鲜者捣汁。

[**使用禁忌**] 气虚血弱者禁用。

[**现代研究**] 莱菔叶富含精油、多种维生素和抗病毒成分,其蛋白质、维生素及微量元素含量远远高于根部,具有保肝、促进胃肠蠕动、保护心血管活性等功能。

临床应用于呕吐、腹胀、胃痛、痢疾、咳嗽、痛风、咽喉痛、妇女乳房肿痛、乳汁不通等疾病,外治可用于损伤瘀肿。

地骷髅

为十字花科植物莱菔的老根,经晒干而成。又名"地枯萝"。

[**性味归经**] 辛、甘,平。归肺、脾、胃经。

[**功能**] 宣肺化痰,消食,利水。

《本草纲目拾遗》:"能大通肺气,解煤炭熏人毒。"

[**主治**] 咳嗽多痰;食积气滞,脘腹痞闷胀痛;水肿喘满,噤口痢疾。

①《分类草药性》:"止咳化痰,消肿气,面积,治痢症。"

②《天宝本草》:"消痰,除积聚。诸般气滞,肚腹胀满。"

③《贵州民间方药集》:"煮水可治冻疮,洗脚可减少脚汗。"

[**用法用量**] 内服:煎汤,10～30 g;或入丸剂。外用:煎水洗。

[**现代研究**] 地骷髅中含有多种生物碱、类黄酮化合物等化学成分,具有抗肿瘤、改善免疫力、促进血液循环等作用。

临床应用于咳嗽、消化不良、糖尿病、脚气、黄疸、痢疾、心血管疾病和动脉硬化等的治疗。

异取辨析

莱菔的根、叶和种子均可入药。

莱菔子辛、甘、平,有下气定喘、消食化痰之效;莱菔叶辛、苦、温,功能清咽、和胃,适用于咽痛,下痢赤白,消化不佳,还能解酒毒;地骷髅辛、甘、平,偏于利尿消肿,适用于水肿尿少、面黄肿胀、胸膈饱闷、食积腹泻、痢疾及痞块等症。

《本草求真》云:"莱菔子(专入脾肺)。气味甚辛,生用研汁,能吐风痰,有倒墙推壁之功,迅利莫御。若醋研敷,则痈肿立消。炒熟则下气定喘,消食宽膨。一生一熟,性气悬殊。菔根性亦类子(生升熟降),但生则克血消瘀治痢(汪昂云:夏月食其菜数斤则不患痢。秋月以菜叶摊屋瓦上,任霜雪打压,至春收之,煎汤饮,治痢得效。),熟则生痰助湿。"

26

莲子（包括制药炒莲肉）、莲衣、莲须、莲子心（包括制药朱莲心）、莲房（包括制药莲房炭）、石莲子

分别为睡莲科植物莲的干燥成熟种子、种皮、干燥雄蕊、成熟种子中的干燥幼叶及胚根、干燥花托和经霜老熟干燥种子。

莲子

为睡莲科植物莲的干燥成熟种子。

[**性味归经**] 甘、涩，平。归脾、肾、心经。

[**功能**] 养心，益肾，补脾，涩肠。

①《神农本草经》："主补中，养神，益气力。"

②《本草纲目拾遗》："令发黑，不老。"

③《食医心鉴》："止渴，去热。"

④《滇南本草》："清心解热。"

[**主治**] 夜寐多梦；遗精，淋浊；久痢，虚泻；妇人崩漏带下。

①《日用本草》："止烦渴，治泻痢，止白浊。"

②《本草纲目》："交心肾，厚肠胃，固精气，强筋骨，补虚损……止脾泄久痢，赤白浊，女人带下崩中诸血病。"

[**用法用量**] 内服：煎汤，6～15 g；或入丸，散。

莲子有补脾止泻功效，多与人参、白术、茯苓、山药等同用，如参苓白术散。有补肾固精功效，配伍沙苑子、龙骨、牡蛎、莲须等同用，如金锁固精丸，治遗精滑精等证，还可用于妇女崩漏、白带过多等证。本品亦能养心益肾，交通心肾，可配伍麦冬、茯神、柏子仁等清心安神药同用。

[**使用禁忌**] 中满痞胀及大便燥结者忌服。

[**现代研究**] 莲子含有较多的碳水化合物、蛋白质、维生素及人体必需的多种氨基酸和微量元素，另外还含有类黄酮、水溶性多糖、超氧化物歧化酶等微量活性成分。莲子具有抗氧化、护肝、降血糖、调节肠道功能、改善肾功能、抗肿瘤等功效。

现代临床多用于治疗小儿营养不良及单纯性消化不良、慢性肠炎、神经衰弱、支气管炎、慢性萎缩性胃炎等。

异制辨析

炒莲肉 取净莲肉,文火炒至微黄色并有香气时,取出放凉。生莲子肉性平偏凉,长于养心安神,用于虚烦、惊悸、失眠。炒制后有香气,性平偏温,固涩作用增强,长于健脾止泻,补肾固精,用于脾虚泄泻、肾虚遗精。

莲衣

为睡莲科植物莲的种皮。

[性味归经] 微苦、涩,平。归心、脾经。

[功能] 收涩止血。

[主治] 吐血,衄血,下血。

《本草再新》:"治心胃之浮火,利肠分之湿热。"

[用法用量] 内服:煎汤,1～2g。

《药品化义》:"能敛。诸失血后,佐参以补脾阴,使统血归经。"

[现代研究] 莲衣中含有酚类、鞣质、皂苷、蒽醌、黄酮和生物碱等成分。临床多用于各种出血症。

莲须

为睡莲科植物莲的干燥雄蕊。

[性味归经] 甘、涩,平。归心、肾经。

[功能] 清心,益肾,涩精,止血。

①《本草蒙筌》:"益肾,涩精,固髓。"

②《绍兴本草》:"补益心肾。"

③《本草纲目》:"清心通肾,固精气,乌须发,悦颜色,益血,止血崩,吐血。"

[主治] 梦遗滑泄,吐血、衄血、崩漏,带下,泻痢。

[用法用量] 内服:煎汤,3～5g。

常与沙苑子、芡实、龙骨、牡蛎等同用,如金锁固精丸。

[现代研究] 莲须主要包括黄酮类、三萜类、甾醇、生物碱等成分,具

有抗炎、抗腹泻、抗氧化、降血脂、雌激素等作用。

临床上用于治疗遗精滑精、带下、尿频、腹泻等病症。

莲子心

为睡莲科植物莲的成熟种子中的干燥幼叶及胚根。

[**性味归经**] 苦,寒。归心、肺、肾经。

[**功能**] 清心,去热,止血,涩精。

《医林纂要探源·药性》:"泻心、坚肾。"

[**主治**] 心烦,口渴,吐血,遗精,目赤肿痛。

《日华子诸家本草》:"止霍乱。"

[**用法用量**] 内服:煎汤,2~5 g;或入散剂。

《食性本草》:"生取为末,以米饮调下三钱,疗血渴疾,产后渴疾。"

莲子心治温热病烦热神昏,可与玄参、连心麦冬、竹叶卷心等同用,如清营汤;治吐血、遗精等证,可单用研末服。

[**使用禁忌**] 脾胃虚寒者禁服。

[**现代研究**] 莲子心主要成分为生物碱类及黄酮类化合物,具有对神经系统、心血管系统、肝、肺、肾的保护作用,抗血小板聚集,抗炎,抗肿瘤,抑菌,抗氧化,降血糖,调节血脂等作用。

临床上多用于治疗心血管系统疾病,如高血压、心律失常、冠心病心绞痛;泌尿系统疾病,如尿路感染、前列腺炎;血液系统疾病,如慢性再生障碍性贫血;神经、精神系统疾病,如帕金森病、肝性脑病、肺性脑病、失眠症、焦虑症;儿科疾病,如小儿神经性尿频、小儿多发性抽动症、小儿梦游症、手足口病等;妇科疾病,如围绝经期综合征等。

异制辨析

朱莲心　取莲子心,加水润湿,与朱砂拌匀,晾干。朱砂拌制可增强宁心安神的作用。

莲房

为睡莲科植物莲的干燥花托。

[性味归经] 苦、涩,温。归肝经。

[功能] 消瘀,止血,去湿。

①《食疗本草》:"破血。"

②《本草纲目》:"莲房,消瘀散血,与荷叶同功,亦急则治标之意也。"

[主治] 血崩,月经过多,胎漏下血,瘀血腹痛,产后胎衣不下,血痢,血淋,痔疮脱肛,皮肤湿疮。

①《本草汇言》:"止血痢,脾泄久痢之药也。"

②《岭南采药录》:"疗乳头开裂。"

[用法用量] 内服:煎汤,5~10g;或研末。外用:适量,研末擦患处或煎汤熏洗。

①《本草纲目拾遗》:"主血胀腹痛,产后胎衣不下,酒煮服之;又主食野菌毒,水煮服之。"

②《握灵本草》:"烧灰,止崩带,胎漏,血淋等症。"

③《本经逢原》:"莲房,功专止血,故血崩、下血、溺血,皆烧灰用之,虽能止截,不似棕灰之兜涩也。"

[现代研究] 莲房主要包括多酚类、黄酮类、多糖类等活性成分,具有化瘀、止血、抗氧化、抗肿瘤、抗炎、调节免疫、改善记忆认知、调血脂、抗辐射等药理作用。

临床上多用于治疗功能性子宫出血、尿血、痔疮出血、产后恶露不尽等症。

异制辨析

莲房炭　取净莲房,切碎,置煅锅内,密封,加热至所需程度,放凉取出。莲房生品少用,偏于化瘀,止血力较弱,但活血化瘀而不会导致出血,可用于胞衣不下、痔疮等。制炭后收涩止血力强,化瘀力较弱,但止血而不留瘀,可用于血崩、血淋、皮肤湿疮等。

石莲子

为睡莲科植物莲经霜老熟干燥种子。

[**性味归经**] 甘、涩,平。归心、脾、胃经。

[**功能**] 清心,开胃。

[**主治**] 慢性痢疾,食欲不振,噤口痢。

[**用法用量**] 内服:煎汤,6～12g;或入丸、散。

《本经逢原》:"石莲子,本莲实老于莲房,堕入淤泥,经久坚黑如石,故以得名。为热毒噤口痢之专药。……补助脾阴而涤除热毒,然必兼人参之大力开提胃气,方始克应。若痢久胃气虚寒,口噤不能食,则为戈戟也。"

[**现代研究**] 石莲子含莲心碱、异莲心碱等生物碱。

临床上常用于治疗慢性淋病和痢疾等症。

异取辨析

莲的果实成熟后除去果皮为莲子,功效补脾止泻、止带、益肾涩精、养心安神;种皮为莲衣,可收涩止血,用于吐血、衄血、下血;成熟种子中的干燥幼叶及胚根为莲子心,有清心安神、交通心肾、涩精止血之功;果实成熟时采取其花托,名为莲房,有化瘀止血之功;夏季花开时采收雄蕊,名莲须,有固肾涩精之功;石莲子为莲的老熟果实,相较于莲子,石莲成熟程度更高,可止呕、开胃,常用治噤口痢。

27

荷叶(包括鲜荷叶;制药荷叶炭)、荷梗、荷叶蒂

分别为睡莲科植物莲的干燥叶、叶柄或花柄和叶基部。

荷叶

为睡莲科植物莲的干燥叶。

[**性味归经**] 苦,平。归肝、脾、胃经。

[**功能**] 清暑利湿,升发清阳,凉血止血。

[主治]暑热烦渴,暑湿泄泻,脾虚泄泻,血热吐衄,便血崩漏。

[用法用量]内服:煎汤,3～10 g,鲜品 15～30 g,荷叶炭 3～6 g;或入丸、散。外用:捣敷、研末掺或煎水洗。

干荷叶用于暑病,常与金银花、扁豆花、西瓜翠衣等同用,如清络饮;用于出血证,常与生地、侧柏叶等同用,如四生丸。

[使用禁忌]脾胃虚寒、上焦邪盛者忌服。久服有耗气散精之弊,故不宜长期使用,虚弱之人不宜用。

新鲜荷叶性寒,过量服用可能会刺激胃肠道,从而出现腹痛、腹泻等症状。

[现代研究]荷叶包括生物碱类、黄酮类、挥发油类、多糖等,具有降脂减肥、抗动脉粥样硬化、抗炎抑菌、降糖、抗肿瘤等作用,对心脑血管、神经系统、肝肾保护方面有一定疗效。荷叶中的黄酮和生物碱具有降低血清中甘油三酯、降胆固醇、抗氧化等功效,可预防和治疗肥胖、高血脂及心血管疾病。

异产(采)辨析

鲜荷叶 为荷叶的鲜品。味苦、辛、微涩,性味寒凉。入肝、脾、胃经。具有清热解暑、降血脂、减肥等功效。可用于暑热烦渴、脾虚少食、吐血、衄血、便血、崩漏等。用法用量:内服,煎汤,15～30 g。鲜荷叶清透暑热功效尤著,可伍用鲜金银花、西瓜翠衣、鲜扁豆花、丝瓜皮和鲜竹叶心,如《温病条辨》清络饮。

异制辨析

荷叶炭 取净荷叶,置煅锅内,密封,加热至所需程度,放凉取出。荷叶制炭后收涩化瘀止血力强,用于多种出血症及产后血晕。元代葛可久将荷叶制炭后与其他炭药配伍成十灰散,用治多种出血症。清代《握灵本草》中记载:"诸吐血咯血衄血用败荷叶焙干……服末。"清代《得配本草》中更是明确指出"活血生用,止血炒焦用"。

荷梗

为睡莲科植物莲的叶柄或花柄。

[**性味归经**]苦,平。归脾、胃经。

[**功能**]清热解暑,通气行水。

①《本草再新》:"通气消暑,泻火清心。"

②《随息居饮食谱》:"通气舒筋,升津止渴,霜后采者,清热止盗汗,行水愈崩淋。"

[**主治**]暑湿胸闷,泄泻,痢疾,淋病,带下。

[**用法用量**]内服:煎汤,9~15g。

《时病论》中对于中暑神昏不语,身热汗微,气喘等证,使用清暑开痰法,以荷叶梗为引,利用其透邪宣窍的功效在处方中发挥作用。如与西瓜翠衣、知母等伍用的《温热经纬》清暑益气汤;与木通、茯苓、泽泻等伍用的《医醇剩义》加味茵陈汤和三解汤。

[**现代研究**]荷梗的主要成分有黄酮类和生物碱类等,具有抗炎、抗氧化、抗菌、降血压、降血脂等作用。

现代临床常用于慢性肠炎、泄泻、痢疾、妇女慢性子宫炎症、泌尿道炎症、男子遗精等疾病。

荷叶蒂

为睡莲科植物莲的叶基部。

[**性味归经**]苦、涩,平。归脾、胃、肝经。

[**功能**]清暑去湿,和血安胎。

①《本草图经》:"主益气。"

②《本草再新》:"清心降火,解暑除烦,治痢泻,消湿热。"

③《本草求原》:"安胎、止崩、健脾。"

④《四川中药志》1960年版:"通经,行气,清热。"

[**主治**]血痢,泄泻,妊娠、胎动不安。

[**用法用量**]内服:煎汤,5~10g;或入丸、散。外用:煎水洗。

①《本草纲目拾遗》:"主安胎,去恶血,留好血,血痢,煮服之。"

②《本草品汇精要》:"解食野草毒,水煮服之。"

[**使用禁忌**]不宜与浓茶同服。

[**现代研究**]荷叶蒂主要含生物碱,如莲碱、原荷叶碱及荷叶碱等,以

及黄酮、核苷、脂肪酸、脂肪醇、苯酚类和甾体等。

现代临床用于缓解痢疾、泄泻等症状,以及安胎。

异取辨析

古语有"一莲九药"之说,荷花、荷叶、荷蒂、荷梗、莲子、莲须、莲房、莲子心、藕及藕节等均具有药用价值,是历代医家施治疾病的良好药材,这些中药材同属于睡莲科植物莲。自古以来,植物莲的各药用部位都是分开记载的,功效也存在一定的差异。

莲既是饮食佳品,又是药用上品,临床药用有根、叶、花、籽实之别,药性有寒有温,药味有苦有甘,功效有清有补,有通有涩。在用药过程中,一定要注重药物的特性,不可混用、代用,避免药学事故的发生。

荷梗和荷叶都具有清热解毒、凉血止血的功效,但它们还是存在一些差异。性味上,荷梗苦涩味较重,而荷叶具有清香的气味。功效上,荷梗更适用于湿热病症,如湿热黄疸、湿热脚气等;荷叶则更适用于热病和出血症状,如高热、鼻衄等。此外,荷梗用于制作茶叶,清香回甘,有助于清热解毒;荷叶制成茶叶则可降火清痰,并有助于美容养颜。

荷叶蒂偏于和血安胎,《本草纲目拾遗》中记载为"荷鼻","主安胎,去恶血,留好血,血痢"。《本经逢原》云:"入脾胃药但用其(荷叶)蒂,取其味厚胜于他处也。"《玉楸药解》云:"荷叶蒂,能领诸药直至颠顶。"

28

桂枝(包括桂枝木、桂枝尖;制药炒桂枝、炙桂枝)

桂枝

为樟科植物肉桂的干燥嫩枝。

[**性味归经**] 辛、甘,温。归心、肺、膀胱经。

[**功能**] 发汗解肌,温通经脉,助阳化气,平冲降气。

①《洁古珍珠囊》:"去伤风头痛,开腠理,解表发汗,去皮肤风湿。"
②《本经疏证》:"能利关节,温经通脉……其用之之道有六:曰和营、曰通阳、曰利水、曰下气、曰行瘀、曰补中。"

[主治] 风寒感冒;脘腹冷痛;血寒经闭;关节痹痛;痰饮,水肿;心悸,奔豚。

①《神农本草经》:"主上气咳逆,结气,喉痹,吐吸,利关节。"
②《名医别录》:"心痛,胁风胁痛,温筋通脉,止烦出汗。"

[用法用量] 内服:煎汤,3~10 g。

桂枝辛散温通,可外行肌表而奏解表之效,用于外感风寒,表虚有汗而表证不解、恶风、发热者,常与白芍配伍以调和营卫,如桂枝汤;若表实无汗之证,本品和营通阳可助麻黄发汗,两者相须为用,如麻黄汤。桂枝能祛风寒湿邪,温经通络而缓解疼痛,常与附子配伍,如桂枝附子汤。本品能温化水湿,常与茯苓、白术等配伍,以温运脾阳,化湿利水;若膀胱气化不行,小便不利,水肿等证,本品能温膀胱之气,常与茯苓、泽泻等配伍,以渗水利湿,如五苓散。本品能温通胸中阳气,常与瓜蒌、薤白同用,如枳实薤白桂枝汤;此通阳作用又可用于心悸、脉结代之证以助阳复脉,多与炙甘草、人参、阿胶等配伍,如炙甘草汤。亦能温通血脉,散寒逐瘀,常与当归、川芎同用以通经活血,如温经汤;与丹皮、桃仁等配伍,以逐瘀消癥,如桂枝茯苓丸。

[使用禁忌] 温热病及阴虚阳盛之证、血证、孕妇忌服。

[现代研究] 桂枝主要包含挥发性成分、有机酸类、糖苷类等,具有调节体温、镇痛、抑菌、抗炎、抗过敏、抗病毒、促进血管舒张、利尿、镇静、抗焦虑、抗肿瘤、降血压等药理作用。

临床主要应用于治疗冠心病心绞痛、心肌炎、心力衰竭,眩晕,肝炎、肝硬化,肾性水肿,类风湿关节炎,肺结核,红斑狼疮等内伤发热,术后低热,自汗,子宫肌瘤,卵巢囊肿,血栓性脉管炎等。

异取辨析

由于选用部位不同,有桂枝木、桂枝尖之分。

桂枝木 即去皮桂枝。其走表解肌发汗之力较弱,而温经通络之力较强。

桂枝尖　亦称"桂枝梢",为桂枝的细枝梢。气味芳香,通血脉、散风寒之力较胜。

🌀 异制辨析

由于炮制方法不同,又有炒桂枝、炙桂枝之分。

炒桂枝　取桂枝片,文火炒至深黄色略有焦斑为度,取出放凉。桂枝历代以生用为主,长于发汗解表,温经通阳。经炒制后辛散之力减弱,而温通之功增强,适用于年老体弱之外感风寒、伤风有汗,而又不可过于辛散耗气者。

炙桂枝　亦称"蜜炙桂枝"。取桂枝片,加入炼蜜及清水少许拌匀,稍闷,文火加热,炒为老黄色,以不粘手为度,取出放凉,晾干。蜜炙可减弱辛通作用,补中助阳之功较优,多用于补益剂中,如《千金翼方》治疗产后虚羸不足的当归建中汤。

29

益母草(包括童子益母草)、茺蔚子

分别为唇形科植物益母草的新鲜或干燥地上部分、干燥成熟果实。

益母草

为唇形科植物益母草的新鲜或干燥地上部分。

[**性味归经**] 苦、辛,微寒。归肝、心包、膀胱经。

[**功能**] 活血调经,利尿消肿,清热解毒,祛瘀消水。

[**主治**] 月经不调,痛经经闭,恶露不尽,瘀血腹痛,水肿尿少,疮疡肿毒。本品为妇科经产要药,亦可治损伤瘀痛之证。

①《神农本草经》:"茎,治瘾疹痒,可作浴汤。"

②《本草纲目》:"活血破血,调经解毒。治胎漏产难,胎衣不下,血晕,血风,血痛,崩中漏下,尿血,泻血,疳痢痔疾,打扑内损瘀血,大便小便不通。"

③《新修本草》:"捣茺蔚茎,敷疗肿。服汁使疗肿毒内消。又下子死腹中,主产后血胀闷,诸杂毒肿、丹游等肿。取汁如豆滴耳中,主聤耳;中虺蛇毒,敷之良。"

[用法用量] 内服:煎汤,9～30 g,鲜品 12～40 g;熬膏或入丸、散。外用:煎水洗或捣敷。

益母草可单味熬膏内服,也可与当归、川芎、赤芍等配伍同用。本品用于利尿消肿,可单味煎服,也常与鲜茅根合用,以增强功效。本品用于疮痈肿毒、皮肤痒疹,可同时内服外用。

[使用禁忌] 孕妇慎用;阴虚血少者忌服。

①《经效产宝》:"忌铁器。"

②《本草正》:"血热、血滞及胎产难涩者宜之;若血气素虚兼寒,及滑陷不固者,皆非所宜。"

[现代研究] 益母草主要含有生物碱类、黄酮类、二萜类、脂肪酸类和挥发油类等化合物。益母草对子宫、血液系统、免疫系统,以及在镇痛抗炎、心脏、肿瘤、抗氧化、抗菌方面均表现出积极药理作用,主要表现为:对子宫平滑肌有兴奋和抑制的双向调节,以及促阴道上皮增生;降低血液黏度,防止血小板聚集及体外抗血栓;改善微循环及心肌缺血;促进淋巴微循环及 T 淋巴细胞增殖;利尿和抗氧化、延缓衰老等作用。

益母草是妇科常用药物,对闭经、月经失调、痛经、产后恶露不止等症状有治疗效果,还能促进子宫收缩,产后服用益母草有利于子宫复旧;还可用于治疗心脑血管疾病、高血压、高脂血症、急慢性肾炎、肝硬化腹水等疾病。

异产(采)辨析

由于采集时间不同,有益母草与童子益母草之分。

童子益母草 即益母草的幼株,为益母草幼苗期未抽茎之前采割的地上部分,具有补血、活血、强壮作用。其与益母草虽来源于同一基原植物,但童子益母草功效侧重补益,而益母草侧重活血通瘀,其药用功效和临床应用具有很大的差异。瑶医中童子益母草为重要妇科补血药,是治疗气血亏虚引起的月经不调的要药。

茺蔚子

为唇形科植物益母草的干燥成熟果实。

[**性味归经**] 辛、苦,微寒。归心包、肝经。

[**功能**] 活血调经,清肝明目,疏风清热。

《神农本草经》:"明目益精,除水气,久服轻身。"

[**主治**] 月经不调,经闭痛经,目赤翳障,头晕胀痛。

①《本草纲目》:"治风解热,顺气活血,养肝益心,安魂定魄,调女人经脉,崩中带下,产后胎前诸病。久服令人有子。"

②《名医别录》:"疗血逆大热,头痛心烦。"

[**用法用量**] 内服:煎汤,5～10 g。

用于肝热头痛、目赤肿痛等证,常与青葙子、决明子等同用;若与枸杞子、生地等滋补肝肾之品配伍,可用治目昏暗而有翳膜者。

[**使用禁忌**] 肝血不足,瞳子散大及孕妇忌服。

[**现代研究**] 茺蔚子主要含有盐酸益母草碱、茺蔚子总碱、水苏碱等生物碱类、黄酮类、挥发油、脂肪油类等,并含有多种氨基酸和种类齐全的矿物质和微量元素,具有降血压、调节血脂、营养神经、促进卵泡发育和排卵等药理作用。

临床多用于治疗妇科疾病,如月经不调、排卵障碍性不孕症、多囊卵巢综合征;眼科疾病,如视网膜静脉阻塞、糖尿病视网膜病变、老年性黄斑变性、青少年假性近视;高血压、瘾疹等疾病。

异取辨析

益母草和茺蔚子来源于同一种植物的不同部位,是临床常用的药对。因两药功能相似,均可活血调经,临床用于女性月经病的治疗,比较容易混淆。一般来讲,两药均可归肝经,对月经有重要的调节作用;且都味辛苦,能开能泄,具有活血化瘀之功效。但益母草为地上的全草,作用偏于活血化瘀,而茺蔚子为干燥成熟果实,作用偏于清肝明目。在临床应用方面两者也有差异,益母草多用于妇科病,包括月经不调、流产早产、产后出血及因气滞血瘀导致的心肾疾病,重在行气活血;而茺蔚子多用于头面部疾病和眼疾,以及脑部疾病,取其清肝明目、行中有补的特殊功效。

30

桑叶（包括制药蒸桑叶、蜜炙桑叶）、桑椹、桑枝（包括制药炒桑枝、酒桑枝）、桑白皮（包括制药炒桑白皮、蜜桑白皮）

分别为桑科植物桑的干燥叶、干燥果穗、干燥嫩枝和干燥根皮。

桑叶

为桑科植物桑的干燥叶。

[性味归经] 甘、苦，寒。归肺、肝经。

[功能] 疏散风热，清肺润燥，清肝明目。

[主治] 风热感冒；肺热燥咳；头晕头痛，目赤昏花；风痹，瘾疹，下肢象皮肿。

① 《神农本草经》："除寒热，出汗。"

② 《本草纲目》："治劳热咳嗽，明目长发。"

[用法用量] 内服：煎汤，5～10 g；或入丸、散。外用：煎水洗或捣敷。

桑叶轻清凉散，能清疏肺经及在表的风热，常与菊花、连翘、桔梗等配伍，如桑菊饮；对于燥热伤肺，咳嗽痰稠，鼻、咽干燥之证，可用蜜炙桑叶，有清肺热和润肺燥功效，多与杏仁、贝母、麦冬等配伍，如桑杏汤、清燥救肺汤。本品能清肝明目，常配菊花、决明子、车前子，亦可煎汤外洗；若属肝阴不足，目暗昏花，可同黑芝麻配伍，作蜜丸服，即桑麻丸。本品略有凉血止血作用，可用于血热吐血之轻证，单用或入复方。

[现代研究] 桑叶中含有黄酮类、生物碱、桑叶多糖和蛋白质等多种有效成分，具有降血糖、降血脂、抗氧化、抗肿瘤、肝保护等药理作用。

现代临床多用于治疗感冒、咳嗽、糖尿病、高血压、动脉粥样硬化、肥胖症、荨麻疹、湿疹等疾病。

 异制辨析

由于炮制方法不同，又有蒸桑叶、蜜炙桑叶之分。

蒸桑叶 净桑叶蒸1小时，取出晒干。蒸后服用除去桑叶散风之力，而留取轻清扬上之功，善治头目诸病。外用均为蒸后敷用，用于治疗风痛、扑损瘀血。桑叶生则性寒，熟则性温，蒸后药性转寒为温，有一定的补益之功。

蜜炙桑叶　取净桑叶，加炼蜜和开水少许，拌匀，稍闷，文火炒至不粘手为度，取出放凉。蜜炙后桑叶性由寒转微寒，功效由清燥转为润燥，兼具润养补虚之效。

桑椹

为桑科植物桑的干燥果穗。

［性味归经］甘、酸，寒。归肝、肾经。

［功能］滋阴补血，生津润燥，补益肝肾。

①《本草纲目拾遗》："利五脏，关节，通血气。"

②《滇南本草》："益肾脏而固精，久服黑发明目。"

③《随息居饮食谱》："滋肝肾，充血液，祛风湿，健步履，息虚风，清虚火。"

［主治］肝肾阴虚，眩晕耳鸣，心悸失眠，须发早白；津伤口渴，内热消渴，肠燥便秘；目暗，瘰疬，关节不利。

《新修本草》："单食，主消渴。"

［用法用量］内服：煎汤，9～15g；熬膏、生啖或浸酒。外用：浸水洗。

《本草纲目》："捣汁饮，解酒中毒；酿酒服，利水气，消肿。"

桑椹有滋阴补血功效，可单用水煎过滤取汁加蜂蜜熬膏服，或研末蜜丸服，也可与何首乌、女贞子、旱莲草等滋补药同用，如首乌延寿丹，用于治疗阴亏血虚之眩晕、目暗、耳鸣、失眠、须发早白。本品与麦冬、生地、天花粉等同用，用于津伤口渴或消渴；配伍生首乌、黑芝麻、火麻仁等药，用于阴亏血虚的肠燥便秘。

［使用禁忌］脾胃虚寒作泻者忌服。

［现代研究］桑椹主要含有黄酮、酚酸、生物碱、苯丙素、苯并呋喃、萜类及多糖等化学成分，具有调血脂、促进胰岛B细胞分泌胰岛素、保肝、抗氧化、延缓衰老、神经保护、免疫调节、抗炎、抗肿瘤、骨保护及抗便秘等作用。

现代临床多用于治疗高脂血症、糖尿病、心脑血管疾病、动脉粥样硬化、肝损伤、阿尔茨海默病、炎症、肠道菌群紊乱、特异性皮炎、肿瘤、便秘、骨质疏松、肾功能损害、焦虑等疾病。

桑枝

为桑科植物桑的干燥嫩枝。

[**性味归经**] 微苦,平。归肝经。

[**功能**] 祛风湿,利关节,行水气。

[**主治**] 风寒湿痹;四肢拘挛,肩臂、关节酸痛麻木;脚气浮肿,肌体风痒。

《本草图经》:"疗遍体风痒干燥,脚气风气,四肢拘挛,上气,眼晕,肺气嗽,消食,利小便,兼疗口干。"

[**用法用量**] 内服:煎汤,9～15g;或熬膏。外用:煎水熏洗。

①《本草图经》:"桑枝不冷不热,可以常服。"

②《本草撮要》:"桑枝,功专去风湿拘挛,得桂枝治肩臂痹痛;得槐枝、柳枝、桃枝洗遍身痒。"

桑枝治痹痛,尤宜于上肢痹痛,如《普济本事方》单用本品治风热臂痛;《景岳全书》桑枝膏,即单用桑枝熬膏服,治疗筋骨酸痛,四肢麻;也可与其他祛风湿药配伍。

[**现代研究**] 桑枝中主要的化学成分有黄酮类、多糖类、生物碱和香豆素类化合物等,具有降血糖、降血脂、提高免疫力、延缓衰老、抗炎及肾保护作用等。

现代临床多用于治疗糖尿病、高脂血症、炎症、心脑血管疾病、癌症、类风湿关节炎、膝骨关节炎、颈肩腰椎疾病、痛风等多种疾病。

异制辨析

由于炮制方法不同,又有炒桑枝、酒桑枝之分。

炒桑枝 取净桑枝段,文火炒至淡黄色,放凉。桑枝生品以祛风行水为主,用于肩背关节酸痛麻木等,炒制后善达四肢经络,通利关节。

酒桑枝 取净桑枝段,用酒喷匀,炒至微黄色,放凉。酒制后,祛风除湿、通络止痛作用更强。

桑白皮

为桑科植物桑的干燥根皮。

[**性味归经**] 甘,寒。归肺、脾经。

[**功能**] 泻肺平喘,行水消肿。

[**主治**] 肺热喘咳,吐血,水肿胀满尿少,面目肌肤浮肿,脚气。

①《名医别录》:"去肺中水气,唾血,热渴,水肿腹满胪胀,利水道,去寸白。"

②《药性论》:"治肺气喘满,水气浮肿。"

[**用法用量**] 内服:煎汤,6~12g;或入散剂。外用:捣汁涂或煎水洗。

与地骨皮、甘草同用,如泻白散,用于肺热咳喘、痰多之证。与大腹皮、茯苓皮、生姜皮等同用,如五皮散,用于浮肿、小便不利之水肿实证。

[**使用禁忌**] 肺虚无火,小便多及风寒咳嗽忌服。

[**现代研究**] 桑白皮含有黄酮类、酚类、醌类、三萜、香豆素、多羟基生物碱类化合物,具有抗炎、抗肿瘤、抗病毒、抗菌、心脏和肝脏保护、神经系统保护、抗氧化和降糖等作用。此外,本品尚有一定的降压作用。

现代临床多用于治疗支气管炎、肺炎、哮喘、慢阻肺等呼吸系统疾病,亦可用于治疗糖尿病、肾脏疾病、肺心病、心力衰竭、高血压、泌尿系统疾病、肿瘤、痤疮、荨麻疹、黄褐斑、脂溢性皮炎等。

异制辨析

由于炮制方法不同,又有炒桑白皮、蜜桑白皮之分。

炒桑白皮 取桑白皮片,炒至微黄略具焦斑,取出放凉。炒制后加强降气平喘功效。

蜜桑白皮 取桑白皮丝,加蜂蜜和少量水,闷润,小火炒至不粘手,取出放凉。蜜炙后可减其凉泻之性,防其伤肺泻气,同时兼有润肺止咳之功,更适合虚劳久咳患者。如《本经逢原》云:"桑白皮须蜜酒相加,拌令湿透,炙熟用,否则伤肺泄气,大不利人。"

异取辨析

桑叶、桑椹、桑枝、桑白皮均源于桑科植物桑,入药部位不同,一般习称"桑四药",功效亦大不相同。

桑叶甘、苦、寒,归肺、肝经,疏散风热,清肺润燥,为辛凉解表药;桑椹甘、酸、寒,归心、肝、肾经,补益作用强,为滋阴补血药;桑枝微苦、平,归肝经,透达能力强,为祛风湿药;桑白皮甘、寒,归肺经,白色入肺,为止咳平喘药。

31

黄芪(包括黄芪皮;制药清炙黄芪、酒炒黄芪、蜜炙黄芪)

黄芪

为豆科植物蒙古黄芪或膜荚黄芪的干燥根。

[性味归经] 甘,微温。入肺、脾经。

[功能] 补气升阳,固表止汗,利水消肿,生津养血,行滞通痹,托毒排脓,敛疮生肌。

[主治] 气虚乏力,食少便溏,中气下陷,久泻脱肛,便血崩漏,表虚自汗,气虚水肿,痈疽难溃,久溃不敛,血虚萎黄,内热消渴,半身不遂,痹痛麻木;子宫脱垂,慢性肾炎蛋白尿,糖尿病。

[用法用量] 内服:煎汤,9～30g。

黄芪偏于温补固护,人参善于大补元气生津止渴,偏于滋补强壮,两药配伍,相须为用,为甘温补气的重要配伍,如十全大补汤(《医述》),适用于气虚所致神疲、食少、自汗等身体虚弱诸证。黄芪配附子,可增强温里助阳、固表止汗作用,如附子黄芪汤(《普济方》),适用于气虚下陷兼阳虚者。配白术,可增强补气健脾作用,如玉屏风散(《究原方》),适用于气虚脾弱所致倦怠乏力、气短懒言等。配当归,可增强益气生血作用,如当归补血汤(《内外伤辨》),适用于劳倦内伤、肌热面赤、烦渴、脉虚大乏力及疮疡、血虚发热、诸气血不足等。配升麻,可增强升阳举陷作用,如补中益气汤(《脾胃论》),适用于气虚下陷的崩漏、脱肛、子宫脱垂等。配伍防风,防风能载黄芪补气达于周身,黄芪得防风之疏散而不固邪,防风得黄芪之固表而不疏散,散中寓补、补中兼疏,为相畏相使的应用,如玉屏风散(《究原方》),适用于虚人四肢酸痛、表虚自汗等。配桂枝,可增强益气通脉、温经和血作用,如黄芪桂枝五物汤(《金匮要略》),适用于气血营卫不足、肌肉疼痛、肩臂麻木等。

[**使用禁忌**] 阴虚、湿热、实热、气郁者慎服。

[**现代研究**] 黄芪中主要含有多糖类、皂苷类、黄酮类、氨基酸类、生物碱类等,具有多种药理作用:增强机体免疫功能,包括非特异性、特异性和体液免疫;加强正常心脏收缩,对衰竭的心脏有强心作用;抗心肌缺血缺氧;减少心肌细胞凋亡;对急性心梗的保护作用;促进造血功能,包括促进骨髓造血干细胞增殖和外周全血细胞的生成、发育和成熟;抗血小板聚集;促进血管生成;扩张血管,包括全身末梢血管扩张,加强皮肤循环;双向调节血压,降压时为利尿降压,有明显的利尿作用;能减轻药物性肾损害,明显改善肾衰竭动物的肾功能,改善肾实质细胞代谢;有阻抑实验性肾炎的作用;护肝;抗胃溃疡;抗疲劳、延缓衰老;双向调节血糖;降血脂;抗炎、镇静;具有增强小鼠学习记忆能力和记忆巩固的作用;兴奋子宫;广谱抗菌抗病毒;抗肿瘤;防治类固醇性骨质疏松等。

现代临床中单味黄芪可预防感冒,提高干扰素治疗宫颈糜烂的疗效;以黄芪为主药的复方可治疗小儿急性肾炎、蛋白尿、原发性低血压、过敏性鼻炎、呼吸道感染、糖尿病、慢性乙型肝炎、病毒性心肌炎、冠心病心绞痛等。

异取辨析

由于药用部位不同,还有黄芪皮。

黄芪皮 取黄芪上部老枯心部分,用水浸泡润透后,剥下外皮,切段,干燥,过筛。黄芪皮气微,味微甜。补气利水,用于气虚水肿、化湿乏力,与茯苓皮、桑白皮、大腹皮、冬瓜皮等合用可治疗风水病,民国时期北京四大名医之一的萧龙友就善用黄芪皮治疗重度水肿。

异制辨析

由于炮制方法不同,又有清炙黄芪、酒炒黄芪和蜜炙黄芪。

清炙黄芪 取黄芪片,文火加热炒至深黄色,略具焦斑。清炙可增强其补气之功效。

酒炒黄芪 取黄芪片,加米酒拌匀,炒制入药。酒炙可增强实腠理固表作用。

蜜炙黄芪 取黄芪片,先与炼蜜和适量水拌匀,稍闷后用文火炒。蜜炙后专于益气补中。用于气虚乏力,食少便溏。蜜炙黄芪是历代和现代对黄芪最主要的炮制方法,也是临床上应用最广泛的黄芪饮片。

黄芪生用长于益卫固表,托毒生肌,利尿退肿。蜜炙黄芪甘温而偏润,长于益气补中。盐炙后引药入肾,用于崩带淋浊。米炒后可增强补中益气、健脾止泻的作用。《本草求真》云:"血虚,肺燥,捶扁蜜炙。发表生用。气虚肺寒,酒炒。肾虚气薄,盐汤蒸润,切片用。"《本草蒙筌》:"生用治痈疽,蜜炙补虚损。"《本草通玄》:"古人制黄芪多用蜜炙,愚易以酒炙,既助其达表,又行其泥滞也,若补肾及崩带淋浊中,须盐水炒之。"从多本古籍的论述中可见古人对盐制颇有看重,且经临床实践证实是正确的,可惜现代鲜有听说。

32

麻黄(包括麻黄节;制药水炙麻黄、蜜炙麻黄)、麻黄根

分别为麻黄科植物草麻黄、中麻黄或木贼麻黄的干燥草质茎、干燥根和根茎。

麻黄

为麻黄科植物草麻黄、中麻黄或木贼麻黄的干燥草质茎。

[**性味归经**]辛、微苦,温。归肺、膀胱经。

[**功能**]发汗散寒,宣肺平喘,利水消肿。

[**主治**]风寒感冒,胸闷喘咳,风水浮肿。

①《神农本草经》:"主中风,伤寒头痛,温疟。发表出汗,去邪热气,止咳逆上气,除寒热……"

②《本草纲目》:"散目赤肿痛,水肿,风肿……""麻黄乃肺经专药,故

治肺病多用之。"

[用法用量] 内服:煎汤,2～10g,宜先煎,去水面浮沫;或入丸、散。

麻黄生用发汗力强,发汗、利水用之;炙用发汗力弱,蜜炙兼能润肺,止咳平喘多用。

与桂枝相须为用,增强发汗解表力,如麻黄汤,用于外感风寒表实证。与杏仁、甘草配伍,即三拗汤,可增强平喘功效;配伍细辛、干姜、半夏等,可温化寒饮而平喘止咳,如小青龙汤;与石膏、杏仁、甘草等药配伍以清肺平喘,即麻杏甘石汤。本品发汗利水,有助于消散水肿,常与生姜、白术等同用,如越婢加术汤,可用于水肿而兼有表证。此外,取麻黄温散寒邪的作用,配合其他相应药物可以治风湿痹痛及阴疽、痰核等证。

[使用禁忌] 凡素体虚弱而自汗、盗汗、气喘者,均忌服。

[现代研究] 麻黄化学成分复杂,含有多类化合物,其中生物碱类、挥发油类、多糖类和黄酮类成分是其主要活性成分,具有显著的发汗、平喘、利尿、降血脂、抗癌、抗病毒等药理作用。

临床多用于小儿遗尿症、慢性腹泻、痛症、呼吸系统疾病、心血管系统疾病、免疫系统疾病、皮肤科疾病、妇科疾病、风湿性疾病等。

异取辨析

由于选用部位不同,还有麻黄节。

麻黄节 为麻黄的草质茎节部分,即膨大如"节"状的木质茎。麻黄节的作用为止汗,与麻黄茎的作用相反。

异制辨析

由于炮制方法不同,又有水炙麻黄、蜜炙麻黄之分。

水炙麻黄 取净麻黄段,加清水文火炒,取出放凉。水炙法可令其辛散作用缓和。

蜜炙麻黄 取麻黄段,加蜂蜜和少量水,文火炒至不粘手,取出放凉。麻黄生用发汗力强,发汗、利水用之;炙用发汗力弱,蜜炙兼能润肺止咳,用于表证已解、气喘咳嗽。现代研究表明,蜜炙法能够缓解麻黄引起的中枢神经系统兴奋和周围的拟肾上腺作用的麻黄碱中毒症状,对"蜜炙则和"进行了现代验证。

麻黄根

为麻黄科植物草麻黄或中麻黄的干燥根和根茎。

[**性味归经**] 甘、涩,平。归心、肺经。

[**功能**] 固表止汗。

《药性论》:"麻黄根、节止汗。"

[**主治**] 自汗、盗汗。

[**用法用量**] 内服:煎汤,3~9g;或入丸、散。外用:研细作扑粉。

①《名医别录》:"止汗,夏月杂粉扑之。"

②《本草纲目》:"麻黄发汗之气,骎不能御,而根节止汗,效如影响,物理之妙,不可测度如此。自汗有风湿、伤风、风温、气虚、血虚、脾虚、胃热、痰饮、中暑、亡阳、柔痓诸证,皆可随证加而用之。"

麻黄根有收敛止汗功效,可随证配入复方中使用。如麻黄根散,即以本品为主,配伍当归、黄芪,煎汤内服,治自汗不止;《太平圣惠方》以本品配伍牡蛎,研细末外扑身上,治产后虚汗不止。治阴虚盗汗,常与生地、熟地、山茱肉、龙骨、牡蛎等滋阴收敛药同用。

[**使用禁忌**] 有表邪者忌服。

[**现代研究**] 麻黄根中主要含有生物碱类、黄酮类、酯类、糖苷类、有机酸类等化学成分,具有降压、降低心率、止汗的作用,且能舒张支气管痉挛、降低气道反应性、消除气道炎症、提高机体免疫力。

临床上常用于治疗高血压、支气管炎、支气管哮喘等疾病。

异取辨析

明代李时珍的《本草纲目》有述"麻黄发汗之气,骎不能御,而根节止汗""麻黄根止汗效如神"等,可见麻黄与麻黄根功效的不同之处。麻黄长于发汗解表,被称为"发汗解表第一要药""发汗峻剂"。麻黄根长于敛汗固表,被誉为"止汗之王"。《本草从新》载:"发汗用茎,止汗用根。"

麻黄解表发汗、升高血压,麻黄根固表止汗、降低血压。麻黄与麻黄根的药理作用有明显差异,可能是它们所含的生物碱、黄酮类和挥发油等主要成分有所不同,二者虽为同一来源,却有不同药理作用。

33

鹿角(包括制药鹿角胶、鹿角霜)、鹿茸

分别为鹿科动物马鹿或梅花鹿已骨化的角或锯茸后翌年春季脱落的角基,以及雄鹿未骨化密生茸毛的幼角。

鹿角

为鹿科动物马鹿或梅花鹿已骨化的角或锯茸后翌年春季脱落的角基。

[性味归经] 咸,温。入肾、肝经。

①《得配本草》:"入手少阳、足少阴经血分。"

②《要药分剂》:"入肾经,兼入心、肝二经。"

[功能] 温肾阳,强筋骨,行血消肿。

[主治] 肾阳不足,阳痿遗精,腰脊冷痛,阴疽疮疡,乳痈初起,瘀血肿痛。

鹿角既能温补肾阳,又有活血消肿之功,故常用于虚寒疮疡之症,有良好的消散作用,为外科常用之品。

[用法用量] 内服:煎汤,6~15 g。

《本草经集注》:"杜仲为之使。"

用于虚寒疮疡,可配肉桂、白芥子等内服,也可醋磨外用。用于乳痈初起,可用单味研粉吞服;如乳痈红肿热痛,可配蒲公英、全瓜蒌、夏枯草、象贝母、金银花、连翘等清热解毒、消肿散结药物同用。陈苏生创立柴牡三角汤治疗中风,认为生鹿角不同于鹿茸和鹿角胶,能行血消血肿。古人有用一味生鹿角碾末,醋调敷乳痈立消者,故以之移治脑部凝血留瘀,起潜移默化之效。

[使用禁忌] 阴虚阳亢者忌服。

①《神农本草经疏》:"无瘀血停留者不得服,阳盛阴虚者忌之,胃火齿痛亦不宜服。"

②《得配本草》:"命门火炽,疮毒宜凉者,并禁用。"

[现代研究] 鹿角含胶质、磷酸钙、碳酸钙、氮化物和各种氨基酸。鹿角可以延缓衰老,同时具有雄激素样和雌激素样作用,可改善性功能,提

高精子数、精液量、精子运动能力和受精能力。

现代临床中单味鹿角锉为细末吞服可治疗急性乳腺炎,初起者疗效较好。

异制辨析

由于炮制方法不同,又有鹿角胶和鹿角霜之分。

鹿角胶 为鹿角熬煎浓缩而成的固体胶。性味甘平。功能补肾阳,生精血,托疮生肌。适用于咯血、尿血、崩漏等症偏于虚寒者,以及阴疽内陷等症。补阳作用较鹿角为胜。一般用量为 3~6 g,须等其他药煎好,去渣后,再入药汁内,加温烊化,服用。或黄酒烊化;或入丸、散、膏剂。

鹿角霜 为鹿角去胶质的角块。功近鹿角而稍逊,用法用量与鹿角相同。每用 9~15 g,先煎。

《本草纲目》:"鹿角,生用则散热行血,消肿辟邪;熟用益肾补虚,强精活血。炼霜熬膏,则专于滋补矣。"

《本草便读》:"鹿角胶、鹿角霜,性味功用与鹿茸相近,但少壮衰老不同,然总不外乎血肉有情之品。能温补督脉,添精益血。如精血不足,而可受腻补,则用胶;若仅阳虚而不受滋腻者,则用霜可也。"

鹿茸

为雄鹿未骨化密生茸毛的幼角。

[**性味归经**] 甘、咸,温。入肾、肝经。

《神农本草经疏》:"入手厥阴、少阴,足少阴、厥阴经。"

[**功能**] 壮肾阳,益精血,强筋骨,调冲任,托疮毒。

[**主治**] 肾阳不足,精血亏虚,阳痿滑精,宫冷不孕,羸瘦,神疲,畏寒,眩晕,耳鸣,耳聋,腰脊冷痛,筋骨痿软,崩漏带下,阴疽不敛。

[**用法用量**] 内服:1~2 g,研末冲服;或入丸、散剂。不入汤剂。

鹿茸是一味补督脉的要药,可单味服用,也可配合熟地、山萸肉、菟丝子、肉苁蓉、巴戟天等同用。鹿茸髓补益肝肾,调理冲任,固摄带脉,故可止漏束带,用治崩漏带下属于虚寒症状者,可与阿胶、当归、熟地、山萸肉、山药、白芍、乌贼骨等配伍同用。

[**使用禁忌**] 鹿茸性热,能助火。《神农本草经疏》云:"肾虚有火者不宜用,以其偏于补阳也;上焦有痰热及胃家有火者不宜用,以其性热复腻滞难化也。凡吐血下血,阴虚火炽者概不得服。"

[**现代研究**] 鹿茸含有酸性黏多糖,具有抗溃疡、加速创伤愈合、促进钙化和骨质修补等作用。鹿茸精对心脏、血管和心肌的特异性作用可使心功能恢复常态,达到强心健脑之功效,对精神紧张症、神经衰弱或感受性强的人有镇静和强壮神经系统的作用。另外,鹿茸含有的神经节苷酯类物质,能促进损伤的中枢神经系统恢复和外围神经的再生。鹿茸有强壮作用,能增强动物对低温和高温环境的适应能力,显著抗疲劳;明显提高大鼠脑、肝、肾的耗氧量,促进肌肉增长,改善营养不良和蛋白质代谢障碍;提高受损脊髓的酶活性,改善能量代谢,从而改善阳虚状态下的病理变化。鹿茸能增强机体免疫功能,增加小鼠胸腺重量,增加白细胞,增加肾虚患者淋巴细胞的比值,促进健康人淋巴细胞转化。

现代临床以鹿茸和人参为主的配方用于老年保健、治疗性功能减退等疾病,具有明显疗效。以鹿茸为主的配方治疗男性不育症,女性性功能障碍、滑胎,均得到较好疗效。鹿茸还可以治疗跌打损伤,慢性宫颈炎和阴道炎,脑炎、脑膜炎后遗症。鹿茸精制剂可用于治疗低血压,但不宜用于高血压。临床上用鹿茸治疗病窦综合征,能缓解心动过缓、窦缓伴心律不齐、窦缓伴结性逸搏、窦缓伴房性期前收缩、窦缓伴室性期前收缩,治疗慢性心功能不全、房室传导阻滞等。鹿茸内骨髓制成鹿茸血酒或鹿血制成鹿血酒均可治疗血液病,包括血小板减少症、白细胞减少症、再生障碍性贫血、慢性苯中毒引起的血液病。

异产(采)辨析

鹿茸为未骨化的幼角,补益力量强;而鹿角为骨化的角或脱落的角基,胜在散瘀。《神农本草经百种录》曰:"鹿茸……补阳益血之功多;鹿角……托毒消散之功胜。"

《本经逢原》:"鹿角胶益阳补肾,强精活血,总不出通督脉补命门之用,但胶力稍缓,不能如茸之力峻耳。"

34

旋覆花(包括制药蜜炙旋覆花)、旋覆花根、金沸草

分别为菊科植物旋覆花或欧亚旋覆花的花、根和地上部分。

旋覆花

为菊科植物旋覆花或欧亚旋覆花的头状花序。又名"金沸花"。

[**性味归经**] 苦、辛、咸,微温。入肺、脾、胃、大肠经。

[**功能**] 降气,消痰,行水,止呕。

[**主治**] 风寒咳嗽,痰饮蓄结,胸膈痞闷,喘咳痰多,呕吐噫气,心下痞硬。

[**用法用量**] 内服:煎汤,3～9g,包煎。

旋覆花性善下降,能入脾胃,善于降胃气而止呕噫,主要用于脾胃虚寒或痰湿内聚,胃失和降所致的噫气呕吐,常与代赭石、半夏、生姜等品配伍同用,如旋覆代赭汤(《伤寒论》)。旋覆花能入肺经,可化痰饮、下肺气,适用于痰壅气逆及痰饮蓄结所致的喘咳痰多之症,可与桑白皮、甜葶苈、陈皮、半夏等配伍;如有表证者,当配荆芥、细辛、前胡、半夏等同用,如金沸草散(《类证活人书》)。

[**使用禁忌**] 阴虚火旺者忌服。孕妇慎服。旋覆花富含绒毛且易掉落,可刺激咽喉而引起咳嗽,故需包煎。

[**现代研究**] 旋覆花主要含倍半萜类、黄酮类、其他萜类、甾体类、挥发油、多糖类等,具有平喘、镇咳、抗菌、杀虫(阴道滴虫和阿米巴疟原虫)、抗炎、抗肿瘤、神经保护、延缓衰老、降糖调脂、抗过敏、抗动脉硬化、抗心肌损伤、抗氧化、抗黑色素生成、抗肝损伤等药理活性。旋覆花黄酮对支气管痉挛性哮喘具有明显的保护作用。

现代临床运用旋覆代赭汤治疗呕吐、呃逆,旋覆代赭汤加减治疗梅核气,亦治疗咯血。

异制辨析

蜜炙旋覆花 取净旋覆花,加蜂蜜与开水少许,文火炒至黄色、不粘

手为度,取出放凉。蜜炙后苦辛降逆止呕作用弱于生品,其性偏润,作用偏重于肺,长于润肺止咳,降气平喘,多用于咳嗽痰喘而兼呕恶者。常与杏仁、葶苈子、紫菀、半夏等同用,具有祛痰平喘止咳作用,可用于咳嗽气促,哮喘痰多,睡眠不宁等症,如鸡鸣丸(《全国中药成药处方集》)。亦与桑白皮、栀子、桔梗、前胡等同用,具有去热痰、平喘作用,可用于痰热阻肺,肃降失常,咳喘胸闷,咯痰黄稠。

旋覆花根

为菊科植物旋覆花或欧亚旋覆花的根。

[性味]咸,温。

[功能]祛风湿,平喘咳,解毒生肌。

[主治]风湿痹痛,喘咳,疔疮。

《江苏省植物药材志》:"治刀伤,疗疮;煎服平喘镇咳。"

[用法用量]内服:煎汤,9～15g。外用:适量,捣敷。

《急救便方》:金疮伤筋断,取旋覆花根捣汁滴疮中,渣封疮口,神妙。

金沸草

为菊科植物条叶旋覆花或旋覆花的干燥地上部分。

[性味归经]苦、辛、咸,温。归肺、大肠经。

[功能]降气,消痰,行水。

[主治]外感风寒,痰饮蓄结,咳喘痰多,胸膈痞满。

[用法用量]内服:煎汤,5～10g。外用鲜品适量,捣汁涂患处。

[使用禁忌]《四川中药志》1960年版:"阴虚劳咳及温热燥嗽者忌用。"

[现代研究]金沸草含旋覆花次内酯、蒲公英甾醇、旋覆花内酯、欧亚旋覆花内酯、银胶菊素、4-表异黏性旋覆花内酯、豚草素、天人菊内酯、15-去氧-顺,顺-蒿叶内酯等,具有抗病原微生物作用。

> **异取辨析**
>
> 旋覆花,物髓花类,性属沉降,和胃降气止呕,能治噫气呕吐;化痰止咳平喘,能治痰多咳嗽。性味苦辛咸而微温,以诸寒证为宜,归入脾胃肺及大肠,故有以上诸效。
>
> 旋覆花始载于《神农本草经》,又名"金沸草"。《中国药典(2020年版)》中以旋覆花的地上部分称为金沸草,又名"旋覆梗",古今名用不同,应予了解。

35

紫苏叶(包括制药炒紫苏叶)、紫苏梗(包括制药蜜炙紫苏梗)、紫苏子(包括制药炒紫苏子、蜜炙紫苏子)

分别为唇形科植物紫苏的干燥叶(或带嫩枝)、干燥茎和干燥成熟果实。

紫苏叶

为唇形科植物紫苏的干燥叶(或带嫩枝)。

[性味归经] 辛,温。归肺、脾经。

[功能] 解表散寒,行气和胃。

① 《滇南本草》:"发汗,解伤风头痛,消痰,定吼喘。"

② 《本草纲目》:"解肌发表,散风寒。行气宽中,消痰利肺。和血温中,止痛,定喘,安胎。"

[主治] 风寒感冒,咳嗽呕恶,妊娠呕吐,胸腹胀满,胎动不安,鱼蟹中毒。

[用法用量] 内服:煎汤,5~10 g。外用:捣敷或煎水洗。

紫苏叶发散表寒,开宣肺气,可与生姜同用;兼有咳嗽者,常配伍杏仁、前胡等,如杏苏散;若兼有气滞胸闷者,多配伍香附、陈皮等,如香苏散。紫苏叶行气宽中,和胃止呕,偏寒者,每与藿香同用;偏热者,可与黄连同用;偏气滞痰结者,常与半夏、厚朴同用。又可用于妊娠呕吐,胸腹满闷,常与陈皮、砂仁配伍,以加强其止呕、安胎的效果。单用或配生姜、白芷煎服,亦可用于进食鱼蟹而引起的腹痛、吐泻。

[使用禁忌] 温病及气弱表虚者忌服。

[现代研究] 紫苏叶中主要包括挥发油、黄酮、花青素、酚酸、三萜、氨基酸和糖类等化合物,其中以挥发油成分最为丰富,具有抗氧化、抗炎、抗菌、抗过敏、抗肿瘤、抗血栓、抗抑郁等药理作用。

临床上多用于治疗胃炎、萎缩性胃炎、食管炎、呕吐、出血性疾病、咳嗽、习惯性流产等;其乙醇溶液对解热有特效;其水煎液可治疗河豚鱼中毒、冻疮等;鲜叶涂于患处可治疗鱼疣痣、寻常疣等。

炙制辨析

炒紫苏叶　取净紫苏叶,文火炒至微黄,放凉。炒制可克制其辛散作用。本品多生用,炒制品不常见。

紫苏梗

为唇形科植物紫苏的干燥茎。

[性味归经] 辛,温。归肺、脾、胃经。

[功能] 理气宽中,舒郁,止痛,安胎。

①《本草图经》:"宣通风毒。"

②《药品化义》:"苏梗,能使郁滞上下宣行,凡顺气诸品惟此纯良。其性微温,比枳壳尤缓。病之虚者,宽胸利膈,疏气而不迅下。入安胎饮,顺气养阴;入消胀汤,散虚肿满。"

③《本草通玄》:"能行气安胎。"

④《得配本草》:"疏肝,利肺,理气,和血,解郁,止痛,定嗽,安胎。"

[主治] 气郁,食滞,胸膈痞闷,胃脘疼痛,脘腹疼痛,嗳气呕吐,胎动不安。

①《明医指掌》:"利周身,气滞最好。"

②《本草崇原》:"主宽中行气,消饮食,化痰涎。治噎膈反胃,止心

腹痛。"

[用法用量] 内服：煎汤,5~10g;或入散剂。

《本草蒙筌》："下诸气略缓,体稍虚者用宜。"

紫苏梗可用于气滞诸证,颇宜气滞轻症及体虚者。用治脾胃气滞,胸腹痞闷,脘胀嗳气,食欲不振,甚则恶心呕吐,常配橘皮、半夏等。若脾胃气滞偏寒者配生姜;郁久化热者佐以黄连;如食积气滞者,配山楂、莱菔子等以行气消食。治妊娠胎气不和,胸腹胀满,恶心呕吐,可与陈皮、砂仁或半夏、生姜等同用。脚气肿胀,可配桑白皮或吴茱萸等。至于气血逆乱而致咯血、吐血等症,可与白茅花等相伍。此外,紫苏梗还可用解食鱼胆中毒及治疗食鱼虾引起的过敏性瘙痒症。

[现代研究] 紫苏梗含挥发油、紫苏酮、异白苏烯酮、白苏烯酮、亚麻酸乙酯、亚麻酸及β-谷甾醇等成分,具有孕激素样作用,与孕酮一样能促进子宫内膜腺体的增长,此外还具有抗氧化、抗炎、抗菌、抗病毒、抗肿瘤、降血糖等作用。

临床上多用于治疗妊娠呕吐、胎动不安、反流性食管炎、胃炎、消化不良等胃肠道疾病,因进食鱼蟹中毒引起的腹泻呕吐等,咳嗽咯血等肺部疾病,还能治疗脚气。

异制辨析

蜜炙紫苏梗 取紫苏梗片,用炼蜜拌炒至蜜汁吸尽。经蜜炙后行气消滞而不伤正,体虚者用之,功效尤著。

紫苏子

为唇形科植物紫苏的干燥成熟果实。

[性味归经] 辛,温。归肺经。

[功能] 降气化痰,止咳平喘,润肠通便。

[主治] 痰壅气逆,咳嗽气喘,肠燥便秘。

[用法用量] 内服：煎汤,3~10g;捣汁饮或入丸、散。

可用于肠燥便秘,如《类证活人书》益血润肠丸,尤宜喘咳而兼便秘者。

[现代研究] 紫苏子主要含有脂肪酸、氨基酸、微量元素等,具有降

脂、止咳、平喘、增强记忆力、降糖、保肝、抗菌、抗过敏、抗肿瘤等作用。

临床上多用于治疗肺系疾病,如慢性支气管炎、慢性阻塞性肺病、慢性肺源性心脏病、咳嗽变异性哮喘、肺部感染、肺纤维化、肺癌、小儿支气管哮喘等;肠梗阻,功能性便秘;高脂血症等。

异制辨析

由于炮制方法不同,又有炒紫苏子、蜜炙紫苏子之分。

炒紫苏子 取净紫苏子,文火炒至有爆声,取出放凉。炒后辛散之性缓和,温肺降气力强,多用于喘咳,如治风寒喘咳的《太平惠民和剂局方》华盖散。

蜜炙紫苏子 取净紫苏子,加稀释过的炼蜜,拌匀,稍闷,文火炒至深棕色,不粘手为度,取出放凉。蜜炙后长于润肺止咳,降气平喘。

异取辨析

紫苏类药材是同基原多部位入药的典型代表,紫苏子、紫苏叶及紫苏梗三者的功效主治存在差异。从宋金时期开始就有记载,《本草图经》"其茎并叶,通心经,益脾胃……气方中多用之";《药性赋》"消痰下气开胃用叶"。紫苏叶用于解表散寒,行气和胃;紫苏梗用于行气止痛、安胎;紫苏子主要用于降气化痰、止咳平喘、润肠通便。就紫苏叶和紫苏梗的药理研究而言,体内外实验表明两者有相似的药理作用,但在某些方面也存在着差异。紫苏挥发油含量丰富,不同部位挥发性成分的差异导致其体外抗氧化能力出现差异,叶相较于茎其清除自由基的能力更强。

36

槐花(包括槐米;制药炒槐花、槐花炭、炒槐米、槐米炭)、槐角(包括制药炒槐角、蜜槐角、槐角炭)

分别为豆科槐属植物槐的花、花蕾和果实。

槐花

为豆科槐属植物槐的花。

[**性味归经**] 苦,微寒。入肝、大肠经。

《本草经解》:"入手太阴肺经、手少阴心经。"

[**功能**] 凉血止血,清肝泻火。

[**主治**] 便血,痔血,血痢,崩漏,吐血,衄血,肝热目赤,头痛眩晕。

[**用法用量**] 内服:煎汤,5～10 g;或入丸、散。外用:煎水熏洗;或研末撒。止血宜炒用,清热降火宜生用。

[**使用禁忌**] 脾胃虚寒及阴虚发热而无实火者慎服。

①《本草衍义》:"不可过剂。"

②《本草用法研究》:"腹泻者,肠胃虚弱而消化不良者,脉搏沉细者均忌。"

[**现代研究**] 槐花的药用成分主要包括三萜皂苷、黄酮类、花油以及鞣质。其中芸香苷,花蕾中含量多,开放后含量少。花蕾中又含槐花米甲素、维生素C;槐花炭鞣质含量约为生槐花的4倍。其中芸香苷及其苷元槲皮素能保持毛细血管正常的抵抗力,减少血管通透性,可使因脆性增加而出血的毛细血管恢复正常的弹性,亦有降压作用;槲皮素具有平喘作用,还可扩张冠状血管,改善心肌循环,增强皮肤毛细血管的抵抗力,降低血管通透性,亦能短时间降压,还具有解痉、抗溃疡作用;黄酮类化合物中的无色矢车菊素可增强毛细血管抵抗力;芸香苷及槲皮素还具有抗炎、抗菌作用;槐花液对心传导系统有阻滞作用;芸香苷对X线照射有保护作用;槐花提取物还对15-羟前列腺素脱氢酶具有强的抑制活性及利尿作用等。

临床主要应用于治疗银屑病、颈淋巴结核、急性乳腺炎等。

异产(采)辨析

由于其采集的时间不同,所以有槐花、槐米之分。

槐米 为槐树的花蕾,夏季花蕾形成时采收,干燥、整理入药。

《本草新编》:"夫槐米,即花未开之蕊也,其气味与槐子正同,但子味太重,槐米轻清,入汤剂似胜于槐实,若用入丸药之中,槐蕊不若槐实也。"

异制辨析

由于炮制方法不同，又有炒槐花、槐花炭、炒槐米、槐米炭之分。

炒槐花 取净槐花，文火炒至表面微黄色。炒制品可缓和苦寒之性，不致伤中且有利于有效成分的保存。其清热凉血作用较生品弱，止血作用较生品强而逊于槐花炭，多用于脾胃虚弱的出血患者。

槐花炭 取净槐花，中火炒至表面焦褐色，内呈老黄色时，喷淋清水少许入药。槐花炭凉血止血，常用于便血、痔血等症。

炒槐米 取净槐米，文火炒至表面微黄色。炒制可缓和苦寒之性，不致伤中且有利于有效成分的保存。其清热凉血作用较生品弱，止血作用较生品强而逊于槐米炭，多用于脾胃虚弱的出血患者。古方治出血证多用炒槐米。

槐米炭 取净槐米，中火炒至表面焦褐色，内呈老黄色时，喷淋清水少许入药。本品清热凉血作用极弱，具涩性，以止血力胜。多用于咯血、衄血、便血、痔血、崩漏下血等多种出血证。

槐角

为豆科槐属植物槐的果实。

[**性味归经**] 苦，寒。入肝、大肠经。

①《名医别录》："酸、咸，无毒。"

②《雷公炮制药性解》："入心、肝、大肠三经。"

[**功能**] 清热泻火，凉血止血。

[**主治**] 肠热便血，痔肿出血，肝热头痛，眩晕目赤。

[**用法用量**] 内服：煎汤，6～9g；或入丸、散；或嫩角捣汁。外用：水煎洗；研末掺或油调敷。

[**使用禁忌**] 脾胃虚寒、食少便溏及孕妇慎服。

①《滇南本草》："性寒不可多食。"

②《神农本草经疏》："病人虚寒，脾胃作泄，及阴虚血热而非实热者，外证似同，内因实异，即不宜服。"

③《本草新编》："不可久服，久服则大肠过寒，转添泄利之苦矣。"

[现代研究] 槐角的药用化学成分主要包括：果实含大量黄酮类成分（如染料木苷、槲皮素、芸香苷等）及多种氨基酸；种子含生物碱和脂肪酸等；果皮含异黄酮类。槐角提取液对心脏具有正性肌力作用，使心肌收缩力增强；槐角还有提高血糖、降低血清胆固醇及降低高血脂的作用。芸香苷具有抗氧化作用，以及维生素P样作用，可维持血管抵抗力，降低其通透性，减少脆性，还对水疱性口炎病毒有最大的抑制作用；山柰素具有抗氧化、抗炎、抗癌等药理活性；染料木素具有抗肿瘤、抑菌、降血脂、抗骨质疏松、雌激素样等作用。

临床用于治疗高血压病、泌尿系感染。

异制辨析

由于炮制方法不同，又有炒槐角、蜜槐角、槐角炭。

炒槐角 取净槐角，文火炒至微黄色。炒制可缓和苦寒之性，不致伤中且有利于有效成分的保存。

蜜槐角 取净槐角，文火炒至鼓起，用炼蜜稀释后喷洒，炒至外皮光亮，不粘手为度。蜜制品苦寒之性减弱，并有润肠作用，用于便血、痔血，尤其适于脾胃不健或兼有便秘者。另外，槐角蜜炙后槲皮素含量升高，证明蜜槐角的止咳平喘功效确有增强。

槐角炭 取净槐角，武火炒至表面焦黑色，内部黄褐色时，喷淋清水少许入药。本品寒性大减，并具收涩之性，长于收敛止血，用于便血、痔血、崩漏等出血证。另外，槐角炒炭后山柰素的含量明显升高。

异取辨析

槐花、槐米与槐角都具有清肝明目、凉血止血等功效。槐花味苦质轻，能入手足阳明血分，苦能直下，且味厚能沉，凉而带散，凉血止血之力较优，"治肠风痔漏而外，又能治痈疽毒疮，皮肤风湿等证"（《本草用法研究》），如濒湖方清肠止血，治赤白疾痢；槐角味苦气寒质重，止血作用不如槐花，而苦降泄热之力则较强，且有润肠作用，故更适用于痔疮肿痛出血之证，"治肠风痔漏之外，兼治崩带下血，下焦血分有热者，皆可用之。"（《本草用法研究》）

37

蜂房(包括制药煅蜂房)、蜂胶(包括制药酒制蜂胶)、蜂蜜、蜂蜡

蜂房

为胡蜂科昆虫果马蜂、日本长脚胡蜂或异腹胡蜂的巢。

[**性味归经**] 甘,平。入胃经。

《本草再新》:"入肝、肺二经。"

[**功能**] 攻毒杀虫,祛风止痛。

[**主治**] 疮疡肿毒,乳痈,瘰疬,皮肤顽癣,鹅掌风,牙痛,风湿痹痛。

[**用法用量**] 内服:煎汤,3~5g。外用:适量,研末油调敷患处,煎水漱,或洗患处。

蜂房生品一般作外用,内服多用炮制品。

《神农本草经》所载"露蜂房",《名医别录》和《本草纲目》认为其有毒。日华子云:露蜂房,微毒。洗净,蒸透,剪成小块,晒干;或略炒至微黄色。

[**使用禁忌**] 气血虚弱者慎服。

①《本草经集注》:"恶干姜、丹参、黄芩、芍药、牡蛎。"

②《神农本草经疏》:"病属气血虚,无外邪者,与夫痈疽溃后元气乏竭者,皆不宜服。"

[**现代研究**] 蜂房主要含蜂蜡及树脂,又含有毒的露蜂房油。露蜂房的醇、醚及丙酮浸出物皆有促进血液凝固的作用,尤以丙酮浸出物为最强。各浸出物能增强心脏运动,使血压一过性下降,并有利尿作用。露蜂房的挥发油可驱绦虫,但毒性很强,能致急性肾炎,故不宜作驱虫药。丙酮浸出物能扩张离体兔耳血管。对离体蟾蜍心脏低浓度兴奋,高浓度可产生可逆性抑制。

现代临床中以蜂房为主药的配方,对肿瘤有一定控制作用,尤其对喉癌、鼻咽癌效果较好,可预防子宫绒毛上皮癌。临床上用蜂房单味或组方治疗肝癌、结肠癌、肺癌、胃癌等,疗效满意。内服蜂房复方可治疗慢性咽炎。蜂房滴鼻液可治疗鼻炎。蜂房配细辛治疗类风湿关节炎,主要适用于类风湿关节炎小关节为主的疼痛、肿胀、屈伸不利、骨节变形。多种蜂

房复方均可治疗类风湿关节炎。蜂房复方还可治疗支气管哮喘,常年变态性鼻炎;寻常型银屑病、脓疱疮、黄水疮;小儿遗尿、小儿尿频;胃黏膜不典型增生症;精液病变,如死精症、精子动力异常、精子畸形;阴道出血。蜂房外用可治疗乳痈,烧烫伤,顽固性外伤感染,流行性腮腺炎。

异制辨析

煅蜂房　取蜂房碎块入罐内,盐泥封固,煅存性,去火毒。煅后可降低毒性,增强疗效,利于粉碎和制剂。用于痈疽、瘰疬、牙痛、癣疮、风湿痹痛、风疹瘙痒等。

蜂胶

为蜜蜂科昆虫意大利蜂工蜂采集的植物树脂与其上额腺、蜡腺等分泌物混合形成的具有黏性的固体胶状物。

[性味归经]苦、辛,寒。入肝、脾、胃经。

[功能]补虚弱,化浊脂,止消渴;外用解毒消肿,收敛生肌。

[主治]体虚早衰,高脂血症,消渴,胃溃疡,口腔溃疡,宫颈糜烂,带状疱疹,牛皮屑,银屑病,皮肤裂痛,鸡眼,烧烫伤。

[用法用量]内服:制成片剂或醇浸液,1~2g。外用:适量,制成酊剂或软膏涂敷。

[现代研究]蜂胶含树脂50%~60%,蜂蜡30%,芳香挥发油10%和一些花粉等夹杂物,具有抗菌消炎、调节免疫、抗氧化、加速组织愈合、降血脂的药效。

蜂胶内服可用于治疗高脂血症,糖尿病,银屑病,放疗、化疗所致口疮。蜂胶亦用于治鸡眼、胼胝、跖疣和寻常疣。《东北动物药》:"治恶性肿瘤和创伤有效。"江西《中草药学》:"保护肉芽组织,利于伤口愈合,对皲裂亦有疗效。"

异制辨析

蜂胶多用酒制。

酒制蜂胶　取蜂胶粉碎,用乙醇浸泡溶解,滤过,滤液回收乙醇,晾干。

蜂蜜

为蜜蜂科昆虫中华蜜蜂或意大利蜂所酿的蜜。

[**性味归经**]甘,平。入肺、脾、大肠经。

[**功能**]补中,润燥,止痛,解毒;外用生肌敛疮。

[**主治**]脘腹虚痛,肺燥干咳,肠燥便秘,解乌头类药毒;外治疮疡不敛,水火烫伤。

[**用法用量**]内服:冲服,15～30 g;或入丸、膏剂。外用:涂局部。

[**现代研究**]蜜因蜂种、蜜源、环境等的不同,其化学组成差异甚大。最重要的成分是果糖和葡萄糖,两者含量合计约 70%。尚含少量蔗糖、麦芽糖、糊精、树胶,以及含氮化合物、有机酸、挥发油、色素、蜡、植物残片(特别是花粉粒)、酵母、酶类、无机盐、微量维生素等。蜂蜜对肝脏有保护作用,有缓泻作用,对胃肠功能有调节作用,对胃酸分泌过多或过少有使其分泌正常化的作用;对糖代谢有双向调节作用,低剂量降血糖,高剂量升血糖;增强体液免疫功能的作用;对心血管系统起双向调节作用;强心作用,能使冠状血管扩张,消除心绞痛;提高幼儿的血红蛋白含量;促进部分切除的大鼠肝脏再生,促进创伤组织的愈合。未经处理的天然成熟蜂蜜具有很强的抗菌能力。蜂蜜含有丰富的糖、维生素、氨基酸和酶等营养物质,能促进儿童生长发育,提高机体的抗病能力,是极佳的滋补品。此外,蜂蜜能调节神经系统功能、改善睡眠、提高脑力和体力活动能力。

蜂蜜可治疗胃、十二指肠溃疡,急性细菌性痢疾,便秘,贫血,阴道滴虫病等。蜂蜜外用可治疗烧伤,冻伤、冻疮,外伤溃疡,过敏性皮炎及湿疹,角膜溃疡及睑缘炎,鼻炎和鼻窦炎。

蜂蜡

为蜜蜂科昆虫中华蜜蜂或意大利蜂分泌的蜡。

[**性味归经**]甘,微温。入脾经。

《中华本草》:"甘、淡、平。入脾、胃、大肠经。"

[**功能**]解毒,敛疮,生肌,止痛。

[**主治**]外用于溃疡不敛,臁疮糜烂,外伤破溃,烧烫伤。

［用法用量］外用适量,熔化敷患处;常作成药赋形剂及油膏基质。

［现代研究］蜂蜡(蜜蜡)主要成分可分为 4 大类,即酯类、游离酸类、游离醇类和烃类。蜂蜡具有活性氨清除作用。蜂蜡及其乳浊液有抑菌和防腐作用。

异取辨析

由于选用的部位不同,有蜂房、蜂胶、蜂蜡和蜂蜜之分。

蜂房的主要成分是蜂蜡,含少量的蜂胶,而蜂胶是蜜蜂加工且成分极为复杂的物质,主要有树脂、蜂蜡及多种蜜蜂分泌物。

蜂房主要的功效有攻毒杀虫,祛风止痛等,一般用于处理各种局部炎症及外伤感染等,而蜂胶主要的功效有增强免疫、抗菌消炎、降脂降压等,因此特别适合于免疫力低下、高血压、高血脂、高血糖等人群服用。蜂蜡则是用来作为制药的辅料。蜂蜜则补中润燥,是补虚佳品,亦是常用的制作大蜜丸的辅料。

38

薄荷(包括薄荷叶、薄荷梗;制药蜜薄荷、盐制薄荷、薄荷汁、薄荷油、薄荷脑、薄荷素油、薄荷露)

薄荷

为唇形科薄荷属植物薄荷的全草或叶。

［性味归经］辛,凉。入肺、肝经。

《备急千金要方》:"味苦、辛,温,无毒。"

［功能］疏散风热,清利头目,利咽,透疹,疏肝行气。

［主治］风热感冒,风温初起,头痛,目赤,喉痹,口疮,风疹,麻疹,胸胁胀闷。

［用法用量］内服:煎汤,3～6 g,不可久煎,宜作后下;或入丸、散。外

用：煎水洗或捣汁涂敷。

鲜薄荷为鲜品入药者,功效与薄荷干品相同。

[**使用禁忌**] 表虚汗多者禁服。

①《药性论》："新病瘥人勿食,令人虚汗不止。"
②《千金方》："形瘦疲倦者不可久食,动消渴病。"
③《本经逢原》："多服久服,令人虚冷；阴虚发热,咳嗽自汗者勿施。"
④《本草从新》："辛香伐气,多服损肺伤心,虚者远之。"
⑤《随息居饮食谱》："多服耗散真气,致生百病。"

[**现代研究**] 薄荷的药用化学成分包括挥发油、黄酮类、酚酸类、醌类、萜类、苯丙素类和氨基酸类等。其中,挥发油是薄荷的特征性成分。薄荷具有抗菌、抗病毒、抗炎、抗氧化、抗肿瘤、抗生育等药理活性,还有促进透皮吸收作用。薄荷醇有兴奋中枢神经的作用,通过末梢神经使皮肤毛细血管扩张,促进汗腺分泌,增加散热,有发汗解热作用,还具防腐作用；薄荷醇与薄荷酮有保肝利胆作用；薄荷酮能使血压下降；薄荷醇能减少呼吸道的泡沫痰,使有效通气腔道增加,尚能促进分泌,使黏液稀释而表现祛痰作用。

临床主要用于治疗儿童鼻出血、婴幼儿支气管肺炎、类风湿关节炎、慢性荨麻疹、肉瘤等。

异取辨析

由于取用部位不同,又有薄荷叶、薄荷梗之分。

薄荷叶 即薄荷的叶。长于疏风散热,善散上焦头目风热。

薄荷梗 为揉去叶子的净薄荷梗。偏于行气和中,疏肝解郁,常用于肝郁气滞引起的胸闷胁痛,以及夏令感受暑湿秽浊之气引起的脘腹胀痛、呕吐泄泻。

异制辨析

由于炮制方法不同,又有蜜薄荷、盐制薄荷、薄荷汁、薄荷油、薄荷脑、薄荷素油、薄荷露之分。

蜜薄荷 将炼蜜稀释后,加入薄荷生品拌匀,文火炒至微黄。蜜炙可缓和辛散作用,增强润肺止咳作用,用于咽喉疼痛,痰多咳嗽者。

盐制薄荷 将薄荷叶蒸后,再用甘草、桔梗、浙贝三味煎汤去渣,浸泡薄荷至透,另将盐炒热研细,投入薄荷内,待吸收均匀,即成。

薄荷汁 将薄荷叶通过特定工艺提取制成汁液。具有清凉镇痛,促进消化、提神醒脑、改善睡眠质量,提高免疫力、增强抵抗力,缓解头痛、舒缓紧张情绪,刺激食欲,缓解过敏症状,改善皮肤问题,改善口腔问题等作用。

薄荷油 为薄荷的鲜茎叶经蒸馏而得的挥发油。疏风清热。治外感风热,头痛目赤,咽痛,齿痛,皮肤风痒。开水冲服,1～3滴;或适量涂擦外用。

薄荷脑 别名"薄荷冰",系自薄荷的新鲜茎和叶经水蒸气蒸馏、冷冻、重结晶制得。多入片剂含服;或入醑剂、软膏剂,涂搽。临床应用同薄荷油。

薄荷素油 为薄荷的新鲜茎和叶经水蒸气蒸馏、冷冻、部分脱脑加工提取的挥发油。为芳香药、调味药及驱风药。可用于皮肤或黏膜产生清凉感以减轻不适及疼痛。

薄荷露 将薄荷或薄荷鲜茎叶蒸馏成液。功效与薄荷干品相同。体虚及素有鼻衄者不宜。

第三章

同药异制辨

1

人参(包括野山参、移山参、园参、朝鲜参、东洋参、人参条、人参须;制药生晒参、糖参、白参、红参、皮尾参)、西洋参

人参

为五加科植物人参的干燥根和根茎。

[**性味归经**] 甘、微苦,微温。入脾、肺、心、肾经。

①《神农本草经》:"味甘,微寒。"

②《名医别录》:"微温,无毒。"

③《本草备要》:"生,甘苦,微凉;熟,甘,温。"

④《洁古珍珠囊》:"甘、苦,阳中微阴。"

⑤《神农本草经疏》:"气味不厚不薄,升多于降。"

⑥《得宜本草》:"能通行十二经。"

⑦《医学衷中参西录》:"辽人参,其补力、热力皆倍于党参,而其性大约与党参相似。"

[**功能**] 大补元气,复脉固脱,补脾益肺,生津养血,安神益智。

[**主治**] 气虚欲脱、脉微欲厥、脾虚食少、肺虚喘咳、津伤口渴、自汗暴脱、内热消渴、气血亏虚、久病虚羸、惊悸失眠、眩晕头痛、阳痿宫冷、尿频、妇女崩漏、小儿慢惊及久虚不复,一切气血津液不足之证。

[**用法用量**] 内服:3～9g,另煎兑服;也可研粉吞服,一次2g,一日2次;或熬膏;或泡酒;或入丸、散。

①《本草经集注》:"茯苓为使。"

②《药性论》:"马蔺为使。"

③《得配本草》:"土虚火旺,宜生用;脾虚肺怯,宜熟用。"

④《本草蒙筌》:"参芪甘温,俱能补益。证属虚损,堪并建功。但人参惟补元气调中,黄芪兼补卫气实表。所补既略差异,共剂岂可等份。如患内伤,脾胃衰弱,饮食怕进,怠惰嗜眠,发热恶寒,呕吐泄泻,及夫胀满痞塞,力乏形羸,脉息虚微,精神短少等证,治之悉宜补中益气,当以人参加重为君,黄芪减轻为臣。若系表虚,腠理不固,自汗盗汗,渐致亡阳,并诸溃疡,多耗脓血,婴儿痘疹,未灌全浆,一切阴毒不起之疾,治之又宜实卫护荣,须让黄芪倍用为主,人参少入为辅焉。是故治病在药,用药由人,切勿索骥按图,务须活泼泼地。"

人参大补元气,可用以挽救虚脱危证,如古方独参汤,单用一味人参,治卒然虚脱及大出血后虚极欲脱,脉微欲绝之证;若气脱兼见汗出肢冷之亡阳现象,可与附子、干姜等同用回阳救逆,如参附汤、四逆加人参汤。人参可鼓舞脾胃之气,若脾气不足,生化无权,可用四君子汤,即人参与茯苓、白术、甘草组成,为补脾益气的基础方,再加当归、熟地等药,气血双补,如八珍汤、人参养荣汤。若肺虚气喘,多配蛤蚧、胡桃等补肺之品。久咳肺虚,气息虚弱及热伤津液,口渴汗多,可配麦冬、五味子,即生脉散。用于消渴证,多与天花粉、山药、生地黄等同用。人参能益心气、安心神,对惊悸、失眠、健忘、眩晕、耳鸣等属于气虚血亏者均适用,如天王补心丹、人参归脾丸等。此外,本品还能与祛邪药并用,用于正虚邪实,或邪气未尽而正气已衰的证候,如与紫苏、前胡等配伍的参苏饮治虚人感冒;与大黄、芒硝等配伍的黄龙汤,治邪实正虚的燥热便秘等。

[使用禁忌] 实证、热证及湿热内盛正气不虚者忌服。反藜芦、五灵脂,即中药十八反"诸参辛芍叛藜芦"。不宜与茶同服。

①《本草经集注》:"恶溲疏。反藜芦。"

②《药对》:"畏五灵脂,恶皂荚、黑豆,动紫石英。"

③《药性论》:"恶卤咸。"

④《医学入门》:"阴虚火嗽吐血者慎用。"

⑤《月池人参传》:"忌铁器。"

⑥《药品化义》:"若脾胃热实,肺受火邪,喘嗽痰盛,失血初起,胸膈痛闷,噎膈便秘,有虫有积,皆不可用。"

⑦《冯氏锦囊秘录·药性》:"热毒盛、血热痘初禁用。"

[现代研究] 人参的主要活性成分为人参皂苷类、多糖类、挥发油、蛋白质、氨基酸、有机酸、黄酮类、维生素类及微量元素等。人参对中枢神经系统具有兴奋作用,大量时反而有抑制作用;对心肌及血管有直接作用,一般在小剂量时兴奋,大剂量时抑制;促进记忆;保护和刺激造血功能;加强机体对有害因素的抵抗力;对因肾上腺素引起的高血糖动物有降低血糖的作用;对糖尿病患者除能自觉改善症状外,还有轻微的降血糖作用,与胰岛素有协同作用;促进动物的性腺功能。人参皂苷具有抗肿瘤、延缓衰老、抗辐射损伤作用。人参及其活性成分抑制炎症因子的表达、调节肠道菌群、抗氧化应激反应、改善凝血功能、保护肠上皮屏障功能、促进肠黏膜愈合;通过调节肠道菌群,易于被人体吸收,从而发挥降血脂作用。人参糖蛋白具有镇静安眠作用。人参多糖、人参皂苷、人参多肽等可抑制食欲,阻滞肠道葡萄糖与脂肪吸收,改善过氧化物酶体增殖物激活受体γ活性与胰岛素抵抗,保护胰岛β细胞。

现代临床多用于急救,可治疗冠心病、心律失常、心力衰竭等心血管疾病,慢性阻塞性肺疾病、支气管哮喘、肺纤维化等呼吸道疾病,慢性胃炎、慢性肝炎、溃疡性结肠炎等消化道疾病,以及糖尿病、肥胖症、精神病、抑郁症、神经衰弱、阿尔茨海默病、阳痿、早泄、少精、老年病、变态反应性鼻炎、慢性克山病、骨关节炎和癌症及其放、化疗反应等。

 异产(采)辨析

由于产地、品种不同,故有野山参、移山参、园参、朝鲜参、东洋参等区别。

野山参 人参野生者称为"野山参"。播种在山林野生状态下自然生长的称"林下山参",习称"籽海、籽参"。

移山参 如将幼小的野山参移植于田间,或将幼小的园参移植于山野而成长的人参,称为"移山参"。

园参 栽培的人参俗称"园参",又名"秧参"。以身长、支大、芦(根茎)长者为佳。

朝鲜参　产于朝鲜的人参，习称"朝鲜人参"，又名"别直参、高丽参"。商品有朝鲜红参、朝鲜白参之分，而以红者为优。《本草正义》："高丽参之功用，本与辽参无甚差池，皆以养阴津滋液见长，补正固有奇功，去病亦鲜实效，故洄溪'长于补虚，短于攻痰'八字，可为定论。但辽参禀性醇正，绝无刚烈气象，是以滋养阴液尤其独步。而高丽参则已有刚健恣态，温升之性时时流露，所以兼能振作阳气，战胜阴霾。二者所主之病，虽同为阴枯血耗之候，惟阴虚之体相火易升，则宜于辽参，而不宜于丽参；若阴液既耗，而真阳亦衰，则宜用丽参，而不宜用辽参。一则养阴而兼理虚热，一则补阴而即以扶阳，各有专主，不容惑棼。若治虚热而误用丽参，无异抱薪救火，则欲苏涸辙之鲋，而灼其垂竭之脂膏；若治虚寒而误投辽参，几于落井下石，则欲回黍谷之春，而适以陷绝于冰窖。同是虚也，同是参也，在当用之时而一字之争，已如水火冰炭之各异，彼夫风寒湿邪，痰饮食积，气血郁结之不得妄投是味者，更无庸言矣。"

东洋参　日本栽培的人参，习称"东洋参"，始载于《本草纲目拾遗》。

异取辨析

由于药用所取的部分不同，分为人参条、人参须。

人参条　为人参根茎上的不定根。《本草从新》："生津，止渴，补气。其性横行手臂，指臂无力者服之甚效。"功能补气，生津，止渴。治体虚乏力，津伤口渴。内服：煎汤，3～9g。

人参须　为人参的细支根及须根。《本经逢原》原作"参须"。《本草再新》："入肺经。"味甘苦，性平。功能益气，生津，止渴。治咳嗽吐血，口渴，胃虚呕逆。内服：煎汤，3～9g；或泡茶。《本草从新》："参须，生津补血。亦横生芦头上而更细者，其性与参条同，而力尤薄。要知参条、参须，不过得参之余气，危险之证，断难倚仗。"

现代以主根直径、芦头长度、单支参重为人参药材等级标准划分的外观指标，以人参皂苷 Rg、Re、Rb1 的含量作为药材内在质量评价指标，综合外观和内在指标，制定人参商品规格分为 4 级。现代研究显示，在一定年限内，人参的抗氧化活性会随着年限增长而提高。人参不同部位皂苷含量存在较大差异：须根＞芦头＞侧根＞主根，但侧根和主根间差异不明显。

异制辨析

由于炮制方法不同,又有生晒参、糖参、白参、红参、皮尾参之分。

生晒参　园参经晒干或烘干,称"生晒参"。有完整的根茎及须根者,称"全须生晒参"。生晒参气香,味苦,性较平和,不温不燥,适用于气阴不足者。

糖参　为园参经水烫,浸糖后干燥而成,又称"白糖参"。气香,味甘而微苦。

白参　取4~6年生的新鲜园参,剥皮后以太阳光或热风自然晒干而成。白参力弱,一般脾肺气虚证或气阴不足证多用。

红参　为园参经蒸制后的干燥根和根茎,又称"别直参"。气香,味甘、微苦,性温。入脾、肺、心、肾经。功能大补元气,复脉固脱,益气摄血。用于体虚欲脱,肢冷脉微,气不摄血,崩漏下血、心源性休克。用法用量:3~9 g,另煎兑服。红参性偏于温,气弱阳虚者适用。与生晒参相比,红参多了蒸制工序,在降低水分的同时,还能"杀酶保苷",从而减少皂苷类成分损失,保证疗效,提高红参的储藏性能和保存时间。经过加工后,红参发生美拉德反应,结构类型较之生晒参具有多样性,富含多种稀有人参皂苷,但总皂苷含量为生晒参>红参;加工使得人参氨基酸总量降低。市售红参中不乏高价购得的高丽参,但高丽参在关键检测指标人参皂苷和氨基酸方面的检测结果并无突出之处。研究表明,生晒参和红参都具有抗疲劳和耐缺氧的作用,其耐缺氧时间红参长于生晒参,而抗疲劳作用两者差异不大;红参比生晒参有更强的抗肝毒活性;红参延缓衰老作用比生晒参强。

皮尾参　皮尾参是生晒参中质次、等级最低的品种。

西洋参

为五加科植物西洋参的干燥根,又名"花旗参"。均系栽培品。秋季采挖,洗净,晒干或低温干燥。喷水湿润,撞去外皮,再用硫黄熏之,晒干后,其色白起粉者,称"光西洋参";挖起后即连皮晒干或烘干者,称"原皮西洋参"。

[**性味归经**]　甘、微苦,凉。入心、肺、肾、胃经。

[**功能**]　补气养阴,清热生津。

[主治]气虚阴亏,虚热烦倦,咳喘痰血,内热消渴,口燥咽干。

[用法用量]内服:3～6g,另煎兑服。

对一般的津液不足,口干舌燥者,单用水煎或含化即可。用于阴虚火旺的咳嗽气喘,痰中带血之证,多与麦冬、知母、阿胶等养阴清肺化痰药同用。若热病见烦倦口渴,舌红少津,脉细数者,可配鲜生地、鲜石斛、麦冬等养阴清热药同用。本品与龙眼肉蒸服,能清肠止血,治肠热便血。

[使用禁忌]不宜与藜芦同用,中阳衰微、寒湿中阻及湿热郁火者忌服。

[现代研究]西洋参的主要化学成分有皂苷类、多糖类、有机酸类等,主要活性成分是人参皂苷,具有抗炎、抗肿瘤、降血糖、延缓衰老、抗氧化、抗心肌缺血、抗心律失常、调节免疫等作用。

现代临床多用于治疗冠心病、病毒性心肌炎等心血管疾病,糖尿病,肝损,肥胖,恶性肿瘤等。

同名异药辨

人参与西洋参的相同之处在于:两药味均甘,甘能益气生津,且都归心、肺经。不同之处在于:人参偏温,且味较苦,温能补阳散寒,苦能燥湿,有助阳作用,可大补元气,复脉固脱;而西洋参性凉,凉能清热,甘凉相合,既能清热养阴,又能生津止渴,适宜于阴虚火旺者。正如《医学衷中参西录》言:"西洋参性凉而补,凡用人参而不受人参之温补者,皆可以此代之。"人参补气之力胜于西洋参,而西洋参清热生津之力又高于人参。

2

大黄(包括北大黄、南大黄;制药熟大黄、酒大黄、醋大黄、大黄炭、清宁片)

大黄

为蓼科植物掌叶大黄、唐古特大黄或药用大黄的干燥根及根茎。又名"将军、川军、锦纹"。

[**性味归经**] 苦,寒。入脾、胃、大肠、肝、心包经。

《本草经解》:"入手太阳小肠经、手少阴心经。手少阳三焦经,兼入足阳明胃经、手阳明大肠经。"

[**功能**] 泻下攻积,清热泻火,凉血解毒,逐瘀通经,利湿退黄。

[**主治**] 实热积滞便秘,血热吐衄,目赤咽肿,痈肿疔疮,肠痈腹痛,瘀血经闭,产后瘀阻,跌打损伤,湿热痢疾,黄疸尿赤,淋证,水肿;外治烧烫伤。

[**用法用量**] 内服:3～15 g,用于泻下不宜久煎。外用:适量,研末调敷患处。

《本草经集注》:"黄芩为之使。"

生大黄,又名"生军",气味重浊,泻下峻烈,攻积导滞、泻火解毒力专,多用于热积便秘和热毒壅盛之证,但易伤胃气。亦可灌肠或外用。如用于峻下热结的大、小承气汤,行气逐水的舟车丸,泻火解毒的泻心汤等,治热毒肠痈的大黄牡丹汤,治疗疮痈肿毒、烧伤或烫伤的金黄散等,当用本品。

[**使用禁忌**] 孕妇及月经期、哺乳期慎用。凡表证未罢,血虚气弱,脾胃虚寒,无实热、积滞、瘀结,均应慎服。

①《药性论》:"忌冷水。恶干漆。"

②《神农本草经疏》:"凡血闭由于血枯,而不由于热积;寒热由于阴虚,而不由于瘀血;症瘕由于脾胃虚弱,而不由于积滞停留;便秘由于血少肠燥,而不由于热结不通;心腹胀满由于脾虚中气不运,而不由于饮食停滞;女子少腹痛由于厥阴血虚,而不由于经阻老血瘀结;吐、衄血由于阴虚火起于下,炎烁乎上,血热妄行,溢出上窍,而不由于血分实热;偏坠由于肾虚,湿邪乘虚客之而成,而不由于湿热实邪所犯;乳痈肿毒由于肝家气逆,郁郁不舒,以致营气不从,逆于肉里,乃生痈肿,而不由于膏粱之变,足生大疔,血分积热所发,法咸忌之,以其损伤胃气故耳。"

③《本草汇言》:"凡病在气分,及胃寒血虚,并妊娠产后,及久病年高之人,并勿轻用大黄。"

④《本经逢原》:"肾虚动气及阴疽色白不起等证,不可妄用。"

[现代研究] 大黄的主要成分有游离型和结合型蒽醌类衍生物,游离苷元,酮类,鞣质。泻下成分为结合型蒽醌苷类,抑菌成分为游离型蒽醌。药理作用有泻下、止血、抗病原微生物(抑菌、抗真菌、抗病毒)、抗寄生虫、抗内毒素、抗炎、解热、利胆、保肝、降脂、健胃助消化、促进胰腺分泌而抑制胰蛋白酶活性、松弛奥迪括约肌、利尿、降压、抗心衰、抗肾衰、促进尿素和肌酐的排泄、抗肿瘤、延缓衰老、增强免疫等。

大黄现代广泛应用于临床各科,对于部分急危重症、疑难病症取得了优异的成效,如内科的急性感染性发热、急性脑血管病、上消化道出血、急性呼吸窘迫综合征、慢性肾功能不全,外科急腹症中的急性阑尾炎、急性胰腺炎、胆系结石、胆系感染、胆道蛔虫病、肠梗阻、消化道穿孔、泌尿系结石,传染病中的急性肝炎、重症肝炎、流行性出血热、登革热、乙脑、细菌性痢疾等。

异产(采)辨析

由于其产地和品种的不同,有北大黄和南大黄之分。

北大黄 为掌叶大黄与唐古特大黄的干燥根茎。商品分为西宁大黄和铨水大黄两类。主产于青海、甘肃。

南大黄 为药用大黄的干燥根茎。又名"四川大黄、马蹄大黄、川军"。主产于四川等地。

以上各种大黄,均以外表黄棕色、锦纹及星点明显、体重、质坚实、有油性、气清香、味苦而不涩、嚼之发黏者为佳。

异制辨析

由于炮制方法不同,又有熟大黄、酒大黄、大黄炭、清宁片之分。

熟大黄 取切成小块的生大黄,黄酒拌匀,蒸制,取出晒干。亦有按上法反复蒸制2~3次者。又名"熟军、制军"。大黄在受热后,苦寒之性得到缓和,泻下作用显著下降,药性相对和缓,能减轻腹痛等副作用,还可清热利湿,并长于活血化瘀。尤适于老人体虚而有瘀血证者。如治疗黄疸的茵陈蒿汤、治疗淋证的八正散、治疗痞满的枳实导滞丸、活血破瘀通经消癥的大黄䗪虫丸、活血散瘀消肿止痛的正骨紫金丹,当选用本品。

酒大黄 取大黄片,黄酒均匀喷淋,微闷,文火微炒,取出晾干。又名"酒军"。酒炙大黄泻下作用稍缓,酒性升提,引药上行,以清上焦之血分热毒,提高活血行血的效能,用于瘀血证及不宜峻下者。如治疗蓄血发狂的抵当汤、治疗瘀血腹痛的下瘀血汤、治疗瘀血肠痈的大黄牡丹汤和红藤煎、治疗跌打损伤的复元活血汤、主治上焦内热的黄连上清丸、泻火通便的当归龙荟丸,当选用本品。

醋大黄　取大黄片或块,米醋拌匀,闷润,待醋被吸尽后,文火加热炒干,取出晾凉。醋大黄表面深棕色或棕褐色,断面浅棕色,略有醋香气。酸入肝,醋制后能调节肝脏疾病,治疗七情内伤,同时还能够泻热逐瘀,临床上常用于治疗产后血运不畅、大便干燥、烦躁发热等症状,还能治疗肝郁化热和月经不调。如化癥回生丹,当选用本品。

大黄炭　取大黄片,武火炒至外面呈焦褐色(存性),略喷清水,取出晒干。大黄炭泻下作用几无,有止血、止泻的效用,如十灰散,当选用本品。

清宁片　取大黄片或块,置煮制容器内,加水满过药面,武火加热,煮烂时,加入黄酒搅拌,再煮成泥状,取出晒干,粉碎,过筛,取细粉,再与黄酒、炼蜜混合成团块状,置笼屉内蒸至透,取出揉匀,搓成圆条,低温干燥,烘至七成干时,装入容器内闷至内外湿度一致,手摸有挺劲,取出,切厚片,晾干。清宁片为圆形厚片,表面乌黑色,有香气,味微苦。清宁片泻下作用缓和,具缓泻而不伤气,逐瘀而不败正之功。用于饮食停滞,口燥舌干,大便秘结之年老、体弱者及久病患者,可单用。

传统上认为酒大黄善清上焦血分热毒,用于目赤咽肿、齿龈肿痛。熟大黄泻下力缓、泻火解毒,用于火毒疮疡。大黄炭凉血化瘀止血,用于血热有瘀出血症。

现代药理研究证实,大黄不同炮制方法对大黄的泻下、解热、抑菌及抗炎、止血、活血等有效成分的影响不同,因而其不同炮制品的药效也有所不同。

① 泻下作用:结合型蒽醌为大黄泻下的主要有效成分,酒大黄泻下效力比生品降低 30%,熟大黄、清宁片降低 95%,大黄炭无泻下作用。

② 解热作用:炮制对大黄解热作用无明显影响。

③ 抑菌作用:大黄中游离苷元如大黄酸、大黄酚、大黄素、芦荟大黄素、大黄素甲醚等为抑菌、抗肿瘤的有效成分,其泻下作用极其微弱。体

外抑菌实验表明,大黄生品、制品煎剂对金黄色葡萄球菌、铜绿假单胞菌、痢疾志贺菌、伤寒沙门菌、大肠埃希菌等均有抑制作用,对金黄色葡萄球菌最敏感。不同炮制品抑菌活性各有特点,酒制大黄保持了与生品相近的抑菌效力。选择治疗痢疾进行临床验证比较,生、熟大黄两组,大便常规转阴与大便培养转阴天数基本一致,但从副作用及机体一般情况恢复快慢来看,以熟大黄为优。其他炮制品如醋炒大黄、石灰炒大黄及大黄炭对痢疾志贺菌、伤寒沙门菌的抑制作用明显减弱,但对铜绿假单胞菌、金黄色葡萄球菌仍保持较好抑制作用。这为临床外用石灰大黄、大黄炭治疗烧伤、烫伤提供了科学依据。

④ 消炎作用:熟大黄在治疗成人及儿童化脓性扁桃体炎时,不仅有较好的解热抑菌作用,还显示了较好的消炎作用。

⑤ 止血与应激作用:大黄酚具有降低毛细血管通透性,减少伤口渗出,改善血管脆性,缩短凝血时间,促进血小板生成的作用;大黄素-6-甲醚也有明显的促血凝作用。大黄中鞣质成分也可能与其止血、止泻作用有关。生大黄在治疗上消化道出血临床验证中显示止血速度快、作用好等优点,在止血天数上明显优于熟大黄,但熟大黄胃肠道副作用小,较生大黄更受患者欢迎。

⑥ 对血液流变学的影响:生大黄水煎液仅对血液流变学部分指标(低切、中切、血沉、红细胞聚集)有一定作用,白酒炙后对血液流变学各项指标均有显著作用,作用比生品显著增强,故认为酒制可增强大黄的活血作用。

⑦ 毒性:炮制能降低大黄的毒副作用,在临床应用中,生大黄的主要副作用是引起腹痛、恶心、呕吐等胃肠道反应,而熟大黄在应用中,则无上述消化道不适反应。

急性与亚急性毒性实验表明,熟大黄和大黄炭的毒性显著减弱。炮制可减弱生大黄抑制胃酸分泌和消化酶活性的作用,熟大黄、大黄炭、清宁片"苦寒败胃"的副作用消失或缓和。炮制能缓和大黄的泻下作用,对不需要攻下的大黄适应证患者,特别是年老体弱、婴幼儿、孕妇及长期服药者,既可排除其肠内积滞,又可降低其"伤阴血"的副作用。

3

山茱萸(包括蒸山萸、酒山萸)

山茱萸

为山茱萸科植物山茱萸的干燥成熟果肉。又名"山萸肉、枣皮"。

[性味归经] 酸、涩,微温。入肝、肾经。

①《汤液本草》:"入足厥阴、少阴经。"

②《药品化义》:"入肝、心、肾三经。"

③《本草经解》:"入手太阴肺经、足厥阴肝经。"

[功能] 补益肝肾,涩精固脱。

《本草新编》:"独山茱萸大补肝肾,性专而不杂,既无寒热之偏,又无阴阳之背,实为诸补阴之冠。"

[主治] 眩晕耳鸣,腰膝酸痛,阳痿遗精,遗尿尿频,崩漏带下,大汗虚脱,内热消渴。

《本草纲目》:"温肝补肾,除一切风,止月经过多,治老人尿频。"

[用法用量] 内服:煎汤,6~12g;或入丸、散。

《本草经集注》:"蓼实为之使。"

配伍熟地黄、山药、泽泻等,如六味地黄丸,为治肝肾阴虚之头晕目眩、腰膝酸软、遗精等证的基本方。配伍补骨脂、当归、麝香等,如草还丹,治肾阳不足、阳痿、滑精等症。配伍桑螵蛸、覆盆子、益智仁、沙苑子等,治小便不禁。配伍人参、附子、龙骨、牡蛎等药,治大汗不止,体虚欲脱之证。配伍乌贼骨、茜草炭、棕皮炭等,如固冲汤,治妇女崩漏及月经过多等证。

[使用禁忌] 命门火炽,肝阳上亢,强阳不痿及素有湿热,小便不利者禁服。

①《本草经集注》:"恶桔梗、防风、防己。"

②《本草撮要》:"核滑精,用尤宜去。"

[现代研究] 山茱萸的主要药效成分为环烯醚萜及其苷类、三萜类、黄酮类、鞣质类、有机酸及其酯类、多糖、挥发性成分等,具有增强机体免疫功能、抗炎、延缓衰老、抑菌、抗癌、抑制血小板聚集及抗血栓形成、降血糖、降血脂、强心、利尿、降压、抗失血性休克、调节骨代谢、保护神经元、调

控视黄醇及保肝等药理作用。山萸肉所含熊果酸具有镇静、抗炎、抗菌、抗糖尿病、抗溃疡、降低血糖等多种生物学效应,以及抗氧化功能。

现代临床多用于治疗阿尔茨海默病、帕金森病、癫痫、脑缺血再灌注损伤、缺血性脑卒中、抑郁症等多种神经、精神疾病,以及骨质疏松症、骨关节炎、重症肌无力、糖尿病肾病、肾病综合征、白细胞减少、卵巢早衰、勃起功能障碍、更年期综合征及恶性肿瘤等。

异制辨析

由于炮制方法不同,又有蒸山萸、酒山萸之分。

蒸山萸 取净山萸肉,密封隔水蒸至外面呈黑色时,取出晾干。生山茱萸长于敛汗固脱,用于自汗或大汗不止、阴虚盗汗。经蒸制后,补肝肾作用增强,固精缩尿力胜,多入滋补剂,常用于眩晕耳鸣、阳痿遗精、尿频、遗尿、月经过多或崩漏、腰部酸痛、胁肋疼痛、目暗不明等。

酒山萸 取净山萸肉,黄酒拌匀,密封隔水加热,炖至酒吸尽,取出晾干。表面紫黑色或黑色,质滋润柔软,微有酒香气。酒蒸品借酒力温通,以助药势,同时使其酸性降低,比清蒸品滋补作用更强,二者用途基本相同。

通过对山茱萸不同炮制品的不同溶媒提取物的薄层分析,结果表明,清蒸、酒蒸、生山萸肉,含有相同的化学成分,但含量不同。酒蒸品与生品相比,熊果酸的含量增加,而总皂苷含量有所下降。山茱萸酒制后,其多糖的药效明显增强。酒萸肉中挥发性成分含量增加,这些成分是滋养肝肾、稳定血压、预防高血脂、提高心功能的重要物质基础。采用正交设计法对工艺中酒的用量、闷润时间、蒸制时间3个因素进行优选,得到酒蒸山茱萸最佳炮制工艺为以酒的用量25%、闷2小时、蒸4小时。

4

川乌(包括草乌;制药制川乌、炒川乌)

川乌

为毛茛科植物乌头的干燥母根。

[性味归经] 辛、苦,热,有大毒。入心、肝、肾、脾经。

《珍珠囊补遗药性赋》:"味辛,性热,有毒,浮也,阳中之阳也。"

[功能] 祛风除湿,温经,散寒止痛。

《神农本草经》:"主中风,恶风洗洗出汗,除寒湿痹,咳逆上气,破积聚寒热。"

本品可散在表之风邪,逐在里之寒湿,但补阳之功不及附子,而祛风通痹止痛之力较附子为胜,所以古有"附子逐寒,乌头祛风"之说。

[主治] 风寒湿痹,关节疼痛,四肢拘挛,半身不遂,头风头痛,心腹冷痛,阴疽肿毒,寒疝作痛及麻醉止痛。

[用法用量] 一般炮制后用。内服:煎汤,1.5~3 g,或研末,每次1~2 g;或入丸、散。先煎,久煎。外用:适量,研末撒或调敷。

①《本草经集注》:"莽草为之使。"

②《药性论》:"远志为使。"

川乌治风寒湿痹、酸痛麻木,常与桂枝、威灵仙等同用;与蜜同煎内服,可治脘腹冷痛、寒疝腹痛。

[使用禁忌] 生品内服宜慎;孕妇禁用;不宜与半夏、瓜蒌、瓜蒌子、瓜蒌皮、天花粉、川贝母、浙贝母、平贝母、伊贝母、湖北贝母、白蔹、白及同用,即中药十八反"半蒌贝蔹及攻乌"。

①《本草经集注》:"反半夏、栝楼、贝母、白蔹、白及。恶藜芦。"

②《药性论》:"忌豉汁。"

乌头服用不当可引起中毒,其症状为口舌、四肢及全身麻木、流涎、恶心、呕吐、腹泻、头昏、眼花、口干、脉搏减缓、呼吸困难、手足抽搐、神志不清、二便失禁、血压及体温下降、心律失常等。中毒严重者,可死于循环、呼吸衰竭及严重的心律失常。乌头碱人口服致死量为2~5 mg。

乌头在使用禁忌中,虽属"十八反",但自《伤寒杂病论》起,历来都有乌头类反药组合运用,如乌犀丸、草乌揭毒散等。经部分研究发现此类反药组合确有临床同用情况,在治疗难治病症中发挥重要作用,但对其临床适应证、配伍机制、使用注意事项等仍需谨慎,有待进一步研究。

[现代研究] 川乌的药用化学成分主要包括乌头碱、次乌头碱等生物碱、黄酮类化合物、游离脂肪酸和多糖等。其生物碱具有抗炎、镇痛等作

用,乌头碱还有明显局部麻醉作用;乌头多糖具有降血糖作用;川乌头生品及炮制品水煎剂有强心作用,但剂量加大则引起心律失常,终致心脏抑制;乌头的多种有效成分具有抗癌、免疫调节等作用。

现代临床多用于治疗肩关节周围炎、关节痛、纤维组织炎、腰肌劳损、坐骨神经痛、强直性脊柱炎、带状疱疹神经痛等。亦可用于手术麻醉。在治疗癌症方面,对癌痛具有良好的止痛作用。

异产(采)辨析

乌头始载于《神农本草经》下品。明以前多将川乌与草乌统称为乌头。至宋代《宝庆本草折衷》始将草乌分立专条。至《本草纲目》明确区分,云:"乌头有两种,出彰明者即附子之母,今人谓之川乌头是也;其产江左、山南等处者,乃《神农本草经》所列乌头,今人谓之草乌头者是也。"

草乌 为毛茛科植物乌头(野生种)、北乌头等的块根。味辛、苦,性热,大毒。入心、肝、脾经。功能祛风除湿,温经散寒,消肿止痛。主治风寒湿痹,关节疼痛,头风头痛,中风不遂,心腹冷痛,寒疝作痛,跌打损伤,瘀血肿痛,阴疽肿毒等。

川乌和草乌均具有抵抗寒冷、抗炎、止痛、改善血液循环、保护心肌、强心、抗休克、抗肿瘤等药理作用。在药效作用强度上,草乌性热于川乌,在除痹止痛、祛风寒湿等药效上强于川乌;在临床上,草乌属于一线麻醉药,川乌则不是;在抗炎作用上,川乌抗炎作用更明显;在镇痛作用上,川乌具有更显著的作用,外用对周围神经末梢具有麻痹作用。两者来源同科同属,外观性状特征比较相似,功效相似,但药理作用有差异。

异制辨析

由于炮制方法不同,分为煨、煮或蒸制,黑豆制,甘草、黑豆制,生姜、甘草、皂角煮,黑豆、甘草、白矾煮,甘草、黑豆、生姜煮,甘草、银花制,甘草制,甘草、醋制,甘草、白矾制,黑豆、甘草、生姜、白矾制等,加入生姜、甘草、黑豆等用以缓解乌头毒性;加白矾、金银花等以其寒性缓解乌头之大热。归纳来说,可分为浸泡等水处理,烘、焙、煨、炮等干热处理和蒸、煮等湿热处理三种类型。三类方法都能去除毒性。但水处理易导致生物碱丢失,从而影响药效;干热处理对药效影响较小;蒸煮特别湿热压蒸制处理,总生物碱含量高,去毒效果好,生产周期短。

制川乌 取净川乌,凉水浸漂,每日换水2次,漂至口尝稍有麻辣味时取出;浸漂过程中如发现有裂口破烂时可加白矾;另外用甘草、黑豆煎汤,加入漂过的川乌,煮透,至内无白心时取出,去药渣,晒至半干,闷润后切片,晒干即可。

炒川乌 在《太平圣惠方》《普济方》《儒门事亲》等书中有记载,曰"微炒""炒红""滞黄色""炒去皮脐"等,川乌为大辛大热之品,经过炒制,辛味能部分散失,故可在一定程度上降低其毒性。但炒川乌与炮川乌相比,炮川乌四周均能与火接触,受热均匀,祛毒效果好,故古代用炮川乌多,用炒川乌少。现今几乎不用。

乌头中所含生物碱,其中双酯型乌头碱毒性最强,苯甲酰单酯型乌头碱毒性较小,双酯型生物碱性质不稳定,遇水、加热易被分解。现行版药典采用的炮制方法就与此有关。在药效方面研究发现,传统炮制理论认为加入不同辅料炮制,不仅可以增强祛风除湿、温经散寒的作用,还能改变其性味归经,扩大临床应用范围。现代研究也表明加入辅料后不仅可显著降低川乌毒性,药效方面也更具优势。

5

天冬(包括鲜天冬;制药炒天冬、炙天冬、朱天冬)

天冬

为百合科植物天冬的块根。又名"天门冬、明天冬、大当门根"。

[**性味归经**] 甘、苦,寒。入肺、肾经。

《本草经解》:"入手太阴肺经、手少阴心经。"

[**功能**] 养阴润燥,清肺生津。

[**主治**] 肺燥干咳,顿咳痰黏,腰膝酸痛,骨蒸潮热,内热消渴,热病津伤,咽干口渴,肠燥便秘。

[**用法用量**] 内服:煎汤,6～12g;熬膏或入丸、散。

①《本草经集注》:"垣衣、地黄为之使。"

②《日华子诸家本草》:"贝母为使。"

天冬为甘寒清润的药物,善治肺肾虚热。用于上焦,能清肺热而养肺阴;用于下焦,能滋肾养阴,且可润燥滑肠。如与麦冬合用熬膏为二冬膏,治肺胃燥热、痰涩咳嗽;或与人参、地黄炼蜜为三才丸,治气阴两虚之咳嗽。

[使用禁忌] 脾胃虚寒泄泻及外感风寒致嗽者,皆忌服。

①《本草经集注》:"畏曾青。"

②《本草正》:"虚寒假热,脾肾溏泄最忌。"

[现代研究] 天冬含天门冬素,多种螺旋甾苷类化合物,近20种氨基酸、低聚糖和糠醛类化合物等,具有升高外周白细胞、增强网状内皮系统吞噬功能与体液免疫,广谱抗菌、止血和抗白血病等作用。天冬酰胺有镇咳和祛痰作用。

有报道单味鲜天冬用于治疗乳房肿瘤,对一般良性乳房肿瘤,尤其是乳房小叶增生,不论肿块大小,奏效迅速,大多数可获治愈。天冬还可用于扩张宫颈,于人工流产前12小时,将天冬插入子宫颈管,能使宫颈自然扩张与软化。

异产(采)辨析

由于其采集的时间不同,又有鲜天冬之别。

鲜天冬寒凉之性较干品为甚,对阴亏液燥、口燥咽干,甚则饮多渴反不解者较宜。

天冬鲜品单味水煎可治疝气;捣汁服用可治五淋痛甚久不愈;捣汁井水调服可治妇女白带;捣汁熬膏可治血虚肺燥,皮肤皲裂,及肺痿咳脓血证;捣汁制丸可治肺痈咳嗽,吐涎沫,心中温温,咽燥而不渴者。

异制辨析

由于炮制方法不同,又有炒天冬、(蜜)炙天冬和朱天冬之分。

炒天冬 取净天冬片,文火炒至微焦,取出放凉。炒制后,其寒腻之性已减,脾胃虚弱、纳呆食少者用之较佳。

炙天冬 取炼蜜加适量开水稀释后,投入净天冬片拌匀,稍闷,文火炒至深黄,不粘手为度,取出放凉。蜜制后,其润肺止咳之功增强,多用于肺阴不足、干咳少痰、痰中带血者。

朱天冬 取净天冬片,清水微润湿,撒入朱砂细粉拌匀,晒干或晾干。

朱砂制后,宁心安神作用增强。

6
天南星(包括制天南星、胆南星)

天南星

为天南星科植物天南星、东北天南星或异叶天南星等的块茎。

[性味归经] 苦、辛,温;有毒。入肺、肝、脾经。

《本草新编》:"入脾、肺、心三经。"

[功能] 祛风止痉,燥湿化痰,散结。

[主治] 中风痰壅,口眼㖞斜,半身不遂,手足麻痹,惊风,破伤风,癫痫;风痰眩晕,咳嗽多痰;痈肿,瘰疬,跌打麻痹,毒蛇咬伤。

[用法用量] 内服:煎汤,3~9g,一般制后用,或入丸散。外用:生品适量,研末以醋或酒调敷。

《本草经集注》:"蜀漆为之使。"

本品生药有毒,祛风止痉力专,多用于破伤风、癫痫、中风。治疗破伤风,常与防风、白附子等同用,如玉真散。治疗中风,常与半夏、白附子等同用,如青州白丸子;若兼手足抽搐者,宜与全蝎等配合,以搜风止痉,如大省风汤。治疗眩晕,常与天麻、半夏等同用,如玉壶丸。以上仅浙江、上海等少数地区用生药,其余地区均用制药。

[使用禁忌] 阴虚燥咳,热极、血虚动风者禁服,孕妇慎服。

生天南星为国家规定的28种毒性中药之一,具有强烈的刺激性毒性,误服"戟人咽喉",主要表现为对黏膜的刺激性,可致口唇肿痛、呼吸困难,甚至窒息死亡。

①《本草经集注》:"恶莽草。"

②《日华子诸家本草》:"畏附子、干姜、生姜。"

[现代研究] 天南星主要含有生物碱、凝集素、多糖、秋水仙碱、三萜皂苷、甘露醇、苯甲酸、D-甘露醇、氨基酸及微量元素、总黄酮(芹菜素)

等,具有抗惊厥、镇静、镇痛、抗炎、祛痰、抗心律失常、抗凝血、抗肿瘤、杀灭钉螺和抗氧化等作用。

现代临床应用于治疗子宫颈癌,肺癌,脑癌;痛风,风湿骨痛,类风湿关节炎,强制性骨髓炎,多发性硬化症;癫痫;老年痴呆症等。

异制辨析

因炮制方法不同,又有制天南星和胆南星之分。

制天南星 取净天南星,凉水浸漂,避免日晒,每日换水数次,至起白沫时,加白矾泡 1 日后,再进行换水,至切开口尝微有麻舌感时取出。将生姜片、白矾加适量水煮沸后,倒入天南星共煮至无干心时取出,除去姜片,晾至半干,切薄片,干燥。又名"制南星、姜南星"。生天南星具有强烈的刺激性毒性,通过与生姜和白矾等加工后可降低毒性,达到"减毒增效"的目的。制南星燥湿化痰力胜,多用于湿痰咳喘,如治疗湿痰咳嗽,常与陈皮、半夏同用,如玉粉丸;治疗寒痰咳嗽,常与肉桂、半夏、生姜同用,如姜桂丸。

胆南星 为制天南星的细粉与牛、羊或猪胆汁经加工而成,或为生天南星细粉与牛、羊或猪胆汁经发酵加工而成。简称"胆星",又名"陈胆星"。南星经过胆汁制,燥性已减。性味苦凉。能清热化痰、息风定惊,一般用量为 3~6 g,煎服。用于痰热咳嗽,咯痰黄稠,中风痰迷,癫狂惊痫。如清气化痰丸、《圣济总录》抱龙丸、《理瀹骈文》胆星丸、《痧症汇要》牛黄丸、涤痰汤、导痰汤等,当选用本品。治疗急惊风常与黄连、全蝎、天麻等同用,如千金散。

胆南星原药材天南星为辛温燥烈之品,且有毒,而辅料胆汁味苦性寒,能清热解毒,天南星经胆汁炮制后可除去其燥烈之性及毒性,药性发生转变,性由温转凉,味由辛转苦。清代许豫和在《小儿诸热辨》有言:"天南星味辛而性燥猛,虑其过,故以胆汁之苦寒抑之。"但是胆汁添加量对功效是一个关键的影响因素,清代陈修园在《医学三字经》中提及:"胆南星,寒腻大伤胃气,且能引痰入于心包、肝、胆,以成痼疾。制一二次者力尚轻,若九制则为害愈酷。"因此,如重在息风定惊则重天南星,如重清热化痰,则重胆汁。现代研究如能进一步量化炮制,对临床有更大意义。

7

瓦楞子（包括煅瓦楞子、醋瓦楞子、盐瓦楞子）

瓦楞子

为蚶科动物魁蚶、泥蚶或毛蚶的贝壳。

[**性味归经**] 甘、咸，平。入肺、胃、肝经。

《要药分剂》："入肝、肺、脾经。"

[**功能**] 消痰化瘀，软坚散结，制酸止痛。

[**主治**] 顽痰胶结，黏稠难咯；瘿瘤，瘰疬，癥瘕痞块；胃痛泛酸，嘈杂；牙疳。

[**用法用量**] 内服：煎汤，9～15 g，先煎，宜久煎；或入丸、散。外用：研末调敷。

生品长于散瘀消痰。治瘿瘤、痰核，常与海藻、昆布等同用，如《证治准绳·疡医》含化丸、施今墨的软坚汤。施今墨常用软坚汤消散各类结节、肿物，方中瓦楞子和海浮石为常用"施氏药对"，后世医家应用该药对治疗各类结节肿块，如乳腺结节、甲状腺结节、胃柿石症、胆结石、阑尾包块及睾丸结核等皆效验。

[**使用禁忌**] 《本草用法研究》："无瘀血痰积者勿用。"

[**现代研究**] 瓦楞子主要含碳酸钙，呈弱碱性，可有效中和过量胃酸，明显抑制胃蛋白酶的活性，保护胃黏膜；且黏液质胶可在胃、十二指肠黏膜表面形成薄保护层，并促进肉芽生长，加快溃疡面愈合。瓦楞子还有抗肿瘤和调节免疫作用。

现代用于治疗胃、十二指肠溃疡，还可用于小儿佝偻病、肺结核、淋巴结核等。

炮制辨析

由于炮制方法不同，又有煅瓦楞子、醋瓦楞子和盐瓦楞子之分。

煅瓦楞子　取净瓦楞子煅至酥脆，取出放凉，碾碎。煅瓦楞子长于制酸止痛。用治肝胃不和，胃痛吐酸，可配伍半夏曲，或制成乌附白芨丸，当选用本品。亦可研成细末，治疗冻疮、外伤和烧烫伤。

醋瓦楞子 取净瓦楞子煅至酥脆,取出倒入醋内,使醋淬均匀,晾干,研成细粉。醋制可增强瓦楞子入肝的作用。《日华子诸家本草》:"烧过醋淬,醋丸服,治一切血气、冷气、癥癖。"《本经逢原》:"(魁蛤壳)与鳖甲、䗪虫,同为消疟母之味,独用醋丸,则消胃脘痰积。"如《万氏家抄方》瓦垄子丸和《女科指掌》瓦楞子丸,当用本品。

盐瓦楞子 取净瓦楞子煅至酥脆,取出,倒入盐水内淬均匀。盐制可增强瓦楞子入肾的作用。

瓦楞子生品长于散瘀消痰,治癥瘕、瘰疬。煅品长于制酸止痛,治胃痛、嘈杂,如甘楞散。煅法从古沿用至今,主要原因是煅能改变药物原有物理性状,易于粉碎,便于调剂制剂,利于有效成分煎出,因此煅法不论是在古代还是现代的运用都较为广泛。另外"醋淬"在传统炮制中的应用也较为广泛,现代研究表明醋淬可以使瓦楞子质地酥脆,便于有效成分钙离子的煎出。锌、铅、锰、铁、钙、铜在3种炮制品水煎液中的含量高低排序为煅醋淬品＞煅品＞生品,也说明醋制有助于微量元素的煎出。

《临证备要·吞酸》言:"胃中泛酸,嘈杂有烧灼感,多因肝气犯胃,一般用左金丸,亦可用乌贼骨、煅瓦楞制止"。国医大师徐景藩以煅瓦楞子富含碳酸钙,能有效保护胃黏膜,常与乌贼骨、浙贝母合用治疗胃中郁热而多酸者。还有学者认为瓦楞子可治胃腺萎缩所致胃酸分泌减少,提出"制酸以生酸,兼开其上源、增其泉流、通其水道",用于治疗慢性萎缩性胃炎胃酸缺乏症。

8

升麻(包括蜜炙升麻、炒升麻、升麻炭)

升麻

为毛茛科植物升麻、兴安升麻和大三叶升麻的根状茎。绿色者良,又名"绿升麻"。

[**性味归经**] 辛、微甘,微寒。入肺、脾、大肠、胃经。

[功能] 发表透疹，清热解毒，升举阳气。

[主治] 风热头痛，齿痛，口疮，咽喉肿痛；麻疹不透，阳毒发斑；脱肛，子宫脱垂。

[用法用量] 内服：煎汤，3～10 g；或入丸、散。外用：适量，研末调敷或煎汤含漱；或淋洗。

升麻升举透发的功用与柴胡、葛根相近而力较强，配柴胡则用于升提，配葛根则用于透疹。用于清热解毒亦效佳，配黄连、石膏治胃火齿痛，配黄芩、连翘、牛蒡子、板蓝根等治头面丹毒。

[使用禁忌] 上盛下虚，阴虚火旺及麻疹已透者忌服。

①《神农本草经疏》："凡吐血鼻衄，咳嗽多痰，阴虚火动，肾经不足，及气逆呕吐，惊悸怔忡，癫狂等病，法咸忌之。"

②《得配本草》："伤寒初病太阳，痘疹见标，下元不足，阴虚火炎，四者禁用。"

[现代研究] 升麻主要包含三萜皂苷类、色原酮类及酚酸类，还含有少量的生物碱、多糖等有效化学成分，具有抗菌、抗炎、解热、镇痛、降压、抗惊厥、解痉、护肝作用；可松弛小肠平滑肌、增强支气管及消化道的腺体分泌；对子宫有收缩作用，有时用于月经不调；能抑制离体肠段与妊娠子宫，对未孕子宫及膀胱则呈兴奋作用。北升麻醇提取物能抑制小鼠惊厥，并具有抗菌及抑制人子宫颈癌细胞的作用。另具升高白细胞，抑制血小板的聚集及释放功能。

有研究总结汉代以来升麻的临床用量规律及原因，发现升麻大剂量（15～30 g）发挥清热解毒的作用，中剂量（5～15 g）用以发表透疹，小剂量（2 g左右）起升举阳气之效，根据病症不同，可拓宽用量范围。亦有用大剂量升麻治带状疱疹，30～50 g，浓煎取汁，用纱布蘸药液湿敷患处。

 异制辨析

升麻古代炮制方法有蜜制、炒制、炙制、盐制、醋制、姜制、制炭、蒸制、药汁制等。现代由于炮制方法不同，又有蜜炙升麻、炒升麻和升麻炭之分。

蜜炙升麻　取炼蜜用适量开水稀释后，加入升麻片拌匀，闷透，文火加热，炒至不粘手时，取出放凉。蜜炙升麻可增强升阳举陷之效，且略带甘补之性,用于中气虚弱,短气乏力,倦怠以及中气下陷之久泻、久痢、脱肛、子宫下垂、崩漏等。《景岳全书》所载可治气虚下陷、血崩血脱、亡阳垂危等证的举元煎,《脾胃论》所载治疗脾胃虚弱、中气下陷、脘腹垂胀、内脏下垂等证的补中益气汤皆以蜜升麻组方。

炒升麻　取升麻片,文火炒至微焦或焦黄。炒升麻辛散作用减弱,以升脾阳为主,并减少对胃的刺激性。上述举元煎和补中益气汤亦可用炒升麻组方。

升麻炭　取升麻片,武火加热,炒至表面焦黑色,内部棕褐色,喷淋清水少许,灭尽火星,取出晒干。升麻炭长于收敛止血,治疗妇人脾虚崩漏或产后恶露不尽,如复方四草汤。

升麻用于清热解毒、解表透疹,宜生用;用于升阳,宜蜜炙、酒炒。如《太平惠民和剂局方》中所载治温疫、头痛发热、疹发不透等证的升麻葛根汤,《太平圣惠方》所载治疗咽喉肿痛、心神烦热的升麻丸,以及《备急千金要方》收载用以治疗丹毒、疮肿热痛的升麻漏汤等,宜用生品。《医学入门》记载:"发散生用,补中酒炒,止咳汗者蜜炒。"《炮炙大法》记载:"治滞下,用醋拌炒。"《得配本草》则称:"多用则散,少用则升,蜜炙,使不骤升。"

9

丹参(包括炒丹参、酒炒丹参、鳖血拌丹参、猪心血拌丹参、丹参炭)

丹参

为唇形科植物丹参的干燥根和根茎。

[**性味归经**]　苦,微寒。入心、心包、肝经。

①《本草纲目》:"味苦,气平而降,阴中之阳也。入手少阴、厥阴之经。心与包络血分药也。"

②《药品化义》:"能升能降。"

[**功能**]　活血祛瘀,调经止痛,清心除烦,凉血消痈。

《本草备要》:"功兼四物。"

[主治] 妇女月经不调,痛经经闭,产后瘀滞腹痛,心腹疼痛,癥瘕积聚,热痹肿痛,跌打损伤,热入营血,烦躁不安,心烦失眠,痈疮肿毒。

①《神农本草经》:"主心腹邪气,肠鸣幽幽如走水,寒热积聚,破癥除瘕,止烦满,益气。"

②《名医别录》:"养血,去心腹痼疾结气,腰脊强,脚痹;除风邪留热,久服利人。"

[用法用量] 内服:煎汤,10～15 g。

丹参在临床上应用甚广,多种瘀血为患的病证,用之皆可获效。因其性偏寒凉,对血热、瘀滞者尤为相宜。用于妇女月经不调、血滞经闭、产后瘀滞腹痛等妇科病证,常与红花、桃仁、益母草等活血祛瘀药配伍;用于气滞血瘀的心腹、胃脘疼痛,可与檀香、砂仁等行气活血药同用,如丹参饮;治癥瘕积聚,可与三棱、莪术、鳖甲等配伍。现用治肝脾肿大,常配当归、郁金、香附等,有软坚消积作用。对于瘀滞留阻的肢体疼痛、跌打损伤,常和当归、乳香、没药等伍用,如活络效灵丹。用于疮痈肿痛,借其凉血散瘀之功,可收消肿止痛之效,常与金银花、连翘、蒲公英、赤芍等伍用,如治乳痈的消乳汤。此外,温热病热入营血,心烦不寐,可配生地、玄参、连翘、竹叶等,如清营汤,即用本品以清心除烦。

[使用禁忌] 妇女月经过多及无瘀血者禁服;孕妇慎服;反藜芦,即中药十八反"诸参辛芍叛藜芦"。

①《本草经集注》:"畏碱水,反藜芦。"

②《药品辨义》:"忌醋。"

③《本经逢原》:"大便不实者忌之。"

[现代研究] 丹参含有脂溶性的二萜类成分和水溶性的酚酸类成分,还有黄酮类、三萜类、甾醇等。脂溶性成分包含丹参酮Ⅰ、ⅡA、ⅡB,异丹参酮Ⅰ、ⅡA,隐丹参酮,异隐丹参酮,甲基丹参酮,羟基丹参酮等。水溶性成分包括丹参酸、丹参酚、丹参多糖等。丹参能减慢心率,减少能量消耗,增加冠脉流量,扩张血管、降低血压,提高耐缺氧能力,免疫促进,抗炎及抗过敏,对肝损有保护作用,抗胃溃疡,增加胆汁分泌,抗肿瘤,镇静、镇痛,肺功能保护作用,改善肾功能,抗氧化,抗菌,促进骨折愈合等。

现代临床多用于治疗心血管疾病、脑血管疾病、呼吸系统疾病、肝炎、溃疡性结肠炎、慢性肾功能不全、肾纤维化、神经系统疾病、糖尿病并发慢性多发性周围神经炎、骨关节炎、流行性出血热、脓毒血症、急性乳腺炎、中晚期青光眼、鼻炎、卒聋、硬皮病、银屑病、增生性瘢痕以及恶性肿瘤等。近年来发现丹参还能用于肥胖症治疗。

异制辨析

由于炮制方法不同，又有炒丹参、酒炒丹参、鳖血拌丹参、猪心血拌丹参、丹参炭之分。

炒丹参 取丹参片，文火炒至紫褐色，有焦斑为度，取出放凉。炒制后可减轻寒凉辛散之性。

酒炒丹参 取丹参片，黄酒拌匀，闷润至透，文火炒干，取出放凉。酒丹参表面黄褐色，略具酒香气。酒炒后增强活血调经作用，用于产后瘀血腹痛。

鳖血拌丹参 取丹参片，用鳖血、黄酒拌匀并吸尽，干燥。鳖血丹参有鳖血腥气。置石灰瓮内保存。鳖血制长于清心养阴除烦。

猪心血拌丹参 取丹参片，用猪心血、黄酒拌匀并吸尽，干燥。猪心血拌丹参有猪血腥气。置石灰瓮内保存。"以心归心，以血导血"，猪心血拌可增强丹参的养血安神功效。

丹参炭 取丹参片，武火炒至焦黑色，喷淋清水少许，灭尽火星，取出凉透。丹参炭偏于止血。

现代研究表明，新鲜丹参中酚酸成分的含量较低，干燥过程中随着脱水增加，酚酸成分含量显著增加，而丹参酮成分的含量变化不大，进一步证明脱水率与酚酸成分的含量呈显著正相关。晒干加工的丹参中各成分含量相对较低；50～65℃烘干为丹参的最佳干燥方式，能保存较多的有效成分。丹参与酒炒丹参均可降低血小板黏附与聚集，延长凝血酶原时间、凝血时间、凝血活酶时间，但酒炒丹参可发挥协同增效作用；酒制后，4种丹参酮含量升高，活血化瘀效果优于生品。与酒炒丹参比较，猪心血拌丹参中丹酚酸B、丹参素、迷迭香酸等成分含量均升高，而丹酚酸A含量降低，其改善氧化损伤作用最强。从丹参炭中提取分离出一种新型纳米类成分，具有保护高胆红素血症小鼠肝功能的作用，其保护机制可能与抑制炎症反应及改善氧化应激水平有关。

同名异药辨

从本草考证看,丹参主产区和道地产区曾有较大变迁,且近缘品种较多。历来将凡具备"花红紫"及"根皮丹而肉紫"特征的药材均当作丹参,包括南丹参、滇丹参等。古代认为安徽、河南、湖北及四川等地出产的为好,冬季采收质量较好,夏天采收质量较次,与夏天花期不利于成分的积累有关。以根粗壮、皮色红、肉紫有纹、质燥体松、头大无芦者为最佳。

南丹参 为唇形科植物南丹参的根。产于云南、四川、贵州。味苦,性微凉。功能活血化瘀,调经止痛。主治胸痹绞痛,心烦,心悸,脘腹疼痛,月经不调,痛经,经闭,产后瘀滞腹痛,崩漏,肝脾肿大,关节痛,疝气痛,疮肿。

滇丹参 为唇形科植物云南鼠尾草的根。分布于云南、贵州、四川等地。味微苦、微甘,性微凉。功能活血化瘀,凉血止血,养心安神,解毒消肿。主治月经不调,痛经,经闭,恶露腹痛,胸痹绞痛,关节痛,疝痛,崩漏,吐血,衄血,咳血,血虚肢麻,失眠,健忘,惊悸,怔忡,乳痈,疮肿,跌打瘀肿。

10

乌梅(包括白梅;制药炒乌梅、乌梅炭)

乌梅

为蔷薇科植物梅的干燥近成熟果实。

[**性味归经**] 酸、涩,平。入肝、脾、肺、大肠经。

王好古:"脾、肺二经血分药也。"

[**功能**] 敛肺止咳,涩肠止泻,止血,生津,安蛔,治疮。

[**主治**] 肺虚久咳,久泻久痢,尿血便血,崩漏,虚热烦渴,蛔厥腹痛,疮痈胬肉。

[用法用量]内服:煎汤,6～12 g;或入丸、散。外用:适量,烧存性研末撒或调敷。

治肺虚久咳,可配罂粟壳研末服用,如《类编朱氏集验方》一服散;或配半夏、杏仁、阿胶等有敛肺治久咳之效。治久泻不止,可配肉豆蔻、诃子、罂粟壳等,如固肠丸。治消渴烦热,可配天花粉、麦冬、葛根等药,如玉泉丸。配细辛、蜀椒、干姜、黄连,如乌梅丸,以治蛔虫引起的腹痛吐蛔。

[使用禁忌]有实邪者忌服,胃酸过多者慎服。不宜多食久食。

① 《食疗本草》:"多食损齿。"

② 《日华子诸家本草》:"多啖伤骨,蚀脾胃,令人发热。"

③ 李东垣:"忌猪肉。"

④ 《药品化义》:"咳嗽初起,气实喘促,胸膈痞闷,恐酸以束邪气,戒之。"

⑤ 《得配本草》:"疟痢初起者禁用。"

[现代研究]乌梅含有多种活性成分,如有机酸类、黄酮类、糖类、萜类、甾醇、挥发性成分、氨基类、生物碱等,具有抑菌、止渴、抗氧化、抑制肾结石、抗肿瘤、调节肠道菌群、抗变态反应、镇咳、镇静催眠、止泻、降血糖、降血脂、抑制黑色素、凝血、神经保护等多种药理作用。对蛔虫具有兴奋和刺激蛔虫后退的作用。乌梅镇咳的有效入药部位为核壳和种仁,与其中含有的大量的脂质成分和苦杏仁苷有关,但其具有一定的滑泻作用,故乌梅应用于泄泻时应去核使用。涩肠的有效入药部位为果肉,止泻的有效入药部位为果肉和核壳。

现代临床多用于治疗内痔、病毒性肝炎、过敏性鼻炎、溃疡性结肠炎、细菌性痢疾、贫血、支气管哮喘、糖尿病、荨麻疹、白癜风、银屑病、钩虫病、胆道蛔虫症等,以及胃酸缺乏所致的食欲不振、消化不良等疾病。

异产(采)辨析

由于其采集的时间不同,又有白梅之分。

白梅 为蔷薇科植物梅的未成熟果实,经盐渍而成。味酸涩咸,性平。多外用擦牙、捣敷或煅存性研末调敷。《本草求真》曰:"白梅由于盐渍,味咸则能软坚,若牙关紧闭,死肉黑痣,白梅用之更捷。"

异制辨析

由于炮制方法不同,又有炒乌梅、乌梅炭之分。

炒乌梅 炒制法见于《太平圣惠方》"炒""微炒""炒令燥"。《类编朱氏集验医方》曰"炒干""乌梅,不去仁,用火炒令焦。治肠风下血"。《简要济众方》以乌梅肉二两,微炒为末,治消渴、止烦闷。

乌梅炭 取净乌梅,武火加热,炒至皮肉鼓起,表面呈焦黑色,喷淋少许清水,灭尽火星,取出凉透。乌梅制炭是通过加热干燥,易于保存及更容易煎出药效,降低其酸性,以免生用伤筋损齿,适合临床应用;并通过制炭提高涩性,达到增加收敛止血的作用。乌梅炭长于收敛止血,常用于便血、尿血、崩漏下血等。用于外疡胬肉,可研末外敷。

乌梅长于生津止渴,敛肺止咳,安蛔;乌梅炭具有收敛止血,涩肠止泻的作用。乌梅、乌梅炭对金黄色葡萄球菌、大肠埃希菌、铜绿假单胞菌抑制作用相似,但乌梅炭对白色念珠菌抑菌作用较强,故用于抗真菌感染时可优先选用乌梅炭。

11

巴豆(包括巴豆壳;制药巴豆霜、炒巴豆仁、巴豆油)

巴豆

为大戟科植物巴豆的干燥成熟果实。又名"江子、刚子"。

[**性味归经**] 辛,热;大毒。入胃、大肠经。

①《本草蒙筌》:"味辛、气温、生温熟寒,性烈。浮也,阳中之阳。气薄味浓,体重而降。有大毒。"

②《雷公炮炙论》:"入脾、胃、大肠三经。"

③《药性集要便读》:"入肺、肠、脾、胃。"

[**功能**] 泻下寒积,逐水退肿,祛痰利咽,蚀疮杀虫。

[**主治**] 寒积便秘,乳食停滞,腹水臌胀,二便不通,喉风喉痹。外用治痈肿脓成不溃,疥癣恶疮,疣痣。

[用法用量] 内服：巴豆霜入丸、散，0.1～0.3g。外用：适量，研末涂患处，绵裹塞耳鼻，捣膏涂，或以纱布包擦患处。

①《本草经集注》："芫花为之使。"

②《汤液本草》："巴豆，若急治为水谷道路之剂，去皮心膜油，生用；若缓治为消坚磨积之剂，炒去烟令紫黑，研用。可以通肠，可以止泄，世所不知也。"

本品味辛、性热，有大毒。味辛可散结聚之邪；性热可祛寒凝之积，能荡涤肠胃沉寒痼冷、宿食积滞，为热性峻泻药。推荡脏腑，开通闭塞，故前人喻其有"斩关夺门之功"。巴豆配大黄、干姜，如三物备急丸，治冷食积滞、腹痛便秘之证。巴豆霜与绛矾配伍，名含巴绛矾丸，治疗晚期血吸虫病的腹水证。巴豆配伍桔梗、贝母，用于肺痈、咳嗽胸痛、痰多腥臭之证。配伍乳香、没药等制成膏药外贴患处，用于疮疡脓成而未溃者。此外，巴豆霜与神曲、胆南星、朱砂同用，即万应保赤散，治小儿乳食停积，痰多惊悸，胃呆腹痛，大便酸臭等证。

[使用禁忌] 无寒实积滞、孕妇及体弱者忌服。不宜与牵牛子同用。服巴豆后，不宜食热粥，饮开水等热物，以免加剧泻下。服巴豆后，若泻下不止，可以黄连、黄柏或绿豆煎汤冷服，或食冷粥，饮大豆汁以缓解。巴豆所含巴豆油是最剧烈的泻药，有毒成分主要是脂肪油，口服半滴至1滴即能产生口腔及胃黏膜的烧灼感及呕吐，在0.5～3小时内即有多次大量水泻，伴有剧烈腹痛和里急后重，产生严重口腔刺激症状及胃肠炎症状，并有催吐作用。人服巴豆油20滴可致死。外用巴豆油对皮肤有刺激作用，引起发红，可发展为脓疱，甚至坏死。

①《本草经集注》："恶蘘草。畏大黄、黄连、藜芦。"

②《药对》："畏芦笋、菰笋、酱、豉、冷水。得火良。与牵牛相反。"

③《药性论》："能落胎。"

[现代研究] 巴豆主要含巴豆油、蛋白质。巴豆油中含巴豆油酸、巴豆酸，由棕榈酸、硬脂酸、油酸、巴豆油酸、巴豆酸等组成的甘油酯，巴豆醇及巴豆醇双酯化合物。种仁还含一种毒性球蛋白，称巴豆毒素，另含辅致癌剂C-3、巴豆苷、巴豆生物碱异鸟嘌呤、β-谷甾醇、氨基酸及酶等。巴豆油能通过对化学感受器的作用，反射性升高血压。巴豆煎剂对流感杆

菌、铜绿假单胞菌、金黄色葡萄球菌及白喉杆菌均有一定的抗菌作用，还有镇痛、抗肿瘤、抗炎、提高免疫功能和杀灭钉螺作用，杀钉螺作用以种仁效力最强，内壳次之，外壳则无效。巴豆毒蛋白系原浆毒，能溶解红细胞，并使局部细胞坏死，引起发赤、起泡和炎症，但遇热则毒性减低。

现代临床多用于防治白喉、小儿鹅口疮、喉梗阻、支气管哮喘及哮喘性支气管炎、急慢性肠炎及慢性痢疾、急性阑尾炎、肠梗阻、神经性皮炎、神经退行性疾病等。不断发现其在抗癌方面的特殊疗效。

异取辨析

由于药用所取的部分不同，还有巴豆壳。

巴豆壳 为巴豆的种皮。8～9月采收种子时，剥取种皮，鲜用或晒干用。功能温中消积，解毒杀虫。主治泄泻、痢疾、腹部胀痛、瘰疬痰核。内服适量，烧灰存性，可入丸、散，外用适量捣敷。

异制辨析

由于炮制方法不同，又有巴豆霜、炒巴豆仁、巴豆油之分。

巴豆霜 为松散状粉末，黄色，无臭，味辛辣。《本草从新》："去油名巴豆霜。芫花为使。畏大黄、黄连、凉水。"现行，取净巴豆仁，碾烂或捣烂如泥，用多层吸油纸包裹，加热微烘，压榨去油，反复数次，至松散成粉不再粘结成饼为度，取出碾细。制霜可降低毒性，缓和泻下作用。多用于治疗寒积便秘、乳食停积、痰盛惊痫、喉痹梗阻等，外用治痈肿脓成不溃、疥癣恶疮、疣痣。

炒巴豆仁 《伤寒论》白散方有"去皮心，熬黑，研如脂，平温"的论述，即去除巴豆的种皮，炒令黑，研末进行服用。宋《伤寒总病论》中有"去皮心膜，或炒焦紫色，或用汤煮，研细，压去油皆可"的记载。现行，取净巴豆仁，中火加热，炒至表面焦褐色（焦巴豆）或内外均呈焦黑色（巴豆炭），取出晾凉。多用于疮痈肿毒、腹水鼓胀；炒炭止泻效果明显，多用于泻痢。

巴豆油 为巴豆种仁的脂肪油。取巴豆种仁，研烂，压取油。功能通关开窍，峻下寒积。主治厥证、喉痹、寒积腹痛。作强烈的泻下剂使用。本品药性峻猛，且有毒，内服宜慎，一般多外用。

实验结果表明，经过煮、常压蒸或高压蒸过的巴豆油比炒巴豆油的致炎作用明显降低。经过加热处理的各种巴豆渣或霜均无溶血作用，说明用蒸、煮的巴豆仁炮制巴豆霜,对降低其毒副作用有意义。2010年版《中国药典》中,巴豆药材与巴豆霜含量测定项,均增加了对巴豆苷的含量测定,巴豆苷受热不稳定,有研究表明随着加热温度的增高或加热时间的延长,巴豆苷的含量均有不同程度下降。巴豆毒性成分巴豆毒蛋白,也是受热不稳定的成分,通过加热可使其变性,从而降低毒性。

12

巴戟天(包括盐巴戟、炙巴戟)

巴戟天

为茜草科植物巴戟天的干燥根。

[**性味归经**] 辛、甘,微温。入肝、肾经。

①《本草品汇精要》:"味辛甘,性微温,缓,气之厚者,阳也。"

②《本草便读》:"能入肾肝血分。"

[**功能**] 补肾助阳,强筋壮骨,祛风除湿。

[**主治**] 肾虚阳痿,遗精早泄,少腹冷痛,小便不禁,宫冷不孕,月经不调,风寒湿痹,腰膝酸软,风湿脚气。

[**用法用量**] 内服:煎汤,3～10g;或入丸、散;亦可浸酒或熬膏。

用于阳痿、不孕,可与人参、山药、覆盆子等同用。遗尿、小便不禁者,多与益智仁、桑螵蛸、菟丝子等配伍。若与高良姜、肉桂、吴茱萸等同用,可治月经不调、少腹冷痛。用于肾阳不足兼有风湿之腰膝疼痛、软弱无力,则多与萆薢、杜仲、牛膝、川断等同用,如金刚丸。

[**使用禁忌**] 阴虚火旺及有湿热之证禁服。

①《本草经集注》:"恶朝生、雷丸、丹参。"

②《神农本草经疏》:"凡病相火炽盛,思欲不得,便赤口苦,目昏目痛,烦躁口渴,大便燥闭,法咸忌之。"

③《得配本草》:"火旺泄精,阴虚水乏,小便不利,口舌干燥,四者禁用。"

[**现代研究**] 巴戟天主要化学成分有糖类、蒽醌类、环烯醚萜类、有机酸类、氨基酸、甾醇类等,根皮含锌、锰、铁、铬等23种微量元素。糖类有皮质酮分泌促进作用,是巴戟天补肾壮阳作用的有效成分;多糖和低聚糖成分还有强壮作用,能增加体重、增强抗疲劳能力,同时还具有抗抑郁作用;巴戟天寡糖对神经细胞有保护作用。蒽醌类具有降压、降脂、抗菌、抗癌、抗骨质疏松等作用。环烯醚萜类具有镇痛抗炎、抗抑郁、骨保护、延缓衰老、保护心血管和抗菌等作用。甾醇、蒽醌等成分具有抗动脉粥样硬化的作用。巴戟天还能抑制胸腺萎缩和升高白细胞;具有肾上腺皮质激素样作用。

现代临床多用于治疗阿尔茨海默病、糖尿病、类风湿关节炎、骨质疏松、抑郁症、支气管哮喘、重症肌无力等疾病,还可治疗前列腺增生、前列腺炎、男性勃起功能障碍、不育症等。

异制辨析

由于炮制方法不同,又有盐巴戟、炙巴戟之分。

盐巴戟 《太平惠民和剂局方》:"盐汤浸,打去心。"这是首次将盐制用于巴戟天的炮制,且一直沿用至今。现行,取净巴戟天,盐水拌匀,闷至盐水被吸尽,置适宜的蒸器内蒸透,趁热除去木心,切段,干燥。盐制巴戟天可引药入肾,温而不燥,多用于补肾助阳、强筋健骨,久服无伤阴之弊。目前盐炙巴戟天应用较为广泛。

炙巴戟 取甘草捣碎,煎汤,去渣,加入净巴戟天拌匀,文火煮透,取出,趁热除去木心,切段,干燥。甘草水制后味甘,增强补益作用,多用于补肾助阳,益气养血。

盐炒巴戟天和甘草制巴戟天所含的蒽醌类成分较生品有所下降。盐制后,蔗糖、蔗果三糖及环烯醚萜类等化学成分有明显增加,可能是由于盐炙后药材质地发生变化,结构更为疏松,部分有效成分更易于煎出,表明盐炙具有一定科学依据。生品与盐巴戟天对生殖系统有促进作用,且盐巴戟天作用更为明显;两者均有很好的抗氧化和免疫增强作用。

13

艾叶(包括艾绒、炒艾叶、艾叶炭)

艾叶

为菊科植物艾的干燥叶。

《本草纲目》:"自成化以来,则以蕲州者为胜,用充方物,天下重之,谓之蕲艾。"

[**性味归经**] 辛、苦,温;有小毒。入肝、脾、肾经。

①《新修本草》:"生寒,熟热。"

②《本草品汇精要》:"味厚于气,阴中之阳。臭香。"

③《本草正》:"味微苦,气辛。生用微温,熟用微热,能通行十二经,而尤为肝脾肾之药。"

④《本草经集注》:"味苦,微温,无毒。"

[**功能**] 温经止血,散寒止痛;外用祛湿止痒。

鲜艾叶功擅温经通络、逐冷除湿,适用于寒湿之症。

[**主治**] 吐血、衄血、咯血、便血,崩漏,妊娠下血,月经不调,痛经,胎动不安,宫冷不孕,心腹冷痛,泄泻久痢,霍乱转筋,带下,湿疹,疥癣,痔疮,痈疡。

[**用法用量**] 内服:煎汤,3～9 g;或入丸、散;或鲜品捣汁。外用:适量,捣绒作炷或制成艾条熏灸;或捣敷;或煎水熏洗;或炒热温熨。

①《本草纲目》:"苦酒、香附为之使。"

②《本草衍义》:"干捣筛去青滓,取白,入石硫黄,为硫黄艾,灸家用。得米粉少许,可捣为末,入服食药。"

③《本草纲目》:"凡用艾叶,须用陈久者,治令细软,谓之熟艾,若生艾灸火,则伤人肌脉。拣取净叶,扬去尘屑,入石臼内木杵捣熟,罗去渣滓,取白者再捣,至柔烂如绵为度,用时焙燥,则灸火得力。治妇人丸散,须以熟艾,用醋煮干捣成饼子,烘干再为末用,或以糯糊和作饼,及酒炒者皆不佳。"

艾叶温经止血,用于崩漏等虚寒性出血证,多炒炭配阿胶、地黄等同用,如胶艾汤。血热的吐血、衄血用鲜艾叶(即采集鲜品入药),多认为鲜者性较平和,少温燥,配凉血止血的鲜生地、鲜侧柏叶、鲜荷叶同用,即四生丸。此种配伍既可制其辛温之性,又能使寒药无伤阳之弊。取其温阳散寒、活血调经之效,治下焦虚寒的腹痛、月经不调、带下等证,可配肉桂、香附、当归同用,如艾煎丸。温阳散寒,行气化湿,常配伍砂仁、小茴香、陈皮等;散寒除湿,补气养血,常配伍西洋参、白术等。《本草备要》言用醋制艾叶,制成丸散治妇人病,是取其入肝加强止痛之功。如《仁斋直指方》艾附暖宫丸,即治妇人痛经或宫寒不孕。

[使用禁忌] 阴虚血热者慎用。

①《本草图经》:"然亦有毒,其毒发则热气冲上,狂躁不能禁,至攻眼有疮出血者,诚不可妄服也。"

②《本经逢原》:"阴虚火旺,血燥生热,及宿有失血病者为禁。"

[现代研究] 艾叶化学成分主要含挥发油、黄酮类、鞣质类、甾醇、三萜类、桉叶烷类、酸性多糖类、生物碱、皂苷、脂肪、氨基酸、维生素、叶绿素、叶黄素、纤维素等;挥发油主要包括桉油精、樟脑、龙脑、松油醇、石竹烯、侧柏酮、青蒿酮、薄荷醇等。艾叶具有抗菌、抗真菌、抗过敏、平喘、镇咳、祛痰、利胆、抑制血小板聚集、止血、降脂、降压、抗肿瘤、延缓衰老等作用。

现代临床多用于治疗各种出血证、肝炎、肝硬化、急性菌痢、间日疟等胃肠道疾病,及呼吸道疾病、妇科疾病、皮肤病等。随着健康意识的增强,其在养生保健领域的利用度持续增加,对传染病的治疗也有一定效果,方法包括艾灸、艾叶烟熏、艾叶洗浴、香囊佩戴等。

异制辨析

历代文献记载中,艾叶生产加工炮制方法有熟艾、制炭、熬制、绞汁、炙制、醋制、炒制、米制、焙制、药汁制、蜜制、酒制、枣制、硫黄制、泔制、制绒等多种方法。由于炮制方法不同,现有艾绒、炒艾叶、艾叶炭之分,功效也有所不同。

艾绒 为熟艾,最早出现于唐代《备急千金要方》"须用陈久者,治令细软,谓之熟艾。"《本草从新》:"揉捣如绵,谓之熟艾,灸火用。"取晒干净艾叶碾碎成绒,拣去硬茎及叶柄,筛去灰屑,捣碎揉细。古代医家认为施灸艾绒需加工至"柔软如绵、柔细黄熟"的程度。临床应用取其药性纯阳，灸之则透诸经以达温通经脉、调和气血、协调阴阳、扶正祛邪的功效，治诸寒证有效。

炒艾叶 汉代《华氏中藏经》的"炒"为艾叶最早的炒制方法。宋代以后，医家对炒制程度进行了记载，如宋《太平圣惠方》"微炒"、明《太医院经验奇效良方大全》"炒黄"和《证治准绳》"炒焦"。炒制艾叶有盐炒、酒炒、醋炒等。醋炒最为多见，取净艾叶，加米醋拌匀，闷润至透，文火炒干，取出放凉。醋炒艾叶温而不燥，入肝经，能增强收敛止痛作用，适用于虚寒之症。

艾叶炭 取净艾叶，中火炒至外表焦黑色，喷淋清水少许，灭尽火星，略炒，取出凉透。炒炭后辛散之性大减，增强止血功效，治崩漏下血等尤为适合，若配寒凉药，又可治血热吐衄。

《中药炮制经验集成》记载，艾叶"生用温经通络，炒制暖宫安胎，醋制收敛止痛，制炭用于散寒止血"。

现代实验研究表明，艾叶经炮制后挥发油的主要化学成分发生较大变化，生品中鉴定的60种成分，其中有36种经炮制后消失；艾叶炭中则发现19个新增成分。艾叶的不同炮制方法对缩短凝血时间的作用强弱排序为：砂烫艾叶炭＞生艾叶＞烘艾叶＞炒艾叶炭＞醋艾叶炭。艾叶炒炭后止血效果增强主要是由于两方面的原因，首先是炒炭后碳素的形成，在物理作用下促使止血效果增强；其次艾炭中难溶性草酸钙簇晶的大幅减少和游离钙离子的产生，是促进血液凝固、缩短凝血时间的主要原因之一，因此炒炭后增强了止血功能；这与"炒炭存性""炒炭止血"的传统中医药理论相一致。

14

龙胆（包括酒龙胆、胆草炭）

龙胆

为龙胆科植物龙胆、条叶龙胆、三花龙胆和滇龙胆的干燥根和根茎。

[**性味归经**] 苦,寒。入肝、胆经。

《主治秘要》:"性寒,味苦辛。气味俱厚,沉而降,阴也。"

[**功能**] 清热燥湿,泻肝定惊。

[**主治**] 湿热黄疸,小便淋痛,阴肿阴痒,湿热带下,湿疹瘙痒,肝胆实火之头胀头痛,目赤肿痛,耳聋耳肿,胁痛口苦,热病惊风抽搐。

[**用法用量**] 内服:煎汤,3~6 g;或入丸、散。外用:适量,煎水洗;或研末调搽。

治肝胆实火所致的头痛、目赤肿痛、胁痛及耳鸣耳肿等,常配栀子、柴胡、生地黄等,如龙胆泻肝汤;治湿热黄疸,常配茵陈、山栀同用;治阴肿阴痒、白带,多与苦参、黄柏等配伍。对于肝经热盛生风所致的高热惊厥、手足抽搐,多与钩藤、牛黄等同用,以奏清肝息风之效,如凉惊丸;若与石决明、野菊花、钩藤同用,治肝火头痛、头晕有较好的疗效。

[**使用禁忌**] 脾胃虚弱者禁服,阴虚津伤者慎用。

①《雷公炮炙论》:"勿空腹饵之,令人溺不禁。"

②《本草经集注》:"恶防葵、地黄。"

③《本草从新》:"无实火者忌之。"

[**现代研究**] 龙胆主要含有龙胆苦苷等环烯醚萜类、三萜类、酮类及黄酮类等化学成分,具有保肝、利胆、健胃、利尿、抗炎、抗病原微生物、抗过敏、镇静、抗惊厥、降压、降血脂、升血糖、抗肿瘤等作用。龙胆多糖具有抗凝血、降血脂作用。

现代临床多用于治疗非酒精性脂肪肝、带状疱疹、高血压、肺纤维化、突发性耳聋及各类炎症性疾病。龙胆煎汤洗眼可用于治疗急性眼结膜炎。

异制辨析

由于炮制方法不同,又有酒龙胆、胆草炭之分,功效也有所不同。

酒龙胆 酒制有多种方法。《肘后备急方》:"酒煮。"《校注妇人良方》:"酒拌炒黄。"《外科理例》:"酒浸炒黄。"《明医杂著》:"酒拌炒焦。"《医学纲目》:"酒洗用。"《仁术便览》:"去芦头,酒浸晒。"现行,取龙胆片或段,喷淋黄酒拌匀,稍闷后,文火加热,炒干,取出放凉。酒龙胆常用于清上焦及肝胆实火。

胆草炭　取龙胆段，武火加热，炒至表面黑色，内部黑褐色，喷淋清水，灭尽火星，取出凉透。龙胆炭主要取其清肝凉血之功。

有实验结果表明，龙胆在加工过程中水洗时间越长，对龙胆有效成分含量影响越大，有效成分含量随着水洗时间的延长而降低；而在加工温度（35～45℃）研究中，干燥温度较高的条件下，龙胆中的有效成分反而损失较少。生龙胆善于清热泻火，去燥湿，但其苦寒之性对胃有刺激作用；酒制后，多糖含量有不同程度上升，能缓和其苦寒之性，引药上行，清热、保肝、消除黄疸的作用增强。

15

生姜（包括姜皮、姜汁、姜粉；制药煨姜）、干姜（包括制药炮姜、姜炭）

生姜

为姜科植物姜的新鲜根茎。

[性味归经] 辛，微温。入肺、脾、胃经。

① 《医学启源》："性温，味甘、辛。气味俱厚，清浮而生升，阳也。"

② 《日用本草》："性纯阳，带皮用则凉，去皮用则热。"

③ 《雷公炮制药性解》："入肺、心、脾、胃四经。"

④ 《本草汇言》："入脾、肺、肠、胃诸经。"

⑤ 《本草经解》："入胆、肝、肺经。"

[功能] 解表散寒，温中止呕，化痰止咳，解鱼蟹毒。

《神农本草经疏》："生姜所禀，与干姜性气无殊，第消痰、止呕、出汗、散风、祛寒、止泄、疏肝、导滞，则功优于干姜。"

[主治] 风寒感冒、胃寒呕吐、寒痰咳嗽、痰饮喘咳、胀满、泄泻；解半夏、天南星及鱼蟹、鸟兽肉毒。

[用法用量] 内服：拣去杂质，洗净泥土，用时切片，煎汤，3～9g；或捣汁冲。外用：适量，捣敷，擦患处或炒热熨；或绞汁调搽。

本品味辛性温,入肺经,常用于外感风寒表证,但力较弱,故多用于感冒之轻证,可煎汤加红糖热服;若外感风寒之重证,则加入辛温解表剂中,作为辅助药,以增强发汗作用,如桂枝汤。用于风寒犯肺,痰饮咳喘、胸脘痞胀,可与半夏、黄连等同用,如生姜泻心汤。生姜入胃经,既能温中化湿,又善降逆止呕,前人称姜为"呕家圣药"。可用于胃气上逆的多种呕吐和呃逆之证,常与半夏相配治胃寒之呕吐,即小半夏汤;呕吐偏于热者,与黄连、竹茹等同用;与丁香、柿蒂配伍,治呃逆有良效。生姜与大枣同用,为调和营卫之剂,以生姜走外,味辛而和卫,大枣入里,味甘而调营,此即古人所说"和卫者必辛,调营者必甘"之意。因进食鱼蟹引起腹痛泄泻,或误食生半夏、生南星中毒而引起的喉舌麻痹,可捣姜汁服或煎汤内服。故姜制半夏、南星可减其毒性。

[使用禁忌] 阴虚内热及实热证禁服。

①《本草经集注》:"恶黄芩、黄连、天鼠矢。"

②《本草纲目》:"食姜久,积热患目。凡病痔人多食兼酒,立发甚速。痈疮人多食,则生恶肉。"

③《神农本草经疏》:"久服损阴伤目。阴虚内热,阴虚咳嗽吐血,表虚有热汗出,自汗盗汗,脏毒下血,因热呕恶,火热腹痛,法并忌之。"

④《随息居饮食谱》:"内热阴虚,目赤喉患,血证疮痛,呕泻有火,暑热时症,热哮大喘,胎产痧胀及时病后、痧痘后均忌之。"

⑤《药性纂要》:"患瘰疬者忌食。"

⑥《医林纂要·药性》:"多食耗气生热,与酒同食尤不宜。"

[现代研究] 生姜中含有上百种化学成分,除纤维素、淀粉、脂肪、蛋白等营养物质外,主要含挥发油、姜辣素、黄酮类、多酚类、活性多糖等。姜辣素具有镇静、抗惊厥、解热、镇痛、抗炎、止吐、保肝、利胆、强心、抗血小板聚集、抗氧化、抗微生物、止咳作用,对胃肠道平滑肌有抑制作用。生姜煎剂对胰酶有抑制作用,对胃黏膜有保护作用,能降血脂、抗过敏。糖苷类、姜酚类化合物可能是生姜止呕的主要药效成分。生姜多糖是抗氧化、抗疲劳的有效成分。姜酚类能抑癌细胞增长、促进癌细胞凋亡、阻止癌细胞迁徙。

现代临床多用于治疗风湿痛、腰腿痛,胃十二指肠溃疡,疟疾,急性细菌性痢疾,蛔虫性肠梗阻、肠绞痛,妊娠恶阻,急性睾丸炎,原发性痛经,白癜风、鹅掌风、甲癣、水烫伤、中毒急救、阿尔茨海默病及恶性肿瘤等。

异取辨析

由于药用所取的部分不同,分为姜皮、姜汁、姜粉。

姜皮 即生姜的外皮。将生姜洗净,浸于清水中过夜,用竹刀将深色的栓皮及附着的一部分皮层剥下,晒干。味辛,性凉。入脾、肺经。功能行气消水。《本草分经》:"姜皮辛凉,和脾行水。"用于小便不利、水肿胀满等症。用法与用量:内服:煎汤,1.5~4.5 g。主治皮肤水肿,与茯苓皮、大腹皮、桑白皮等药同用,如五皮饮。王好古《汤液本草》曰:"姜屑比之干姜不热,比之生姜不润,以干生姜代干姜者,以其不僭故也。"

姜汁 将生姜洗净后打烂,绞取其汁入药。味辛,性微温。辛散之力较强,有化痰、止呕的功效。《本草分经》:"姜汁辛温而润,开痰尤良。"主要用于恶心呕吐及咳嗽痰多等症。一般用量为3滴至10滴,冲服。《本草从新》:"姜汁,开痰,治噎膈反胃,救暴卒,疗狐臭,搽冻耳。"

姜粉 取鲜生姜,洗净,捣烂,压榨取汁,静置,分取沉淀的粉质,晒干,或低温干燥。

《本草便读》:"姜汁豁痰通络,体用颇殊。姜皮散水和脾,温凉稍异。"

异制辨析

煨姜 将原只鲜生姜洗净,用六七层草纸包裹,放在清水中浸透,直接放在火灰中煨,待草纸焦黑,姜熟为度;或直接放火中烤熟。味辛,性温。煨后解表作用减弱,具有和中止呕功用。适用于脾胃不和、恶心呕吐、腹痛泄泻等症。一般用量为2~3片,煎服。

《本草从新》:"煨姜,和中止呕。用生姜惧其散,用干姜惧其燥,惟此略不燥散。凡和中止呕,及与大枣并用,取其和脾胃之津液而和营卫,最为平妥。"

《本草便读》:"生姜煨熟则暖而性降,治中焦腹痛之虚寒。蜜炙则润以兼疏,散肺部风痰之咳嗽。"

干姜

为姜科植物姜的干燥根茎。又名"白姜、均姜、干生姜"。趁鲜切片晒干或低温干燥者称为"干姜片"。

[**性味归经**] 辛,热。归脾、胃、肾、心、肺经。

①《神农本草经》:"味辛,温。"

②《名医别录》:"大热,无毒。"

③《药性论》:"味苦辛。"

④《本草经解》:"入肝、肺、肾经。"

⑤《得配本草》:"干姜,入手少阴、足太阴经气分;炮姜,入足太阴经血分。"

[**功能**] 温中散寒,回阳通脉,温肺化饮。

[**主治**] 脘腹冷痛,呕吐泄泻,肢冷脉微,亡阳厥逆,寒饮喘咳,寒湿痹痛,阳虚吐、衄、下血。

王好古:"主心下寒痞,目睛久赤。"

[**用法用量**] 内服:煎汤,3～10 g;或入丸、散。外用:适量,煎汤洗;或研末调敷。

《本草经集注》:"秦椒为使。"

本品辛热性燥,既能祛脾胃寒邪,又能助脾胃之阳气。故凡脾胃之寒证,无论外寒内侵之实证,或阳气不足之虚证均常应用。干姜除祛里寒外,又能通心气以助阳,而有回阳救逆之功,治阳气衰微、亡阳之证。本品既能温补脾阳以燥湿,又能温散肺寒以化饮,而治寒饮咳喘。用于脾胃寒证,可单用,研末调服;或与高良姜等分为丸,如二姜丸。若胃寒气逆呕吐,可与降逆止呕的半夏相配伍,如半夏干姜散。若脾胃虚寒者,应与补脾益气药人参、白术、甘草配伍,如理中丸。用于亡阳证,四肢厥冷,脉微欲绝者,常与附子同用,如四逆汤。用于寒饮咳嗽气喘,形寒背冷,痰多清稀者,常与麻黄、细辛、五味子等同用,如小青龙汤。

[**使用禁忌**] 阴虚内热、血热妄行者忌服。孕妇慎服。

①《本草经集注》:"恶黄连、黄芩、天鼠屎。杀半夏、莨菪毒。"

②《神农本草经疏》:"久服损阴伤目。阴虚内热,阴虚咳嗽吐血,表虚有热汗出,自汗盗汗,脏毒下血,因热呕恶,火热腹痛,法并忌之。"

[**现代研究**] 干姜主要含挥发油,主要成分为姜酮、6-姜辣素、β-没药烯、α-姜黄烯、β-倍半水芹烯及姜醇、δ-莰烯、桉油精、枸橼醛、龙脑

等,具有抗心律失常、抗心衰、促进胃排空、解热镇痛、抗氧化、抗肿瘤、止呕止泻、降血脂、提高免疫力、改善血液循环、抗炎抑菌等作用。

现代临床多用于治疗消化性溃疡、肠炎、腹泻、呕吐、冠心病、心肌梗死,手足皲裂等。

异制辨析

由于炮制方法不同,又有炮姜、姜炭之分。

炮姜 为干姜的炮制加工品。《太平圣惠方》:"干姜炮裂,锉。"现行,取净砂子,武火炒热后加入干姜片或块,炒至鼓起,表面显棕褐色,内部棕黄色时,取出,筛去砂子,放凉。味辛,性热;入脾、胃、肾经。功能温经止血,温中止痛。用于阳虚失血,吐衄崩漏,脾胃虚寒,腹痛吐泻。《医学入门》:"炮姜,温脾胃,治里寒水泄,下痢肠澼,久疟,霍乱,心腹冷痛胀满,止鼻衄,唾血,血痢,崩漏。"内服:煎汤,3~9 g;或入丸、散。外用:适量,研末调敷。孕妇及阴虚有热者忌服。其辛燥之性较干姜弱,温里之力不如干姜迅猛,但作用缓和持久,且长于温中止痛、止泻和温经止血。可用于中气虚寒的腹痛、腹泻、虚寒吐血、便血、崩漏、产后瘀血腹痛等,如治疗脾胃虚寒之腹痛、腹泻、霍乱转筋的附子理中丸(《太平惠民和剂局方》);治脾胃虚寒便血的艾叶丸(《太平圣惠方》)。

姜炭 取干姜块,武火加热,炒至表面焦黑色,内部棕褐色,喷淋少许清水,灭尽火星,取出晾干,筛去碎屑。姜炭味苦、涩,性温;归脾、肝经。其辛味消失,守而不走,长于止血温经。温经作用弱于炮姜,固涩止血作用强于炮姜,可用于各种虚寒性出血,且出血较急,出血量较多者。如治疗血崩的如圣散(《丹溪心法》);或用干姜烧黑存性,为末,米饮调服,治血痢不止(《姚氏集验方》)。

同名异药辨

姜最常用生姜、干姜、炮姜。生姜辛温,长于发散,又能温中止呕,为外感风寒及胃寒呕吐之常用药物。干姜辛热,辛散之力减弱,长于温中回阳;又兼能温肺化饮,偏治里寒之证,为脾胃衰微,吐泻腹痛,虚痞之要药。炮姜是干姜炒黑而成,性变苦温,辛散作用大减,而温经止血及温中止泻尤长,为治中焦虚寒、脾不统血之要药。故前人有"生姜走而不守,干姜能走能守,炮姜守而不走"之说,这是三者的主要区别。

《本草汇言》:"姜,生用发散,干则温中。生姜性散,能驱肌表之风寒;干姜性守,能攻肠胃之寒湿。生姜止呕,而治泄泻自利;干姜止痛,而治脐腹攻痛。生姜佐大枣而厚肠胃;干姜君黄连而泻阴火。生姜配二陈,而治痰尤捷;干姜配归芍,而治疝最良。"

《本草逢原》:"干姜味本辛,炮之则苦,专散虚火,用之里寒,止而不移,非若附子行而不守也。生者能助阳,去脏腑沉寒,发诸经寒气。"

现代研究发现,生姜、干姜、炮姜均可改善寒证模型大鼠的能量代谢,炮姜的改善效果最为显著,温热效应最强,干姜次之,生姜较弱。不同炮制品的挥发油含量为生姜＞干姜＞炮姜＞姜炭;姜酚含量为姜炭＞炮姜＞干姜＞生姜。炮制后的干姜挥发油的透皮吸收作用优于生姜挥发油,验证了中药挥发油透皮吸收促进剂存在"热者易效"的规律。

16

仙茅(包括酒仙茅、米制仙茅、泔制仙茅)

仙茅

为石蒜科植物仙茅的干燥根茎。

[性味归经] 辛,热,小毒。入肾、肝、脾经。

①《海药本草》:"味甘,微温,有小毒。"

②《本草品汇精要》:"性温散,气之厚者,阳也。臭香。"

③《神农本草经疏》:"气味俱厚,可升可降,阴中阳也,入手、足厥阴经。"

④《本草求真》:"专入命门。"

⑤《本草再新》:"入肺、肾二经。"

[功能] 温肾壮阳,强筋壮骨,祛除寒湿。

《本草求真》:"仙茅(专入命门)。辛热微毒。据书皆载功专助阳暖精。凡下元虚弱。阳衰精冷失溺无子。并腹冷不食冷痹不行。靡不服之有效。"

[**主治**]阳痿精冷,小便失禁,阳虚冷泻,腰膝冷痛,筋骨痿软,下肢拘挛,崩漏,更年期综合征,痈疽,瘰疬。

[**用法用量**]内服:煎汤,3～10 g;或入丸、散;或浸酒。外用:适量,捣敷。

用于阳痿精冷、小便不禁,常同淫羊藿、菟丝子、五味子配伍使用,以收补肾固涩之功。本品又可温补脾阳,治疗纳呆腹泻、心腹冷痛等证,常与补骨脂、肉豆蔻、白术等配伍。治疗肾阳不足、筋骨不健之腰膝冷痛、寒湿痹痛、拘挛等证,可与淫羊藿、杜仲、桑寄生及巴戟天、独活、川芎等配伍。

此外,用仙茅鲜根捣敷,可治痈疽肿毒。

[**使用禁忌**]阴虚火旺者禁服。

①《雷公炮炙论》:"勿犯铁,斑人须鬓。"

②《本草图经》:"禁食牛乳及黑牛肉,大减药力也。"

③《神农本草经疏》:"凡一概阴虚发热、咳嗽、吐血、衄血、齿血、溺血、血淋,遗精白浊,梦交,肾虚腰痛,脚膝无力,虚火上炎,口干咽痛,失志阳痿,水涸精竭,不能孕育,老人孤阳无阴,遗溺失精,血虚不能养筋,以致偏枯痿痹,胃家邪热不能杀谷,胃家虚火嘈杂易饥,三消五疸,阴虚内热外寒,阳厥火极似水等证,法并禁用。"

④《广西民族药简编》:"孕妇忌服。"

[**现代研究**]仙茅所含化学成分主要有酚和酚苷类、皂苷类、木脂素类、黄酮类、生物碱类、脂肪族类及挥发油等,具有抗炎、抗氧化、镇静、抗惊厥、抗高温、免疫调节、抗骨质疏松、雄性激素样作用、肝保护、神经保护、保护血管内皮细胞等药理作用。仙茅苷能促进巨噬细胞的增生能力和吞噬作用,增强下丘脑-垂体-性腺轴功能;仙茅根茎具有降血糖、抗癌活性;能明显延长睡眠时间。仙茅中所含的石碱有显著的解热镇痛作用。仙茅的丙酮提取物对癌细胞的糖代谢有一定干扰功效。仙茅水提取物可扩张冠脉、强心。

现代常用于免疫调节、抗骨质疏松、生殖系统和运动损伤的调理等,对心血管、骨质疏松、糖尿病、风湿、肿瘤等相关疾病的治疗具有重要意义。

异制辨析

由于炮制方法不同,又有酒仙茅、米制仙茅、泔制仙茅之分。

酒仙茅 取净仙茅段,喷淋黄酒拌匀,稍闷,文火炒干,取出放凉;或取净仙茅段,黄酒拌匀,闷润,置笼屉内蒸 1~2 小时,取出晒干。酒炙后可增强温补肾阳和活血通络作用。

米制仙茅 取鲜仙茅,淘洗净泥土,刮去皮,用糯米 20% 混合蒸透心,断面无白点,取出晒干即可。

泔制仙茅 取鲜仙茅,洗净泥沙,刮去皮,用淘米水浸 3 小时,捞出稍晾,蒸透心,取出晒干即成。仙茅有一些药理活性,过量使用可能导致如头晕、恶心、呕吐等不良反应,泔制可减轻其作用。

现代研究表明,仙茅酒蒸后有效成分的含量高于仙茅生品和酒炙品,酒蒸工艺优于传统酒炙工艺。不同炮制方法处理后的仙茅苷含量较生品都有所增加。与生仙茅相比,炒仙茅中有 11 种化学成分含量均显著上升,酒仙茅中有 12 种化学成分含量均显著降低。

17

白芍(包括炒白芍、土炒白芍、酒炒白芍、醋炒白芍、白芍炭)、赤芍(包括炒赤芍、酒炒赤芍、麸炒赤芍、醋炒赤芍)

白芍

为毛茛科植物芍药的干燥根。

[**性味归经**] 苦、酸,微寒。入肝、脾经。

①《神农本草经》:"味苦,平。"

②《名医别录》:"酸,平微寒,有小毒。"

③《神农本草经疏》:"手足太阴引经药,入肝、脾血分。"

④《本草正》:"生者更凉,酒炒微平。"

[功能]养血调经,敛阴止汗,柔肝止痛,平抑肝阳。

[主治]血虚萎黄,月经不调,阴虚发热,自汗盗汗,胁痛,腹痛,四肢挛痛,头痛眩晕。

[用法用量]内服:煎汤,6~15 g;或入丸、散。大剂量可用15~30 g。平肝阳宜生用,养肝柔肝宜炒用。

①《药品化义》:"伐肝生用,补肝、行经酒炒,入脾肺炒用。"

②《药性切用》:"泻火生用,敛阴炒用。酒炒和血,醋炒止血。"

白芍养血调经,血虚诸证及妇科疾病常用。如补血基本方四物汤,即由白芍配熟地黄、当归、川芎组成。治经行腹痛,加香附、延胡索则止痛效果更好;治崩漏不止,加阿胶、艾叶炭等则止血效果更佳。对营卫不和,表虚自汗,可用白芍敛阴止汗,配桂枝、甘草同用;阴虚阳浮之盗汗,可加牡蛎、龙骨等。治肝气不舒、胁肋脘腹疼痛,多以白芍养血柔肝,如逍遥散,即以本品配柴胡、当归等;肝血不足,拘挛疼痛,用芍药甘草汤缓急止痛,疗效亦良。再加饴糖、桂枝等药,组成小建中汤则温中补虚,缓急止痛,效更良好。肝阳上亢而头痛、眩晕者,可以白芍平肝抑阳,配代赭石、牛膝等,如镇肝息风汤。下痢腹痛、里急后重之证,与木香、槟榔、黄连等伍用,如芍药汤,取其缓急止痛,兼有清热和营的作用。

[使用禁忌]虚寒腹痛泄泻者慎服。不宜与藜芦同用,即中药十八反"诸参辛芍叛藜芦"。

①《本草经集注》:"须(一作'雷')丸为之使。恶石斛、芒硝。畏消石、鳖甲、小蓟。反藜芦。"

②《神农本草经疏》:"凡中寒腹痛,中寒作泄,腹中冷痛,肠胃中觉冷等证忌之。"

③《药品化义》:"疹子忌之。"

④《得配本草》:"脾气虚寒、下痢纯血、产后三者禁用。"

[现代研究]白芍主要含单萜苷类、三萜类、黄酮类、鞣质类、多糖类等化学成分,具有抗菌、镇痛、解痉、提高免疫、扩张血管、增强血流量、抑制血小板聚集、保肝、抗肿瘤作用。其单萜类及多酚类成分可能是其抗抑郁的主要药效成分;芍药苷作为白芍的有效成分,是柔肝解郁疗效的物质基础;其多糖具有抗疲劳作用。

现代临床多用于治疗颈椎病、腓肠肌痉挛、不安腿综合征、三叉神经痛、类风湿关节炎、习惯性便秘、慢性萎缩性胃炎、急性肠炎、病毒性肝炎、肝纤维化、泌尿系统结石、男性高泌乳素性不育症、硬皮病、特发性血小板减少性紫癜、阿尔茨海默病及癌性疼痛等。

异制辨析

由于炮制方法不同，又有炒白芍、土炒白芍、酒炒白芍、醋炒白芍、白芍炭之分。

炒白芍 取白芍片，文火炒至表面微黄色，取出放凉。炒用性缓，柔肝，和脾，止泻。

土炒白芍 取灶心土（伏龙肝）细粉，中火炒热，加入白芍片，炒至外面挂有土色，微显焦黄色时，取出，筛去土粉，放凉。

酒炒白芍 取净白芍片，黄酒喷洒均匀，稍闷后，文火加热，炒干至微黄色，取出放凉。酒制行经，止中寒腹痛。

醋炒白芍 取白芍片，米醋拌匀，稍闷后，文火加热，炒干，取出放凉。醋炒敛血、止血。

白芍炭 取白芍片，武火加热，炒至焦黑色，喷淋清水少许灭尽火星，取出晾干，凉透。制炭止血。

白芍生用性较寒凉，养血柔肝滋阴之力较强，肝血、肝阴不足而肝阳偏亢者用之相宜；炒后寒性已缓，长于养血。黄酒拌炒，既可减少寒性，又可缓其酸收，而有活血之功，取其补中有行之意，血虚兼瘀或兼寒者选之较宜。妇人血分病又可以醋炒，能入肝而柔肝止痛补肝止血。

不同炮制方法会导致白芍的有效成分的含量发生变化。经炮制后芍药苷含量均有所降低，依次是生白芍＞炒制白芍＞醋制白芍＞酒制白芍＞麸炒白芍，其他成分的含量变化不明显。白芍不同炮制品均具有镇痛、镇静、抗炎的作用，但酒白芍、醋白芍的镇痛、镇静作用明显比生品增强。白芍醋制后，其中苷类、鞣质类、多糖类、矿物质类、氨基酸类等成分发生变化，伴随着白芍醋制后的抗炎镇痛、镇静、保肝及对胃肠道的作用增强。

赤芍

为毛茛科植物芍药或川赤芍的干燥根。

[**性味归经**] 苦,微寒。归肝经。

①《神农本草经》:"味苦,平。"

②《名医别录》:"酸,平,微寒,有小毒。"

③《神农本草经疏》:"手足太阴引经药,入肝、脾血分。"

[**功能**] 清热凉血,散瘀止痛。

[**主治**] 热入营血,温毒发斑,吐血衄血,目赤肿痛,肝郁胁痛,经闭痛经,癥瘕腹痛,跌扑损伤,痈肿疮疡。

[**用法用量**] 内服:煎汤,4～10 g;或入丸、散。

凉血活血、利胆退黄,常配伍三棱、莪术、桃仁、红花;清肝泻火,常配伍龙骨、陈皮、白芍、黄芩。一切血热、血瘀之证,皆可用之。

[**使用禁忌**] 血虚无瘀之症及痈疽已溃者慎服。月经过多及孕妇忌用。不宜与藜芦同用。

①《本草经集注》:"须(一作'雷')丸为之使。恶石斛、芒硝。畏消石、鳖甲、小蓟。反藜芦。"

②《本草衍义》:"血虚寒人,禁此一物。"

③《神农本草经疏》:"赤芍药破血,故凡一切血虚病,及泄泻,产后恶露已行,少腹痛已止,痈疽已溃,并不宜服。"

[**现代研究**] 赤芍的化学成分以蒎烷型单萜及其苷类为主,还含有挥发油、三萜类、黄酮类、鞣质、酚酸类、糖类等成分,具有保护心脑血管、抗炎镇痛、抗氧化、抗病毒、抗肿瘤、抗抑郁、调节免疫等作用。

现代临床用于治疗月经不调、慢性肝病、糖尿病血管神经病、类风湿关节炎、系统性红斑狼疮、干燥综合征、五官科疾病等。

异制辨析

由于炮制方法不同,又有炒赤芍、酒炒赤芍、麸炒赤芍、醋炒赤芍之分。

炒赤芍 取赤芍片,文火加热,炒至颜色加深,偶有焦斑,取出放凉。

酒炒赤芍 取赤芍片,黄酒拌匀,闷润,文火炒至微黄色,取出放冷。

酒炒制其寒。

麸炒赤芍 取麸皮,撒入热锅内,中火加热,待麸皮冒烟时,倒入净赤芍片,拌炒至微黄色,取出,筛去麸皮,放凉。麸炒能缓和寒性。

醋炒赤芍 取赤芍片,米醋拌匀,闷润,文火炒至微黄色,取出放凉。醋制加强引药入肝功效。

同名异药辨

古代赤芍、白芍不分,统称"芍药",但临床运用却早有区别,《本草纲目》曰:"白芍药益脾,能于土中泻木;赤芍药散邪,能行血中之滞。"成无己《注解伤寒论》谓:"芍药,白补而赤泻,白收而赤散也。酸以收之,甘以缓之,酸甘相合,用补阴血。"总之,白芍酸敛,长于养血敛阴柔肝;赤芍苦泄,长于泄热凉血散瘀。补血、养血及调经止痛方中,多用白芍;清热凉血及活血消肿剂中,则常用赤芍。

18

白芷(包括炒白芷、白芷炭)

白芷

为伞形科植物白芷或杭白芷的干燥根。又名"香白芷"。

[**性味归经**] 辛,温。入胃、大肠、肺经。

①《雷公炮制药性解》:"入肺、脾、胃三经。"

②《本草经解》:"入足厥阴肝经、足阳明胃经、手阳明大肠经。"

[**功能**] 解表散寒,祛风止痛,宣通鼻窍,燥湿止带,消肿排脓。

[**主治**] 感冒头痛,眉棱骨痛,鼻塞流涕,鼻衄,鼻渊;牙痛,寒湿腹痛;肠风痔漏,赤白带下;痈疽疮疡,皮肤燥痒,肿痛,疥癣。

[**用法用量**] 内服:煎汤,3~10g;或入丸、散。外用:研末撒或调敷。

①《本草正》:"欲去鼾斑,宜以生用。"

②《本草经集注》:"当归为之使。"

白芷临床多用生品。与防风、羌活、细辛等同用,散风寒,止头痛,用于外感风寒,如《此事难知》九味羌活汤。与川芎、防风、荆芥等同用,祛风止痛,用于阳明经头痛、眉棱骨痛、头风痛、齿痛,如《太平惠民和剂局方》川芎茶调散。与细辛、石膏、乳香等同用,祛风止痛,用于半边头痛,如《种福堂公选良方》白芷细辛吹鼻散。与辛夷、苍耳子、薄荷叶同用,散风邪,通鼻窍,用于风邪上攻,致成鼻渊,鼻流浊涕不止,前额疼痛,如《重订严氏济生方》苍耳散。现用于慢性鼻炎,副鼻窦炎。单用本品炼蜜和丸,祛风散寒,用于妇人产前产后,乍伤风邪,头目昏重及血风头痛,暴寒乍暖,神思不清,伤寒头目昏晕,如《是斋百一选方》都梁丸。与当归、川芎、白术等同用,消肿排脓,用于疮疡肿毒,气血两虚,久脓难溃,或溃脓久不收敛,如《局方发挥》托里散;与穿山甲、升麻、皂角刺等同用,用于痈疽已成未溃,如《医宗金鉴》托里透脓汤;与川芎、当归、连翘等同用,用于孕妇乳痈,亦用于各种痈疽初发,如《万氏妇人科》托里解毒汤。与雄黄、炙甘草、乳香同用,解毒消肿止痛,用于毒蛇、蜈蚣咬伤,如《医学心悟》白芷护心散。与煅乌贼骨、煅胎发同用,具有燥湿止带的作用,用于下元虚弱,赤白带下,或经行不止,如《妇人大全良方》白芷散。

[使用禁忌] 阴虚血热者忌服。

①《本草经集注》:"恶旋覆花。"

②《神农本草经疏》:"呕吐因于火者禁用。漏下赤白阴虚火炽血热所致者勿用。痈疽已溃,宜渐减去。"

[现代研究] 白芷所含的香柑内酯、花椒毒素、异欧前胡素乙等呋喃香豆素类化合物为光活性物质,光敏活性以花椒毒素为最强,香柑内酯次之,异欧前胡素乙较弱。过敏性物质既有一定的光敏性和光毒性,同时也具有治疗作用。当摄入量较大时,一旦受到日光或紫外线照射,则可使受照射处皮肤发生日光性皮炎,发生红肿、色素增加、表皮增厚等。异欧前胡素为治疗银屑病的有效成分,临床用红斑量测定证明有效。白芷能抗炎、解热镇痛;解痉;降压、降低心收缩力;具有抗菌作用,对大肠埃希菌、痢疾志贺菌、变形杆菌、伤寒沙门菌、副伤寒沙门菌、铜绿假单胞菌、霍乱弧菌、人型结核杆菌等均有抑制作用;还有一定的抗癌和抗辐射作用。小

剂量白芷对动物延髓血管运动中枢、呼吸中枢、迷走神经及脊髓都有兴奋作用,能使血压上升,脉搏变慢,呼吸加深,并能引起流涎呕吐,大量使用能引起强直性间歇性痉挛,继以全身麻痹。

现代可用于治疗白癜风,亦可用于治疗头痛、牙痛、三叉神经痛。另外,本品和紫草、白蜡、忍冬藤、冰片及香油(麻油)配制成白芷油,可治烧伤。

异制辨析

由于炮制方法不同,又有炒白芷和白芷炭之分。

炒白芷 取白芷片,文火炒黑。《新编近时十便良方》治大便风秘:"香白芷炒为末,每服二钱,米饮入蜜少许,连进二服。"

白芷炭 取白芷片,武火加热,炒至表面焦黑色,内部棕褐色(存性),喷淋清水少许,灭尽火星,取出晒干。《本草蒙筌》:"女人漏下赤白,血闭阴肿之仙丹,宜炒黑用。"常与黄连(炒)、扁柏(酒蒸)、黄柏(炒)等同用,具有燥湿止带的作用,用于肝郁气滞,湿热下注,白带连绵,如《丹溪心法》当归煎。

古代白芷的炮制品种多达16种,主要分为净制、焙、清炒、煨、加辅料炒、浸、与药物同用7个方面。发展到现代,只有生白芷被沿用,并已被各地方标准和药典收载,其他的炮制品种已很少见到。

《本草从新》记载炒制的方法便于研末,有利于治疗,长于走里。《本草纲目》记载白芷炭用于治疗女子崩漏。

19

白前(包括炒白前、蜜白前)

白前

为萝藦科植物柳叶白前或芫花叶白前的干燥根茎及根。

[**性味归经**] 辛、苦,微温。入肺经。

①《名医别录》:"味甘,微温,无毒。"

②《本草再新》："入肝、肺二经。"

[功能] 泻肺降气,下痰止嗽。

[主治] 肺实喘满,咳嗽,多痰,胃脘疼痛;气逆喘促;小儿疳积;跌打损伤。

[用法用量] 内服:煎汤,3~10g。

《本草经集注》："当归为之使。"

生品降气祛痰之力较强。此药,《名医别录》言其微温,《新修本草》认为微寒。然白前治嗽,并不专用于寒嗽,亦可用于痰火气壅上逆的咳嗽。因痰浊蕴肺,肺失清肃而嗽作,白前即以清肃肺气为用,功能祛痰降气,不论寒嗽、热咳,只要肺气壅实有痰而咯吐不畅者,都可使用。治寒嗽,可与紫菀、款冬花、半夏等配伍;治热咳,可与桑白皮、地骨皮、前胡等同用。治久咳上气,体肿,短气胀满,昼夜倚壁不得卧,喉常作水鸡鸣,与紫菀、半夏、大戟同用;治肺痿咳嗽日久,喘息促,肩胛高,仰卧不安,与旋覆花、五味子、麻黄等同用。

[使用禁忌]《神农本草经疏》："凡咳逆上气,咳嗽气逆,由于气虚气不归元,而不由于肺气因邪客壅实者,禁用。"

本品祛痰作用颇强,对胃稍有刺激性,如素有胃病者,用量不宜多,如用量过多,易引起恶心呕吐。故使用时必须注意。又本品无补益作用,功专辛散下气,对于肺虚干咳者,不宜应用。

[现代研究] 白前含三萜皂苷、海罂粟苷元、黄花夹竹桃单糖苷、β-谷甾醇、白前皂苷及白前二糖等,具有祛痰、镇咳、平喘、抗炎、镇痛作用,显著抑制小鼠胃溃疡形成,显著减少小鼠腹泻次数及发生率,使麻醉大鼠的胆汁分泌量短暂增加,对小鼠胃肠推进运动无明显影响。另外还具有抗血栓形成和诱导白血病细胞分化的作用。

现代用于呼吸系统感染。《福建中草药》记载其能治疗治胃脘痛,虚热痛;疟母(脾肿大);小儿疳积;跌打胁痛。

异制辨析

由于炮制方法不同,又有炒白前和蜜白前之分。

炒白前　取净白前片,文火炒至微焦。白前炒制后药性缓和,且增强温肺散寒祛痰作用。与麻黄、紫菀、杏仁等同用,用于寒痰阻肺,气失通降,咳嗽痰白,胸闷气促;与半夏、天南星、茯苓、陈皮等同用,用于痰湿着肺,气机不利,咳嗽痰白黏腻,胸脘痞闷,食欲减退。

蜜白前　取净白前片,用炼蜜加水适量拌匀,文火炒至蜜汁全部吸干,呈老黄色不粘手为度,取出放凉。蜜炙可缓和对胃的刺激性,增强其润肺和中效果。常与款冬花、紫菀、黄芪等同用,用于肺气不足,寒痰内阻,咳嗽气短,咯痰白沫,面色㿠白,神疲体倦等症。若与麦冬、沙参、生地黄等同用,则用于久咳伤阴,肺阴不足,痰热内阻,咳嗽痰黄,口干咽燥。

白前生用,味辛甘,性微温,对胃有一定刺激性,但性微温而不燥热,长于解表理肺,降气化痰,止咳,多用于咳嗽兼见表证者;炒白前味甘微辛,性温,温肺散寒、化痰止咳力胜,多用于肺寒咳嗽证;蜜白前味甘甜微辛,性温润,能缓和白前对胃的刺激性,增强润肺和中,降气、化痰止咳作用,多用于肺虚咳嗽,肺燥咳嗽,咳嗽痰多等。

20

白薇(包括炙白薇、炒白薇)

白薇

为萝藦科植物白薇或蔓生白薇的干燥根及根茎。

[**性味归经**]苦、咸,寒。入胃、肝、肾、肺经。

①《雷公炮制药性解》:"入心、肾二经。"

②《本草新编》:"入心、脾二经。"

[**功能**]清热凉血,利尿通淋,解毒疗疮。

白薇是一味清血热的药物,与银柴胡、地骨皮、青蒿等的功效相近,都能用于清虚热,故这四味药之间,常配合应用。但本品长于清解,能透邪外达,这一点与青蒿相似;而银柴胡、地骨皮仅能清血热于内,不能透达血热于外。本品又能清泄肺热,可用治肺热咳嗽,这一点与地骨皮相似;而银柴胡、青蒿则无此作用。又白薇尚有利尿作用,尤为它的特点。

[**主治**]温热,身热斑疹;潮热骨蒸,阴虚内热;风温灼热多眠,肺热咳

血、温疟、瘅疟;产后虚烦血厥;热淋、血淋;咽喉肿痛,疮痈肿毒,毒蛇咬伤,金创疼痛。

《神农本草经》:"主暴中风,身热肢满,忽忽不知人,狂惑邪气,寒热酸疼,温疟洗洗发作有时。"

[用法用量] 内服:煎汤,4.5~9g;或入丸、散。外用:适量研末贴;或用鲜品捣烂敷。

《本草从新》:"血热相宜。"

白薇鲜株捣烂敷贴可治疮痈肿毒、毒蛇咬伤、瘰疬等,如鲜白薇、鲜天冬各等分,捣绒敷患处治疗瘰疬(《贵州草药》)。

白薇既可清实热,又可清虚热。入肺经以清肺内邪热,可治疗多种肺系病证,配龙骨、牡蛎、黄芪、肉苁蓉等,治肺痿、小便数、渐觉气弱;配款冬花、贝母、百部,为散,蜜汤调下治肺气不和、上气咳嗽;配款冬花、贝母、百部,治肺实、鼻塞不闻香臭。入肝经清泄邪热,可治疗眼科疾患,与秦皮、赤芍、黄芩等为散,治伤寒热毒气攻眼,忽生赤翳,疼痛不可视明,如秦皮散(《太平圣惠方》);白薇、防风、白蒺藜、石榴皮、羌活5药共用,治漏睛脓出,如白薇丸(《世医得效方》)。清虚热,可与青蒿、鳖甲、知母等同用,用于热入血室,夜多谵语。还可治疗血厥,常与当归、人参同用,用于平居无疾,忽然如死,身不动摇,默默不知人,目闭不能开,口噤不能言,或微知人,恶闻人声,但如眩冒,移时方醒,如白薇汤(《全生指迷方》)。

[使用禁忌] 血分无热、阳气外越者慎服。脾胃虚寒、食少便溏者不宜服用。白薇内服过量,易引起强心苷样中毒反应,中毒量一般为30~40g,表现为心悸、恶心、头晕、腹泻、流涎等症状。

①《本草经集注》:"恶黄芪、大黄、大戟、干姜、干漆、大枣、山茱萸。"

②《神农本草经疏》:"凡伤寒及天行热病,或汗多亡阳过甚,或内虚不思食,食亦不消,或下后内虚,腹中觉冷,或因下过甚,泄泻不止,皆不可服。"

[现代研究] 白薇中主要含有C_{21}甾体皂苷、苯乙酮类化合物、生物碱类物质以及挥发油等多种成分,有显著抗炎作用,抑制肺炎球菌,抗氧化、抗肿瘤、改善记忆、免疫抑制、退热、皮肤美白和肝脏保护等多种药理作用。白薇油能直接加强心肌收缩,同时有解毒、利尿作用。白薇苷能增强

心肌收缩,减慢心率,可用于治疗充血性心力衰竭。

白薇临床单用或配伍其他药物可治疗各种炎症,如肾炎、肺结核、尿路感染、复发性口疮、慢性泪囊炎、溃疡性结肠炎。此外,临床尚有报道以白薇为主治疗其他疾患,如精液不液化证、水肿、红斑性肢痛症、血管抑制性晕厥及老年人排尿性晕厥等。

异制辨析

由于炮制方法不同,又有炙白薇和炒白薇之分。

炙白薇 取炼蜜加水稀释,淋入白薇段内拌匀,闷润,文火加热,炒至不粘手时,取出晾凉。蜜炙后可增强退虚热功效。与当归、人参、甘草等同用,用于产后血虚发热、昏厥等证。与地骨皮、青蒿、鳖甲等同用,用于阴虚内热或骨蒸潮热、盗汗等。

炒白薇 取白薇,微火炒至呈焦斑或焦黄色,放凉。炒制可缓其寒性。《圣济总录》云:"白薇,微炒,治风惊恐怖。"

白薇生用性寒,以凉血、通淋、解毒疗疮为主,用于温热病热入营血,身热经久不退,热淋,血淋,疮疡肿毒,咽喉肿痛等。经蜜炙后,其性偏润,以退虚热为好。用于阴虚内热,产后血虚发热,骨蒸潮热等。炒制可缓其寒性,理阴虚风动、内热生风之症。

古代唯恐苦寒伤胃作泄,用米泔浸蒸以缓和其性。明代有酒洗,治月经不调,久不成孕(《景岳全书》)。酒性热,亦可缓其寒性。

21

半夏(包括法半夏、姜半夏、清半夏、仙半夏、京半夏、宋半夏、竹沥半夏、半夏曲、青盐半夏、戈制半夏)

半夏

为天南星科植物半夏的干燥块茎。

[**性味归经**] 辛,温;有毒。入脾、胃、肺经。

①《汤液本草》:"入足阳明、太阴、少阳经。"

②《神农本草经疏》："入足太阴、阳明、少阳,手少阴经。"
③《本草汇言》："入手阳明、太阴、少阴三经。"
④《本草再新》："入肝、脾、肺三经。"

[功能] 燥湿化痰,降逆止呕,消痞散结。

[主治] 湿痰寒痰,咳喘痰多,痰饮眩悸,风痰眩晕,痰厥头痛,呕吐反胃,胸脘痞闷,梅核气;外治痈肿痰核。

[用法用量] 内服:一般炮制后使用,3～9g。外用:适量,磨汁涂或研末以酒调敷患处。

①《本草经集注》："射干为之使。"
②《药性论》："柴胡为之使。"

生半夏,用时捣碎。常将生半夏末,与鸡子白调涂患处,可消痈排脓,用于外疡痈疽肿毒、乳痈等症;与天南星、草乌尖、狼毒同用,可提毒散结,消肿止痛,用于痈疽肿硬,厚如牛皮,按之疼痛,如四虎散(《仁斋直指方》)。与生南星、川乌尖、草乌尖等同用,具有消肿止痛作用,用于外科手术前局部麻醉,如外敷麻药(《外科大成》)。与皂角为末,用少许,吹入鼻,立醒,用于小儿急慢惊风,昏迷不省,牙关紧急,如嚏惊散(《仁斋直指小儿方论》)。与生附子同用,具有温化寒痰作用,用于寒痰咳嗽,如二生汤(《严氏济生方》);与川贝母、生姜汁同用,用于痰多咳嗽,如半贝丸(《格言联璧》)。生半夏随证加味,水煎服,可治疗甲状腺肿瘤。

[使用禁忌] 半夏生品有毒,能戟人咽喉,使人呕吐,咽喉肿痛,失音,一般不宜内服,多作外用,但可随方入煎剂使用,而不宜入丸散剂使用。慎与川乌、制川乌、草乌、制草乌、附子同用,即中药十八反"半蒌贝蔹及攻乌"。一切血证及阴虚燥咳、津伤口渴者忌服。

①《本草经集注》："恶皂荚。畏雄黄、生姜、干姜、秦皮、龟甲。反乌头。"
②《药性论》："忌羊血、海藻、饴糖。"
③ 张元素:"诸血证及口渴者禁用。孕妇忌之,用生姜则无害。"

[现代研究] 半夏的化学成分包括生物碱类、有机酸类、挥发油类、黄酮类、甾体类和糖类等,具有镇咳,抑制腺体(唾液腺)分泌,镇吐作用。半夏浸膏对离体蛙心和兔心呈抑制作用。静脉注射对犬、猫和兔有短暂降

压作用,具有快速耐受性。煎剂灌胃时小鼠肾上腺皮质功能有轻度刺激作用;若持续给药,能引起功能抑制。清半夏水煎液对大鼠室性心律失常有明显的对抗作用。半夏蛋白具有抗生育作用,包括抗孕、终止早期妊娠、抗胚泡着床等。半夏蛋白是一种植物凝集素,与兔红细胞有专一的血凝活力,但不凝集人的红细胞。除红细胞外半夏蛋白亦凝集其他细胞,如人肝癌细胞、艾氏腹水癌和腹水型肝癌细胞。

现代临床用于治疗各种呕吐,效果明显且未发现副作用;治疗疟疾;急性乳腺炎;鸡眼;牙痛;急慢性化脓性中耳炎;硅肺;预防和减轻血吸虫病口服锑剂的中毒反应。

异制辨析

半夏炮制方法不同,有法半夏、姜半夏、清半夏、仙半夏、京半夏、宋半夏、竹沥半夏、半夏曲、青盐半夏、戈制半夏之分。《中国药典》(2020年版)收录了半夏及法半夏、姜半夏、清半夏4种饮片规格。其余炮制品见于各省炮制规范。

法半夏 取半夏用水浸泡至内无干心,另取甘草加水煎煮,煎液倒入石灰液中,加入上述已浸透的半夏,至口尝微有麻舌感时,取出洗净,阴干或烘干。法半夏无毒,功专燥湿化痰。用于痰多咳喘,痰饮眩悸,风痰眩晕,痰厥头痛。与砂仁、麸炒白术、茯苓等同用,具有和胃止呕的作用,用于胃寒气滞,不思饮食,呕吐酸水,胃脘满闷,如香砂养胃丸(《中国药典》)。与天麻、防风、天竺黄等同用,具有化痰息风的作用,用于小儿风痰壅盛,惊风,高热抽搐,牙关紧闭,烦躁不安,如牛黄镇惊丸(《中药制剂手册》)。与制南星、木香、石菖蒲等同用,具有化痰开窍作用,用于卒中,如摄生饮(《幼幼集成》);与香薷、扁豆、黄芩等同用,用于小儿夏季受热,昏迷不醒,身热口干,小便赤黄,如解暑汤(《揣摩有得集》);与僵蚕、南星、白附子等同用,用于羊痫风,四肢抽搐,口吐涎沫,神志不清,如断痫丹(《北京市中药成方选集》)。

姜半夏 取净半夏,用水浸泡至内无干心;另取生姜煎汤,加白矾与半夏共煮透,取出,晾干。姜半夏无毒,功专温中化痰,降逆止呕。用于痰饮呕吐,胃脘痞满。《上海市中药饮片炮制规范》(2008年版)中规定制半夏为姜半夏,处方如写半夏付制半夏。与陈皮、炙甘草、茯苓等同用,具有燥湿化痰止咳作用,用于湿痰内阻,脾胃不和,胸脘痞闷,呕吐恶心,或头眩心悸,或咳嗽痰多,如二陈汤(《太平惠民和剂局方》)。与瓜蒌仁、黄芩(酒炒)、胆南星等同用,具有化痰散结作用,用于痰热内结,咳嗽痰黄,稠厚胶黏,如清气化痰丸(《医方考》)。与白附子、羌活、防风等同用,具有祛风化痰作用,用于风痰痹阻经络,口眼㖞斜,仪容不正,如正容汤(《审视瑶函》)。与厚朴、赤茯苓、紫苏叶等同用,具有行气散结、化痰利咽作用,用于气郁痰结,咽喉中如有炙脔者,如半夏散(《太平圣惠方》);与射干、牛蒡子、杏仁等同用,用于气郁痰凝,结成瘿气,咽喉肿塞,心胸烦闷,如半夏散(《太平圣惠方》);与陈皮、苏梗、厚朴等同用,用于忧思郁怒,气结痰凝,胸腹胀痛,痛引心背,如二陈四七汤(《症因脉治》);与大黄、礞石(煅)、黄芩(酒炒)等同用,用于上焦郁火,痰涎壅盛,胸膈不利,烦躁,咽喉噎塞吐不出,咽不下,如鲠状,如清火豁痰丸(《古今医鉴》)。与生姜同用,具有降逆止呕作用,用于寒邪客胃,痰饮中阻,呕吐清水或痰涎,如小半夏汤(《金匮要略》);与苍术(土炒)、白术(土炒)、陈皮等同用,用于呕吐清水如注,如二术二陈汤(《古今医统大全》);与陈皮、人参、大腹皮等同用,用于脚气上攻,心腹胀满饮食不下,呕吐不止,如半夏散(《妇人大全良方》)。与柴胡、川连、桔梗等同用,具有清热化痰、宽胸开膈作用,用于少阳证,胸膈痞满,按之痛,如柴胡陷胸汤(《重订通俗伤寒论》);与藿香叶、丁香同用,用于胸膈有痰,脾胃冷积,噫醋吞酸,不思饮食,如藿香半夏丸(《圣济总录》)。与明天麻、川贝母、全蝎等同用,具有涤痰息风作用,用于痰热内扰,小儿痫证,忽然发作,眩仆倒地,不省高下,甚则瘛疭抽掣,目斜口㖞,痰涎直流,叫喊作声。亦可用于癫狂,如定痫丸(《医学心悟》);与麦门冬、川芎、远志等同用,用于痫病,突然晕倒,身软咬牙,吐涎沫,不省人事,醒后外观如常人,如清心温胆汤(《古今医鉴》);与白附子、南星(姜制)、黄连(炒)等同用,用于舌纵,口角流涎不止,口目㖞斜,手足痿软,如清心导痰丸(《医学纲目》)。常与硼砂、乳香、轻粉等同用,具有宣痹散结作用,用于寒气客于少阴,咽痛喉痹,或痰瘀交凝,结于颈项的瘰疬结核,如香药丸(《普济方》)。

清半夏 取净半夏,用白矾溶液浸泡或煮至内无干心,口尝微有麻舌感。清半夏无毒,用于湿痰咳嗽,胃脘痞满,痰涎凝聚,咯吐不出。与射干、升麻、炙甘草等同用,用于蛐蜒黄者,喉中似噎,喘息不调,四肢疼闷,言语不正,水米难下,如半夏散(《太平圣惠方》)。与大黄、前胡、槟榔等同用,用于癖黄,腹下满痛,身体发黄,如半夏散(《太平圣惠方》)。与净青黛、赤石脂、蜂蜜同用,具有降逆止呕作用,用于妊娠恶阻,如安胃饮(《医学衷中参西录》)。与龙眼肉、酸枣仁、生龙骨等同用,具有补血安神、燥湿化痰作用,用于心中气血虚损,兼心下停有痰饮,致惊悸不眠,如安魂汤(《医学衷中参西录》)。

仙半夏　首见于《本草纲目拾遗》中,《上海市中药饮片炮制规范》(2008年版)中又名"仙露半夏、露半夏"。将制半夏先用药汁拌匀吸尽,再加粉料与制半夏拌匀晒干入药。药汁成分:甘草、炒枳实、陈皮、五味子、炒枳壳、薄荷、川芎、小青皮。粉料成分:公丁香、木香、白豆蔻、沉香、肉桂、砂仁。

京半夏　四川、云南、重庆、福建省4个省市收载了京半夏的炮制规范,炮制工艺不尽相同。《福建省中药饮片炮制规范》(2012年版)规范炮制方法为:取净半夏,加白矾、芒硝反复浸泡水洗后,鲜生姜捣碎煎汁浸泡至无麻味,取出烘干。将桂枝、麻黄、细辛、甘草、栀子共煎取浓汁,加入白矾、芒硝后,再将半夏放入浸泡,然后加入石灰粉,搅拌浸泡至内心呈黄色,取出干燥,再将甘草和栀子煎取浓汁,将半夏浸入,拌匀干燥。

宋半夏　《上海市中药饮片炮制规范》(2008年版)中又名"宋制半夏、京半夏、苏半夏"。将制半夏用下列药汁拌入,使之均匀吸尽,干燥入药。药汁成分:陈皮、紫苏子、青礞石、五味子、天花粉、白前、枇杷叶。

竹沥半夏　《上海市中药饮片炮制规范》(2008年版)中又名"竹沥夏"。江苏、浙江、上海3个省市收载了竹沥半夏,将姜半夏用鲜竹沥拌匀,使之均匀吸尽,晾干入药。

半夏曲　半夏制曲始于宋代,《小儿药证直诀》载:"汤浸七次,切,焙干。用生姜三钱同捣成曲,焙干。"目前半夏曲的现行地方标准有11个。2005年版《河南省中药饮片炮制规范》中规范炮制方法为:取法半夏、赤小豆、苦杏仁共研细粉,与面粉混合均匀,加入鲜青蒿、鲜辣蓼、鲜苍耳草之煎出汁,搅拌揉匀,堆置发酵,压成片状,切成小块,晒干。

青盐半夏　《上海市中药饮片炮制规范》(2008年版)中又名"盐半

夏"。将制半夏用青盐化水拌匀,使之均匀吸尽,晒干。

戈制半夏　记载于《北京市中药成方选集》,姜半夏4两,龙涎香1钱,毛橘红2钱,伽楠香2分。上为细末,用化橘红5钱熬水,竹沥水1两,红曲兑色,江米面糊成饼,每个重5分,晒干即成。用于治疗中风痰厥,蓄饮呕吐,哮喘咳逆。每服1钱,研粉,用温开水冲服。

半夏生用以化痰止咳,消肿散结为主,用于疮痈肿毒,湿痰咳嗽等。半夏经炮制后,能降低毒性,缓和药性,消除副作用;经白矾水浸漂或煮后,长于化痰,以燥湿化痰为主,用于湿痰咳嗽,痰热内结,风痰吐逆,痰涎凝聚,咯吐不出等;经生姜、白矾制后,善于止呕,以温中化痰,降逆止呕为主,用于痰饮呕吐,胃脘痞满,喉痹、瘰疬等证;经甘草、石灰水制后,偏于祛寒痰,同时具有调脾和胃作用,用于寒痰,湿痰,胃有痰浊不得卧等。亦多用于中药成方制剂中。

对小鼠急性毒性以生半夏混悬剂毒性最大,漂、姜浸及蒸制毒性依次降低,矾浸及煎剂毒性最低,因此,半夏的止吐、镇咳成分可溶于热水,而刺激咽喉失音及呕吐等毒性成分难于溶于水,不能因蒸、漂或姜浸破坏,但可被矾浸解除其毒性。

生半夏辛温有毒,多外用,消肿散结;法半夏炮制时加入甘草,善和胃燥湿;姜半夏炮制时加入姜,偏于降逆止呕;清半夏炮制时加入白矾,长于燥湿化痰;仙半夏长于化痰止呕,和胃燥湿;京半夏偏于健胃化痰;宋半夏因加入清肺热止肺咳之品,长于化痰、止咳、止呕;竹沥半夏因加入竹沥水,温燥之性大减,长于清热化痰;半夏曲采用半夏与神曲发酵,因此长于化湿健脾,消食止泻;青盐半夏与姜半夏相似,其温燥之性稍减。具体炮制辅料和功能主治比较详见表3-1。

表3-1　半夏炮制品及其辅料

炮制品	炮制辅料	功能与主治
生半夏	去除外皮和须根的净制品	燥湿化痰,降逆止咳,消痞散结。用于湿痰寒痰,咳喘痰多,痰饮眩悸,风痰眩晕,痰厥头痛,呕吐反胃,胸脘痞闷,梅核气;外治痈肿痰核

（续表）

炮制品	炮制辅料	功能与主治
法半夏	白矾	燥湿化痰。用于痰多咳喘，痰饮眩悸，风痰眩晕，痰厥头痛
姜半夏	白矾、生姜	温中化痰，降逆止呕。用于痰饮呕吐，胃脘痞满
清半夏	甘草、生石灰	燥湿化痰。用于湿痰咳嗽，胃脘痞满，痰涎凝聚，咯吐不出
仙半夏	生姜、甘草、炒枳实、陈皮、五味子、炒枳壳、薄荷、川芎、小青皮、公丁香、木香、白豆蔻、沉香、肉桂、砂仁	化痰止呕，和胃燥湿
京半夏	白矾、芒硝、鲜生姜、桂枝、麻黄、细辛、甘草、栀子、石灰粉	健胃化痰
宋半夏	陈皮、紫苏子、青礞石、五味子、天花粉、白前、枇杷叶	化痰、止咳、止呕
竹沥半夏	生姜、鲜竹沥	清化痰热
半夏曲	白矾、赤小豆、苦杏仁、面粉、鲜青蒿、鲜辣蓼、鲜苍耳草	化湿健脾，消食止泻
青盐半夏	生姜、青盐	与制半夏相似，其温燥之性稍减
戈制半夏	龙涎香、毛橘红、伽楠香、化橘红、竹沥水、红曲	用于治疗中风痰厥，蓄饮呕吐，哮喘咳逆

22

丝瓜络（包括炒丝瓜络、丝瓜络炭）

丝瓜络

为葫芦科植物丝瓜的干燥成熟果实的维管束。

[**性味归经**] 甘,平。归肺、胃、肝经。

[**功能**] 通经活络,清热化痰,祛风,活血,下乳。

[**主治**] 胸胁疼痛,腹痛,腰痛,睾丸肿痛,肺热痰咳,痹痛拘挛,胸胁胀痛;妇女经闭,乳汁不通,乳痈肿痛,痔漏。

[**用法用量**] 内服:煎汤,5～12 g;或烧存性研末。外用:煅存性研末调敷。

本品可与麻杏石甘汤合用,治外感风邪,身热口渴,喘咳气急,有汗或无汗,能增强辛凉宣泄,祛风清肺,平喘止咳之功。亦可与苇茎汤合用,治痰热阻肺,咳嗽痰黄,咯吐不爽,发热等,能增强清热化痰作用。与防己、桑枝、怀牛膝等同用,能增强祛风蠲痹作用,治风湿郁久化热,或素质阳气偏盛,内有蕴热,复感风湿,肌肉、关节疼痛,如桑尖汤(《中药临床应用》)。若热较盛,局部灼热,红肿疼痛,可配伍生地、知母、忍冬藤之类,增强清热消肿之力。与枳壳、橘络、乳香、没药、柴胡等同用,具有行气活血、通络止痛功效,用于跌打损伤,局部肿痛,尤其胸胁及腰部疼痛,如通络止痛汤(《中药临床应用》)。与川芎、当归、红花、香附、牛膝等同用,能增强活血行瘀作用,用于血滞经闭,小腹疼痛;亦治经来腹痛,色紫有块。与瓜蒌、当归身、青皮、通草等同用,治产后乳汁不行,或两胁作痛,具有通络下乳的作用,如通经活络汤(《中医妇科治疗学》)。

[**现代研究**] 丝瓜络主要成分为纤维素、半纤维素和木质素等,具有显著降低内源性胆固醇的效果,而且起效较快。丝瓜络对心肌缺血性损伤有预防作用,有较强镇痛、抗炎、抗病毒、抑制免疫溶血、利尿以及镇静作用。

现代用于乳腺炎的治疗,可单用或与蒲公英合用,或将丝瓜络切碎炒炭以低度白酒吞服。还可用于带状疱疹。丝瓜络水提取液治疗冠心病,疗效良好。丝瓜络炭外敷可促进糖尿病足溃疡面愈合,还可治疗静脉输液外渗。丝瓜络煎汤代茶可治疗痛风。

异制辨析

由于炮制方法不同,又有炒丝瓜络和丝瓜络炭之分。

炒丝瓜络 做法有清炒丝瓜络、麸炒丝瓜络和酒炒丝瓜络。清炒丝瓜络收录于《上海市药材炮制规范》(2008 年版),取丝瓜络,炒制微具焦斑。麸炒丝瓜络收录于《福建省药材炮制规范》(1988年版)，取切小段的丝瓜络，用麸皮拌炒至黄色为度，筛去麸皮。酒炒丝瓜络，加入黄酒炒干。本品古代多用煅法炮制，未见有炒用者，亦未见到炒用的方例。近代个别地区炒用，可增强活血通络作用。如治胸胁疼痛，与赤芍、白芍、延胡索、青皮同煎服(《安徽中草药》)。

丝瓜络炭　取切成小段的丝瓜络，盛锅内(装满为度)，上覆同样大小的锅一只，两锅结合处以黄泥封严，然后用微火烧煅4～5小时停火，候冷取出。制炭后止血力胜，与槐花、地榆、生地、侧柏叶、乌梅炭等同用，具有凉血止血之效，用于风热灼伤肠络，血下鲜红如溅之肠风下血；与阿胶、生地、焦山栀、煅牡蛎、陈棕炭等同用，具有清热凉血、滋阴止血作用，治崩中漏下，大量下血或淋漓日久，血色深红。

丝瓜络目前以生用为主，生品长于祛风化痰，通络除痹。因作用较弱，在方中多作辅助药。可用于肺热咳嗽，热痹疼痛，跌打损伤，血滞经闭，乳汁不通。其活血作用虽然不强，但通络作用较好，用于瘀阻络脉，作用缓和，不伤气血。制炭后性微涩而止血，虽然作用不强，但止血而不留瘀，用于崩中漏下，肠风下血。

23

芒硝(包括皮硝、朴硝、玄明粉)

芒硝

为硫酸盐类矿物芒硝族芒硝，经加工精制而成的结晶体。古代将芒硝结晶之形如圭角状而明净者，称为"马牙硝"，实与芒硝为一物。

[**性味归经**] 咸、苦，寒。入胃、大肠经。

①《药品化义》："入肺、胃、大肠三经。"

②《本草经解》："入手太阳小肠经、手少阳三焦经。"

③《本草再新》："入肝、脾、肾三经。"

[**功能**] 泻热通便，润燥软坚，清火消肿。

[主治]实热便秘,大便燥结,积滞腹痛,停痰积聚,目赤障翳,丹毒,肠痈肿痛;外治乳痈,痔疮肿痛。

[用法用量]内服:6~12 g,一般不入煎剂,待汤剂煎得后,溶入汤剂中服用;或入丸、散。外用:适量,研细点眼或水化涂洗。

《本草经集注》:"石韦为使。"

对实热积滞、大便秘结之症,常配合大黄相须为用,泻热导滞作用较为显著。芒硝外用能清热消肿,如皮肤疮肿,或疮疹赤热、痒痛,可用本品溶于冷开水中涂抹;口疮、咽痛,可用本品配合硼砂、冰片等外吹患处,有清凉、消肿、止痛的功效。

[使用禁忌]孕妇和脾胃虚寒者慎用;不宜与硫黄、三棱同用。

《本草经集注》:"畏麦句姜。"

[现代研究]芒硝系含有杂质的硫酸钠,玄明粉则系纯粹的硫酸钠,内服后其硫酸离子不易被肠黏膜吸收,存留肠内成为高渗溶液,使肠内水分增加,引起机械刺激,促进肠蠕动。盐类对肠黏膜也有化学刺激作用,但并不损害肠黏膜。过浓的溶液到达十二指肠时,可引起幽门痉挛,从而延迟全部药物从胃中排空,同时可将组织中的水分吸入肠管,故服时应饮大量的水以稀释之。服后4~6小时发生下泻作用,排出流体粪便。如用以治疗组织水肿,需少饮水。实验性阑尾炎和阑尾穿孔的家兔,腹部外敷大黄、芒硝、大蒜加适量食醋的糊剂,对阑尾及脾脏的网状内皮系统有明显刺激作用,使其增生现象与吞噬能力有所增强,阑尾炎症较对照组明显减轻。

芒硝现代临床用于退乳,治疗乳腺炎,适用于急性乳腺炎早期,开始化脓者无效。治疗大骨节病。

异制辨析

过去有朴硝、皮硝、玄明粉(元明粉)之分,认为朴硝杂质较多,芒硝质较纯,玄明粉质最纯,现均付精制品,不再区分。如需用粗制品,则处方注明"皮硝"。

朴硝 取天然产芒硝,用热水溶解,过滤,放冷即析出结晶。性味、归经和功能均与芒硝相同,唯泻下作用峻于芒硝、玄明粉,但质地不纯,不宜内服。以消积散痛见长,多外用。适量外敷腹部,化食消积,用于饮食停积,脘腹疼痛,尤宜小儿患者。适量外敷乳房,软坚消痈,用于乳痈初起,肿硬疼痛,还有回乳功用,用于哺乳妇女断乳,但乳房有明显胀满感,疗效较好。配伍黄丹(水飞),吹入喉中,可治喉痹,如朴硝散(《普济方》);配伍紫雪、白盐为末,以竹沥井水调,敷舌上下,治肿舌、舌重、木舌,如朴消散(《补要袖珍小儿方论》)。

芒硝 取鲜萝卜,洗净切片,加水煮透,投入天然芒硝(朴硝)共煮,至全部溶化,取出过滤或澄清以后取上清液,放冷,待结晶大部析出,取出置避风处适当干燥即得。其结晶母液经浓缩后可继续析出结晶,直至不再析出结晶为止。芒硝质地纯净,可供内服。经用萝卜制后,可缓咸寒之性,并取其消导降气之功,增强润燥软坚、消导、下气通便作用,用于实热便秘,大便燥结,积滞腹痛,肠痈肿痛。与大黄同用,增强泻下热结作用,用于实热便秘,如大承气汤、调胃承气汤(《伤寒论》);与大黄、甘遂同用,泻热逐水,用于邪热内陷,饮热互结而成的结胸,如大陷胸汤(《伤寒论》);与明矾同用,开水溶化,外涂局部,清热祛湿,用于湿热外溢肌肤,湿疹痒痛;与花椒煎汤坐浴,可治肛门裂,如芒硝花椒汤(《中国中医秘方大全》)。

玄明粉 又名"元明粉、风化硝"。取重结晶之芒硝,打碎,包裹悬挂于阴凉通风处,令其自然风化失去结晶水,全部成白色质轻粉末,过筛;或煅成粉末状,取出,放凉。芒硝风化成玄明粉后,质地纯净,其性较芒硝缓和,可用于疮面、黏膜、眼内等外科疾病。玄明粉,将冷茶磨木香入药,顿服,可治大便不通,如《圣济总录》玄明粉散;配伍当归,可治血热便秘,如《痘疹金镜录》玄明粉散;配伍寒水石、黄连、辰砂、珍珠,为末,内服,可治温疫发狂,身如火烙,齿黑舌刺,面赤眼红,大便秘结,如《治疫全书》玄明粉散;与冰片、朱砂、硼砂共用,可治咽喉口齿新久肿痛,如冰硼散(《外科正宗》)。玄明粉化水,可用以滴眼,洗疮口。

朴硝始载于《神农本草经》。《名医别录》谓:"芒硝生于朴消。"《新修本草》新补玄明粉。朴硝为天然的硫酸盐类经加工而得的粗制品。芒硝为同类矿物经加工精制的结晶体。芒硝风化后称"风化硝""玄明粉"。现今风化硝与玄明粉被视为一物,然古代两者有别:风化硝是芒硝风化成的粉末;玄明粉是朴硝用萝卜等制后或朴硝煅粉后加甘草捣罗为末而成。

明代《医学入门》曰:"法以冬月取朴硝和萝卜各一斤,同煮萝卜熟为度,取出以纸滤过,露一宿,结成青白块子。"此法一直沿用至今,明清时期尚有豆腐、萝卜、甘草为辅料的制法。另外,对炮制功效提出"凝结在下者为朴,通泻作用强,再经煎炼在上者元明粉,性缓"。现在看来具有科学道理,因为经过精制,除去杂质中的镁,经分解后的无水硫酸钠通泻作用明显减弱,故而玄明粉药性趋缓。

芒硝口服至肠内,不易被黏膜吸收可使肠内渗透压增高,水分增加,容积增大,扩张肠管,刺激肠壁,反射性地引起小肠蠕动增强,内容物迅速进入大肠而引起排便,因此芒硝属于机械刺激性泻药,无肠绞痛等副作用。但无实热者不宜用芒硝,年老体虚所致的便秘也不宜用芒硝、玄明粉。治习惯性便秘一般不用芒硝、玄明粉。

24

百部(包括蜜百部、蒸百部、炒百部)

百部

为百部科植物直立百部、蔓生百部或对叶百部的干燥块根。

[**性味归经**] 甘、苦,微温;有小毒。入肺经。

《本草新编》:"入肺经,亦入脾、胃。"

[**功能**] 温润肺气,止咳,杀虫。

[**主治**] 风寒咳嗽,新久咳嗽,肺痨咳嗽,百日咳,肺结核,老年咳喘、蛔虫、蛲虫病,皮肤疥癣、湿疹。外用于头虱,体虱,蛲虫病,阴痒。

[**用法用量**] 内服:煎汤,3~9g。外用:适量,水煎或酒浸。

与升麻、五味子、紫菀等同用,具有止咳化痰作用,用于久新咳嗽,喘息有音,时吐脓血,咽中腥臭,气息不通,如《备急千金要方》百部丸;与生地黄同用,用于肺热咳嗽,畏热头眩,目赤,如《全生指迷方》百部丸;与薏苡仁、百合、麦门冬等同用,用于久嗽不已,咳吐痰涎,重亡津液,渐成肺痿,如《本草汇言》百部汤。

单用百部酒浸,三天后擦涂患处,具有祛风杀虫作用,用于瘙痒性皮肤病、头虱、阴虱、体虱,如百部酊(《中医皮肤病学简编》)。与白鲜皮、鹤虱、黄柏等同用,可治疗牛皮癣,如百部膏(《医学心悟》)。单用百部煎浓汁,晚上保留灌肠,或与槟榔共研为末,油调敷肛门周围,有杀灭蛲虫作用。

与童雌鸡同用,制成丸剂治疗肺结核,尤对慢性发作性肺结核,长期抗结核治疗疗效不佳者较为显著(《中国中医秘方大全》)。

[使用禁忌]百部生品有小毒,对胃有一定的刺激性,服用过量会降低呼吸中枢兴奋性,导致呼吸中枢麻痹,呼吸困难。故内服用量不宜过大。

《得配本草》:"热嗽,水亏火炎者禁用。"

[现代研究]百部主要含百部碱等生物碱,及豆固醇、苯甲酸、胡萝卜苷、芝麻素等,具有抗菌作用,体外试验时百部煎剂及对叶百部酒精浸液对多种致病菌都有不同程度的抑菌作用。百部还具有杀虫作用,蔓生百部与其他种百部的水浸液及乙醇浸液,对蚊蝇幼虫、头虱、衣虱以及臭虫等皆有杀灭作用。高浓度百部在体外能杀死鼠蛲虫。从百部属植物中分离出的百部宁碱能引起印防己毒素样惊厥。

现代临床用于治疗百日咳、肺结核,尤其适合慢性肺结核,对长期应用抗结核药物效果不显的病例,有时疗效尤为显著。以百部为主药的复方治疗慢性气管炎,蛲虫病、滴虫性阴道炎和癣症。用百部试剂作百部白雾反应试验诊断血吸虫病,阳性率高达 96.72%。

异制辨析

百部宜制用。由于炮制方法不同,又有蜜百部、蒸百部和炒百部之分。

蜜百部 取炼蜜,加少量开水稀释,淋入净百部片内拌匀,闷润,文火加热,炒至不粘手,取出晾凉。蜜炙后可缓和对胃的刺激性,并增强润肺止咳作用,用于肺虚久咳,阴虚劳嗽,痰中带血以及百日咳等。与天冬(蒸)、麦冬(蒸)、沙参(蒸)等同用,具有滋阴保肺、消痰止咳作用,用于阴虚咳嗽,如月华丸(《医学心悟》);与款冬花同用,具有润肺止咳作用,用于喘嗽不已,或痰中带血,如百花膏(《严氏济生方》);与款冬花、百合同用,用于咳嗽,痰中带血,如清咳汤(《仙拈集》);与麻黄、杏仁同用,具有宣肺化痰、止咳平喘作用,用于小儿风寒束肺,咳嗽气喘,微有痰,如百部丸(《小儿药证直诀》);与桔梗(炒)、荆芥、紫菀(蒸)等同用,用于外感咳嗽,或感冒后遗症之咳嗽等诸般咳嗽,如止嗽散(《医学心悟》)。

蒸百部 取净百部片,蒸透后,取出干燥。蒸制可增强润肺下气止咳、杀虫灭虱功效。用于新久咳嗽,肺痨咳嗽,顿咳;外用于头虱、体虱、蛲虫病,阴痒。

炒百部 取净百部片,文火炒至微黄色时,取出放凉。炒后降低百部的滑肠性,利于有效成分煎出。

临床应用以蜜炙百部为多。研究发现,蜜炙品生物碱止咳活性显著强于生品;百部炮制后抑菌能力降低,生品抑制白色念珠菌的能力较强;蜜炙百部止咳作用明显增强而毒性降低,说明百部经蜜炙,可能生成了新的止咳效果强的化合物,或者促使原有的止咳有效成分增加,而使其有毒成分含量下降,减少了小毒、对胃有刺激性的成分,最终使蜜百部总生物碱含量虽然减少,但其止咳作用增强而毒性下降。

25

肉苁蓉(包括咸苁蓉、酒苁蓉)

肉苁蓉

为列当科植物肉苁蓉或管花肉苁蓉的干燥带鳞叶的肉质茎。

[**性味归经**] 甘、咸,温。入肾、大肠经。

①《神农本草经疏》:"入肾、心包络、命门。"

②《本草经解》:"入足厥阴肝经、足太阴脾经、足少阴肾经。气味俱浊,降多于升,阴也。"

③《玉楸药解》:"入足厥阴肝、足少阴肾、手阳明大肠经。"

[**功能**] 补肾阳,益精血,润肠通便。

[**主治**] 肾阳不足,精血亏虚,阳痿遗精,宫寒不孕,月经延期,带下血

崩,腰膝酸软,筋骨无力,耳鸣目花,肠燥便秘。

[用法用量]内服:煎汤,6～9 g;或入丸、散;或浸酒。

肉苁蓉长于补阳,又善益阴,为阴阳平补之品。用于肾虚精亏,肾阳不足之阳痿、早泄、遗精等,与熟地黄、菟丝子、五味子等同用,如肉苁蓉丸。治妇女精血亏虚的不孕证,则与鹿角胶、当归、熟地黄、紫河车等补益精血药同用。治腰膝冷痛、筋骨无力,可配巴戟天、杜仲、萆薢等,如金刚丸。肉苁蓉用于润肠通便,则宜大剂量15～30 g,煎汤服,或配火麻仁、沉香,即苁蓉润肠丸。治老人、体虚者肠燥津液枯竭之大便秘结,对习惯性便秘单用亦有良效。

[使用禁忌]胃弱便溏,相火偏旺,实热便结者忌服。

①《神农本草经疏》:"泄泻禁用,肾中有热,强阳易兴而精不固者忌之。"

②《得配本草》:"忌铜、铁。火盛便闭、心虚气胀,皆禁用。"

[现代研究]肉苁蓉主要化学成分有苯乙醇苷类、环烯醚萜及其苷类、木脂素及其苷类、多糖类、核苷、氨基酸及含氮类化合物、单萜类及有机酸类成分,具有补肾、保护肝脏、润肠通便、抑制细胞增殖等多种生物活性。肉苁蓉苯乙醇苷能改善肝组织脂质代谢,降低肝组织的脂质沉积;对肠道屏障损伤有改善作用;能诱导肿瘤细胞自噬。肉苁蓉和酒苁蓉总苷降血糖作用较好,多糖和寡糖也有一定的降血糖作用。肉苁蓉总苷能降低氧化应激水平,抑制神经细胞的凋亡;可提高免疫能力而起到抗癌作用;还可通过调节代谢物水平、改善肠道微生物组成,抑制癌症进展。肉苁蓉多糖具有抗氧化作用,可延缓生殖功能衰退。肉苁蓉中的毛蕊花糖苷、松果菊苷、槲皮素、花生四烯酸、β-谷固醇、去水杨酸、丁香二酚、紫杉醇等有效成分,能发挥抗氧化应激、调节神经炎症、调控细胞自噬、抑制神经细胞凋亡及调节肠道菌群等作用。

现代临床多用于治疗便秘、高脂血症、阿尔兹海默病、帕金森病、脑梗死、骨质疏松、卵巢早衰、慢性肾衰竭、慢性疲劳综合征及肝癌、前列腺癌等恶性肿瘤,同时也是强身保健的要药。

炮制辨析

由于炮制方法不同,又有咸苁蓉、酒苁蓉之分。

咸苁蓉 肉苁蓉春、秋均可采收。但以3~5月间采者为好,过时则中空。春季采者,通常半埋于沙土中晒干,称为"甜大芸、淡大芸、淡苁蓉"。秋季采者,因水分多,不易晒干,为防止发霉变质,须投入盐湖中1~3年后,取出晒干,称为"盐大芸、咸大芸、咸苁蓉"。盐苁蓉形状较不整齐,黑褐色,质较软,外面带有盐霜,断面黑色,气微,味咸。20世纪70年代后,加工运输条件改善,肉苁蓉不再浸泡在盐湖中。将盐苁蓉除去杂质,大小个分开,置多量清水中,每日换水2~3次,至尝之无咸味时,取出,晒至半干,再闷润至软硬适宜,切厚片,干燥,即为淡苁蓉。

酒苁蓉 取净肉苁蓉片,黄酒拌匀,置罐内密闭,隔水加热蒸至酒尽为度,表面呈黑色,取出晾干。其质柔润,略有酒香气,味甜,微苦。肉苁蓉生品以补肾止浊、滑肠通便力强,多用于肾气不足之便秘、白浊。酒制后增强补肾助阳之力,多用于阳痿、腰痛、不孕。

研究表明,随着酒蒸时间的延长和酒蒸次数的增加,肉苁蓉饮片中多糖含量逐渐升高,但苯乙醇苷类各成分的含量基本呈先升高后降低的趋势,综合评分结果表明其最佳的酒蒸时间为4小时,此时酒苁蓉炮制程度适宜,饮片质量最好。相比于生饮片,酒苁蓉壮阳补益作用有效增强,同时又减少了其原有的滑肠之弊,更适合虚人便秘。肉苁蓉有健肾补阳之功;酒制后的肉苁蓉药性变化,可增强活血通络的功效。有研究显示,肉苁蓉不同炮制品具有延缓衰老作用,且制品优于生品,高剂量组优于低剂量组。

26

灯心草(包括青黛拌灯心、朱灯心、灯心炭)

灯心草

为灯心草科植物灯心草的干燥茎髓。

[**性味归经**] 甘淡,微寒。入心、肺、小肠、肝、膀胱、脾经。

[**功能**] 清心火,利小便。

[主治]心烦失眠,尿少涩痛,口舌生疮,治淋病,水肿,小便不利,湿热黄疸,心烦不寐,小儿夜啼,喉痹,创伤。

[用法用量]内服:煎汤,1~3g,鲜品15~30g;或入丸、散。治心烦不眠,朱砂拌用。外用:适量,煅存性研末撒;或用鲜品捣烂敷,扎把外擦。

本品适宜病情较轻者,或作清热利水药如木通、滑石的辅助品。用于心热烦躁、小儿夜啼,可单味煎服或与清心安神药同用。灯心草烧灰吹喉,可治喉痹。与木通、冬葵子、滑石等同用,增强利水通闭作用,用于湿热壅阻膀胱,小便癃闭急痛,如宣气散(《丹溪心法》)。与车前子、凤尾草、海金沙等同用,清热利水通淋,用于湿热下迫膀胱,而致小便淋沥涩痛,尿频尿赤等,如天一丸(《韩氏医通》)。与白英、茵陈蒿等同用,清热利湿、消退黄疸,用于湿热黄疸。与车前草、茯苓皮、生苡仁等同用,治水湿内停、泛溢肌肤的水肿,小便不利者。与丹砂为伍可治鼻衄不止,如《圣济总录》灯心散。

[使用禁忌]

①《神农本草经疏》:"虚寒者慎服。"

②《本草从新》:"中寒小便不禁者勿服。"

[现代研究]灯心草主要含有9,10-二氢菲类、菲类、菲类二聚体类、苊类、甘油酯类、黄酮类、三萜类及甾体类等成分。其具有镇静、抗焦虑、催眠;抗癌、抗炎,抑菌灭菌,抗氧化等生物活性;利尿、止血;显著抑制破骨细胞形成。灯心草中特有的化合物去氢灯心草二酚剂量依赖性地抑制人胃腺癌细胞的血管生成拟态,有效抑制肿瘤血供,减少恶性肿瘤迁移。灯心草对非小细胞肺癌也有一定的抑制作用。灯心草中化合物灯心草二酚和6-甲基灯心草酚对小鼠均有抗焦虑作用。灯心炭具有显著的止血效果,并可预防出血性肝损伤,显著降低蛇毒肝损伤模型小鼠的天冬氨酸氨基转移酶、丙氨酸氨基转移酶、碱性磷酸酶、总胆红素和直接胆红素等肝损伤生化指标的血清水平。

现代临床上常用于各类炎症、带状疱疹、甲状腺功能亢进及胃肠道症状的治疗。灯心草还常配伍清心安神类中药,以解郁、滋阴的功效,治疗各种类型的睡眠障碍,如舒眠胶囊治疗肝郁伤神导致的失眠,百乐眠胶囊适用于肝郁阴虚型失眠。灯心草二酚和6-甲基灯心草酚还可用于抑郁症治疗。

作为内科外治的一种,中医临床常使用灯心草进行灸法或点法治疗内科疾病。灯心草灸是将灯心草浸入植物油中后再点燃急速爆焠穴位,故此法为灸法中之泻法,多用于实热证,如痄腮、乳蛾、疖肿、蛇串疮等。最早见于清代《幼幼集成》记载的灯心草灸角孙穴,可治疗痄腮,亦可治疗鼻衄。陈复正对这种灸法评价甚高,认为是"幼科第一捷法",有"疏风解表,行气利痰,解郁开胸,醒昏定搐"之功。近代许多针灸医生应用本法也取得了较好的临床效果。以灯心草点治法可治疗胃肠型感冒,以此法治疗患儿的流行性腮腺炎,疗效显著,且较为安全,患儿易于接受。壮医特色的灯心草灸,应用颇广,常用于治疗带状疱疹,亦可治疗甲亢。使用普济消毒饮时,配合灯心草灸进行外部治疗,结果带状疱疹症状改善明显,结痂和止痛的时间均缩短。近年来临床探索灯心灸法治疗癫痫的可能性,另有灯火灸用于防治冠状病毒病的探讨。

异制辨析

由于炮制方法不同,又有青黛拌灯心、朱灯心、灯心炭之分。

青黛拌灯心 取灯心段,喷淋清水少许、微润,加青黛粉,撒布均匀,并随时翻动,至表面挂匀青黛为度,取出晾干。与栀子、白茅根、丹皮等同用,清热泻火、凉血止血,用于肝经郁火,扰动心肺,咯血鲜红,心烦不安;与大蓟、小蓟、血余炭等同用,清热利尿,凉血止血,治下焦湿热损伤膀胱血络而致的尿中夹血,甚则尿血等。

朱灯心 取灯心段,喷淋清水少许,微润,加朱砂细粉,撒布均匀,并随时翻动,至表面挂匀朱砂为度,取出晾干。与竹叶卷心、玄参、生地、酸枣仁、川连等同用,清心安神,用于心火偏亢之烦躁不寐、口舌生疮、舌尖糜烂等症,亦可单用本品煎服;与竹叶卷心、朱麦冬等同用,清心降火,安神定惊,治小儿夜间烦躁惊啼。

灯心炭 取净灯心草,扎小把,置煅药锅内,上扣一口径较小的锅,接合处用盐泥封固,在盖锅上压一重物,并贴以白纸条或放数粒大米,以武火加热,煅至纸条或大米呈焦黄色时熄火,待锅凉透后,取出。常与冰片共研细末,吹喉,能清热解毒利咽,治风热喉痹。若为走马喉痹,则配伍壁蟢窠(烧炭)、枯矾等分,共研细末,吹喉。

灯心草生品擅于利水通淋,多用于癃闭、热淋、黄疸、水肿。青黛拌制品甘微咸,性寒,偏于清热凉血,多用于咯血、尿血。朱砂拌制品味甘性寒,降火安神力强,多用于心烦失眠,小儿夜啼。灯心炭味甘微涩,性平,专用于清热敛疮,多作外用,治疗咽痹、乳蛾、阴疳。朱丹溪曾说:"灯心属土,火烧灰存性,取少许吹喉痹甚捷。"

27

延胡索(包括醋延胡索、酒延胡索、盐延胡索、延胡索炭)

延胡索

为罂粟科植物延胡索的干燥块茎。又名"玄胡、元胡"。

[**性味归经**] 辛、苦,温。入肝、脾、胃、心、肺经。

[**功能**] 活血,散瘀,理气,止痛。

[**主治**] 胸胁、脘腹疼痛,心腹腰膝诸痛,经闭痛经,产后瘀阻、血晕、恶露不尽,月经不调,癥瘕,崩中,跌扑肿痛。

[**用法用量**] 内服:煎汤,3～9 g;研末吞服,一次1.5～3 g。

[**使用禁忌**] 孕妇忌服。

①《神农本草经疏》:"经事先期及一切血热为病,法所应禁。"

②《本草正》:"产后血虚或经血枯少不利,气虚作痛者,皆大非所宜。"

[**现代研究**] 延胡索含有生物碱类、甾体类、有机酸类、糖类等多种化学成分,主要活性成分为原小檗碱类生物碱,包括延胡索乙素、延胡索甲素、去氢紫堇碱等。延胡索有显著的镇痛作用,其效价为阿片的1/10,作用持续2小时;局部麻醉作用;能使麻醉犬心输出量和冠脉流量均明显增加。延胡索生物碱对离体动物心脏具有减慢心率的趋势,且随剂量加大而作用增强;能对抗脑垂体后叶素所致异常心电图,还能对抗乌头碱所致心律失常;对抗大鼠幽门结扎性溃疡、水浸应激性溃疡和组胺溃疡作用;抑制胃酸分泌;能使动物离体和在体小肠产生兴奋。延胡索碱注射液能

轻度降低收缩压、舒张压,大剂量显著降低舒张压。溴化甲基延胡索乙素和四氢帕马丁具有明显的肌肉松弛作用,其作用部位在外周。延胡索乙素对大鼠实验性脑血栓形成有明显的抑制作用,并剂量依赖性抑制二磷酸腺苷、花生四烯酸和胶原诱导的血小板聚集;兴奋垂体肾上腺系统;明显的催眠、镇静及安定作用。延胡索醇提物显著扩张离体和在体动物的冠状血管、降低冠脉阻力与增加血流量;增加麻醉犬的心输出量、降低血压和总外周阻力,并不加强心肌的收缩力;改善坏死边缘区营养性供血;腹腔注射可明显提高动物对常压或减压耐缺氧能力。

现代临床用于止痛,治疗多种癌症,临床应用除复方煎剂、研粉吞服外,还提取出四氢掌叶防己碱供止痛之用,如麻风神经痛和月经痛。可用于局部麻醉。

异制辨析

延胡索生品止痛有效成分不易煎出,效果欠佳,故临床多用醋制品,亦有酒制品、盐制品和制炭等。

醋延胡索 取净延胡索,用醋拌至吸尽,文火炒至微干,取出放凉;或加醋共煮,至醋吸净,烘干,取出放凉。经醋制后,增强敛肝止痛作用,广泛用于身体各部位的多种疼痛证候。与川楝子、红花、木香等同用,用于肝郁气滞、胁肋疼痛,及胃气阻滞疼痛,心腹诸痛,如金铃子散(《太平圣惠方》);与当归、三棱、莪术等同用,用于瘀血阻滞,月经闭塞,及妇人气凝血滞腹痛,如延胡索散(《妇人大全良方》);与橘红、当归(酒浸炒)同用,用于室女血气相搏,腹中刺痛,痛引心端,经行涩少,或经事不调,以致疼痛,如三神丸(《严氏济生方》);与附子、木香同用,用于疝气,如延附汤(《严氏济生方》);与小茴香、橘核、荔枝核等同用,用于厥阴之气不畅,疝气疼痛等证;与广木香、郁金各等分,共研细末,温开水送服,治疗腰部、胸背部及四肢急性挫伤。

酒延胡索 将生延胡索喷洒黄酒,拌匀吸尽,炒至微具焦斑。酒制后可增强畅通气血作用。与瓜蒌、薤白、丹参等同用,用于心血瘀滞而致的疼痛,左胸疼痛为甚,胸闷,心悸,如瓜蒌薤白汤加减(《伤寒论》);单用延胡索末,温酒调服,用于产后恶露不尽,腹内痛(《太平圣惠方》);与当归、赤芍、秦艽等同用,用于跌仆损伤,瘀血凝滞,亦可单味研末酒调服,如治坠落车马筋骨痛不止方(《太平圣惠方》)。

盐延胡索 取净延胡索片或块,盐水拌匀,润透,文火炒干,放凉。盐制入下部,如与全蝎等分为末,可治疝气危急(《仁斋直指方》)。

延胡索炭 取净延胡索片或块,武火炒至表面呈焦黑色,内呈焦褐色(存性),灭尽火星,晾凉。炒炭后偏于止血止痛。

《本经逢原》:"上部酒炒,中部醋炒,下部盐水炒。"

《本草汇言》:"玄胡索,凡用之行血,酒制则行;用之上血,醋制则止;用之破血,非生用不可;用之调血,非炒用不神。随病制宜,应用无穷者也。"

延胡索醋制后可增强止痛作用,其止痛作用的有效成分为生物碱,以延胡索乙素为代表。醋制后,使游离的生物碱与醋酸结合生成醋酸盐而易溶于水。这使得醋制延胡索饮片的煎液中,总生物碱含量显著提高,从而提高止痛作用,也提高临床疗效。这是公认已阐明的醋制延胡索的炮制原理。

28

麦冬(包括朱麦冬、炒麦冬、连心麦冬)

麦冬

为百合科植物麦冬的干燥块根。又名"麦门冬"。

[**性味归经**] 甘、微苦,微寒。入心、肺、胃经。

[**功能**] 养阴润肺,清心除烦,益胃生津。

[**主治**] 肺燥干咳,阴虚劳嗽,喉痹咽痛,吐血,咯血,肺痿,肺痈,虚劳烦热,热病津伤,咽干口燥,内热消渴,心烦失眠,肠燥便秘。

[**用法用量**] 内服:煎汤,6~15 g;或入丸、散、膏。鲜品可捣汁服用。外用:适量,研末调敷;煎汤涂;或鲜品捣汁搽。

《本草经集注》:"地黄、车前为之使。"

麦冬与杏仁、石膏、阿胶等同用,用于热灼肺阴,肺痨潮热,咳嗽少痰,如清燥救肺汤(《医门法律》);与天冬同用,用于肺胃燥热,痰涩咳嗽,如二冬膏(《张氏医通》)。与半夏、人参、甘草等同用,用于肺胃津伤,虚火上炎,如麦门冬汤(《金匮要略》)。与天冬、生地、沙参等同用,用于热病后期,阴液耗损,如益胃汤(《温病条辨》)。与人参、五味子同用,用于气阴两伤,胃火偏盛,或心肺气阴不足,如生脉散(《内外伤辨惑论》);与远志(甘草煮)、黄芩、生地黄等同用,用于虚劳,劳心过度,如麦门冬汤(《严氏济生方》)。与天冬、地黄、肉苁蓉等同用,用于热病愈后,肠胃津少,如六成汤(《温疫论》)。与木通、滑石、冬葵子等同用,用于心热气壅,溺涩成淋,如麦门冬散(《证治准绳》)。与黄连、冬瓜同用,用于消渴,日夜饮水不止,饮下小便即利,如麦门冬汤(《圣济总录》);与黄芪、白茯苓、山药等同用,用于消渴,如麦门冬煎(《三因极一病证方论》);与芦根、天花粉、白茅根等同用,用于消渴,体热烦闷,头痛,不能食,如麦门冬散(《太平圣惠方》)。与人参、赤芍药、桔梗等同用,用于肺痈初起,气阴两虚,如麦冬平肺饮(《外科正宗》)。

麦冬鲜品可捣汁服用,清热、生津、止渴力胜,与梨汁、荸荠汁、鲜苇根汁、藕汁或用蔗汁同用,如《温病条辨》中的五汁饮。

[使用禁忌] 凡脾胃虚寒泄泻,胃有痰饮湿浊及暴感风寒咳嗽者均忌服。

①《本草经集注》:"恶款冬、苦瓠。畏苦参、青蘘。"

②《药性论》:"恶苦芺。畏木耳。"

③《本草纲目》:"气弱胃寒者必不可饵。"

[现代研究] 麦冬含皂苷、多糖、总黄酮等成分,具有镇静、增强心肌收缩力、增加冠脉流量、抗心律失常、增加梗死后心肌血流量、增强耐缺氧,极显著的增加脾脏重量、对抗放射及化疗造成的白细胞下降、提高细胞免疫、提高带瘤小鼠免疫功能、抗氧化、抗疲劳及延缓衰老作用。麦冬皂苷可保护人脐静脉内皮细胞,防止静脉血栓,抗肿瘤,防治糖尿病性心肌病等。麦冬皂苷B显著抑制胶质瘤细胞增殖和迁移。麦冬多糖具有抗心肌细胞损伤,促进血管新生、抗肿瘤、消炎、降低血糖、血脂等作用。麦冬总黄酮具有清除氧自由基、保护心肌细胞、抗非小细胞肺癌、抗菌等作用。

现代临床上麦冬制剂口服、肌肉注射、静脉注射均可治疗冠心病。麦冬作为主药可治疗糖尿病,肺结核咯血、燥咳,慢性胃炎,化疗后口腔溃疡等。

 异制辨析

炮制品包括朱麦冬、炒麦冬和连心麦冬等。

朱麦冬 取净麦冬,喷水少许拌匀,微润,加入飞朱砂细粉,撒布均匀,取出晾干。《本草便读》载,麦冬由朱砂制后,具清热除烦之效,可治不易入眠及心烦不安等症,其曰:"拌入辰砂,惊烦可定。"与黄连、生地黄、玄参等同用,用于温邪入营,心神被扰,心烦躁动,少眠或不眠,身热口渴等。

炒麦冬 取净麦冬,文火炒至微具焦斑,取出放凉。炒用可削减其寒性。

连心麦冬 麦冬有去心与不去心之分,清养肺胃之阴多去心用,滋阴清心多连心用。去心之说最早见于陶弘景《名医别录》,谓麦冬如不去心可令人心烦。但后世医家反对者众多,如吴鞠通用麦冬注明不去心,谓麦冬有心可以心入心,直清心经之热,如与莲子心、元参心、竹叶卷心、连翘心、犀角尖等同用,治太阴温病,发汗过多,神昏谵语者,见《温病条辨》清宫汤。

麦冬生品以养阴润肺、益胃生津为主。朱砂拌麦冬,以清心除烦为主,用于心烦失眠,心烦躁动等。清养肺胃之阴多去心用,滋阴清心多连心用。麦冬还可用青黛拌制,临床上主要应用于肠燥便秘,消渴内热及肺燥伤津等症。

对麦冬炮制方面的研究,多数集中在麦冬是否"去心"这一主要焦点。去心确实在一定程度上可减少麦冬多糖含量,提高麦冬总黄酮含量,但有学者认为,麦冬心仅占麦冬总重的3%,且现代临床使用一直均以未去心麦冬入药,至今未发现麦冬心如古代典籍所记载会令人心烦。现行版药典规定的炮制方法为润透、轧扁、干燥即可。临床上确有使用连心麦冬感觉心烦,改用去心麦冬无此作用的案例,可给临床医生做借鉴。

29

苍术(包括茅术;制药制苍术、炒苍术、麸炒苍术、焦苍术)

苍术

为菊科植物茅苍术或北苍术的干燥根茎。以江苏茅山一带产者质量最佳,故名"茅术",又称"南苍术、茅苍术"。古籍记载茅苍术为道地药材。《本草纲目》云:"茅山石门产苍术,开后可见朱砂点者为真品。"茅苍术以个大、坚实、无毛须、气芳香、内有朱砂点、切开后断面起白霜者为佳。

[性味归经]辛、苦,温。入脾、胃、肝经。

[功能]燥湿健脾,祛风散寒,明目。

[主治]湿阻中焦,倦怠嗜卧,脘腹胀满,食欲不振,呕吐,泄泻,痢疾,疟疾,痰饮,水肿,脚气痿躄,风湿痹痛,风寒感冒,夜盲,眼目昏涩。

[用法用量]内服:煎汤,3~9g;或入丸、散。

《本草经集注》:"防风、地榆为之使。"

苍术为健脾燥湿之要药。湿阻中焦,脘腹胀满,大便泄泻者,可配厚朴、陈皮、甘草,即平胃散。用于风湿痹证,尤以湿邪偏胜而见肢节肌肉酸重肿痛者,常配防己、薏苡仁等。如痹证湿热偏胜,关节肿痛而红,可配黄柏,即二妙散;若再加牛膝,成三妙散;复加薏苡仁为四妙散;皆可治湿热下注,足膝肿痛、痿软无力之证。配羌活、防风、细辛等,亦适用于外感表证、肢体酸痛较重者。

[使用禁忌]阴虚内热,气虚多汗者忌服。

①《药性论》:"忌桃、李、雀肉、菘菜、青鱼。"

②《医学入门》:"血虚怯弱及七情气闷者慎用。误服耗气血,燥津液,虚火动而痞闷愈甚。"

③《神农本草经疏》:"凡病属阴虚血少、精不足,内热骨蒸,口干唇燥,咳嗽吐痰、吐血,鼻衄,咽塞,便秘滞下者,法咸忌之。肝肾有动气者勿服。"

[现代研究]苍术主要包括烯炔类,如苍术素、苍术酮、苍术内酯等,以及倍半萜类、三萜类、糖苷类及甾醇类等成分,具有抗胃溃疡、抗心律失

常、抗缺氧、抗炎、镇痛、保肝、降糖、利尿、抑菌、抗病毒、抗癌、免疫调节等作用。苍术的抗缺氧主要活性成分为β-桉叶醇。苍术所含挥发油有驱风健胃作用,所含苦味也有健胃、促进食欲的作用。苍术挥发油能发挥体外杀菌活性。挥发油少量有镇静作用,同时使脊髓反射亢进;较大量则呈抑制作用,终至呼吸麻痹而死。苍术醇、苍术酮、β-桉叶醇对肝细胞损害均有显著预防作用。苍术酮是苍术的特征性成分,可抑制肿瘤血管新生、肿瘤细胞增殖。报道显示,苍术具有明显的抗乙酰胆碱作用,和阿托品药理作用极为相似,故有一些敏感的患者服用苍术后会出现"阿托品中毒"样反应。

现代临床多用于预防感冒,治疗结膜干燥症、原因不明性流泪,类风湿关节炎、痛风性关节炎、佝偻病等骨关节病变,慢性胃炎、溃疡性结肠炎等消化系统疾病,以及恶性肿瘤等。

异制辨析

由于炮制方法不同,又有制苍术、炒苍术、麸炒苍术、焦苍术之分。

制苍术 取净苍术片,用米泔水浸透,取出,文火炒干,取出放凉。制苍术表面带有黄色斑或显土黄色,略有香气。《本草纲目》云:"苍术性燥,故以糯米泔浸去其油,切片焙干用,亦有用脂麻同炒,以制其燥者。"

炒苍术 取净苍术片,文火炒至表面微黄色,取出放凉。炒制可缓和燥性。

麸炒苍术 取麸皮撒入锅内,加入净苍术片,炒至表面深黄色,取出,筛去麸皮,放凉。麸炒后缓和燥性,气变芳香,增强健脾燥湿作用。

焦苍术 取净苍术片,武火加热,炒至表面焦褐色,取出放凉,筛去灰屑。炒焦后辛燥之性减,以固肠止泻为主。

研究表明,苍术经炮制后,化学成分的种类上整体未有明显增减,部分化合物含量有一定变化,其挥发油含量减少,减少率为清炒＜土炒＜麸炒。苍术生品,温燥而辛烈,燥湿、祛风、散寒力强,用于风湿痹痛、肌肤麻木不仁、脚膝疼痛、风寒感冒、肢体疼痛、湿温发热、肢节酸痛等,临床视为治痰之本、治痿要药。制苍术功同生品,但经米泔水浸泡后能缓和燥性,降低辛烈温燥的副作用,有和胃的作用。麸炒苍术燥性缓和,健脾和胃作用增强,对胃的保护、促进胃排空、调节胃肠推进运动、保肝和提高消化吸收能力优于生品。苍术炒焦前后均具有祛湿止泻作用，生品强于祛湿，焦品止泻作用更佳。

30
杜仲（包括炒杜仲、杜仲炭）

杜仲

为杜仲科植物杜仲的干燥树皮。

[**性味归经**] 甘，温。入肝、肾经。

① 《本草经解》："入手太阴肺经。"

② 《神农本草经》："味辛，平。"

③ 《药性论》："味苦。"

[**功能**] 补肝肾，强筋骨，安胎。

[**主治**] 肾虚腰痛，筋骨无力，阳痿，尿频，小便余沥，阴下湿痒，妊娠漏血，胎动不安；高血压。

[**用法用量**] 内服：煎汤，6～9g；浸酒或入丸、散。

用于肝肾不足，腰膝酸痛，萎软无力等证，常与补骨脂、胡桃仁等同用，如青娥丸。治肝肾虚寒，阳痿，尿频等证，可配山茱萸、菟丝子、补骨脂等温补固涩之品。因肝肾亏虚而致胎元不固者，本品可补肝肾以安胎，用于胎动不安或习惯性流产，可单用或与川断为末，枣肉为丸，如杜仲丸。与白芍、石决明、夏枯草、黄芩等药同用，治疗肝阳上亢，头目眩晕。

[**使用禁忌**] 阴虚火旺者慎服。

① 《本草经集注》："恶蛇蜕皮、元参。"

② 《神农本草经疏》："肾虚火炽者不宜用。即用当与黄柏、知母同入。"

③ 《得配本草》："内热、精血燥二者禁用。"

[**现代研究**] 杜仲含多种木脂素及其苷、环烯醚萜类、黄酮类、酚酸类、苯丙素类、甾体和多糖类，还含绿原酸、咖啡酸、熊果酸等有机酸类，以

及多种氨基酸和无机元素等,具有降压、降脂、降糖、镇静、镇痛、增强免疫、抗炎、抗病毒、抗应激、利尿、抗氧化、抗肿瘤、肝保护、神经保护、安胎等作用。杜仲中的松脂醇二葡萄糖苷是其降压的主要成分。杜仲的水提醇沉煎液具有兴奋垂体-肾上腺皮质系统,提高肾上腺皮质功能的作用。阿魏醛和松脂酚均可促进成骨细胞增殖和分化,达到增强补肝肾、强筋骨的疗效。

现代临床多用于治疗高血压、糖尿病肾病、小儿麻痹后遗症、骨质疏松、骨关节炎、腰椎间盘突出症及睡眠障碍、帕金森病、阿尔茨海默病、抑郁症等神经系统疾病。

异制辨析

由于炮制方法不同,又有炒杜仲、杜仲炭之分。

炒杜仲 又名"盐杜仲"。取杜仲丝或块,盐水拌匀,闷透,文火加热,炒至断丝,表面焦黑色,取出放凉。或取杜仲丝或块,盐水拌匀,润透,中火加热,炒或砂烫至丝易断,取出放凉。或取杜仲丝或块,盐水润透,放置一夜,蒸1小时,取出干燥。杜仲经炒制后,杜仲胶被破坏,有效成分易于煎出。本品为块或丝,表面呈焦黑色,折断时橡胶丝弹性较差。味微咸,温而不燥,可直达下焦,引药入肾,增强补肾强腰作用。

杜仲炭 取杜仲块,武火炒至黑色并断丝,但须存性,用盐水喷洒,取出,防止复燃,晾干即得。或取杜仲块,先用盐水拌匀吸尽后,武火炒至黑色并断丝存性,用水喷灭火星,取出晾干。杜仲炭具有滋补肝肾、安胎止血的功效。

对杜仲不同炮制品的丝片作水溶性煎出物量比较,结果显示,盐水拌炒品煎出量最高,盐水拌后砂烫品次之,生品最低。其药理作用与活性成分溶出的多少成正比例,与水溶性总成分溶出的多少不相关。有文献报道,杜仲炒炭后,对磷脂含量及组成变化有影响,说明高温炮制造成部分磷脂成分的破坏。取等量盐杜仲与生杜仲作元素分析比较,结果盐杜仲中铅的含量下降达30%以上,而锌、锰、铜、铁显著升高;钙、磷含量亦有升高。依据杜仲中的松脂醇二葡萄糖苷是其降压的主要成分,炮制后,松脂醇二葡萄糖苷含量明显升高,各炮制品之间含量无明显差异。用砂烫或烘法制盐杜仲均有明显的子宫收缩抑制作用。有研究发现,相较于杜仲生品,多种活性成分在杜仲盐炙品的给药环境下可发挥速效作用,有更高的血药浓度峰值与生物利用度,同时进一步验证了"入盐走肾脏"的中医理论。

31

吴茱萸(包括制吴茱萸、炒吴茱萸、黄连炒吴茱萸、醋炒吴茱萸、盐炒吴茱萸、姜汁炒吴茱萸、酒炒吴茱萸)

吴茱萸

为芸香科植物吴茱萸、石虎或疏毛吴茱萸的干燥近成熟果实。又称"吴萸、淡吴萸"。

[**性味归经**] 辛、苦,热;有小毒。入肝、脾、胃、肾、大肠经。

[**功能**] 散寒止痛,降逆止呕,助阳止泻。

[**主治**] 厥阴头痛,寒疝腹痛,寒湿脚气,经行腹痛,脏寒吐泻,脘腹胀痛,呕吐吞酸,五更泄泻,脚气,疝气,口疮溃疡,齿痛,湿疹,黄水疮,蛲虫病。

[**用法用量**] 内服:煎汤,2～6 g;或入丸、散。外用:蒸热熨,研末调敷或煎水洗。

生吴茱萸多外用,长于祛寒燥湿,用于口疮、高血压病、湿疹、牙疼等。炮制对吴茱萸有减毒作用,常供内服。

[**使用禁忌**] 阴虚火旺者忌服。

①《本草经集注》:"恶丹参、消石、白垩,畏紫石英。"

②《本草蒙筌》:"肠虚泄者尤忌。"

③《本草纲目》:"走气,动火,昏目,发疮。"

④《神农本草经疏》:"呕吐吞酸属胃火者不宜用;咳逆上气,非风寒外邪及冷痰宿水所致者不宜用;腹痛属血虚有火者不宜用;赤白下痢,因暑邪入于肠胃,而非酒食生冷、停滞积垢者不宜用;小肠疝气,非骤感寒邪及初发一二次者不宜用;霍乱转筋,由于脾胃虚弱冒暑所致,而非寒湿生

冷于犯肠胃者不宜用；一切阴虚之证及五脏六腑有热无寒之人，法所咸忌。"

[现代研究]吴茱萸含生物碱类、挥发油类，以及总酚酸等多种成分。吴茱萸生物碱能抑制多种肿瘤细胞的生长、迁移，诱导细胞凋亡，能强心、保护心脏，抗心律失常，在治疗阿尔茨海默病方面有很好的潜力。吴茱萸挥发油具有抗炎、镇痛、镇静、抗菌、抗病毒、拮抗α-肾上腺素受体、平喘、抗肿瘤等作用。近年来临床实践认为吴茱萸有明显的止痛、止呕作用。

现代临床使用吴茱萸粉醋调敷两足心可降血压，亦可治疗口腔溃疡。贴于脐部治疗消化不良，对胃肠功能紊乱所致的腹泻效果较好，对细菌感染所致的腹泻配合抗生素可产生协同作用。吴茱萸粉用凡士林调软膏治疗亚急性、一般慢性湿疹、阴囊湿疹、多年慢性阴囊湿疹、婴儿湿疹、神经性皮炎，配合热电吹风比单纯涂药者疗效显著，且止痒效果显著。亦可治疗黄水疮。以吴茱萸为主药可治疗药物性肝损、浅表性胃炎、呃逆等。亦用本品治蛲虫病。

异制辨析

吴茱萸有多种炮制品，包括制吴茱萸、炒吴茱萸、黄连炒吴茱萸、醋炒吴茱萸、盐炒吴茱萸、姜汁炒吴茱萸、酒炒吴茱萸。

制吴茱萸 别名"炙吴萸"。取甘草捣碎，煎汤，加入净吴茱萸，闷润吸尽后，炒至微干。上海地区处方写吴萸、炒吴茱萸、炙吴茱萸均给付制吴萸。制吴萸以甘草降低其燥烈之性。与炮姜、桂枝、川椒、厚朴等同用，用于阴寒内盛，腹满胀痛，如吴茱萸汤(《圣济总录》)；与黄连、半夏、木瓜等配伍，可治胃脘痛不能食，食则呕，其脉弦，如新定吴茱萸汤(《金匮翼》)。与干姜、白术、半夏、附子等同用，治脾胃虚寒呕吐；与黄连合用，用于肝火犯胃，胁肋胀痛，吞酸呕吐，如左金丸(《丹溪心法》)；再加竹茹、代赭石可增强其作用。与人参、生姜、大枣同用，用于厥阴头痛，如吴茱萸汤(《伤寒论》)，原方吴茱萸洗，今常用制吴萸；亦可与细辛、生姜等同用，用于寒邪上犯，阳气被遏，巅顶疼痛。与党参、肉桂、厚朴(姜炙)、黑郁金、干姜等同用，治疗月经不调，经期腹痛，子宫虚冷，寒湿白带，如温经丸(《中药成药制剂手册》)。

炒吴茱萸 取净吴茱萸,文火炒至发泡,较原色稍深为度。炒制可降低其燥烈之性。

黄连炒吴茱萸 取净吴茱萸,加黄连汁拌匀吸尽,文火炒至表面黑褐色至黑色,微发泡,气香。黄连配吴茱萸即为左金丸,黄连制后可增强止呕作用,尤其适宜吐出酸水如醋的情况。

醋炒吴茱萸 取净吴茱萸,加醋拌匀,文火炒至表面黑褐色,有醋香气。醋制入肝,可疏肝止痛。

盐炒吴茱萸 取净吴茱萸,盐水拌匀,文火炒至裂开,稍鼓起。盐炒引药下行,与川楝子、小茴香(盐水炒)、沉香、肉桂等同用,用于小肠疝气,偏堕抽痛,睾丸肿大,坚硬不消,如疝气内消丸(《北京市中药成方选集》)。

姜汁炒吴茱萸 取净吴茱萸,姜汁拌匀,文火炒干。姜制可增强温中散寒止呕作用。

酒炒吴茱萸 取净吴茱萸,白酒拌匀,吸尽,文火炒至表面黑褐色至黑色,微发泡,气香。酒能升提,流通气血,助吴茱萸走上焦,治牙齿疼痛或寒性头痛。

历来认为吴茱萸的燥性与挥发油有关,经过炮制后其挥发油不仅含量发生变化,成分也有明显变化,辛香之气大大减弱,进而降低不良反应。《本草求真》曰:"吴茱萸陈者良,泡去苦烈汁用。止呕黄连水炒,治疝盐水炒,治血醋炒。"

吴茱萸古代的炮制方法很多,所用辅料也很广。有不用辅料炮制的,有用单一辅料炮制的,也有用复合辅料炮制的。其主要目的都是"去小毒",加辅料制还有改变药性的作用。在众多炮制方法中,以洗法、泡法、浸法、淘法和炒法为常用的去毒方法。现今所用的甘草制在古代文献中未见记载,虽然张景岳有"元气虚者,当以甘补药制用之"的论述,但"甘补药"并非特定指甘草,或许此法的产生可能受到张景岳理论的启发,所以甘草制吴茱萸是炮制方法的一个重要衍变和发展。因为甘草既有较强的解毒作用,又能甘缓益气,抑制吴茱萸过于辛热走散,耗气伤阴之弊。

对吴茱萸生品、甘草制品、醋制品、盐制品进行了镇痛、抗炎、止泻实验的比较研究。结果表明:镇痛作用盐制品最好,依次为醋制、甘草制、生品。抗炎作用甘草制与生品明显强于醋制与盐制品。止泻作用强弱依次为生品＞甘草制品＞盐制品＞醋制品。生吴茱萸多外用,长于祛寒燥湿,用于口疮、高血压病、湿疹、牙疼等。各种方法炮制对吴茱萸均有减毒作用,常供内服。几种炮制品侧重点略有区别:其中盐制品宜用于疝气疼痛。甘草制吴茱萸药性较缓和,无明显耗气伤阴之弊,适于虚寒之证;盐制品引药下行,适于疝气疼痛;姜制品长于温胃止呕;酒制品长于散寒止痛,流通气血,适于寒性头痛和寒性痛经;醋制品长于疏肝镇痛;黄连制品适于肝气犯胃的吞酸呕吐;炒制品可缓和过于辛散之性,各种情况均可用,但不如其他炮制品在某一方面的作用那么强。

32

牡丹皮(包括炒丹皮、丹皮炭)

牡丹皮

为毛茛科植物牡丹的干燥根皮。

[性味归经] 苦、辛,微寒。入心、肝、肾经。

① 《神农本草经》:"味辛,寒。"

② 《滇南本草》:"性寒,味酸辛。"

③ 《本草新编》:"味辛、苦,气微寒,阴中微阳,无毒。"

④ 《洁古珍珠囊》:"手厥阴、足少阴。"

⑤ 《雷公炮制药性解》:"入肺经。"

[功能] 清热凉血,活血化瘀。

[主治] 热入营血,温毒发斑,吐血衄血,热病后期热伏阴分发热,阴虚骨蒸潮热,血滞经闭,痛经,肝火头痛,癥瘕,跌扑伤痛,痈肿疮毒,风湿热痹。

① 《吴普本草》:"人食之,轻身益寿。"

② 张洁古:"治神志不足。"(《本草纲目》)

[用法用量] 内服:煎汤,6~12 g;或入丸、散。清营、除蒸、消痈宜生用;凉血、止血宜炒用;活血散瘀宜酒炒。胃虚者,酒拌蒸;实热者生用。

用于温病热入血分而发斑疹及吐血衄血,配清热凉血药可收化斑止血之功,如犀角地黄汤,即以本品与生地、犀角等同用。用于阴分伏热,或夜热早凉,及阴虚内热等,常与知母、鳖甲等同用,以退虚热。此种凉血退热之功,还可配白芍、黄芩、柴胡等,如宣郁通经汤,用于妇人月经先期等血分有热、有瘀之证。血滞经闭、痛经癥瘕等证,常与桂枝、桃仁等同用,如桂枝茯苓丸。跌打损伤,瘀滞疼痛,又常与乳香、没药等配伍。

此外,本品能凉血消痈,常用治痈肿疮毒,治外痈可配金银花、连翘、白芷等药;治肠痈等内痈多配桃仁、冬瓜仁、大黄等,如大黄牡丹汤。

[使用禁忌]血虚有寒,孕妇及月经过多者慎服。

①《本草经集注》:"畏菟丝子。"

②《新修本草》:"畏贝母、大黄。"

③《日华子诸家本草》:"忌蒜、胡荽、伏砒。"

④《本经逢原》:"自汗多者勿用,为能走泄津液也。痘疹初起勿用,为其性专散血,不无根脚散阔之虑。"

⑤《得配本草》:"胃气虚寒,相火衰者,勿用。"

[现代研究]牡丹皮主要含有丹皮酚、丹皮酚苷、丹皮酚原苷和丹皮酚新苷、芍药苷、氧化芍药苷、苯甲酰芍药苷、苯甲酰氧化芍药苷和鞣质等,尚含植物甾醇及少量挥发油等。其中丹皮酚具有降压、抗血栓、抗炎、解热、活血化瘀、抗癌等作用;氧化芍药苷、苯甲酰氧化芍药苷对红细胞膜有较弱的稳定作用;苯甲酰芍药苷对二磷酸腺苷引起的血小板凝集有抑制作用,可防止微血栓形成;苯甲酰氧化芍药苷对纤维蛋白溶解酶原和纤维蛋白酶活性有抑制作用。

现代临床多用于治疗高血压、冠心病、出血性中风、多发性脑梗死等心脑血管疾病,糖尿病及其并发症,月经不调、功能性子宫出血、痛经、闭经、子宫肌瘤、子宫内膜异位症、盆腔炎性包块、卵巢囊肿、慢性肾炎、慢性病毒性肝炎、过敏性鼻炎、湿疹类皮肤病、皮肤瘙痒症、再生障碍性贫血、顽固性头痛、甲状腺功能亢进症、失眠、抑郁伴发焦虑,各种痛证等。近年来还因其美白作用,应用于美容。

异制辨析

由于炮制方法不同,又有炒丹皮、丹皮炭之分。

炒丹皮　取丹皮片,文火加热,微炒至黄色,取出放凉。炒丹皮气芳香,味微苦涩。炒制后可减轻寒凉辛散之性。

丹皮炭　取丹皮片,武火炒至焦黑色,存性为度,喷淋清水,灭尽火星,取出晾干,凉透。丹皮炭清热凉血作用较弱,具有凉血止血作用,常用于血热出血的吐血、衄血等,如《十药神书》所载十灰散,即用本品。

现代对牡丹皮的炮制研究,主要以丹皮酚为指标,对其不同的加工炮制方法进行初步探讨。研究证明,牡丹皮经酒浸、煨制和炒焦炮制后,所含芍药苷、丹皮酚苷、丹皮酚的量均减少。研究表明,随着炮制温度的增高和时间的延长,丹皮酚含量逐渐降低。各炮制品中丹皮酚含量比生品均有下降,尤以丹皮炭损失最多,其丹皮酚含量为生品的 $1/6\sim1/5$,这是由于丹皮酚易挥发所致,其含量顺序是生丹皮＞炒丹皮＞酒炒品＞酒蒸品＞炒焦品＞炒炭品。各炮制品中丹皮酚苷含量却比生品高约 $4\sim12$ 倍,其顺序是酒炒品＞清炒品＞酒蒸品＞炒焦品＞炒炭品＞生品。丹皮经制炭后,部分微量元素含量有所升高。有研究报道,炮制方法对牡丹皮的药理效应有一定的影响:"制炭"止血作用最好,但减弱了其抗炎、镇痛、护肝的作用;"酒制"法可能对抗炎、镇痛作用有好处;"去心""清炒"法之间的药理效应无显著差异。

33

牡蛎(包括煅牡蛎、醋牡蛎、盐牡蛎)

牡蛎

为牡蛎科动物长牡蛎、大连湾牡蛎或近江牡蛎的贝壳。

[**性味归经**] 咸,微寒。归肝、胆、肾经。

[**功能**] 重镇安神,潜阳补阴,软坚散结。

[**主治**] 惊悸失眠,眩晕耳鸣,瘰疬痰核,癥瘕痞块。

[**用法用量**] 内服:煎汤,$9\sim30\,\mathrm{g}$,先煎;或入丸、散。外用:研末干撒、调敷或作扑粉。

[使用禁忌]

①《本草经集注》："恶麻黄、茱萸、辛夷。"

②《神农本草经疏》："凡病虚而多热者宜用，虚而有寒者忌之，肾虚无火，精寒自出者非宜。"

[现代研究] 牡蛎主要含有碳酸钙，并含磷酸钙、硫酸钙、氧化铁、锌、铝、镁、硅等，具有增强免疫、镇静、抗胃溃疡、抗动脉粥样硬化、抑制神经肌肉兴奋、抗实验性胃溃疡损伤等作用。4%牡蛎水提物的悬浮上清液在离体实验中对青蛙坐骨神经具有明显的局部麻醉作用。

现代临床用于治疗甲状腺功能亢进症，胃、十二指肠溃疡，失眠，精神类疾病，眩晕、高血压和妇科炎症等。

异制辨析

由于炮制方法不同，有煅牡蛎、醋牡蛎和盐牡蛎之分。

煅牡蛎 取净牡蛎，用无烟武火加热，煅至酥脆时取出，放凉，碾碎。

醋牡蛎 取净牡蛎，用无烟武火加热，煅至红透时取出，喷洒醋，冷后研碎。

盐牡蛎 取净牡蛎，用无烟武火加热，煅至红透时取出，加盐水拌匀，冷后研碎。

生牡蛎重镇安神，潜阳补阴，软坚散结，用于惊悸失眠，眩晕耳鸣，瘰疬痰核，癥瘕痞块。煅后质地酥脆，便于粉碎和煎出药效，增强制酸止痛的作用，长于自汗、盗汗、遗精崩带、胃痛吐酸。醋制能引药入肝，易于粉碎，利于有效成分溶出，增强其收敛固涩作用。盐制引药入肾，增强软坚散结、利水消肿功效。

34

龟甲（包括醋龟甲、龟甲胶）

龟甲

为龟科动物乌龟的背甲及腹甲。

[性味归经] 咸、甘，微寒。入肝、肾、心经。

《雷公炮制药性解》："入心、脾、肝三经。"

[功能] 滋阴潜阳，益肾强骨，养血补心，固经止崩。

[主治] 肾阴不足，阴虚潮热，骨蒸劳热，头晕目眩，虚风内动，筋骨痿软，心虚健忘，吐血，衄血，久咳，遗精，崩漏经多，腰痛，久痢，久疟，痔疮，小儿囟门不合。

[用法用量] 内服：煎汤，9～24 g，先煎；熬膏或入丸、散。外用：烧灰研末敷。

与白芍、阿胶、地黄、牡蛎、生鳖甲等同用，滋阴息风，用于热邪久留，灼伤真阴，神倦瘛疭等证，如大定风珠（《温病条辨》）。与怀牛膝、代赭石、龙骨、白芍、牡蛎等同用，滋阴潜阳，平肝息风，用治阴虚阳亢，头目眩晕，脑中热痛，如镇肝息风汤（《医学衷中参西录》）。与炙甘草、干地黄（生地黄）、生白芍、麦冬、生牡蛎、阿胶、麻仁（火麻仁）、生鳖甲同用，用于治疗温病热邪久羁下焦，热深厥甚，脉细促，心中痛者，如三甲复脉汤（《温病条辨》）。

[使用禁忌] 孕妇或胃有寒湿者忌服，虚寒泄泻不宜用。

①《本草经集注》："恶沙参、蜚蠊。"
②《药对》："畏狗胆。"
③《本草备要》："恶人参。"
④《神农本草经疏》："妊妇不宜用，病人虚而无热者不宜用。"
⑤《得配本草》："脾胃虚寒、真精冷禁用。"

[现代研究] 龟甲含胶质、脂肪及钙、磷等。龟甲能有效减弱甲亢阴虚大鼠的甲状腺功能，增加肾上腺皮质功能，提高其免疫功能。龟甲对缺血性脑损伤有保护作用，可减轻脑缺血神经损伤症状，对脑缺血后神经干细胞有促进增殖作用。龟甲还可使上升的血清铜含量下降，降低升高的铜/锌比值。龟甲煎剂对动物和人的离体子宫均有明显的兴奋作用，对家兔在体子宫亦显示兴奋作用。龟甲不同部位提取物均有抗氧化活性，可延缓细胞衰老。龟甲提取物具有促进骨髓间充质干细胞（MSC）增殖和抗表皮干细胞凋亡作用，对去势造成的骨质疏松有一定治疗作用。

现代临床用于治疗原发性血小板减少性紫癜和颈椎病。

异制辨析

炮制品包括醋龟甲和龟甲胶。

醋龟甲 取净龟甲,用砂子炒至表面淡黄色,取出,醋淬,干燥。砂炒醋淬后龟甲质变酥脆,易于粉碎,利于煎出有效成分,并能矫臭矫味,补肾健骨,滋阴止血力强,用于劳热咯血,脚膝萎弱,潮热盗汗,痔疮肿痛。与炒黄柏、酒知母、酒熟地同用,滋阴降火用于肾阳亏虚,虚火上炎,骨蒸潮热,盗汗,咳嗽咯血,如大补阴丸(《丹溪心法》)。与狗骨、熟地、酒黄柏、酒知母、白芍等同用,滋阴降火,强壮筋骨,用于肝肾不足,精血亏虚,筋骨萎软,如虎潜丸(《丹溪心法》)。与黄柏、黄芩、樗皮、香附、白芍同用,滋阴制阳,止血固经,用于阴虚阳亢,热伤冲任,经行不止或崩中漏下,如固经丸(《医学入门》);与牡蛎同用,治崩中漏下,赤白不止,气虚竭(《千金方》);与黄柏、干姜、栀子同用,治赤白带下,或时腹痛,如龟柏姜栀丸(《医学入门》)。

龟甲胶 为龟甲经煎煮、浓缩制成的固体胶。味咸、甘,性凉。归肝、肾、心经。功能滋阴,养血,止血。用于阴虚潮热,骨蒸盗汗,腰膝酸软,血虚萎黄,崩漏带下。用法用量:3~9g,烊化兑服。肾有寒湿者忌服。龟甲胶、鹿角胶合用,名曰"龟鹿二仙胶",两药相须为用,一阴一阳,阴阳双补,通调任、督二脉,大补肾阴、肾阳,共奏疗虚扶羸之功效。

龟甲历代临床应用方式不一,唐以前仅见捣服,至唐时则有入散吞服,研细入丸剂始载于宋《太平圣惠方》和《太平惠民和剂局方》等书籍,至元时仍以入丸剂,并广泛应用于临床。明清《本草品汇精要》《炮炙全书》《本草汇》)及近代(《中国药学大辞典》)则明确规定了研极细入药,而关于龟甲以块片状入汤剂先煎的记载,历代文献未见记载。

现代研究表明醋龟甲水煎剂对血虚小鼠的防治作用较好,醋龟甲散剂对骨质疏松小鼠的防治作用较好;龟甲煮散与龟甲饮片比较,其得膏率明显提高,且煎煮时间明显缩短;龟甲饮片中含有砷、铅等有害重金属元素,存在一定风险,而龟甲胶中有害元素含量较龟甲更低,其安全性较龟甲高。因此,建议龟甲饮片临床应用时,滋阴为主宜水煎服,或使用龟甲胶,其他宜粉碎(研末)冲服为宜。

35

沙苑子(包括炒沙苑子、盐沙苑子)

沙苑子

为豆科植物扁茎黄芪的干燥成熟种子。又称"潼蒺藜、沙苑蒺藜"。

[性味归经] 甘,温,无毒。入肝、肾经。

①《本草图经》:"味甘而微腥。"

②《本草再新》:"入心、肾二经。"

③《药义明辨》:"入肺肾两经气分。"

[功能] 补肾助阳,固精缩尿,养肝明目。

[主治] 肝肾不足,肾虚腰痛,遗精早泄,遗尿尿频,白浊带下,耳鸣眩晕,目暗昏花。

[用法用量] 内服:煎汤,9~15g;或入丸、散;或熬膏。益肝明目多生用,补肾固精、缩尿止遗多炒用。

沙苑子是一味平补肝肾之药。主治肾虚腰痛,可单用或配杜仲、补骨脂等。与煅龙骨、莲须、芡实等固肾涩精药同用,可治遗精、滑精、小便不禁、白带过多等,如金锁固精丸。与滋补肝肾药熟地黄、枸杞子、菊花、菟丝子等同用,治肝肾亏虚之头昏目花之证,有良效。

[使用禁忌] 相火偏旺之遗精,膀胱湿热之淋浊带下者忌服。

《本经逢原》:"肾与膀胱偏于热者禁用。"

[现代研究] 沙苑子主要含有黄酮类、三萜类、氨基酸类、多糖、甾醇类和微量元素等化学成分,具有强壮作用、免疫增强、抗炎解热、降压、降脂、抑制血小板聚集、保肝、镇痛、抗利尿、抗氧化、抗疲劳、抗肿瘤、抗纤维化等作用。沙苑子苷A是抗肝纤维化作用的主要有效成分之一。沙苑子总黄酮为抗肿瘤的主要活性成分之一。

现代临床多用于治疗高脂血症、肝硬化、恶性肿瘤、白血病、白癜风、视网膜变性、不孕不育症、更年期综合征等,及养生保健。

异制辨析

由于炮制方法不同,又有炒沙苑子、盐沙苑子之分。

炒沙苑子 取净沙苑子,微炒后研细,或用微火炒至棕褐色,体膨胀有香气为度。其温涩作用较强。

盐沙苑子 取净沙苑子,盐水喷拌均匀,稍闷润后,文火加热,炒至棕黄色、鼓起,有香气逸出,取出放凉。盐沙苑子表面鼓起,棕黄色,微有咸味,补肾固精作用较强。

清《得配本草》中提出"沙苑蒺藜,入补剂炒熟,入凉药生用"。沙苑子生品缩尿力强,多用于肝虚目昏、尿频遗尿。沙苑子炒制后利于煎出。盐沙苑子药性更平和,能平补阴阳,并可引药入肾,增强补肾固精作用,多用于肾虚肝痛、梦遗滑精、白浊带下。沙苑子盐炙后,能促进沙苑子苷 A 和沙苑子苷 B 的体内吸收,并加快排泄。盐炙能使沙苑子中部分黄酮苷含量降低,同时升高部分黄酮苷元含量。

36

补骨脂(包括炒补骨脂、盐补骨脂、酒炒补骨脂)

补骨脂

为豆科植物补骨脂的干燥成熟果实。习用名称"破故纸、破故脂"。

[**性味归经**] 辛、苦,温。入肾、脾经。

①《本草汇言》:"入手厥阴、足太阴及命门诸经。"
②《本草经解》:"入足阳明胃经、手太阴肺经、足少阴肾经。"
③《本草撮要》:"入足少阴、厥阴经。"

[**功能**] 温肾助阳,纳气平喘,温脾止泻;外用消风祛斑。

[**主治**] 肾阳不足,阳痿遗精,遗尿尿频,腰膝冷痛,肾虚作喘,五更泄泻;外用治白癜风、斑秃。

[**用法用量**] 内服:煎汤,6~9g;或入丸、散。外用:研末擦或酒浸搽,如20%~30%酊剂涂患处。

《本草纲目》:"得胡桃、胡麻良。胡桃润燥养血,血属阴恶燥,故油以润之,佐破故纸有木火相生之妙。"

[**使用禁忌**] 阴虚火旺者忌服。

①《海药本草》:"恶甘草。"

②《本草纲目》:"忌诸血。"

③《神农本草经疏》:"凡病阴虚火动,梦遗,尿血,小便短涩及目赤口苦舌干,大便燥结,内热作渴,火升目赤,易饥嘈杂,湿热成痿,以致骨乏无力者,皆不宜服。"

④《得配本草》:"阴虚下陷,内热烦渴,眩晕气虚,怀孕心胞热,二便结者禁用。"

[**现代研究**] 补骨脂含有黄酮类、香豆素类、单萜酚类等化学成分,可增加心肌营养性血流量,对急性心肌缺血有保护作用,可对抗组胺引起的气管收缩,具有明显增强细胞免疫、抗肿瘤、抗生育和雌激素样作用、抗骨质疏松、延缓衰老、升高白细胞等作用。补骨脂还具备潜在的抗抑郁和抗应激特性。补骨脂具有很强的光敏作用,包括对皮肤病损伤常见致病性真菌和细菌的抑制作用,异补骨脂素具有抗皮肤移植排斥效应和酪氨酸酶的激活作用。补骨脂可使黑色素生成的速度和数量增加。补骨脂水煎液对囊尾蚴有杀伤作用,对阴道毛滴虫亦有较强的杀灭作用。补骨脂素对多种出血症(如子宫、牙龈、鼻出血)均有止血作用。

现代临床以补骨脂为主药可治疗子宫出血、上消化道溃疡出血等出血性疾病。单味补骨脂大剂量可治疗小儿遗尿。补骨脂研末炼蜜为丸治疗白细胞减少症。补骨脂溶液肌肉注射可治疗银屑病、白癜风、秃发、甲癣等。紫外线照射联合光敏药物补骨脂素可治疗皮肤病,已写入《紫外线治疗皮肤病临床应用专家共识》中。

异制辨析

历代医家考虑其温燥、易伤阴助火之性,多以炮制品入药,如炒补骨脂、盐补骨脂、酒炒补骨脂等,个别地区尚有黑芝麻炒补骨脂的炮制品。

炒补骨脂 取净补骨脂,文火炒至颜色加深,爆鸣声减弱时取出放凉。炒制减少温燥之性。

盐补骨脂 取净补骨脂,盐水拌匀,文火炒干。上海地区处方写补骨脂、炙补骨脂、炒补骨脂均给付盐补骨脂。盐制能缓和辛窜温燥之性,并引药下行入肾,增强补肾纳气之功,治疗肾虚腰痛、起坐不利、膝软乏力的青娥丸,当用本品。

酒炒补骨脂 《本草汇言》记载补骨脂"其性燥,须用盐酒浸一宿,微炒用"。酒炒增强温通行血之力,可治疗因瘀血凝滞导致的腰痛。

补骨脂生品较炮制品具有更强的抗氧化能力,且因含有较多的补骨脂素、异补骨脂素等成分,具有较强的抗癌活性、雌激素样作用和保护心血管系统的作用。

盐制后补骨脂素和异补骨脂素可转化为盐补骨脂素和盐异补骨脂素,盐补骨脂素能够显著抑制破骨细胞活性,提高钙吸收能力及降低血清雌二醇水平,这与中医理论中肾主骨,补骨脂通过补肾来坚骨是相吻合的。酒炙品则增强了抑菌的作用。

37

阿胶(包括阿胶珠、蒲黄炒阿胶)

阿胶

为马科动物驴的干燥皮或鲜皮经煎煮、浓缩制成的固体胶。

[**性味归经**] 甘,平。入肺、肝、肾、心经。

[**功 能**] 补血滋阴,润燥,止血。

[**主 治**] 血虚萎黄,眩晕心悸,肌痿无力,心烦不眠,虚风内动,肺燥咳嗽,劳嗽咯血,吐血尿血,便血崩漏,妊娠胎漏。

[**用法用量**] 内服:黄酒或开水烊化,3~9 g;煎汤或入丸、散。滋阴补血多生用,清肺化痰蛤粉炒,止血蒲黄炒。

①《本草经集注》:"得火良。"
②《药性论》:"薯蓣为之使。"

阿胶使用时捣成碎块,或制成阿胶丁。与黄连、鸡子黄、芍药等同用,用于热病后期,耗伤阴血,心神失宁,心烦不眠,如黄连阿胶汤(《伤寒论》)。与钩藤、鸡子黄、生牡蛎等同用,用于热病灼伤阴液,血不养筋,肝风内动,筋脉拘挛,手足蠕动,如阿胶鸡子黄汤(《重订通俗伤寒论》)。

[使用禁忌] 脾胃虚弱者慎服。

①《神农本草经疏》:"性粘腻,胃弱作呕吐者勿服;脾胃虚,食不消者亦忌之。"

②《本草汇言》:"胃弱呕吐有寒痰留饮者当忌之。"

③《本草备要》:"泻者忌用。"

④《本草经集注》:"畏大黄。"

[现代研究] 阿胶主要包括各种氨基酸、蛋白质、骨胶原和微量元素等成分。其药理作用体现在诸多方面,集中体现在血液系统、免疫系统、心血管系统、钙代谢、耐缺氧与抗疲劳、增强记忆等方面。阿胶具有凝血和补血的双重作用,既能加快凝血速度,又能有效提升外周血液血小板、白细胞、红细胞和血红蛋白量。阿胶可有效提升机体单核吞噬细胞功能,提升脑神经细胞的发育速度。还可防止进行性营养性肌变性症发生,经仿生酶解后,更易于人体吸收,提高免疫力的作用增强。可减轻哮喘大鼠肺组织嗜酸性细胞炎症反应。可抗休克,改善毒素诱发的总外周阻力提升、降低血压等,抑制休克时血液黏滞度增加,改善微循环障碍后快速恢复动脉血压。在治疗耐缺氧、抗疲劳等症状方面也具有重要作用。阿胶中的咖啡酰奎尼酸、桃叶珊瑚苷等成分可以缓解过氧化氢诱导的氧化损伤。阿胶能显著延长小鼠负重游泳时间,提高血红蛋白含量,减少运动后小鼠体内血清尿素氮的产生,显著提高小鼠肝糖原。此外,阿胶有抗辐射损伤、抗寒冷;增强记忆力、提升睡眠质量;促进钙吸收,改善钙平衡;改善卵巢功能及美白等作用。

现代用于治疗贫血,包括再生障碍性贫血、血小板减少性紫癜;流产;慢性溃疡性结肠炎,便秘;术后切口脂肪液化等。

异制辨析

由于炮制方法不同,还有阿胶珠、蒲黄炒阿胶等炮制品。

阿胶珠 又名"蛤粉炒阿胶"。阿胶丁用蛤粉烫至成珠,内无溏心时,筛去蛤粉,取出放凉。长于清肺化痰。与杏仁、马兜铃、炒牛蒡子等同用,可用于肺痨阴虚火旺证,如阿胶散(《小儿药证直诀》)。与当归、川芎、艾叶、生地黄同用,补血安胎,用于妇人经水淋漓,胎前产后下血不止,以及妊娠腹痛,如胶艾汤(《金匮要略》)。

蒲黄炒阿胶　将蒲黄用中火加热至稍微变色,投入阿胶丁,炒至鼓起呈圆球形而内无溏心时取出,筛去蒲黄,取出放凉。蒲黄炒制可增强止血功效,与生地黄同用,如阿胶汤(《圣济总录》),用于血虚躁动的各种出血症。

阿胶从汉代开始使用辅料和采用不同的方法炮制,古代所采用的各类炮制方法,均能起到矫臭矫味,使质地酥脆而便于粉碎,降低腻滞之性的作用。在阿胶的加辅料制法中,蛤粉炒、牡蛎粉炒等增强滋阴降火、化痰的作用;草灰炒、蒲黄炒等增强止血作用;水浸蒸、猪脂浸炙增强滋阴润燥的作用;土炒增强健脾的作用;麸炒、糯米炒、面炒等增健脾和胃之功,降低腻滞之性。近年来各地的炮规中收载的大多为蛤粉炒法。

38

附子(包括盐附子、黑顺片、白附片、熟附片、淡附片、炮附片)

附子

为毛茛科植物乌头的子根的加工品。6月下旬至8月上旬采挖,除去母根、须根及泥沙,习称"泥附子"。

《本草纲目》:"初种为乌头,象乌之头也。附乌头而生者为附子,如子附母也。乌头如芋魁,附子如芋子,盖一物也。"附子与乌头的原植物为同一种,主根为乌头,侧根为附子。

[**性味归经**] 辛、甘,大热;有毒。入心、肾、脾经。

①《汤液本草》:"入三焦、命门。"

②《医学启源》:"气热,味大辛,其性走而不守。通行诸经引用药也。"

③《神农本草经读》:"附子,味辛气温,火性迅发,无所不到,故为回阳救逆第一品药。"

[**功能**] 回阳救逆,补火助阳,散寒止痛。

明虞抟:"附子禀雄壮之质,有斩关夺将之气,能引补气药行十二经,以追复散失之元阳;引补血药入血分,以滋养不足之真阴;引发散药开腠理,以驱逐在表之风寒;引温暖药达下焦,以祛除在里之冷湿。"

本品辛甘而热,走而不守,具纯阳之性,能上助心阳以通脉,中温脾阳以健运,下补肾阳以益火,外固卫阳以祛寒,所谓"开辟群阴,迎阳归舍;果有真寒,无所不治"即是此意。

[主治] 亡阳虚脱,肢冷脉微,心阳不足,胸痹心痛,虚寒吐泻,脘腹冷痛,肾阳虚衰,阳痿宫冷,阴寒水肿,阳虚外感,寒湿痹痛。

[用法用量] 内服:煎汤,炮制品 3~15 g,先煎,久煎。外用:多用生品,适量,研末调敷,或切成薄片盖在患处或穴位上,用艾炷灸之。

①《本草经集注》:"地胆为之使。"

②《本草纲目》:"附子生用则发散,熟用则峻补。生用者,须如阴制之法,去皮脐入药;熟用者,以水浸过,炮令发坼,去皮脐,乘热切片再炒,令内外俱黄,去火毒入药。又法:每一个用甘草二钱,盐水、姜汁、童尿各半盏,同煮热,出火毒一夜,用之则毒去也。"

配干姜,治亡阳证,四肢厥逆,脉微欲绝者,如四逆汤;配人参,治阳衰气脱,大汗淋漓,气短喘息者,如参附汤;配肉桂,治肾阳不足,命门火衰,阳痿尿频,畏寒肢冷,腰痿脚弱等证,如桂附八味丸;配白术,治脾阳不振,寒湿内阻,脘腹冷痛,大便溏泄,如附子理中丸;配桂枝,治痹痛,周身关节疼痛之证,如桂枝附子汤;配熟地,治阴阳两亏之证;配茯苓,治脾肾阳虚,水湿内停,小便不利,肢体浮肿者,如真武汤;配黄芪,治阳衰而表不固,冷汗不止者,如芪附汤;配麻黄,治素体阳虚,外感风寒之证,如麻黄附子细辛汤。若逢寒热错杂之证,亦可与寒凉药同用,如配黄连,治心下痞而恶寒汗出者,如附子泻心汤;配大黄,治阴寒积聚,腹痛便秘,如大黄附子汤。

[使用禁忌] 孕妇慎用;不宜与半夏、瓜蒌、瓜蒌子、瓜蒌皮、天花粉、川贝母、浙贝母、平贝母、伊贝母、湖北贝母、白蔹、白及同用,即中药十八反"半蒌贝蔹及攻乌"。

①《本草经集注》:"恶蜈蚣。畏防风、甘草、黄芪、人参、乌韭、大豆。"

②《本草纲目》:"畏绿豆、乌韭、童溲、犀角。忌豉汁、稷米。得蜀椒、食盐,下达命门。"

③《本草汇言》:"若病阴虚内热或阳极似阴之证,误用之,祸不

旋踵。"

本品因炮制或煎法不当,或用量过大,容易引起中毒。中毒症状:口腔灼热、发麻(从指头开始渐达全身)、流涎、恶心、可能呕吐、疲倦、呼吸困难、瞳孔散大、脉搏不规则(弱而缓)、皮肤冷而黏、面色发白,可能突然死亡。解救方法:1%～2%鞣酸洗胃,酌情给予催吐剂;服活性炭(混于水中服下);静脉注射葡萄糖盐水。对症治疗:及时使用尼可刹米等兴奋剂;注意保温;必要时给氧或进行人工呼吸;心跳缓慢而弱时可皮下注射阿托品。

[现代研究] 附子主要含有乌头碱、次乌头碱等生物碱,多糖,碱基类化合物,有机酸等。附子具有抗炎、镇痛、镇静、提升体温、强心、升压、加速心率、抗心律失常、抗休克、扩张血管、抗心肌缺血、促进血小板聚集等作用。生物碱可防止心肌细胞损伤、改善心肌代谢。乌头多糖有降低血糖作用。二萜类具有抗肿瘤作用。

现代临床多用于治疗心力衰竭、缓慢性心律失常、病窦综合征,感染性休克,多发性大动脉炎,慢性肠炎,肾纤维化,类风湿关节炎,癌性疼痛,过敏性鼻炎,嗜睡症及抑郁症等。

异制辨析

由于炮制方法不同,又有盐附子、黑顺片(厚附片)、白附片、熟附片(制附片)、淡附片、炮附片之分。

盐附子 选择个大、均匀的泥附子,洗净,浸入食用胆巴水溶液中过夜,再加食盐,继续浸泡,每日取出晒晾,并逐渐延长晒晾时间,直至附子表面出现大量结晶盐粒(盐霜)、质地变硬为止,习称"盐附子、咸附子"。气微,味咸而麻,刺舌。

黑顺片 取泥附子,洗净,浸入食用胆巴水溶液中数日,连同浸液煮至透心,捞出,水漂,纵切成厚约 0.5cm 的片,再用水浸漂,用调色液使附片染成浓茶色,取出,蒸至出现油面、光泽后,烘至半干,再晒干或继续烘干,习称"黑顺片、厚附片"。调色液常用的有地黄汁、黑豆汁、制首乌汁、甘草汁、茶碱等。黑顺片质硬而脆,断面角质样。气微,味淡。以片均匀,表面油润光泽者为佳。

白附片 取泥附子,洗净,浸入食用胆巴水溶液中数日,连同浸液煮至透心,捞出,剥去外皮,纵切成厚约 0.3cm 的片,用水浸漂,取出,蒸透,晒至半干,以硫黄熏后晒干,习称"白附片"。李时珍曰:"天雄乃种附子而生出或变出,其形长而不生子,故曰天雄"。所以,用附子炮制的白附片又称"天雄片、明附片"。以片匀、黄白色、油润、半透明状者为佳。

熟附片 黑顺片和白附片,统称为"熟附片"或"制附片"。虽其加工方法不同,名称有别,但通过炮制,毒性随之降低,达到安全用药的目的,临床多用于回阳救逆、散寒止痛。白附片药效偏于中焦,用于治疗亡阳虚脱、虚寒呕吐、心腹冷痛等;黑顺片药效偏于下焦,用于治疗阳痿、宫冷、水肿、寒泻。另有《上海市中药饮片炮制规范》(2018 年版)所载熟附片:取净盐附子,漂去咸味,加水与豆腐同煮,至口尝无麻舌感时,除去豆腐,摊晾至外干内润,切薄片,晾干,筛去灰屑。或黑顺片除去杂质,略浸,润透,加水和豆腐同煮,至口尝无麻舌感时,除去豆腐,摊晾至外干内润,切薄片,晾干,筛去灰屑。

淡附片 取净盐附子,用清水浸漂,每日换水 2~3 次,至盐分漂尽,与甘草、黑豆加水共煮透心,至切开后口尝无麻舌感时,取出,除去甘草、黑豆,切薄片,晒干。淡附片气微,味淡,无麻舌感。作用缓和,毒性较低。

炮附片 取净河沙,武火炒热,加入附片,拌炒至鼓起、微变色时取出,筛去河沙,放凉。炮附片毒性低,质酥脆,可直接供丸散剂配方用。火炮后可加强温经止痛作用,多用于心腹冷痛、虚寒泄泻。故有"生用发散,熟用峻补"之说。

现代对附子不同炮制品进行比较,结果显示:有效性:白附片、黑顺片>炮附片>淡附片;安全性:炮附片>白附片>淡附片>黑顺片;综合评价:白附片>炮附片>黑顺片>淡附片。4 种附片中白附片有效性和安全性都较好,炮附片有效性稍弱、但安全性好,黑顺片需关注其安全性,淡附片需注意其有效性。现代研究表明,熟附子煎煮 0.5 小时后其双酯型生物碱含量基本消失,当煎煮 1 小时其单酯型生物碱和总生物碱达到峰值,故认为最佳煎煮时间为 1 小时。

附子不同炮制品的现代药理作用各有侧重。黑顺片、淡附片、白附片、炮附片均与良好的抗炎作用,其中以炮附片最佳,明显优于生附子。

另有研究发现,炮附子与生附子均有强心作用,相对于炮附子,生附子起效快、作用强、维持时间短。故中医临床上取附子强心作用时均选用生附子,而发挥抗炎作用时选炮附子,也进一步验证《伤寒论》中张仲景对附子及其炮制品运用时机的准确性。

同名异药辨

另与附子名称相似的还有白附子,与本品为不同的药物,必须辨别。白附子为天南星科多年生草本植物独角莲的茎块,又名"禹白附"。性味辛,温;有毒;归胃、肝经。功能祛风痰,定惊搐,解毒散结,止痛。用于中风痰壅,口眼㖞斜,语言謇涩,惊风癫痫,破伤风,痰厥头痛,偏正头痛,瘰疬痰核,毒蛇咬伤。用法与用量:3～6g。一般炮制后用,外用生品适量捣烂,熬膏或研末以酒调敷患处。孕妇慎用;生品内服宜慎。本品燥烈有毒,为祛风痰要药。一主祛风、一主温里,作用大异,应用时应注意区别。

39

青皮(包括炒青皮、醋青皮、青皮炭)

青皮

为芸香科植物橘及其栽培变种的干燥幼果或未成熟果实的果皮。5～6月收集自落的幼果,晒干,习称"个青皮";7～8月采收未成熟的果实,在果皮上纵剖成四瓣至基部,除尽瓤瓣,晒干,习称"四花青皮"。

[**性味归经**] 苦、辛,温。入肝、胆、胃经。

① 李杲:"足厥阴、少阳经之引经药。"
②《汤液本草》:"足厥阴经引经药,又入手少阳经。"
③《雷公炮制药性解》:"入肝、脾二经。"
④《本草经解》:"入足厥阴肝经、手太阴肺经、手少阴心经。"

[**功能**] 疏肝破气,消积化滞。

[**主治**] 胸胁胀痛,疝气疼痛,乳癖、乳痈,食积气滞,脘腹胀痛,久疟癖块。

[用法用量] 内服:煎汤,3~10g;或入丸、散。

《本草纲目》:"青橘皮,其色青气烈,味苦而辛,治之以醋,所谓肝欲散,急食辛以散之,以酸泄之,以苦降之也。陈皮浮而升,入脾肺气分,青皮沉而降,入肝胆气分,一体二用,物理自然也。小儿消积,多用青皮,最能发汗,有汗者不可用,说出杨仁斋《直指方》,人罕知之。"

青皮治胁肋胀痛,可配柴胡、郁金等;治乳房肿痛或结块,常配柴胡、香附、青橘叶等;治乳痈肿痛,则多与瓜蒌、金银花、蒲公英、甘草配伍;用治寒疝腹痛,配乌药、小茴香、木香等以散寒理气止痛,如天台乌药散;治食积气滞,胃脘痞闷胀痛,则可配山楂、麦芽、六神曲等消导之品,如青皮丸;治癥瘕积聚、久疟癖块,可与三棱、莪术、郁金等活血消癥药同用。

[使用禁忌] 气虚者慎服。

①《本草蒙筌》:"切勿过服,恐损真气;老弱虚羸,尤宜全戒。"

②《神农本草经疏》:"肝脾气虚者,概勿使用。"

[现代研究] 青皮主要含黄酮类、芳香酸类、生物碱类、萜类与挥发油等,另外还有肌醇、氨基酸、维生素、胡萝卜素、果胶、多糖、有机酸等,青皮所含挥发油有祛痰作用,有效成分为柠檬烯;还可兴奋平滑肌,对胃肠道有温和的刺激作用,能促进消化液分泌和排除肠内气体,故可调整胃肠功能。青皮还具有利胆、保肝、升压、抗休克、抗癌、抗菌、抗过敏、神经保护等作用。

现代临床多用于治疗阵发性室上性心动过速、休克、阿尔茨海默病、慢性肝病、抑郁症、乳腺增生、乳腺癌等。

异制辨析

由于炮制方法不同,又有炒青皮、醋青皮、青皮炭之分。

炒青皮 取麸皮撒入热锅内,中火加热,待冒烟时,投入青皮片或丝,迅速拌炒至黄色,取出,筛去麸皮,放凉。麸炒青皮色泽加深,有焦香气。麸炒可减破气之烈性,具有疏肝、和胃、健脾等功效,可用于肝郁气滞所导致的胃胀、早饱、嗳气、呃逆、腹胀、大便不畅等。

醋青皮 取青皮片或丝,用醋拌匀,闷透,文火加热,炒干,取出晾凉。醋青皮色泽加深,微有醋气。《医宗粹言》:"疏肝气积滞用醋炒燥。"醋制可增强疏肝破气止痛之功。

青皮炭 取青皮片,置热锅内,不断翻动,武火炒至表面黑褐色,用醋喷洒均匀,灭尽火星,取出晾凉。炒炭后表面黑褐色,降低燥性,增强消食化滞、和胃止泻之功。

现代研究表明,个青皮和四花青皮挥发油成分存在显著差异;个青皮所含化学成分品种较四花青皮多,四花青皮挥发油含量较高,主要有效成分柠檬烯含量四花青皮较高。挥发油含量及其各组分量和质的变化,是缓和青皮辛烈之性、发挥理气作用的有效成分。取青皮疏肝理气作用时,常以青皮生品入药为主;取消积化滞作用时,以生品或麸炒青皮为主;取行气止痛作用时,以醋青皮入药为主。

40

青蒿(包括炒青蒿、鳖血青蒿)

青蒿

为菊科植物黄花蒿的干燥地上部分。

[**性味归经**] 苦、辛,寒。入肝、胆经。

①《滇南本草》:"入脾、胃。"

②《本草纲目》:"少阳、厥阴血分。"

③《本草新编》:"入胃、肝、心、肾四经。"

[**功能**] 清虚热,解暑热,除骨蒸,截疟,退黄。

[**主治**] 温邪伤阴,暑邪发热,阴虚发热,夜热早凉,骨蒸劳热,疟疾寒热,湿热黄疸,痢疾,疥疮,瘙痒。

[**用法用量**] 内服:煎汤,6～12g,治疟疾可用20～40g,不宜久煎;鲜品用量加倍,水浸绞汁饮;或入丸、散。外用:适量,研末调敷;或鲜品捣敷;或煎水洗。

与藿香、佩兰、滑石等用于外感暑热;合黄芩、半夏、竹茹等,用于温热病寒热往来及疟疾等症。合秦艽、鳖甲、地骨皮等,用于阴虚发热或原因不明的低热。合知母、鳖甲、生地、丹皮等,可治疟疾及温病之暮热早凉,汗解渴饮者,如青蒿鳖甲汤(《温病条辨》)。与地骨皮、银柴胡、胡黄连等,用于骨蒸劳热者,如清骨散(《证治准绳》)。

唐代起始用鲜汁服,历代广为流传,治疗疟疾疗效尤佳。本法载于《肘后备急方》,并给予屠呦呦启示,成功提取不耐高温的青蒿素。

[使用禁忌] 脾胃虚弱、饮食停滞、泄泻者禁用。不宜与当归、地黄等同时食用。

《神农本草经疏》:"产后血虚,内寒作泻,及饮食停滞泄泻者,勿用。凡产后脾胃薄弱,忌与当归、地黄同用。"

[现代研究] 青蒿含有青蒿素、蒿甲醚、青蒿琥酯等,具有显著的抗疟、抗菌、抗病毒、抗寄生虫、抗血吸虫及钩端螺旋体作用;并有解热;免疫调节;减慢心率,抑制心肌收缩力,降低冠脉流量、降血压和抗心律失常等作用。青蒿琥酯显著缩短小鼠戊巴比妥睡眠时间。青蒿素对实验性矽肺有明显疗效。蒿甲醚对小鼠有辐射防护作用。

现代临床中青蒿煎剂可治疗登革热。青蒿油丸可治疗慢性气管炎。青蒿油外搽可治疗神经性皮炎和癣疾。

异制辨析

炮制品有炒青蒿、鳖血青蒿,功效各不同。

炒青蒿 取净青蒿段,文火炒至微黄色,或褐黄色微焦。炒制可克制其寒性。

鳖血青蒿 取净青蒿段,淋入用温水少许稀释的鳖血,拌匀,稍闷,待鳖血吸收后,文火微炒。鳖血拌炒可增强退虚热,除骨蒸,截疟作用。

《本草图经》云:"青蒿,治骨蒸劳热为最,古方多单用之。"南北朝始创童便制法,童便咸寒走血。《重庆堂随笔》指出"童子小便,最是滋阴降火妙品,故为血证要药"。童便制可增强其清虚热作用,用于治盗汗,潮热咳嗽(《圣济总录》),骨蒸劳热(《本草蒙筌》)。目前童便已不再作为炮制用辅料,这主要与童便难以被患者接受、卫生状况难以控制以及童便的质量标准难制订有密切关系。

《圣济总录》曰:"酒制可减其寒性,治一切劳疾。"《本草述钩元》曰:"治上焦血分结热,生捣汁服;治下焦阴虚骨热,用童便制。"《得配本草》:

"治骨蒸,取子童便制。治痢去湿热,用叶,或捣汁更妙。"炒制、醋炙、鳖血拌炒为近代炮制方法。如云南地区使用醋制青蒿,全国妇科名医刘云鹏常用炒青蒿。但由于鳖血辅料的不易获得和保存,目前鳖血拌炒炮制品也仅小规模制备。总体来说,目前市场流通主要是青蒿生品。

41

枳壳(包括麸炒枳壳、盐炒枳壳、蜜炙枳壳、枳壳炭)、枳实(包括麸炒枳实)

枳壳

为芸香科植物酸橙及其栽培变种的干燥未成熟果实。

[**性味归经**] 苦、辛、酸,微寒。归脾、胃经。

[**功能**] 理气宽中,行滞消胀。

[**主治**] 胸胁气滞,胀满疼痛,食积不化,痰饮内停,脏器下垂。

[**用法用量**] 内服:煎汤,3~9 g;或入丸、散。外用:煎水洗或炒热熨。

《赤水玄珠全集》:"枳壳得桔梗,能使胸中宽。"

[**使用禁忌**] 孕妇慎用。

① 李东垣:"气血弱者不可服枳壳,以其损气也。"(《本草发挥》)

②《本草品汇精要》:"多用损胸中至高之气。"

③《本草备要》:"孕妇及气虚人忌用。"

[**现代研究**] 枳壳含有挥发油和黄酮苷等,其煎剂及注射液对麻醉兔和犬有明显升压作用,低浓度时可增加心脏收缩,高浓度时减弱心脏收缩。流浸膏等抑制家兔离体心脏或在体肠管,水煎剂使胃肠瘘狗的胃肠收缩有力,呈兴奋作用,加强小肠排空。有兴奋子宫的作用。对小鼠有镇静作用。

现代临床用于治疗子宫脱垂,外痔,骨折后腹胀,风疹和牙痛等。

异制辨析

由于炮制方法不同,有麸炒枳壳、盐炒枳壳、蜜炙枳壳和枳壳炭之分。

麸炒枳壳　取麸皮撒入热锅内,中火加热,候冒烟时,加入净枳壳,迅速拌炒至深黄色,麸皮呈焦黄色时,取出,筛去焦麸皮,放凉。麸炒后缓和辛燥之性,多用于和胃消胀。

盐炒枳壳　取净枳壳,盐水拌匀,闷润至尽,文火炒干,取出放凉。盐炒枳壳具有引药下行的作用。

蜜炙枳壳　取炼蜜加适量开水稀释,加入净枳壳拌匀,闷润至尽,文火炒至不粘手为度,取出放凉。蜜炙枳壳可以矫味,并且缓和药性,长于消胀。

枳壳炭　取净枳壳,武火炒至黑褐色时,喷淋清水少许,灭尽火星,取出凉透。枳壳炭具有止血作用,可用于治疗便血、血崩。

枳实

为芸香科植物酸橙及其栽培变种或甜橙的干燥幼果。

[**性味归经**] 苦、辛、酸,微寒。入脾、胃经。

①《神农本草经》:"味苦,寒。"

②《吴普本草》:"雷公:酸,无毒。李当之:大寒。"

③《名医别录》:"酸,微寒,无毒。"

④《药性论》:"入肝、脾二经。"

[**功能**] 破气消积,化痰散痞。

[**主治**] 积滞内停,胸腹胀满,痞满胀痛,水肿,食积,泻痢后重,大便不通,痰滞气阻,胸痹,结胸,脏器下垂。

[**用法用量**] 内服:煎汤,3~10 g;或入丸、散。外用:研末调涂或炒热熨。

[**使用禁忌**] 脾胃虚弱及孕妇慎服。

①《医学入门》:"虚而久病,不可误服。"

②《本草备要》:"孕妇及气虚人忌用。"

③《得配本草》:"大损真元,非邪实者,不可误用。"

[**现代研究**] 枳实含有芸香柚皮苷、柚皮苷、橙皮苷、新橙皮苷、柚皮素、橙皮素、川陈皮素、橘皮素等多种黄酮类成分,挥发油,生物碱,苷类,皂苷,糖类,维生素C等。其中,辛弗林、芸香柚皮苷、柚皮苷、橙皮苷、新

橙皮苷是枳实"消食导滞"单用治疗食积证的物质基础。辛弗林和N-甲基酪胺有升压、抗休克作用。挥发油和黄酮类是行气、止咳平喘的主要成分。枳实具有抗氧化、抗血栓、抗变态反应、抗结核、抗炎、抗溃疡、保肝、调节胃肠道、加强心肌收缩、增加心输出量、降低胆甾醇、升压、镇痛和中枢抑制、抗抑郁、抗肿瘤、止咳平喘、降糖等作用。

现代临床多用于治疗反流性食管炎、功能性消化不良、神经性厌食、胃下垂、直肠癌术后胃瘫、胆汁淤积、功能性便秘、糖尿病、高脂血症、心绞痛、心力衰竭、咳嗽痰多、休克等。作为药食同源的典型代表,还可融入保健食品中。

异制辨析

麸炒枳实 取麸皮撒匀于热锅内,中火加热,待烟冒出时,加入枳实片,迅速拌炒至深黄色,麸皮焦褐色,取出,筛去麸皮,放凉。枳实生品燥性较强,破气作用强,麸炒后能够缓和燥烈之性,以免损伤正气。

异产(采)辨析

枳壳与枳实基原植物相同,根据成熟程度不同分为两种药物,作用基本相同。枳实为幼果,皮厚而实;枳壳为接近成熟果实,壳薄而虚,因此枳实破气化痰导滞的功效强于枳壳,枳壳偏于治胸膈之痰,枳实偏于治脘腹之痰。

42

厚朴(包括姜厚朴、炙厚朴、制厚朴)

厚朴

为木兰科植物厚朴或凹叶厚朴的干燥干皮、根皮及枝皮。

[**性味归经**] 苦、辛,温。入脾、胃、肺、大肠经。

《本草经解》:"入足厥阴肝经、手少阴心经。"

[功能] 燥湿消痰,温中益气,下气除满,降逆平喘。

[主治] 胸腹痞满胀痛,反胃,呕吐,宿食不消,湿滞伤中,食积气滞,腹胀便秘,寒湿泻痢,痰饮喘咳,痰壅气逆。

[用法用量] 内服:煎汤,3~10 g;或入丸、散。

《本草经集注》:"干姜为之使。"

用于湿困脾胃、脘腹胀满,可配苍术、陈皮等;用于气滞胸腹胀痛,可配木香、枳壳等;用于便秘腹胀,可配大黄、枳实等;用于痰气互结之梅核气,可配苏叶、半夏等;用于痰湿内蕴、胸闷喘咳,可配苏子、半夏,或麻黄、杏仁等。

[使用禁忌] 孕妇慎用。

①《本草经集注》:"恶泽泻、寒水石、消石。"

②《药性论》:"忌豆,食之者动气。"

③《神农本草经疏》:"凡呕吐不因寒痰冷积,而由于胃虚火气炎上;腹痛因于血虚脾阴不足,而非停滞所致;泄泻因于火热暴注,而非积寒伤冷;腹满因于中气不足、气不归元,而非气实壅滞;中风由于阴虚火炎、猝致僵仆,而非西北真中寒邪;伤寒发热头疼,而无痞塞胀满之候;小儿吐泻乳食,将成慢惊;大人气虚血槁,见发膈证;老人脾虚不能运化,偶有停积;妊妇恶阻,水谷不入;娠妇胎升眩晕;娠妇伤食停冷;娠妇腹痛泻利;娠妇伤寒伤风;产后血虚腹痛;产后中满作喘;产后泄泻反胃,以上诸证,法所咸忌。"

[现代研究] 厚朴主要含厚朴酚、和厚朴酚、四氢厚朴酚、异厚朴酚、厚朴碱、β-桉叶醇等。厚朴酚能显著抑制胃液分泌,并有抗溃疡作用。厚朴酚与和厚朴酚具有抗血小板作用,对脊髓反射有强烈的抑制作用。厚朴碱,又称厚朴箭毒碱或木兰箭毒碱,对横纹肌有松弛作用,具有明显的降压作用,可能又是厚朴的主要毒性成分。厚朴有抗菌作用,对离体肠管小剂量兴奋、大剂量抑制,对支气管平滑肌亦有兴奋作用,抗皮肤肿瘤作用。

现代临床用于治疗阿米巴痢疾和制止针麻下全子宫切除术的鼓肠现象。

异制辨析

由于炮制方法不同,又有姜厚朴、炙厚朴、制厚朴之分。

姜厚朴 取厚朴丝,加姜汁,炒至略具焦斑。姜制后可增强宽中和胃功效,在治疗脾胃不和、不思饮食的平胃散中当用本品。

炙厚朴 取厚朴丝,文火炒至微黄色。生用药力较为峻烈,其味辛辣,对咽喉有刺激性,故一般不生用。炒后可除其峻烈之性,减少对咽喉刺激性。

制厚朴 取净厚朴,加生姜、紫苏和水同煮,收干药汁,切丝晾干。生姜紫苏加水共煮可进一步增强宽中和胃功效,此为近代炮制法,上海地区处方写厚朴、炒厚朴、炙厚朴、制厚朴均给付制厚朴。

临床上一般不用生厚朴,而是以不同的方法炮制成姜厚朴应用,因为传统认为:"厚朴味苦,不以姜制,则戟人喉舌。"(《本草衍义》)现代认为,姜汁制厚朴可消除其对咽喉的刺激性,并能增强温中和胃功能。

现代实验表明,清炒品厚朴酚含量高于姜炙品。虽然清炒品的含量高于姜炙品,但药理实验表明,清炒品没有抗胃溃疡作用,而姜炙品有显著的抗胃溃疡作用,因此认为厚朴以姜炙品入药为佳。

厚朴不同炮制品的体外抑菌实验结果表明:姜汁厚朴对金黄色葡萄球菌具有较强的抑制作用,厚朴生品、姜紫苏汁厚朴对金黄色葡萄球菌有明显的抑制作用。

43

香附(包括制香附、酒香附、四制香附、香附炭)

香附

为莎草科植物莎草的干燥根茎。

[**性味归经**] 辛、微苦、微甘、平。归肝、脾、三焦经。

[**功能**] 疏肝解郁,理气宽中,调经止痛。

[**主治**] 肝郁气滞,胸胁胀痛,疝气疼痛,乳房胀痛,脾胃气滞,脘腹痞闷,胀满疼痛,月经不调,经闭痛经。

[**用法用量**] 内服:煎汤,6~10 g。

[**使用禁忌**] 气虚无滞,阴虚、血热者慎服。

①《雷公炮炙论》:"勿令犯铁。"

②《汤液本草》:"多用亦能走气。"

③《神农本草经疏》:"凡月事先期者,血热也,法当凉血,禁用此药。"

④《本草汇言》:"阴虚血燥火盛,真气衰微,干咳咯血,及血热经水先期者,法当用滋阴润养之药,误用香附,病必转甚。""性燥而苦,独用、多用、久用,反能耗气损血。"

⑤《得配本草》:"久服助火耗血散气,气虚作胀,血虚内热,月事先期,精血枯闭皆禁用。"

[**现代研究**] 香附含挥发油,包括香附子烯、香附醇、异香附醇等,亦含有三萜类、黄酮类和生物碱类等成分。其流浸膏能抑制豚鼠、家兔等离体子宫的收缩。静脉注射香附挥发油对正常家兔可产生麻醉作用,并可明显延长东莨菪碱对家兔产生的麻醉作用时间。低浓度挥发油可抑制离体家兔肠管的收缩。水煎剂可明显增加麻醉大鼠胆汁流量,并对四氯化碳所致大鼠肝细胞损伤有保护作用。另外,香附对小鼠还有一定的降温与镇痛作用,对真菌有抑制作用。具有雌激素样作用;解热;抑制肠道平滑肌;强心和减慢心率,同时降低血压;抑制金黄色葡萄球菌等作用。

现代临床用于治疗痛经、慢性胃炎等。

异制辨析

由于炮制方法不同,有制香附、酒香附、四制香附和香附炭之分。

制香附 又叫"醋香附",处方写香附、炒香附均给付制香附。醋炙法:取净香附,加入米醋拌匀,闷透,文火炒干,取出晾凉。醋蒸法:取净香附,加入米醋和水,共煮至醋液基本吸尽,再蒸数小时,取出切薄片干燥,或取出干燥后碾成绿豆大粒块。

酒香附 取净香附,黄酒拌匀,闷透,文火炒干,取出放凉。

四制香附 取净香附,用姜汁、盐水、黄酒、米醋拌匀,闷透,文火炒干,取出放凉。

香附炭 取净香附,武火炒至表面焦黑色,内部焦黄色,但须存性,喷淋清水,取出干燥。

香附生品能上行胸膈,外达肌肤,故多入解表剂,以理气解郁为主。

用于风寒感冒,胸膈痞闷,胁肋疼痛等。醋炙后,能专入肝经,增强疏肝止痛作用,并能消积化滞。用于伤食腹痛,血中气滞,寒凝气滞,胃脘疼痛等。酒炙后,能通经脉,散结滞,多用于癥疝胀痛,小肠气,瘰疬流注肿块等证。四制香附,以行气解郁,调经散结为主。多用于胁痛,痛经,月经不调,妊娠伤寒,恶寒发热,中虚气滞的胃痛等证。香附炭,味苦涩,能止血,用于妇女崩漏不止等。

香附在历史上曾有过多种炮制方法,沿用至近代,各地习用的有以上几种,目前以醋制香附使用较多。根据香附在临床上有调经止痛之效,以解痉、止痛为指标,醋制香附作用较强,醋蒸法优于醋炙法。

44

莪术(包括醋莪术、炒莪术、酒莪术)

莪术

为姜科植物蓬莪术、广西莪术或温郁金的干燥根茎。后者习称"温莪术"。

[性味归经] 苦、辛,温。入肝、脾经。

① 《汤液本草》:"入足少阴、手太阴。"

② 《神农本草经疏》:"入手太阴、少阴,兼入足阳明胃经。"

[功能] 破血行气,消积止痛。

[主治] 血气心痛、血瘀腹痛、肝脾肿大、饮食积滞、脘腹胀痛,痛经,癥瘕痞块,妇女血瘀经闭,跌打损伤作痛。

[用法用量] 内服:煎汤,6～9 g;或入丸、散。外用:适量,煎汤洗;或研末调敷。行气止痛多生用,破血祛瘀宜醋炒。

用于气滞血瘀之经闭、胸胁痛、腹痛及癥瘕肿块等,常配三棱;用于饮食过饱,脾胃运化功能失常,以致食积不消,脘腹胀痛,常与木香、枳实、谷麦芽、山楂、荜澄茄等同用,如莪术丸。配伍黄连可治吞酸吐酸(《丹溪心法》)。

[使用禁忌] 气血两虚,脾胃薄弱无积滞者慎服。月经过多及孕妇忌服。

① 《本草正》:"性刚气峻,非有坚顽之积,不宜用。"

② 《药性通考》:"乃攻坚之药,可为佐使,而不可久用。"

③ 《本草害利》:"凡经事先期,及一切血热为病者忌之。"

[现代研究] 莪术含有挥发油、黄酮类、萜类等成分,具有非常显著的抗肿瘤作用,对多种瘤株细胞的生长有明显抑制和破坏作用,对多种在体肿瘤均有较高的抑制率,肿瘤明显缩小,莪术有直接杀瘤细胞的作用。莪术还有抗早孕、抗菌、升高白细胞、增加血流量、保肝、保护急性肾功能衰竭、抑制血小板聚集和抗血栓形成、抗炎等作用,对胃肠平滑肌具有双向调节作用,低浓度莪术使肠管紧张度升高,高浓度使肠管舒张。

莪术抗肿瘤范围较广,现代临床已用于治疗子宫颈癌、卵巢癌、外阴癌、恶性淋巴瘤、皮肤癌、黑色素瘤、甲状腺癌、原发性肝癌、肺癌、胃癌、肠癌、精原细胞癌等,尤其对宫颈癌疗效较好。莪术挥发油制剂(莪术乳剂或莪术软膏)治疗宫颈糜烂疗效好。

异制辨析

有醋莪术、炒莪术、酒莪术等炮制品。

醋莪术 取净莪术,加米醋与适量水浸没,煮至醋液吸尽,切开无白心时,取出稍晾,切厚片。醋莪术重在入肝经血分,增强散瘀止痛、破血消癥作用,多用于瘀滞经闭,胁下癥瘕痞块。与川芎、三棱、丹皮、牛膝、大黄等同用,用于瘀血经闭,小腹疼痛,如三棱丸(《经验良方全集》)。与三棱、丹参、红花、鳖甲等同用,可用于瘀血停滞,胁下癥块等,如莪棱逐瘀汤(《中药临床应用》)。

炒莪术 取净莪术片,文火炒至微具焦斑。炒制可缓和莪术的猛烈过偏之性。

酒莪术 取净莪术片,微火加热后,均匀喷入酒,继续炒干。酒制可增强入血分作用。

莪术为气中血药,生用行气止痛,破血祛瘀力强,非有坚顽之积不可轻用。现代研究证明,莪术内含有挥发油。炒法可使其挥发油含量减少,猛烈过偏之性得以缓和。

45

桔梗（包括蜜桔梗、炒桔梗）

桔梗

为桔梗科植物桔梗的干燥根。

[**性味归经**] 苦、辛,平。入肺、胃经。

①《汤液本草》:"入足少阴、手太阴。"

②《本草品汇精要》:"行足太阴经。"

③《神农本草经疏》:"入手太阴、少阴,兼入足阳明胃经。"

[**功能**] 宣肺,利咽,祛痰,排脓,止痛。

[**主治**] 咳嗽痰多,胸闷不畅,咽痛音哑,肺痈吐脓,疮疡脓成不溃,胸满胁痛,痢疾腹痛。

[**用法用量**] 内服:煎汤,3～10 g;或入丸、散。

《药对》:"得牡蛎、远志疗恚怒;得消石、石膏疗伤寒。"

本品多生用。与杏仁、苏叶、陈皮等同用,用于风寒咳嗽;与薄荷、荆芥、连翘、金银花、甘草等同用,用于风热咳嗽;与甘草同用,即桔梗汤(《伤寒论》),用于肺痈咳而胸满,痰唾腥臭或吐脓者。

[**使用禁忌**] 阴虚久嗽、气逆及咳血者忌服。

①《本草经集注》:"畏白及、龙眼、龙胆。"

②《药对》:"忌猪肉。"

[**现代研究**] 桔梗含多种皂苷类,口服有很强的祛痰和镇咳作用,但不可用于注射,皂苷可引起溶血反应。桔梗还具有降血糖、保肝、镇痛、解热、抑制胃液分泌和抗溃疡、抗炎、降低胆固醇、增加胆固醇和胆酸的排泄、抗乙酰胆碱和抗组胺、抑制充血性水肿和利尿、抑制絮状表皮癣菌,以及边缘抗肿瘤活性等作用。桔梗有止痛效用,首见于《神农本草经》。其不但可治胸痛、胁痛,还可治胃痛、腹痛、癥积结痛,现代药理证实粗桔梗皂苷具有镇痛作用。

现代临床常用于急慢性咽喉炎、扁桃体炎、上呼吸道感染、大叶性肺炎等的治疗。

异制辨析

有蜜桔梗、炒桔梗的炮制品。

蜜桔梗 取炼蜜用开水稀释,加入桔梗片,拌匀闷润,文火炒至不粘手为度。蜜制可增强润肺止咳作用,多用于肺阴不足的咳嗽。与熟地、生地、麦冬、百合、贝母、当归等同用,用于阴虚咳嗽;与杏仁、麻黄、荆芥等同用,如五拗汤(《证治准绳》),用于痰饮咳嗽。

炒桔梗 宋代的《圣济总录》最先记载有"去芦头炒",《类编朱氏集验医方》也载有"炒令紫黑"的说法,而元代的《丹溪心法》记载有"炒黄色",明代《普济方》记载有"锉细,微炒;锉碎,炒微焦为度"。

各种炮制品的桔梗总皂苷粗品含量都比生品高,其中蜜制品总皂苷含量最高。

同名异药辨

另与桔梗名称相似的还有甜桔梗,与本品为不同的药物,必须辨别。甜桔梗是桔梗科荠苨的根,为了以示区别,通常称桔梗为"苦桔梗"。甜桔梗长于清热、解毒、化痰,而苦桔梗长于宣肺、利咽、祛痰、排脓。

46

海浮石(包括煅浮石)

海浮石

为火山喷出的岩浆凝固形成的多孔状石块。

[性味归经] 咸,寒。归肺、肾经。

[功能] 清肺火,化老痰,利水通淋,软坚散结。

[主治] 痰热壅肺,咳喘痰稠难咯,小便淋沥涩痛,瘿瘤瘰疬。

[用法用量] 内服:煎汤,10~15g;或入丸、散。外用:适量,水飞后吹耳或点眼。

[使用禁忌] 虚寒咳嗽忌服。

《本草从新》:"多服损人血气。"

[现代研究] 本品主成分为铝、铁、钙、镁及硅,具有祛除支气管分泌物、利尿及抗肿瘤作用。

现代临床用于泌尿系统结石、慢性支气管炎等。

异制辨析

本品的炮制品有煅浮石。

煅浮石 取净浮石,用无烟武火加热,煅至红透,取出,放凉,捣碎。煅后质脆,利于粉碎和煎出,以软坚散结为主。

47

海螵蛸(包括炒海螵蛸、醋海螵蛸、煅海螵蛸)

海螵蛸

为乌贼科动物无针乌贼或金乌贼的干燥内壳。

[性味归经] 咸,涩,温。入肝、肾、脾经。

①《汤液本草》:"入足少阴、手太阴。"

②《神农本草经疏》:"入手太阴、少阴,兼入足阳明胃经。"

[功能] 收敛止血,涩精止带,制酸止痛,生肌收湿敛疮。

[主治] 吐血、衄血、呕血、便血、创伤出血、崩漏、遗精滑精,赤白带下,血枯经闭,腹痛癥瘕,虚疟泻痢,阴蚀烂疮;胃痛嘈杂,嗳气泛酸;溃疡病。外治损伤出血,湿疹湿疮,溃疡不敛,疮多脓汁。

[用法用量] 内服:煎汤,5~10 g。外用:适量,研末撒;或调敷;或吹耳、鼻。

[使用禁忌] 阴虚多热者不宜多服;久服易致便秘,可适当配润肠药同用。

①《神农本草经疏》:"血病多热者勿用。"

②《本草经集注》:"恶白蔹、白及。"

③《蜀本草》:"恶附子。"

[现代研究] 海螵蛸主要成分为碳酸钙,同时含有蛋白、多肽、多糖、

核苷、脂质和其他微量元素等。海螵蛸可作制酸剂,还具有抗辐射、成骨、促血管生成作用,陈年海螵蛸的促进骨修复作用更为明显。

现代临床以海螵蛸为主药可治疗胃、十二指肠溃疡及其引起的出血、穿孔。海螵蛸粉以酒服用可治疗疟疾。焙干研粉口服可治疗哮喘。海螵蛸粉外用于拔牙及鼻部手术止血和溃疡面愈合。海螵蛸具有多孔结构,有一定耐压能力,亲水性强,可作为骨组织工程材料应用。

异制辨析

由于炮制方法不同,又有炒海螵蛸、醋海螵蛸、煅海螵蛸之分。

炒海螵蛸　取净海螵蛸细块,文火炒至表面微黄色为度。炒后敛湿作用增强,温涩作用也略胜于生品。用于皮肤溃烂,疮疡湿疹,赤白带下,崩中漏下,创伤出血。

醋海螵蛸　取净海螵蛸细块,加醋文火炒至显微黄色。醋制可加强入肝补肝血效果。

煅海螵蛸　取净海螵蛸,武火煅至呈焦黑色。煅制使其质地酥脆,增强止血作用。

48

黄芩(包括枯芩、子芩;制药炒黄芩、酒炒黄芩、黄芩炭)

黄芩

为唇形科植物黄芩的干燥根。

[性味归经] 苦,寒。归肺、胆、脾、大肠、小肠经。

[功能] 清热燥湿,泻火解毒,止血,安胎。

[主治] 湿温,暑湿,胸闷呕恶,湿热痞满,泻痢,黄疸,肺热咳嗽,高热烦渴,血热吐衄,痈肿疮毒,胎动不安。

[用法用量] 内服:煎汤,3～10 g;或入丸、散。外用:煎水洗;或研末调敷。

[使用禁忌] 脾胃虚寒,少食便溏者禁服。

①《本草经集注》:"恶葱实。畏丹砂、牡丹、藜芦。"

②《神农本草经疏》:"苦寒能损胃气而伤脾阴;脾肺虚热者忌之。故凡中寒作泄,中寒腹痛,肝肾虚而少腹痛,血虚腹痛,脾虚泄泻,肾虚溏泻,脾虚水肿,血枯经闭,气虚小水不利,肺受寒邪喘咳及血虚胎不安,阴虚淋露,法并禁用。"

③《本经逢原》:"若血虚发热,肾虚挟寒,及妊娠胎寒下坠,脉迟小弱,皆不可用,以其苦寒而伐生发之气也。"

④《得配本草》:"痘疹灌浆时,大肠无火,肺气虚弱,血虚胎动者皆禁用。"

[现代研究] 黄芩含黄酮类化合物,如黄芩苷、汉黄芩苷、黄芩素、汉黄芩素;挥发油,如苯乙酮、棕榈酸和油酸、萜类化合物和其他成分,如苯甲酸、苯甲醇、β-谷固醇。黄芩具有抗微生物作用;低剂量促进淋巴细胞增殖,高剂量表现为明显的抑制作用;降低血压、利尿、降血脂、对缺血再灌注损伤的心肌有保护作用,抗血小板聚集和抗凝,抗氧化,抗癌等作用,可明显延缓白内障的发生。

现代临床用于治疗肺炎、慢性支气管炎,头痛,子宫功能性出血,沙眼,病毒性肝炎,高血压病,口腔溃疡,顽固性皮肤溃疡,带状疱疹,臁疮,还可防治鼻咽癌急性放射性皮炎。

异产(采)辨析

由于其采集的时间不同,分枯芩和子芩。

枯芩 为老根(宿根),中空,外黄内黑。偏于清上焦肺火,主治肺热咳嗽痰黄。

子芩 为新根(子根),内外鲜黄。善泻大肠湿热,主治湿热泻痢腹痛。

异制辨析

由于炮制方法不同,有炒黄芩、酒炒黄芩和黄芩炭之分。

炒黄芩 取黄芩片,文火炒至黄色,取出放凉。炒制减弱寒性,用于安胎。

酒炒黄芩 取黄芩片,黄酒拌匀,闷润至透,文火炒至深黄色时,取出放凉。酒炒黄芩善于清上焦热,用于治疗肺热咳嗽。

黄芩炭 取黄芩片,武火炒至黑褐色时,喷淋清水少许,灭尽火星,取出凉透。黄芩炭多用于清热止血,用于治疗血热吐衄。

49

黄连(包括炒黄连、姜黄连、酒黄连、萸黄连、猪胆汁炒黄连、黄连炭)

黄连

为毛茛科植物黄连、三角叶黄连或云连的干燥根茎。以上三种分别习称"味连、雅连、云连"。

[**性味归经**] 苦,寒。归心、脾、胃、肝、胆、大肠经。

[**功能**] 清热燥湿,泻火解毒。

[**主治**] 湿热痞满,呕吐吞酸,泻痢,黄疸,高热神昏,心火亢盛,心烦不寐,心悸不宁,血热吐衄,目赤,牙痛,消渴,痈肿疔疮;外治湿疹,湿疮,耳道流脓。

[**用法用量**] 内服:煎汤,2~5 g;研末,每次 0.3~0.6 g;或入丸、散。外用:适量,研末调敷;或煎水洗;或熬膏;或浸汁用。

[**使用禁忌**] 胃虚呕恶,脾虚泄泻,五更肾泻,均应慎服。

[**现代研究**] 黄连主要含小檗碱、黄连碱、甲基黄连碱等成分,具有抗炎和广谱抗菌作用,对葡萄球菌、链球菌、肺炎双球菌、炭疽杆菌、痢疾志贺菌、白喉杆菌、鼠疫杆菌、布鲁氏菌、变形杆菌、伤寒沙门菌、结核杆菌等均有较强抑制作用,对一些常见皮肤真菌也有抑菌能力。黄连在体内外均能增加白细胞吞噬金黄色葡萄球菌的能力。黄连对细菌内毒素所致大鼠死亡有保护作用。黄连注射剂对家兔白细胞致热原性发热有解热作用,并使脑脊液中环磷酸腺苷下降。

小檗碱对 α_1、α_2 受体有阻滞作用,对心肌收缩性有增强作用,拮抗肾上腺素 E 性频率作用而不影响其正性肌力作用;抑制窦房结功能,有抗室颤作用,这可能是近年来用黄连素治疗室性心律失常的药理依据;小剂量小檗碱引起心肌兴奋,大剂量则呈抑制作用,可能是临床静滴小檗碱引起患者心肌抑制甚至死亡的原因;利胆作用,增加胆汁形成,慢性胆囊炎患者口服有良好效果;抗溃疡;可能通过抑制糖原异生或促进糖酵解产生降血糖作用;降低家兔血清胆固醇含量,抑制花生四烯酸致血小板膜磷脂释放和代谢作用,并通过抑制胆碱酯酶活性而有一定降压作用;对细胞呼吸有抑制作用。小檗碱最严重的毒性为心脏毒性,在临床上可出现急性心源性脑缺氧综合征。

现代临床用于治疗糖尿病,心律失常,慢性腹泻,细菌性痢疾,伤寒,肺结核,大叶性肺炎,肺脓肿,萎缩性胃炎,口腔溃疡,高血压病,中耳炎,湿疹、渗出性多形红斑和烧伤等。

异制辨析

由于炮制方法不同,有炒黄连、姜黄连、酒黄连、萸黄连、猪胆汁炒黄连和黄连炭之分。

炒黄连 取黄连片,文火炒至表面呈深黄色为度,取出放凉。炒用降低黄连寒性,长于燥湿清热,用于治疗湿阻中焦。

姜黄连 用鲜生姜打汁,加适量开水,均匀地喷入黄连片内,待吸收后,文火炒至表面深黄色为度,取出放凉。姜黄连清胃和胃止呕,用于寒热互结,湿热中阻,痞满呕吐。

酒黄连 取黄连片,黄酒拌匀,稍闷,炒至表面深黄色为度,取出放凉。酒黄连具有清上焦火热作用,用于治疗目赤,口疮。

萸黄连 先取吴茱萸加清水适量煎透,去渣,再将黄连片拌入汤内,至汤液吸尽,文火微炒,待略干,取出晾干。萸黄连长于舒肝和胃止呕,用于治疗肝胃不和,呕吐吞酸。

猪胆汁炒黄连 取黄连片,用鲜猪胆汁拌匀,使之吸尽,炒干。猪胆汁炒黄连性质寒凉,清热解毒效果得以增强,长于治疗湿热病证。

黄连炭 取黄连,武火炒至黑褐色时,喷淋清水少许,灭尽火星,取出凉透。黄连炭长于止血,用于治疗血热吐衄。

50

黄柏(包括炒黄柏、酒黄柏、盐黄柏、黄柏炭)

黄柏

为芸香科植物黄皮树的干燥树皮。习称"川黄柏"。

[性味归经] 苦,寒。归肾、膀胱经。

[功能] 清热燥湿,泻火除蒸,解毒疗疮。

[主治] 湿热泻痢,黄疸尿赤,带下阴痒,热淋涩痛,脚气痿躄,骨蒸劳热,盗汗,遗精,疮疡肿毒,湿疹湿疮。

[用法用量] 内服:煎汤,3～12 g;或入丸、散。外用:研末调敷,或煎水浸洗。降实火,宜生用;清虚热,宜盐水炒用;止血,宜炒炭用。

[使用禁忌] 脾虚胃弱,无火者禁服。

①《本草经集注》:"恶干漆。"

②《神农本草经疏》:"阴阳两虚之人,病兼脾胃薄弱,饮食少进及食不消,或兼泄泻,或恶冷物及好热食;肾虚天明作泄,上热下寒,小便冷痛,子宫寒;血虚不孕,阳虚发热,瘀血停滞,产后血虚发热,金疮发热;痈疽溃后发热,伤食发热,阴虚小水不利,痘后脾虚小水不利,血虚不得眠,血虚烦躁,脾阴不足作泄等证,法咸忌之。"

[现代研究] 黄柏与黄连同样含较多小檗碱,但含量较黄连低,具有抗病原微生物作用,对金黄色、白色及柠檬色葡萄球菌、溶血性链球菌、肺炎链球菌、炭疽杆菌、白喉杆菌、枯草杆菌、大肠埃希菌、铜绿假单胞菌、伤寒及副伤寒沙门菌、脑膜炎球菌及霍乱弧菌等,均有不同程度的抑制作用,对福氏、宋内、志贺及施氏痢疾志贺菌均有较强的抑制作用;解热和抗炎症;降血压,兴奋心肌,增强收缩力,具有正性肌力作用,且作用发生较快;可调节肠管收缩和弛缓,能促进睡眠,对中枢神经也有抑制作用,还有抗血小板聚集作用。

现代临床用于治疗痔疮、烧伤、结膜炎、宫颈糜烂、产后会阴伤口感染、慢性支气管炎、慢性肠炎、复发性口腔溃疡、老年真菌感染、下肢溃疡、酒糟鼻和闭合性软组织损伤。

异制辨析

由于炮制方法不同,有炒黄柏、酒黄柏、盐黄柏和黄柏炭之分。

炒黄柏 取净黄柏丝,文火炒至微焦,取出放凉。炒黄柏降低寒性,长于清热燥湿,用于治疗下焦湿热。

酒黄柏 取净黄柏丝,黄酒拌匀,闷润至尽,文火炒干,取出放凉。酒炒黄柏长于清下焦湿热,用于治疗湿热泻痢、黄疸尿赤、带下阴痒。

盐黄柏 取净黄柏丝,盐水拌匀,闷润至尽,文火炒干,取出放凉。盐炒黄柏长于滋阴降火,用于阴虚火旺,盗汗骨蒸。

黄柏炭 取净黄柏丝,置热锅内,武火炒至表面焦黑色,内部焦褐色,喷淋清水少许,灭尽火星,取出晾干,凉透。黄柏炭善于止血,多用于便血、尿血、崩漏。

同名异药辨

与黄柏名称相似的还有关黄柏。该药系芸香科植物黄檗的干燥树皮,性味归经,功效主治,用法用量和使用禁忌等均与黄柏一致,亦有盐关黄柏和关黄柏炭炮制品。如无黄柏,可用关黄柏临时替代。

51

银柴胡(包括炒银柴胡、鳖血拌银柴胡)

银柴胡

为石竹科植物银柴胡的干燥根。

[**性味归经**] 甘,微寒。归肝、胃经。

[**功能**] 清虚热,除疳热。

[**主治**] 阴虚发热,骨蒸劳热,小儿疳热。

[**用法用量**] 内服:煎汤,3~10g;或入丸、散。

[**使用禁忌**] 外感风寒,血虚无热者慎服。

[**现代研究**] 银柴胡含有挥发性物质、甾醇类、酚酸类、环肽类及生物碱类成分,其所含三萜皂苷可降低家兔血清胆固醇浓度,使胆固醇/脑磷

脂系数降低,并能使脂质 A 含量降低,皂苷作用于血浆脂蛋白,阻止胆固醇酯化及在血管壁沉积,对于动脉硬化家兔所表现出来的兴奋、脱毛以及肢体皮下类脂质增厚等症状有明显改善。还具有解热抗炎,扩张血管作用。

现代临床用于治疗感冒,发热,肿瘤,过敏性疾病,视网膜色素病变等。

异制辨析

由于炮制方法不同,有炒银柴胡和鳖血拌银柴胡之分。

炒银柴胡 取净银柴胡片,文火微炒,取出放凉。炒银柴胡寒性略减。

鳖血拌银柴胡 取净银柴胡片,淋入用温水少许稀释的鳖血,拌匀,闷润,文火微炒,取出放凉。鳖血拌银柴胡可有效抑制升浮之性,加强滋阴、除热、退熏蒸作用。

52

淫羊藿(包括炒淫羊藿、酒炒淫羊藿、炙淫羊藿)

淫羊藿

为小檗科植物淫羊藿、箭叶淫羊藿、柔毛淫羊藿或朝鲜淫羊藿的干燥叶。别名"仙灵脾"。

[性味归经] 辛、甘,温。归肝、肾经。

[功能] 补肾阳,强筋骨,祛风湿。

[主治] 肾阳虚衰,阳痿遗精,筋骨痿软,风湿痹痛,麻木拘挛。

[用法用量] 内服:煎汤,6~10g;或浸酒、熬膏,入丸、散。外用:煎汤含漱。

[使用禁忌] 阴虚而相火易动者禁服。

《神农本草经疏》:"虚阳易举,梦遗不止,便赤口干,强阳不痿并忌之。"

[现代研究]淫羊藿含淫羊藿总黄酮和淫羊藿苷等有效成分,具有增强性功能、延缓衰老、调节免疫功能、增加冠状动脉血流量、心排血量,对脑缺氧有保护作用,防治骨质疏松、促进骨折愈合、抗肿瘤、镇静、镇痛、抗抑郁、耐缺氧、肝肾功能保护作用。

现代临床用于治疗慢性气管炎、高血压病、冠心病、心绞痛、白细胞减少症等。

异制辨析

由于炮制方法不同,有炒淫羊藿、酒炒淫羊藿、炙淫羊藿之分。

炒淫羊藿 取淫羊藿,文火炒至有香气逸出时,取出放凉。炒淫羊藿温性增强,用于筋骨痿软。

酒炒淫羊藿 取淫羊藿,加黄酒喷匀炒干。酒炒增强活血通络功效,用于风湿痹痛、麻木拘挛。

炙淫羊藿 取羊脂油加热熔化,加入淫羊藿丝,文火炒至均匀有光泽,取出放凉。羊脂炒增强温肾助阳功效,治疗肾阳虚衰、阳痿遗精。

53

续断(包括炒续断、盐续断、酒续断、续断炭)

续断

为川续断科植物川续断的根。

[性味归经]苦、辛,微温。归肝、肾经。

[功能]补肝肾,强筋骨,续折伤,止崩漏,调血脉。

[主治]肝肾不足,腰膝酸软,风湿痹痛;跌扑损伤,筋伤骨折;崩漏,胎漏,血崩;遗精、带下;痈疽疮肿。酒续断多用于风湿痹痛、跌扑损伤、筋伤骨折。盐续断多用于腰膝酸软。

①《神农本草经》:"主伤寒,补不足,金疮,痈疡,折跌,续筋骨,妇人乳难,久服益气力。"

②《名医别录》:"主崩中漏血,金疮血内漏,止痛,生肌肉,踠伤,恶

血,腰痛,关节缓急。"

③《药性论》:"主绝伤,去诸温毒,能宣通经脉。"

④《本草汇言》:"续断,补续血脉之药也。大抵所断之血脉非此不续,所伤之筋骨非此不养,所滞之关节非此不利,所损之胎孕非此不安,久服常服,能益气力,有补伤生血之效,补而不滞,行而不泄,故女科、外科取用恒多也。"

[用法用量] 内服:煎汤,9～15 g;或入丸、散。外用:鲜品适量,捣敷。

[使用禁忌]

①《本草经集注》:"恶雷丸。"

②《得配本草》:"初痢勿用,怒气郁者禁用。"

[现代研究] 续断含有生物碱、黄酮、三萜皂苷、香豆素、环烯醚萜苷及其他生物活性成分。续断浸膏和总生物碱对冷血动物和温血动物的在体和离体心脏均有明显的正性肌力作用;使去脑和麻醉猫心脏节律明显加快,脉搏幅度增大,并有刺激呼吸的作用。总黄酮能显著降低动脉压和平滑肌的紧张度。总皂苷也有降低动脉压的作用。川续断的黄酮成分有抗氧化、镇痛抗炎、抗骨质疏松、保护神经、保护心肌、抗肿瘤、抗维生素 E 缺乏症的作用,并对肺炎链球菌有抑制作用,可预防复发性流产。

现代临床用于治疗高血压病、牙周炎、糖尿病肾病等。

异制辨析

由于炮制方法不同,所以有炒续断、盐续断、酒续断和续断炭之分。

炒续断 取续断片,文火炒至微焦。炒续断可加强调血脉功效,长于治疗崩漏。

盐续断 取续断片,加入盐水拌炒至干透。盐续断增强补肝肾功效,长于治疗腰膝酸软。

酒续断 取续断片,用酒拌匀吸干,文火炒干。酒续断增强续筋骨功效,用于风湿痹痛、跌扑损伤、筋伤骨折。

续断炭 取续断片,武火或中火炒至表面焦黑色、内部焦黄色,熄灭火星,取出晾干。续断炭具有止血功效,目前较局限于根据医师要求的临方炮制。

54

款冬花(包括蜜炙款冬花、炒款冬花)

款冬花

为菊科植物款冬的干燥花蕾。以河南产量大；甘肃灵台、陕西榆林产者质佳，称"灵台冬花"。

[**性味归经**] 辛、微苦，温。归肺经。

[**功 能**] 润肺下气，止咳化痰。

[**主 治**] 新久咳嗽，喘咳痰多，劳嗽咳血。

[**用法用量**] 内服：煎汤，5～10 g；或熬膏；或入丸、散。外用：适量，研末调敷。

[**使用禁忌**]

①《本草经集注》："恶皂荚、消石、玄参，畏贝母、辛夷、麻黄、黄芩、黄连、黄耆、青葙。"

②《本草崇原》："肺火燔灼，肺气焦满者不可用。"

③《本经逢原》："阴虚劳嗽禁用。"

[**现代研究**] 款冬花主要含有萜类、黄酮类、酚酸类、生物碱类、挥发油类和甾体成分，具有镇咳、祛痰作用，并略有平喘作用，有效成分可能是挥发油及硝酸盐等。醇提取物有升高血压作用，可扩大瞳孔，增加泪腺和支气管腺体的分泌，能收缩血管，有抗血小板激活因子作用，抑制血小板凝集，阻断钙通道阻滞剂受体结合活性。

现代临床用于治疗哮喘、慢性气管炎、痔漏、慢性骨髓炎等。

❀ 异制辨析

由于炮制方法不同，有蜜炙款冬花和炒款冬花之分。

蜜炙款冬花 取净款冬花，用炼蜜加适量开水，拌匀，文火炒至微黄色、不粘手为度，取出放凉。蜜炙加强温润之性，长于润肺止咳。

炒款冬花 取净款冬花，文火炒至微焦，取出放凉。炒款冬花加强温性，长于治疗寒咳。

55

葛根(包括炒葛根、煨葛根、葛粉)

葛根

为豆科植物野葛的干燥根。

[性味归经] 甘、辛,凉。归脾、胃、肺经。

[功能] 解肌退热,生津止渴,透疹,升阳止泻,通经活络,解酒毒。

[主治] 外感发热头痛,项背强痛,口渴,消渴,麻疹不透,热痢,泄泻,眩晕头痛,中风偏瘫,胸痹心痛,酒毒伤中。

[用法用量] 内服:煎汤,10~15 g;或捣汁。外用:捣敷。

[使用禁忌]

① 张元素:"不可多服,恐损胃气。"

②《本草正》:"其性凉,易于动呕,胃寒者所当慎用。"

③《本草从新》:"夏日表虚汗多尤忌。"

[现代研究] 葛根主要含有异黄酮类、三萜类、皂苷类、生物碱类、香豆素类化合物和多糖类。葛根总黄酮能扩张冠状血管,使心率减慢,总外周阻力降低,心肌耗氧量减少;增加脑血流量,降低脑血管阻力,对高血压患者可改善头痛、头晕、项强、耳鸣、肢麻等症状。葛根素降血糖作用明显,并能降低血清胆固醇,对 β 受体有阻断作用,还能抗血小板聚集。醇浸剂有解热作用。水浸剂有轻微降血糖作用。水浸剂及醇提取物能抗心肌缺血。煎剂及醇浸剂亦可使肾型高血压犬血压下降。葛根对东莨菪碱、乙醇或二氧化碳所致的学习、记忆障碍有明显恢复作用,对小鼠记忆过程有明显促进作用,能使动物血清产生肿瘤坏死因子,葛根灌胃能增强小鼠腹腔巨噬细胞吞噬能力。葛根制剂有一定的解酒作用。

现代临床用于治疗高血压病,尤其适合颈项强痛及伴随的头痛、耳鸣等症状,突发性耳聋,椎-基底动脉供血不足,冠心病心绞痛,眼底病,视神经萎缩等。

异制辨析

由于炮制方法不同,有炒葛根、煨葛根和葛粉之分。

炒葛根 取葛根片,文火炒至表面黄色,略带焦斑,取出放凉。炒葛根升阳作用增强,用于外感发热头痛、项背强痛、眩晕头痛等。

煨葛根 取麸皮撒在热锅中,加热至冒烟时,投入葛根片,迅速翻动,炒至表面呈焦黄色,取出,筛去麸皮,放凉。煨葛根止泻作用增强,用于治疗泄泻。

葛粉 将鲜葛根切碎加水打浆,反复提取数次,加微量明矾溶液,收集湿葛粉,置烘箱中50～60℃烘干而成。葛粉长于清热除烦,生津止渴,多用于小儿热病。

56

黑豆(包括稆豆衣)、淡豆豉、大豆黄卷

黑豆

为豆科植物大豆的干燥成熟种子。

[**性味归经**] 甘,平。归脾、肾、心经。

[**功能**] 活血利水,祛风解毒,健脾益肾,益精明目,养血祛风。

[**主治**] 水肿胀满、风毒脚气、黄疸浮肿、阴虚烦渴、头晕目眩、体虚多汗、肾虚腰痛、遗尿、手足麻木、风痹筋挛、产后风痉、口噤、痈肿疮毒、药食中毒。

[**用法用量**] 内服:煎汤,9～30 g;或入丸、散。外用:适量,煎汤洗患处;研末掺;或煮汁涂。

《本草经集注》:"得前胡、乌喙、杏仁、牡蛎良。"

[**使用禁忌**]

①《本草经集注》:"恶五参、龙胆。"

②《本草纲目》:"服蓖麻子者忌炒豆,犯之胀满;服厚朴者亦忌之,动气也。"

[**现代研究**] 黑豆主要药效成分包括类黄酮和异黄酮类等,具有清除自由基、延缓衰老、改善血脂代谢、预防动脉血管硬化、防癌抗癌、改善骨

质疏松、解痉、降血糖和抗氧化作用，以及雌激素样作用。

现代临床应用于治疗慢性肾病、糖尿病。

异取辨析

由于药用部位的不同，还有稆豆衣。

稆豆衣　为豆科植物大豆的干燥成熟黑色种皮。又名"稆豆皮、料豆衣、黑大豆皮、黑豆衣"。味微甘，性凉。入脾、肺、肾经。养血平肝，祛风解毒。主治阴虚烦热，盗汗，眩晕，头痛，风痹，湿毒，痈疮。本品功能补肾阴而养血平肝，对肝肾阴虚或血虚肝旺所引起的头痛头风、头晕眼花等症，常与女贞子、枸杞子、白菊花等同用。稆豆衣善补肾阴，有清虚热、止盗汗的功效，与地骨皮同用，可治阴虚内热、盗汗之症。

黑豆皮含矢车菊苷和飞燕草素-3-葡萄糖苷，又含果胶、乙酰丙酸和多种糖类。黑豆皮提取物具有还原能力和清除自由基的能力，且具有抑制多种肿瘤细胞增殖的作用，包括人胃腺癌、宫颈癌和人大细胞肺癌细胞株。

淡豆豉

为豆科植物大豆的干燥成熟种子（黑豆）的发酵加工品。

[性味归经] 苦、辛，凉。归肺、胃经。

[功能] 解表，除烦，宣发郁热。

[主治] 感冒，寒热头痛，烦躁胸闷，虚烦不眠。

[用法用量] 内服：煎汤，6～12g，或入丸剂。外用：捣敷或炒焦研末调敷。

[现代研究] 淡豆豉主要成分为异黄酮类，包括游离型异黄酮苷元和结合型糖苷，大豆皂苷类、蛋白质、黄嘌呤、次黄嘌呤等，具有调节血脂、抗动脉硬化、抗骨质疏松、抗肿瘤、降低血糖以及免疫调节等作用。

现代临床应用于糖尿病、心血管疾病、骨质疏松、恶性肿瘤等。

同名异药辨

与淡豆豉名称相似的还有香豆豉。香豆豉见于《上海市中药饮片炮制规范》（2018年版），为豆豉加入辣蓼、佩兰、苏叶、藿香、麻黄、青蒿、羌活、柴胡、白芷、川芎、葛根、赤芍、桔梗、甘草等共发酵而成。《中国药典》2020版中淡豆豉的制法为加入桑叶和青蒿共发酵。故由于制法不同,两者性味、功效和主治也有差异。淡豆豉性凉,香豆豉性微温。两者都具有解表、除烦的功效,前者还具有宣发郁热功效,后者还可治疗胃脘胀闷。

大豆黄卷

为豆科植物大豆的成熟种子经发芽干燥的炮制加工品。

[性味归经] 甘,平。归脾、胃、肺经。

[功能] 解表祛暑,清热利湿。

[主治] 暑湿感冒,湿温初起,发热汗少,胸闷脘痞,肢体酸重,小便不利。

[用法用量] 内服:煎汤,9～15 g;或入丸剂。外用:适量,捣敷;或炒焦研末调敷。

[现代研究] 大豆黄卷含天门冬酰胺、胆碱、黄嘌呤及次黄嘌呤,还含有丰富的蛋白质、脂肪、碳水化合物,钙、钾、硅等微量元素及多种氨基酸等,能抑菌和抗病毒。

临床应用于治疗视网膜病变,肾小球肾炎,病毒性感冒、流感,更年期综合征等,并可用于动脉硬化的预防。

异制辨析

淡豆豉和大豆黄卷,皆为大豆制品。淡豆豉为桑叶、青蒿之煎液浸泡再经药渣覆盖、发酵所得。大豆黄卷为大豆成熟种子浸泡发芽后干燥而成的炮制加工品。二者皆可解表散热,治疗表证之发热恶寒。但淡豆豉吸取桑叶、青蒿之性,味苦性凉,更擅长宣散郁热、除烦,治疗烦躁胸闷、虚烦不眠,如栀子豉汤;而大豆黄卷清热之外,尚可利湿,擅长治疗暑湿感冒、湿温初起之发热汗少,胸闷脘痞,肢体酸重,小便不利。故言二者有宣透、清利之别。

57

蒺藜（包括炒蒺藜、盐蒺藜）

蒺藜

为蒺藜科植物蒺藜的干燥成熟果实。又名"白蒺藜、刺蒺藜"。

[**性味归经**] 辛、苦，微温；有小毒。入肝经。

① 《神农本草经》："味苦，温。"
② 《药性论》："味甘，有小毒。"
③ 《雷公炮制药性解》："入肺、肝、肾三经。"

[**功能**] 平肝解郁，活血祛风，明目，止痒。

[**主治**] 头痛眩晕，胸胁胀痛，乳闭乳痈，经闭，目赤翳障，风疹瘙痒，白癜风，癥瘕，疮疽，瘰疬。

[**用法用量**] 内服：煎汤，6～10g；或入丸、散。外用：适量，水煎洗；或研末调敷。

用于肝阳上亢的头痛眩晕，常与钩藤、珍珠母、天麻等同用。若系风邪所致者，多与桑叶、菊花、决明子等配伍，如白蒺藜散，益增祛风热明目之功，以治风热上袭之目赤多泪。借其祛风之功，起止痒之效，与蝉蜕、荆芥等同用，可治风疹瘙痒。肝气郁结之胸胁不舒、乳汁不下，可与疏肝理气药柴胡、香附、郁金、穿山甲等同用。

[**使用禁忌**] 血虚气弱及孕妇慎服。

① 《本草经集注》："恶皂荚，畏女菀、藜芦。"
② 《本草正》："性滑，善通大便，凡溏泄脾薄者当慎用之。"
③ 《本草汇言》："阴虚不足，精髓血津枯燥至疾者，俱禁用之。"
④ 《得配本草》："肝虚，受孕，二者禁用。"

[**现代研究**] 蒺藜的药用化学成分主要包括皂苷、生物碱、黄酮、多糖、氨基酸等。蒺藜皂苷有抗心肌缺血作用，能降低胆固醇和血糖水平；诱导软骨细胞凋亡，对骨关节炎治疗有效；可提高睾丸激素水平。其甾体皂苷具有降压、调血脂、降血糖、镇痛、利尿、催欲、抗癌和抗菌等多种药理活性。生物碱有利尿作用，累积超量也能引起肢体麻痹。

临床多用于治疗白癜风、风疹瘙痒、脱屑发痒症、疔痈、小儿秋季腹泻、冠心病心绞痛、头痛、高血压、眩晕,在干眼、病毒性结膜炎、流行性角结膜炎、目赤多泪等眼科疾病治疗上及视神经、视网膜的保护上亦多有应用。

异制辨析

由于炮制方法不同,又有炒蒺藜、盐蒺藜之分。

炒蒺藜 取净蒺藜,文火炒至微黄色,取出放凉,去刺。炒后辛散之性减弱,长于平肝潜阳,开郁散结。

盐蒺藜 取净蒺藜,盐水拌匀,闷透,文火炒至表面黄色,取出放凉。盐蒺藜味苦降泄,具有解毒散结、祛风止痛功效,还有活血化瘀作用。

经过不同的炮制,白蒺藜化学成分及含量可发生明显变化,青地霉酸、吉托皂苷元的含量有所下降,而替告皂苷元、丁二酸、异鼠李素、苜蓿素、地索苷、酵母甾醇的含量增加,蒺藜炮制后这些化学成分含量的升高可能是治疗肝炎、炎症、心血管疾病疗效增强的原因。研究结果证实具有肝肾毒性的螺甾皂苷在炒制过程中可转化为几乎无肝肾毒性的甾体皂苷元。炒制对蒺藜脂肪油的含量和其中的脂肪酸组分没有影响。

58

蒲黄(包括炒蒲黄、酒炒蒲黄、醋炒蒲黄、蒲黄炭)

蒲黄

为香蒲科植物水烛香蒲、东方香蒲或同属植物的干燥花粉。

[**性味归经**] 甘,平。归肝、心包经。

[**功能**] 止血,化瘀,通淋。

[**主治**] 吐血、衄血、咯血、崩漏、外伤出血、经闭痛经、胸腹刺痛、跌扑肿痛、血淋涩痛。

[**用法用量**] 内服:煎汤,5~10 g,须包煎;或入丸散。外用:适量,研

末撒或调敷患处。

散瘀止痛多生用，止血每炒用；血瘀出血生熟各半。

[使用禁忌] 孕妇慎用。

①《本草衍义》："不可多食，令人自利，不益极虚人。"

②《神农本草经疏》："一切劳伤发热，阴虚内热，无瘀血者禁用。"

[现代研究] 蒲黄含有黄酮、烷烃、有机酸、多糖、挥发油、甾体等成分，具有增加冠脉流量，降血脂及抗动脉粥样硬化，抗血小板聚集，兴奋子宫、抗炎等作用；对细胞免疫和体液免疫功能均有抑制作用。

现代临床用于治疗非特异性溃疡性结肠炎、功能性子宫出血、糖尿病眼底出血、冠心病、心绞痛、高脂血症；外用治疗渗液性湿疹。

异制辨析

由于炮制方法不同，有炒蒲黄、酒炒蒲黄、醋炒蒲黄和蒲黄炭之分。

炒蒲黄 取净蒲黄，文火炒至黄褐色，取出晾凉。炒蒲黄增强止血功效，用于治疗吐血、衄血、咯血、崩漏等血证。

酒炒蒲黄 取净蒲黄，喷酒拌匀，文火炒干，取出放凉。酒炒蒲黄长于活血散瘀，用于治疗瘀血阻滞、心腹刺痛、月经不调。

醋炒蒲黄 取净蒲黄，喷醋拌匀，文火炒干，取出放凉。醋炒蒲黄增强止痛作用，长于治疗少腹急痛、痛经等证。

蒲黄炭 取净蒲黄，中火炒至黑褐色，喷淋清水少许，灭尽火星，取出晾干，将成团块者揉散，凉透。

生蒲黄活血通经、催生；炒蒲黄增强止血功效；酒炒、醋炒增强止痛功效；蒲黄炒炭后能增强收涩作用，以止血作用显著，多用于吐血、咯血、鼻衄、便血、尿血、崩漏。生用蒲黄和炒炭后的蒲黄化学成分差异大，蒲黄炒炭后总黄酮、总多糖下降，而鞣质升高，鞣质是其止血有效成分，与制炭后止血作用增强相合。

59

鲜地黄、生地黄（包括炒地黄、酒炒地黄、生地黄炭）、熟地黄（包括炒熟地黄、熟地黄炭、姜制熟地黄、砂仁拌熟地黄、盐制熟地黄）

分别为玄参科植物地黄的新鲜或干燥块根，以及黄酒炖晾晒或蒸制晾晒品。

鲜地黄

为玄参科植物地黄的新鲜块根。

[性味归经] 甘、苦，寒。入心、肝、肾经。

[功能] 清热生津，凉血，止血。

[主治] 热病伤阴，舌绛烦渴，温毒发斑，吐血，衄血，咽喉肿痛。

[用法用量] 内服：煎汤，12～30g，用时切厚片；或绞汁。

与鲜茅根汁、鲜生藕汁、鲜竹沥汁、鲜生姜汁、紫苏梗同用，具有清润心包、濡血增液作用，用于心包邪热郁蒸，心血亏虚，血虚生烦，躁扰不安，或愦愦无奈，心中不舒，间吐黏涎，呻吟错语，如五汁一枝煎（《重订通俗伤寒论》）、地黄饮子（《圣济总录》）；与水牛角汁、小川连、小枳实、生锦纹等同用，用于温热病，热结在腑，上蒸心包，神昏谵语，甚则不语如尸者，如西连承气汤（《重订通俗伤寒论》）。与丹皮、焦山栀、桃仁等同用，具有清营凉血止血作用，用于秋瘟证，热盛伤营，吐血不止，如新加桃仁承气汤（《秋瘟证治要略》）；与羚角片、血见愁、生蒲黄等同用，用于外感温热暑邪，热扰营血，迫血妄行而失血，身热，心烦不卧，如羚角清营汤（《重订通俗伤寒论》）。与羚角片、钩藤、生白芍等同用，具有平肝息风、清热止痉作用，用于肝风上扰，头晕胀痛，耳鸣心悸，手足躁扰，如羚角钩藤汤（《重订通俗伤寒论》）。与芍药、甘杞子、天冬等同用，具有滋阴降火、养血清肝作用，用于痨瘵阴虚火旺，如地黄膏（《古今医统》）。用于热痹肿痛，局部焮红，屈伸不利等，可单味使用，亦可与桑枝、薏苡仁等同用，以加强清热蠲痹作用。

[使用禁忌] 脾胃有湿邪及阳虚者忌服。

[现代研究] 现代临床用于治疗化脓性中耳炎。

生地黄

为玄参科植物地黄的干燥块根。又名"干地黄"。

[性味归经] 甘,寒。归心、肝、肾经。

[功能] 清热凉血,养阴生津。

[主治] 热入营血,温毒发斑,吐血衄血,热病伤阴,舌绛烦渴,津伤便秘,阴虚发热,骨蒸劳热,内热消渴。

[用法用量] 内服:煎汤,10~15 g。

《新修本草》:"得麦门冬、清酒良。"

与生荷叶、生艾叶、生柏叶同用,用于血热妄行所致的吐血、衄血,如四生丸(《妇人大全良方》);与芍药、丹皮、犀角屑同用,用于热盛动血之吐血、衄血、尿血、便血,如犀角地黄汤(《备急千金要方》);与熟地黄、生姜汁同用,滋阴清热,用于肝脾血虚发热,盗汗口渴,体倦骨痛,筋脉拘挛,如地黄煎(《妇人大全良方》);与地骨皮、玄参、麦冬等同用,用于虚劳烦热,食少无力,如地骨皮散(《太平圣惠方》);亦治消渴和热性病中后期之阴液亏耗者;与玄参、麦冬同用,润肠通便,用于阴虚火旺之津枯便秘,如增液汤(《温病条辨》);与玉竹、麦冬、沙参等同用,养阴生津,用于热病伤阴,舌红口干,烦渴多饮,如益胃汤(《温病条辨》);与天花粉、葛根、麦冬等同用,用于消渴,如天花散(《仁斋直指方》);与青蒿、鳖甲、地骨皮等同用,养阴退虚热,用于骨蒸内热,如青蒿鳖甲丸(《林氏活人录汇编》);与青蒿、鳖甲、知母等同用,用于温热病后期,余热未尽,阴液已伤,如青蒿鳖甲汤(《温病条辨》);与牡丹皮、木通、紫草等同用,解毒化斑,用于热毒发斑,如解毒化斑汤(《寿世保元》)。

[使用禁忌] 脾虚泄泻、胃虚食少、胸膈多痰者慎服。

① 《雷公炮炙论》:"勿令犯铜铁器,令人肾消,并白髭发、损荣卫也。"

② 《本草经集注》:"恶贝母。畏芜荑。"

③ 《本草品汇精要》:"忌萝卜、葱白、韭白、薤白。"

[现代研究] 地黄含地黄素、甘露醇、葡萄糖、铁质、维生素 A 类物质

等。中等量对动物有强心作用,大剂量可使心脏中毒。此外还有升压、利尿、抗过敏、补血、降血糖、防止肾上腺皮质萎缩、抗肿瘤、镇静等作用。

生地黄可治疗风湿、类风湿关节炎;湿疹、荨麻疹、神经性皮炎等皮肤病;传染性肝炎,特别是降低谷丙转氨酶有较显著的效果。现代临床还用于急性出血性紫癜、血小板减少性紫癜、急性黄色肝萎缩、弥散性血管内凝血、尿毒症、急性白血病、斑疹伤寒、败血症、疔疮肿痛等。

异制辨析

地黄有多种炮制方式,如炒地黄、酒炒地黄、生地黄炭。

炒地黄 取生地片,中火炒至微具焦斑,取出放凉。炒制可减其寒性,用于血虚发热,与当归、白芍、阿胶、白薇等同用,增强滋阴益血作用。可用于阴血不足,面色无华,爪甲淡白,时有低热;亦治血虚夹热,月经先期等。

酒炒地黄 将生地片与黄酒拌匀,闷润至酒尽时,中火炒至微焦为度,取出放凉。酒炒可增加其行血之力。

生地黄炭 取生地片,武火加热,炒至焦黑色,发泡,鼓起时,喷洒清水灭尽火星,取出放凉;或用闷煅法煅成炭。与大蓟、侧柏叶、荷叶炭等同用,清热止血,用于吐血、咯血、衄血、唾血、痰中带血、胸中积血、两胁刺痛,阴虚咳嗽,如八宝治红丹(《全国中药成药处方集》);与地榆炭、侧柏炭、黄连等同用,凉血止血,用于肠风下血,痔疮出血,血色鲜红,如止红肠澼丸(《疡科选粹》);与白茅根、小蓟、茜草根、车前子等同用,清热利湿,滋阴止血,用于湿火下迫,损伤阴络,尿血时做,或尿中夹有血块;与双花炭、白茅根、生栀仁等同用,清营凉血解毒,用于皮肤科、外科感染性疾病,毒热入营血,相当于败血症阶段,如解毒凉血汤(《赵炳南临床经验集》);与当归、白芍药、阿胶、椿根皮、艾叶等同用,固经止血,用于冲任失调,胞宫夹热,崩漏不止,亦治妊娠下血等。

熟地黄

为生地黄酒炖晾晒或蒸制晾晒的炮制加工品。

[**性味归经**] 甘,微温。入肝、肾经。

《本草从新》:"入足三阴经。"

[功能] 补血滋阴,益精填髓。

[主治] 血虚萎黄,心悸怔忡,月经不调,崩漏下血,肝肾阴虚,腰膝酸软,骨蒸潮热,盗汗遗精,内热消渴,眩晕,耳鸣,须发早白。

[用法用量] 内服:煎汤,9~15 g。

与当归、川芎、白芍同用,补血调血,用于营血亏虚,血行不畅,如四物汤(《太平惠民和剂局方》);与山茱萸、山药、茯苓等同用,滋肾填精,用于肾阴亏虚,如六味地黄丸(《小儿药证直诀》);与枸杞子、山药、牛膝等同用,滋肾补肝,用于阴虚火烁,髓减骨枯,如补阴丸(《医学心悟》);与当归、地骨皮、秦艽等同用,用于骨蒸体热劳倦,如地黄散(《幼幼新书》);与山药、山茱萸、五味子等同用,补肾纳气平喘,用于肾虚气喘,如都气丸(《医宗己任编》);与炙甘草、当归同用,用于气短似喘,呼吸急促,气道噎塞,势极垂危者,如贞元饮(《景岳全书》);与酒牛膝、姜杜仲、酒当归等同用,滋阴补肝肾,用于肝肾阴虚,阴血失养,热厥成痿,如养血壮筋健步丸(《杂病源流犀烛》);与川芎、当归、羌活等同用,用于久行伤筋,如养肝丸(《杂病源流犀烛》);与酒车前子、白芍、酒当归等同用,养肝明目,用于肝血不足,眼目昏花,视物不明,或多眵泪,如养肝丸(《严氏济生方》)。

[使用禁忌] 脾胃虚弱,气滞痰多,腹满便溏者忌服。

[现代研究] 熟地黄的药理作用除与生地黄相似的作用外,还具有滋养、强壮、改善阴虚症状、延缓衰老等。

异制辨析

熟地黄有多种炮制方式,如炒熟地黄、熟地黄炭、姜制熟地黄、砂仁拌熟地黄和盐制熟地黄。

炒熟地黄 取熟地黄片,文火炒至鼓起,片松散,略具焦糖香气。炒用滋腻之性略减。与当归、首乌、白芍、龙眼肉等同用,增强补血和营作用,用于营血不足,面色无华,爪甲淡白,神疲体倦,或心悸少眠等;与川芎、白芍、当归、香附等同用,增强补血调经作用,用于营血虚滞,月经不调,形体羸瘦,面色无华等。

熟地黄炭 取熟地黄片,武火炒至外表焦黑色为度;或用闷煅法煅成炭。味甘、微涩,性微温。炒炭多用于止血,主治崩中漏下。与艾叶炭、炮姜炭、棕榈炭等同用，补血止血，用于冲任虚损，崩中漏下，血虚出血证。若兼气虚者，可加黄芪、当归，益气摄血。

姜制熟地黄　取熟地黄片，在鲜姜汁中闷润至透心，微火炒至表面干燥。姜汁可增强熟地的温性，减轻熟地的壅滞，防止恶心和腹泻，用于脾胃虚寒的病人。

砂仁伴熟地黄　取熟地黄，用砂仁粉拌匀。砂仁可调理上中下三焦，使上焦之气缩纳，中焦之气舒展，下焦之气畅达。借砂仁的纳气、理气之性，兼有开胃、防滋腻作用，适用于阴虚、血虚、脾失健运的病人。

盐制熟地黄　取熟地黄片，加食盐水拌匀，吸尽，蒸至表面黑润，断面乌黑色，取出，干燥。咸入肾，盐制可加强熟地黄补肾功效。

同名异药辨

生地黄味甘性寒，是填精补髓的要药，《神农本草经》列为上品药，曰："地黄主折跌绝筋，伤中，逐血痹，填骨髓，长肌肉，作汤，除寒热积聚，除痹，生者尤良。久服，轻身不老。一名地髓，生川泽。"

但生地黄性寒，后世对其进行了炒制、酒炒、制炭、酒蒸制熟、蒸晒制熟、制熟后再炒制、制熟后再酒炒、制熟后再制炭、制熟后姜汁炒、制熟后砂仁拌、制熟后盐炒等多种炮制，引入了更多的功效差异。《本草衍义》云："生与生干常虑大寒，如此之类故世改用熟。"《汤液本草》则曰："生则性大寒而凉血，熟则性寒而补肾。"李杲曰："生地黄，治手足心热及心热，能益肾水而治血，脉洪实者宜此。若脉虚，则宜熟地黄。地黄假火力蒸，故能补肾中元气。"张元素曰："熟地黄补肾，血衰者须用之，又脐下痛，属肾经，非熟地黄不能除，乃通肾之药也。"

《本草纲目》："按王硕《易简方》云：男子多阴虚，宜用熟地黄，女子多血热，宜用生地黄。又云，生地黄能生精血，天门冬引入所生之处，熟地黄能补精血，用麦门冬引入所补之处。虞抟《医学正传》云：生地黄生血，而胃气弱者服之恐妨食。熟地黄补血，而痰饮多者服之恐泥膈。或云，生地黄酒炒则不妨胃，熟地黄姜汁炒则不泥膈，此皆得用地黄之精微者也。"

《本草汇言》："熟地稍温，其功更薄。久病阴伤，新产血败，在所必需者也。但二地之性，凉而泥膈，凡产后恶食作泻，虽见发热、恶露作痛，不可用,误用则泄不止。凡阴虚咳嗽,内热骨蒸,或吐血等候,一见脾胃薄弱,大便不实,或天明溏泄,产后泄泻,产后不食,多病不食,俱禁用地黄。凡胸膈多痰,气道不利,升降窒塞,药宜通而不宜滞,汤丸中亦禁入地黄。设有气证当用而不可无者,则以桂心少佐可也。痰证当用而不可少者,则以姜汁拌炒可也。"

《本草正义》:"地黄,为补中补血良剂。……其主治则干者补血益阴,鲜者凉血清火,功力治疗,不复相混。然究属寒凉之品,惟虚而有热者为宜,若真阴不充,而无热证,则用干地,犹嫌阴柔性质,不利于虚弱之脾胃。于是唐、宋以来,有制为熟地黄之法,以砂仁和酒拌之,蒸晒多次,至中心纯黑,极熟为度,则借太阳之真阳,以变化其阴柔性质,俾中虚者服之,不患其凝滞难化,所以熟地黄且有微温之称,乃能补益真阴,并不虞其寒凉滑泄,是以清心胃之火者,一变而为滋养肝、脾、肾之血,性情功效,已非昔比,而质愈厚重,力愈充足,故能直达下焦,滋津液,益精血。凡津枯血少,脱汗失精,及大脱血后、产后血虚未复等证,大剂频投,其功甚伟。然粘腻浊滞,如大虚之体服之,亦碍运化,故必胃纳尚佳,形神未萎者,方能任受,不然则窒滞中州,必致胀闷,虽有砂仁拌蒸,亦属无济,则中气太弱,运动无权之弊也。"

现代药理研究表明,生、熟地黄对造血干细胞均有一定的增殖、分化作用,地黄补血作用与造血干细胞促进血细胞的产生有关,也与骨髓造血系统有密切的作用。

60

鳖甲(包括醋鳖甲、鳖甲胶)

鳖甲

为鳖科动物鳖的背甲。

[**性味归经**] 咸,微寒。归肝、肾经。

[功能] 滋阴潜阳,退热除蒸,软坚散结。

[主治] 阴虚发热,骨蒸劳热,阴虚阳亢,头晕目眩,虚风内动,手足瘛疭,经闭,癥瘕,久疟,疟母。

[用法用量] 内服:煎汤,10～30 g,先煎;熬膏;或入丸、散。外用:适量,烧存性,研末掺或调敷。

[使用禁忌]

① 《本草经集注》:"恶矾石。"

② 《药性论》:"恶理石。"

[现代研究] 鳖甲含动物胶、角蛋白、碘质、维生素 D、磷酸钙、碳酸钙等成分,还富含多种氨基酸,对小鼠移植性肝癌 MH_{134} 具有抑制作用,能抑制人肠癌细胞,且副作用小,对骨髓的抑制远比 5-氟尿嘧啶轻,还有抗肝纤维化作用。

现代临床用于恶性肿瘤、结核性溃疡、肺结核发热、疟疾、慢性肝炎、梦遗等。

异制辨析

由于炮制方法不同,有醋鳖甲和鳖甲胶之分。

醋鳖甲 取净砂入锅内炒热,加入净鳖甲,炒至表面微黄色为度,取出筛去砂子,置醋盆内略浸,取出,用水漂洗,晒干。醋鳖甲长于软坚散结,用于治疗癥瘕、久疟、疟母。

鳖甲胶 取漂净鳖甲,加水煎取胶汁,煎数次至胶汁充分煎出为度。将各次煎汁过滤合并(或加明矾粉少许),静置后滤取清胶汁,再用文火加热,不断拌搅,浓缩(或加适量黄酒、冰糖)成稠膏状,自然冷凝后,切块,阴干。鳖甲胶滋阴,补血,退热,消瘀,用于治疗阴虚潮热,久疟不愈,癥瘕疟母,痔核肿痛。鳖甲胶有补血作用,能使小鼠血红蛋白含量明显增加。

中药临证类辨

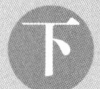下篇

同治异效辨

第一章 解表药

1

麻黄、桂枝（辛温解表，有平喘、通络之异）

麻黄

见上篇第二章 32。

桂枝

见上篇第二章 28。

同治异效辨

麻黄与桂枝都属辛味、温性，同入肺、膀胱经，都有解表散寒、利水消肿之功，可治疗风寒感冒、水肿和小便不利，但二者在解表、消肿方面同中有异。

解表方面：麻黄辛苦开泄，能开腠理而透毛窍，发汗作用较强；桂枝辛甘温煦，温通经脉，能通达阳气而解表，发汗作用较弱。治风寒表实无汗之证，常用麻黄配桂枝，增强发汗作用；而治风寒表虚有汗之证，则不用麻黄，用桂枝配芍药，调和营卫、解肌散寒。麻黄仅能用于表实证，而桂枝可用于风寒表实及表虚证。

消肿方面：麻黄辛温解表，主治风邪袭表导致的腰以上水肿，如麻黄连翘赤小豆汤、越婢汤所治之风水；桂枝长于通阳化气，主治阳气被郁、气化不行之水肿，如五苓散所治之蓄水。二者在治疗风寒表证时，可以合用治疗风寒袭表之证，如麻黄汤证；也可合用治疗外寒内饮之证，如小青龙汤证。二者在治疗水肿时,麻黄更长于宣肺解表,使在上、在表之湿邪由表而解,桂枝更长于通阳化气,使在下、在里之水饮由下而行。

另外,麻黄尚有宣肺平喘之功,可用于肺气壅遏之喘证;桂枝温通经脉,对寒凝经脉、阳气不通者尤宜,如心阳不振之胸痹、寒湿阻络之痹症、血虚寒凝之寒厥;桂枝温通经脉,可通络散瘀,治疗脉络瘀滞之经闭癥瘕等。

总之,麻黄长于宣散,桂枝擅长通阳,皆属辛温解表,但有平喘、通络之异。

2

紫苏叶、荆芥(发汗解表,有气、血之别)

紫苏叶

见上篇第二章35。

荆芥

见上篇第二章20。

同治异效辨

紫苏叶和荆芥,皆为辛味,紫苏叶性温,荆芥微温,二者同为散寒解表之药。

然紫苏叶气味浓烈,辛温力强,仅用于风寒表证,兼可通鼻利窍、化痰止咳,对风寒表证、头痛鼻塞、胸闷咳喘、痰多者,尤为适宜;荆芥辛而不烈,温而不燥,对伤寒、温病各类表证,无论风寒、风热,皆可用之。

另外,紫苏叶尚可理气宽中,和胃止呕,用于胸闷呕吐、妊娠恶阻;可解鱼蟹毒,进食鱼蟹时加用紫苏可预防中毒。荆芥走卫分肌表,还可发表、透疹、消疮,治疗麻疹初起、疹出不畅;可宣通血郁,治疗疮疡初起、气血郁滞,如痤疮、酒渣鼻等;荆芥炒炭可止血,用于吐血、衄血、便血、崩漏等,荆芥发表、透疹、消疮,需生用,止血需炒炭用。

紫苏叶与荆芥,二者同可发散风寒,区别在于:紫苏叶辛香,善于行气,外散皮毛,内舒胸膈,偏于气分;荆芥既可解表,亦可入肝经气分,兼行血分,故言二者有气、血之别。

3

防风、荆芥(祛风发表,有祛风、发汗之偏)

防风

见上篇第二章15。

荆芥

见上篇第二章20。

同治异效辨

防风与荆芥,皆属辛、微温,皆可解表、祛风、止痒。二者相同点在于:均可宣散解表,既能散风寒、又能散风热,故在治疗各类表证时常配合使用;皆可祛风止痒,用于多种风邪袭表所致皮肤病,如风疹隐隐、皮肤瘙痒。

二者区别在于:防风作用部位更偏于肌肉,祛风之力更强,且防风既可祛在表风邪,亦可去肌肉、经络之风,缓解肌肉酸痛,息风止痉;荆芥作用部位更偏于浅表,发汗之力更胜。另外,防风还可胜湿,祛湿止痛,解除肌肉、经络及筋骨间风湿,与羌活、秦艽等合用治疗风湿痹痛;可疏肝健脾、燥湿止泻,与白术等合用治疗腹痛泄泻;可祛风燥湿,治疗皮肤湿疹。

4

苍耳子、辛夷(治鼻病,有风湿、风寒之分)

苍耳子

为菊科植物苍耳的干燥成熟带总苞的果实。别名:苍耳、老苍子、苍子、苍刺头、毛苍子。

[**性味归经**] 辛、苦,温;有毒。归肺经。

[**功能**] 散风寒,通鼻窍,达巅顶,祛风湿,杀虫止痒。

[**主治**] 风寒头痛,鼻塞流涕,鼻衄,鼻渊,风疹瘙痒,湿痹拘挛。外用可治疗疥癣。

[**用法用量**] 内服:煎汤,3~10g;或入丸、散。外用:适量,捣敷;或煎水洗。

[**使用禁忌**] 血虚之头痛、痹痛忌服。苍耳幼苗有剧毒,切勿采食。苍耳的茎叶中皆有毒。

[**现代研究**] 苍耳子主要含挥发油、脂肪酸、酚酸类、木脂素类、倍半萜内酯类、噻嗪双酮杂环类等成分,具有抗炎、镇痛、抗菌、抗病毒、降血糖、降血脂、抗肿瘤、降压、抗过敏、免疫调节、镇咳及调节血管系统等药理作用。所含的羧基苍术苷、苍术苷及其衍生物是主要的毒性成分,水提物对肝脏具有明显毒性作用,且作用与剂量呈相关性。

现代临床主要用于治疗鼻炎、鼻窦炎、头痛、湿疹、疥癣等,是治疗急慢性鼻炎、鼻窦炎的首选药。

辛夷

为木兰科植物望春花、玉兰或武当玉兰的干燥花蕾。

[**性味归经**] 辛,温。归肺、胃经。

[**功能**] 散风寒,通鼻窍。

[**主治**] 风寒头痛,鼻塞流涕,鼻衄,鼻渊。

[**用法用量**] 内服:煎汤,3~10g,包煎;或入丸、散。外用:研末塞鼻或水浸蒸馏滴鼻。

[使用禁忌]阴虚火旺者忌服。

[现代研究]辛夷主要含有挥发油类、木脂素类、多糖类、生物碱类、酚酸性化合物及矿物质元素、氨基酸等成分,具有局部收敛、刺激和麻醉作用;抑菌消炎;镇痛;抗过敏;抗氧化;调节中枢神经系统;抗肿瘤;促进透皮吸收等作用。

现代临床主要用于慢性、急性鼻炎,过敏性鼻炎,哮喘,副窦炎,慢性阻塞性肺疾病等呼吸系统疾病;焦虑、抑郁、痴呆等中枢神经系统疾病;过敏性紫癜;泌尿道感染等。

同治异效辨

苍耳子与辛夷皆入肺经,皆为辛温之品,可散风寒、通鼻窍、止头痛,临床上治疗鼻多浊涕、不闻香臭的鼻渊症,二者常合用,或与白芷、细辛、防风等配伍应用。

但苍耳子更长于燥湿,对鼻涕重浊者尤为适宜,另可通络止痛、杀虫止痒,用于风湿痹症、风疹疥癣;辛夷花清香之气,可升清阳,更擅长治疗风寒袭表、鼻塞不通所致鼻渊兼有外感风寒证者,若鼻渊证属风热外袭或湿热内蕴者,常与薄荷、黄芩等疏散风热、清热药同用。

5

白芷、细辛(止牙痛,有齿龈、齿髓之别)

白芷

见上篇第三章18。

细辛

为马兜铃科植物北细辛、汉城细辛或华细辛的干燥根和根茎。

[性味归经]辛,温。归心、肺、肾经。

[功能] 解表散寒,祛风止痛,通窍,温肺化饮。

[主治] 风寒感冒;鼻塞流涕、鼻衄、鼻渊;痰饮喘咳;头痛、牙痛、风湿痹痛。

[用法用量] 内服:煎汤,1~3 g;散剂每次服 0.5~1 g。外用:适量,捣碎外敷或煎汤冲洗。

[使用禁忌] 不宜与藜芦同用。

[现代研究] 细辛主要含有挥发油类,及木脂素类、黄酮类、酰胺类、生物碱、菲类(主要为马兜铃酸类物质)等非挥发油类化学成分,具有解热、镇痛、抗炎、抗菌、抗病毒、抗过敏、抗氧化、止咳平喘、调节免疫、镇静、抗惊厥、强心、促进头发生长、促药物头皮吸收、扩血管、降血压、延缓衰老、抗癌、抗焦虑、抗抑郁等作用。

现代临床用于治疗哮喘,过敏性鼻炎,风湿性疾病,目痛、头痛、牙痛等多种疼痛,及口腔溃疡、湿疹等病。

同治异效辨

白芷与细辛,同属辛温,归肺经。均可治疗风寒感冒、头痛、牙痛及鼻衄、鼻渊。

二者在治疗风寒感冒的区别在于:白芷入阳明胃经,乃治疗阳明经前额头痛之要药,更擅长治疗风寒感冒兼有头痛者;细辛更擅长温肺化饮,对外寒内饮、痰涎清稀而量多者尤为适宜,如小青龙汤。治疗牙痛时,白芷更擅长治疗归于胃经的牙龈疼痛(胃火熏蒸牙痛,以牙龈红肿疼痛,甚则肿连腮颊为主证),而细辛入足少阴肾经,更擅长治疗归于肾经的牙髓疼痛(肾虚火旺牙痛,以牙痛隐隐、时发时止、牙齿浮动,甚则龈肉萎缩为主证)。

6

细辛、蔓荆子、羌活、藁本、白芷(治头痛,有分经部位不同)

细辛

见下篇第一章5。

蔓荆子

为马鞭草科植物单叶蔓荆或蔓荆的干燥成熟果实。

[**性味归经**]辛、苦,微寒。归膀胱、肝、胃经。

[**功能**]疏散风热,清利头目。

[**主治**]风热感冒,头痛,齿龈肿痛,目赤多泪,目暗不明,头晕目眩。

[**用法用量**]内服:煎汤,5～10g;或浸酒;或入丸、散。外用:适量,捣敷或煎汤外洗。

[**使用禁忌**]胃虚者慎服。

[**现代研究**]蔓荆子主要含有挥发油类、黄酮类、双萜类、脂肪酸、氨基酸等成分,具有镇静止痛、退热、抗炎、抗癌、降血糖等作用。

现代临床主要用于感冒、头痛、风湿性疾病、消化不良、胃肠炎等。

羌活

为伞形科植物羌活、宽叶羌活或川羌活的根及根茎。

[**性味归经**]辛、苦,温。归膀胱、肾经。

[**功能**]解表散寒,祛风除湿,通利关节,止痛。

[**主治**]风寒感冒,头痛无汗,项强筋急,风寒湿痹,肩背酸痛,骨节酸疼,风水浮肿,痈疽疮毒,阳痿遗精,遗尿尿频,腰膝冷痛,肾虚作喘,五更泄泻;外用治白癜风,斑秃。

[**用法用量**]内服:煎汤,3～10g。

[**使用禁忌**]血虚痹痛忌服。

[**现代研究**]羌活主要包括香豆素、挥发油、聚烯炔、有机酸及其酯、

糖及糖苷类等,具有多种生物活性,如抗炎、解热、镇痛、抗血栓形成、抗菌、抗病毒、抗心律失常、抗心肌缺血、抗氧化、抗过敏、促进脑部血液循环、抗癌细胞增殖、改善学习记忆障碍等。

现代临床用于治疗感冒、鼻炎等呼吸道疾病,类风湿关节炎等骨关节疾病,头痛身痛等证以上半身疼痛更为适用,以及妇科疾病、感染性疾病、皮肤病、消化系统疾病等。

藁本

为伞形科植物藁本或辽藁本的干燥根茎和根。

[**性味归经**] 辛,温。归膀胱经。

[**功能**] 祛风,散寒,除湿,止痛。

[**主治**] 风寒感冒,巅顶疼痛,风湿痹痛。

[**用法用量**] 内服:煎汤,3～10g。外用:煎水洗或研末调涂。

[**使用禁忌**] 血虚头痛忌服。

[**现代研究**] 藁本的主要活性部位为挥发油,含有萜类、香豆素类、苯酞类、烯丙基苯类等,具有抗炎、解热镇痛、中枢抑制、抗血栓、扩张血管、改善脑部微循环、抗心肌缺血缺氧、对抗胃溃疡形成及促进胆汁分泌等药理作用。

现代临床主要用于感冒、头痛、风湿痛及心脑血管疾病。

白芷

见上篇第三章18。

同治异效辨

细辛、蔓荆子、羌活、藁本、白芷皆可治疗头痛,但作用于不同经络。

头痛的辨治可根据具体痛处对应经络使用不同的引经药。细辛擅治各类风寒湿邪或阳虚阴盛引起的头痛,尤以头痛连及牙痛者效果明显,用于麻黄附子细辛汤中治疗少阴头痛(《兰室秘藏·头痛门》:"少阴经头痛,三阴三阳经不流行而足寒,气逆为寒厥,其脉沉细,麻黄、附子、细辛为主。");

头痛连及项背、伴有发热恶寒或恶风者,多属太阳经脉病变,用蔓荆子、羌活;巅顶痛或伴颜面疼痛、四肢厥冷者,属厥阴经脉病变,用藁本配吴茱萸等;前额头痛伴有眼眶疼痛、目痛鼻干者,属阳明经脉病变,用白芷配以葛根、天麻等;头两侧太阳穴疼痛,伴有口苦咽干、目赤耳鸣者,多属少阳经脉病变,用小柴胡汤,以柴胡为君药。

7

柽柳、香薷(发汗解表,有透疹、祛暑之异)

柽柳

为柽柳科植物柽柳的干燥细嫩枝叶。别名:柽、河柳、西河柳、赤柽柳、山柽柳、三春柳、观音柳、红筋柳。

[性味归经] 甘、辛,平。归心、肺、胃经。

[功能] 发表透疹,祛风除湿。

[主治] 麻疹不透,风湿痹痛,皮肤瘙痒。

[用法用量] 内服:煎汤,3～6g。外用:适量,煎汤擦洗。

[使用禁忌] 麻疹已透及体虚多汗者禁服。

[现代研究] 柽柳主要含黄酮类、三萜类、有机酸类、脂类、甾体类和挥发油,具有良好的抗炎、解热镇痛、止咳平喘、保肝、抗病原微生物、抗肿瘤和免疫调节的作用。

现代临床用于治疗慢性支气管炎、麻疹不透、风疹瘙痒、风湿痛及鼻咽癌等。

香薷

为唇形科植物石香薷的干燥地上部分。

[性味归经] 辛,微温。归肺、胃经。

[功能] 发汗解表,化湿和中。

［主治］暑湿感冒,恶寒发热,头痛无汗,腹痛吐泻,水肿,小便不利。
［用法用量］内服:煎汤,3～10 g。
［使用禁忌］表虚者忌服。阴虚有热者禁用。
［现代研究］香薷含挥发油、柠檬烯和芳樟醇,具有抗氧化、抑菌、抗病毒、防腐、降血脂和杀虫等作用。

现代临床用于治疗夏季高热、急性胃肠炎、阴道毛滴虫、湿疹、牙髓病等。

同治异效辨

桎柳与香薷皆可解表,但有透疹、祛暑之异,且兼治不同。桎柳性平,可配伍防风、牛蒡子等,用于麻疹初起、疹出不透;而香薷性微温,发汗之力更强,气味芳香,长于治疗暑湿在表,有"夏月麻黄"之称。桎柳另有祛风除湿之功,可用于风湿痹痛;香薷另可化湿和中,配合扁豆、厚朴等治疗外感寒湿所致上吐下泻。

8

柴胡、前胡(散风解表,有升、降之殊)

柴胡

见上篇第一章 17。

前胡

为伞形科植物白花前胡的干燥根。
［性味归经］苦、辛,微寒。归肺经。
［功能］疏风清热,降气化痰。
［主治］外感风热,咳嗽痰多,痰热喘满,咯痰黄稠,胸膈满闷。
［用法用量］内服:煎汤,3～10 g。

[**使用禁忌**] 内无实热、外无感邪者慎用。阴虚咳嗽、寒痰咳嗽者忌用。

《得配本草》："畏藜芦。恶皂荚。"

[**现代研究**] 前胡含有香豆素类、挥发油、萘醌类、苷类、甾醇类等成分，对心血管系统有抗心肌缺血、保护心肌、扩张血管、降低血压等药理作用，还有祛痰、镇咳、镇静、平喘、抑制胃溃疡、抗炎、解痉、抗肿瘤等作用。

现代临床主要用于急慢性支气管炎、支气管扩张、支气管哮喘、慢性呼吸衰竭等呼吸系统疾病。

同治异效辨

柴胡与前胡，同为风药，皆可疏风清热解表，二者可同用于表证，如荆防败毒散。

但二者在归经不同、作用趋势有别：柴胡入肝胆经，主升，可疏泄少阳，治寒热往来，还可升阳举陷，与黄芪、升麻等合用治疗气虚下陷之证，如补中益气汤；而前胡入肺经，主降，可降气化痰，治疗风热咳嗽、肺热咳喘、痰多胸满、反胃呕逆等痰气上逆之证，偏于治疗咳嗽。故言二者有升、降之殊。

9

菊花、桑叶（疏散风热，有肝、肺之分）

菊花

见上篇第一章 20。

桑叶

见上篇第二章 30。

同治异效辨

菊花、桑叶同属甘、苦,寒,皆归肺、肝经。二者皆可疏散风热,可合用治疗风热感冒,如桑菊饮;皆能清肝明目,用于各类肝火上炎或风热上攻所致面红目赤、头晕头痛、视物昏花。

二者区别在于:菊花可清热解毒,用于疮疡肿毒;桑叶清肺润燥,用于肺热燥咳,如清燥救肺汤。

10

牛蒡子、蔓荆子(疏解风热,有透疹解毒、平肝止痛之别)

牛蒡子

为菊科植物牛蒡的干燥成熟果实。又名"大力子、恶实"。

[性味归经] 辛、苦,寒。归肺、胃经。

[功能] 疏散风热,宣肺透疹,解毒利咽,消肿散结。

[主治] 风热咳嗽,咽喉肿痛,斑疹不透,风疹瘙痒,痄腮,丹毒,疮疡肿毒。

[用法用量] 内服:煎汤,6~12g;或入散剂。外用:煎水含漱。

[使用禁忌] 气虚便溏者忌用。

《神农本草经疏》:"痈疽已溃,非便秘不宜服。"

[现代研究] 牛蒡子含木脂素、挥发油、脂肪酸、萜类、酚酸等成分,具有抗肿瘤、抗炎、抗糖尿病、抗菌、抗病毒等作用。

现代临床主要治疗麻疹等传染病,急慢性咽炎、扁桃体炎等炎症性疾病,肾脏疾病,糖尿病,周围性面神经麻痹等神经系统疾病。

蔓荆子

见下篇第一章6。

同治异效辨

牛蒡子与蔓荆子皆可疏散风热,二者可同用,治疗风热表证;亦可与桑叶、菊花合用,治风热上攻之目赤多泪等。

二者区别在于:牛蒡子更擅长透疹、解毒,与蝉蜕、薄荷相伍,治疗麻疹不透;擅长利咽,与桔梗、连翘等相配,治疗风热壅盛所致咽喉肿痛;长于散结,与栀子、连翘、金银花、玄参等相配,治疗热毒壅盛所致痈肿疮毒、痄腮、丹毒等。蔓荆子长于平肝止痛,入肝经,对风热感冒之巅顶头痛及风热上攻所致目赤肿痛、头晕沉闷者,尤为适宜。

11

葛根、柴胡(轻清升散,有解渴、疏肝之偏)

葛根

见上篇第三章55。

柴胡

见上篇第一章17。

同治异效辨

葛根甘、辛,凉,归脾、胃、肺、膀胱经。柴胡辛、苦,微寒,归肝、胆、肺经。二者皆有轻清升散之性,可解肌退热,用于风热表证,但柴胡作用更偏于里,可治疗由表入里、邪在少阳之寒热往来;葛根作用更偏于表。二者皆可升举阳气,同用于补中益气汤中,治疗中阳下陷之泄泻、脱肛、子宫下垂等。二者皆可治疗头痛,但葛根入膀胱经,更擅长治疗项背强痛;柴胡入胆经,更擅长治疗以太阳穴为主的少阳头痛。此外,葛根长于生津止渴,可用于口渴、消渴,包括温病口渴;柴胡长于疏肝解郁,可用于肝失疏泄所致胸胁胀痛、月经不调等,故言二者有解渴、疏肝之别。

12

升麻、薄荷（透疹解毒，有升阳、散热之异）

升麻

见上篇第三章8。

薄荷

见上篇第二章38。

同治异效辨

升麻与薄荷均为辛凉之品，入肺经，可解表、清热、透疹、解毒，治疗肺经之发热恶寒、咽喉肿痛、皮肤瘙痒、麻疹未透等。

二者区别在于：升麻入脾、胃、大肠经，可清阳明胃火，治疗胃热炽盛之头痛、牙痛、口舌生疮；也可升阳举陷，配柴胡、葛根治疗清阳下陷之久泻久痢、内脏下垂、崩漏带下。薄荷入肝经，辛散透热之力更甚，更长于治疗风热上攻所致头目不清、目赤、喉痹等，为治疗风热感冒之常用药；还可疏肝解郁，治疗肝气郁滞之胸胁胀痛，如逍遥散。

13

蝉蜕、浮萍（解表透疹，有解痉、行水之差）

蝉蜕

为蝉科昆虫黑蚱的幼虫羽化时脱落的皮壳。别名：蝉衣、虫蜕、蝉壳、知了皮、金牛儿。

[**性味归经**] 甘，寒。归肺、肝经。

《本草再新》："味淡，性寒，有微毒。入肝、脾、肺三经。"

［功能］疏散风热，利咽、透疹，明目退翳，息风解痉。

［主治］风热感冒，咽痛音哑，麻疹不透，风疹瘙痒，目赤翳障，惊风抽搐，破伤风。

［用法用量］内服：煎汤，3～6g；或入丸、散。外用：煎水洗或研末调敷。

［使用禁忌］孕妇慎服。

［现代研究］蝉蜕含有大量的甲壳质、蛋白质、氨基酸、有机酸等成分，还含有酚类、黄酮类、甾体类、糖类、油脂、乙醇胺及多种微量元素等，具有镇咳、祛痰、平喘、抗过敏、抗惊厥、镇静止痛、解热、抑菌、抗炎、抗肿瘤、兴奋子宫平滑肌、改善高脂血症、改善微循环障碍、降低血液黏稠度、减少蛋白质、抑制肾小球系膜细胞的增殖等作用。

现代临床广泛用于内、外、神经、儿、皮肤、五官等各科的多种疾病，包括呼吸系统疾病：咳喘、高热；神经科疾病：中风、癫痫、面神经麻痹、痉挛性斜颈症、脑膜炎；过敏性疾病：过敏性紫癜及药物过敏性皮炎等；儿科疾病：夜啼、抽动症、破伤风、脱肛、急性肾炎、水疝等；皮肤科疾病：皮肤瘙痒症、荨麻疹、夏季皮炎、银屑病等；五官科疾病：耳鸣耳聋、失音（急性喉炎）、角膜翳、急喉痹、急性扁桃腺炎；妇科疾病：经行头痛、产后尿潴留等。

浮萍

为浮萍科植物紫萍的干燥全草。

［性味归经］辛，寒。归肺经。

［功能］宣散风热，透疹，利尿。

［主治］麻疹不透，风疹瘙痒，水肿尿少。

［用法用量］内服：煎汤，3～9g；捣汁或入丸、散。外用：适量，煎汤熏洗，研末撒或调敷。

［使用禁忌］表虚自汗者禁用，血虚肤燥者禁用。

［现代研究］浮萍主要包括黄酮类、有机酸类、甾醇类、脂类化合物等，尤其是黄酮类物质中的芹菜素是其主要成分。浮萍具有抗氧化、抗肿瘤、抗炎、抗菌、抗病毒、延缓衰老、抗过敏、降低血压、收缩血管、抗动脉粥样硬化、利尿、修复周围神经损伤及改善多囊卵巢综合征患者激素分泌等

作用。

现代临床用于治疗感冒、水肿、小便不利、麻疹不透、荨麻疹和湿疹等。

同治异效辨

蝉蜕、浮萍皆性寒,可疏风清热、解表透疹、祛风止痒,治疗风热感冒、麻疹不透、风疹瘙痒等。

蝉蜕入肝经,长于治风,既可祛外风,亦可息内风,常与全蝎等合用,治疗肝风内动引起的惊厥、抽搐、小儿夜啼等;浮萍上宣肺气,外达皮毛,下通水道,擅长泄热利水,可治疗水肿尿少,对于风水证之水肿兼有表热者尤宜。故言二者有解痉、行水之差。

第二章

清热药

14

石膏、知母(清肺胃实热,有清、润之别)

石膏

为硫酸盐类石膏族矿物石膏,主要成分为含水硫酸钙。煅石膏为无水硫酸钙。

[**性味归经**] 辛、甘,寒。入肺、胃经。

《汤液本草》:"入手太阴、少阳,足阳明经。"

[**功能**] 解肌清热,除烦止渴。

[**主治**] 热病壮热不退,心烦神昏,谵语发狂,口渴咽干,肺热喘急,中暑自汗,胃火头痛,胃火牙痛,热毒壅盛,发斑发疹,口舌生疮,痈疽疮疡,溃不收口,汤火烫伤。

[**用法用量**] 内服:煎汤,15～60 g,先煎;或入丸、散。外用:煅研撒或调敷。

[**使用禁忌**] 脾胃虚寒及血虚、阴虚发热者忌服。

①《本草经集注》:"恶莽草、马目毒公。""恶麻黄"。

②《药性论》:"恶巴豆。畏铁。"

③《医学启源》:"《主治秘诀》云,能寒胃,令人不食,非腹有极热者不可轻用。"

[**现代研究**] 石膏含硅酸、硫酸钙、氢氧化铝,溶液含硫酸钙、硫酸铁、硫酸镁等成分,具有抑制神经应激(包括体温调节中枢神经)、降低骨骼肌兴奋性、缓解肌肉痉挛、减少血管渗透性、解毒、镇痉、消炎、解热、解渴、抗

病毒、提高免疫等作用。

现代临床用于治疗流行性腮腺炎、急性化脓性扁桃体炎、急性放射性食管炎、过敏性鼻炎、三叉神经痛、流感、高热、大叶性肺炎、哮喘、肺心病、慢性溃疡性结肠炎、阑尾脓肿、糖尿病、1型糖尿病合并糖尿病酮症酸中毒、闭经、崩漏、胎漏、血液病、甲状腺功能亢进症、更年期综合征、小儿多发性抽动症、癫痫、急性痛风性关节炎、骨节病、烧烫伤、褥疮、皮肤溃疡、荨麻疹、银屑病、痤疮、湿疹、红斑狼疮、急慢性睾丸肿大、麻风神经反应等，可缓解精神类药物氯氮平流涎副作用，并可填充骨缺损腔。

炮制辨析

煅石膏 取净石膏，煅至酥松，取出晾凉，打碎即可。煅后研末外用，有清热、收敛、生肌的作用，治疗湿疹、水火烫伤、外伤出血、疮疡溃后不敛及创伤久不收口等外科病，常合升丹、黄柏、青黛等同用。

知母

为百合科知母属植物知母的根茎。

[性味归经] 苦，寒。入肺、胃、肾经。

[功能] 清热泻火，滋阴润燥，止渴除烦。

[主治] 温热病，高热烦渴，咳嗽气喘，燥咳，便秘，骨蒸潮热，虚烦不眠，消渴淋浊。

[用法用量] 内服：煎汤，6～12g；或入丸、散。清热泻火，滋阴润燥宜生用；入肾降火滋阴宜盐水炒。

[使用禁忌] 脾胃虚寒，大便溏泄者忌服。

①《名医别录》："多服令人泄。"

②《医学入门》："凡肺中寒嗽，肾气虚脱，无火症而尺脉微弱者禁用。"

③《神农本草经疏》："阳痿及易举易痿，泄泻脾弱，饮食不消化，胃虚不思食，肾虚溏泄等证，法并禁用。"

④《本经逢原》："外感表证未除、泻痢燥渴忌之。脾胃虚热人误服，令人作泻减食，故虚损大忌。"

[现代研究] 知母主要成分为知母皂苷、知母多糖,尚含芒果苷、胆碱、烟酰胺、鞣酸、烟酸及多种金属元素、黏液质、还原糖等,具有抗病原微生物、抗炎、提高毛细血管通透性、解热、抑制 Na^+-K^+-ATP 酶活性、降低心率、抑制肝脏对皮质醇的分解代谢、抑制呼吸、降血压、降血糖、降血脂、抑制血小板血栓形成、降尿酮体、改善记忆力衰退及认知功能下降、抗肿瘤等作用。

现代临床用于治疗口腔溃疡、肺结核、慢性肺源性心脏病心衰、甲状腺功能亢进、风湿病、Still 病、痛风性关节炎、红斑狼疮、干燥综合征、红皮型银屑病、过敏性紫癜、白塞综合征、2 型糖尿病、糖尿病周围神经病变、疟疾、围绝经期综合征、儿童性早熟、儿童多动综合征、肿瘤、不孕不育、梦遗滑精、脱发、虚劳、耳鸣、早泄、水肿、淋证、失眠、抑郁症等。

异制辨析

由于炮制方法不同,又有炒知母、盐知母、麸炒知母、酒知母之分。

炒知母　取知母片,文火炒制。可缓和苦寒之性,避免久服滑肠。

盐知母　取知母片,加入盐水闷润,文火炒制。盐知母可引药下行,专于入肾,增强滋阴降火的作用,并善清虚热。用于肝肾阴亏,虚火上炎,骨蒸潮热,盗汗遗精,腰膝酸痛,及阴虚尿闭等。

麸炒知母　将麸皮与知母片共炒。可缓和寒滑之性,适于脾胃虚弱患者。

酒知母　取知母片,加入黄酒闷润,文火炒干。酒制后的知母寒性略缓,不伤胃气;并且酒性上行,可助药力走头面上肢。《汤液本草》云:"酒浸曝干,恐寒伤胃气也。""病在头面及手梢皮肤者,须用酒炒之,借酒力以上腾也。咽之下脐之上须酒洗之。""上颈行经,皆须用酒炒。"

同治异效辨

石膏与知母均性寒,都具有清热泻火功效,是常用的清实火药。两者均入肺胃经,善清肺胃实热,但有清、润之别。

石膏性大寒,泻火力强。《景岳全书》云:"善祛肺胃三焦之火,而尤为阳明经之要药。……阳明实热牙疼,太阴火盛痰喘及阳狂热结,热毒发斑发黄,火载血上大吐大呕,大便热秘等证,皆当速用。"故石膏善清阳明及太阴经邪热,祛肺胃三焦之火,重在清解,用于实热证。《本草正义》中解知母,"寒润,止治实火,泻肺以泄壅热,肺痈燥咳宜之","清胃以救津液,消中瘅热宜之"。故知母苦寒,气味俱厚,沉而下降,为肾经本药,兼能清肺者,可泻有余之相火,理消渴之烦蒸,除清热泻火,还可滋阴润燥,因其滋阴力好,重在清润。

两者若相配为用,既可治气分热证,也不过会伤其正气,使清热不留邪,祛邪不伤正。

15

白茅根、芦根(清肺胃,有血、气之殊)

白茅根

见上篇第二章7。

芦根

为禾本科植物芦苇的根茎。

[**性味归经**] 甘,寒。入肺、胃经。

①《得配本草》:"入手少阴、太阴经血分。"
②《要药分剂》:"入肺、脾、肾三经。"
③《本草再新》:"入肝、脾二经。"

[**功能**] 清热,生津,除烦,止呕。

[**主治**] 热病烦渴,胃热呕吐,噎膈,反胃,肺痿,肺痈。解河豚鱼毒。

[**用法用量**] 内服:煎汤,15～30 g,鲜品 60～120 g;或鲜品捣汁。外用:适量,煎汤洗。

鲜芦根与干芦根功效相同,鲜品效更强,若用鲜品则用量加倍或捣汁用效果更佳。

[**使用禁忌**] 脾胃虚寒者慎服。

《神农本草经疏》:"因寒霍乱作胀,因寒呕吐勿服。"

[**现代研究**] 芦根主要成分为多糖类,其次为黄酮类、甾体类、蒽醌类、生物碱等,具有抗炎、抗氧化、抗结石、抗肿瘤、改善脂代谢紊乱、抑制肝纤维化、保护肝肾损伤、提高人体免疫功能等作用。

现代临床用于治疗发热,高血压头痛,脑出血头痛,急性扁桃体炎,肺炎、肺部感染、慢性阻塞性肺病、间质性肺病,慢性胃炎,急慢性肝炎,糖尿病等。

同治异效辨

白茅根和芦根皆为甘寒凉润之品,能入肺、胃二经而具清热之功,有清热生津之效,可治热病烦渴,胃热呕逆或肺热咳喘,痰涎壅肺之症。

茅根与芦根均有清肺胃之功,但茅根属止血药中的凉血止血药,主要清血分之热;而芦根属清热药中的清热泻火药,主要清气分之热,故两者有入血入气之殊。白茅根甘以生津,寒以凉血,偏清伏热,既能清肺胃之热而凉血生津,又能入膀胱利水,导热下行,故有凉血止血、清热利尿功效。适用于各种血热出血,其中以咳血、尿血为佳,《太平圣惠方》以鲜茅根、鲜藕共用治虚劳,痰中带血;《外台秘要》以白茅根、干姜共用治劳伤溺血。《医学衷中参西录》云:"苇之根居于水底,其性凉而善升……且其性凉能清肺热,中空能理肺气。"故芦根中空,偏清气分之热,既善养阴清肺止咳,又能清胃生津、止渴止呕。它虽性寒但味甘淡,性不滋腻,生津而不恋邪,可治温病热恋于卫、气,或热病后伤津口渴等症。

此外,白茅根清里,芦根透表,二药常配伍而用,一清一透,既清血分又清气分,相须相辅。《备急千金要方》中两药各二两,水煎治反胃上气。施今墨先生临证治发热,无论外感内伤或不明原因低热,皆可用之。且二者以鲜品入药,疗效更佳。

16

玄参、夏枯草（消散瘰疬，有滋阴、平肝之分）

玄参

为玄参科植物玄参及北玄参的根。又名"元参"。

[**性味归经**] 甘、苦、咸，微寒。入肺、胃、肾经。

①《本草品汇精要》："气薄味厚，阴也。臭香。"

②《雷公炮制药性解》："入心、肺、肾三经。"

[**功能**] 清热凉血，滋阴降火，解毒散结。

[**主治**] 血热出血，热病烦渴，胃热呕逆，肺热喘咳，小便淋沥涩痛，水肿，黄疸。

[**用法用量**] 内服：煎汤，10～30 g，鲜品 30～60 g；或捣汁。外用：适量，鲜品捣汁涂。

生品泻火解毒力强，多用于治疗温热病热入营血之发斑发疹、神昏谵语等，咽喉肿痛，痈肿疮毒，痰火郁结之瘰疬痰核。

[**使用禁忌**] 脾胃虚寒，溲多不渴者忌服。

①《神农本草经疏》："因寒发哕，中寒呕吐，湿痰停饮发热，并不得服。"

②《本草从新》："吐血因于虚寒者，非所宜也。"

[**现代研究**] 玄参主要含环烯醚萜类化合物、玄参素、哈巴素、哈巴苷、哈巴苷元、桃叶珊瑚苷、安哥拉苷丙、生物碱、多糖、甾醇、皂苷等成分，具有保护心血管、抗心肌凋亡、抗动脉硬化、降压、预防高血压心室重构、抗脑缺血损伤、神经保护、镇静、抗惊厥、抗肿瘤、肝保护、利胆、增加胰岛素分泌量、降血糖、改善糖脂代谢功能、抗氧化、抗炎、抗菌、抑制真菌、免疫调节等作用。

现代临床用于治疗甲状腺结节、甲亢性脑病、急性喉炎、咽炎、放射性食管炎、咳嗽、胆汁淤积性肝硬化、血吸虫性肝脾肿大、胃肠功能紊乱所致便秘、癌症术后呕吐、IgA 肾病血尿、糖尿病、糖尿病血管病变等疾病。

异制辨析

由于炮制方法不同,有蒸玄参、酒玄参和盐玄参之分。

制玄参 取玄参净片,微泡,蒸透,切片干燥。蒸后减缓寒性,长于凉血滋阴,适用于津伤不足之便秘、阴虚瘰疬。《本草述钩元》云:"入滋阴剂,须蒸晒过,差减寒性。"

酒玄参 取玄参净片,用酒闷润,文火炒干。酒制可增强行散之力。《古今医统大全》云:"玄参行表,治游无根之火,得酒气而力愈健。"

盐玄参 取玄参净片,盐水闷润,文火炒干。盐制可增强滋阴降火功效,并能引药入肾。

夏枯草

为唇形科植物夏枯草的干燥果穗。

[**性味归经**] 苦、辛,寒。归肝、胆经。

①《本草品汇精要》:"气薄味厚,阴中之阳。臭香。"

②《本草新编》:"入肺、脾、心三经。"

[**功能**] 清肝明目,散结解毒。

[**主治**] 目赤羞明,目珠疼痛,头痛眩晕,耳鸣,瘰疬,瘿瘤,乳痈,痄腮,痈疖肿毒,急、慢性肝炎,高血压病。

[**用法用量**] 内服:煎汤,6~15 g,大剂量可用至 30 g;熬膏或入丸、散。外用:适量,煎水洗或捣敷。

[**使用禁忌**] 脾胃虚弱者慎服。

《得配本草》:"气虚者禁用。"

[**现代研究**] 夏枯草含糖类、黄酮类、有机酸类、三萜类以及甾体类等成分,具有抗炎、抗病毒、抗菌、抗纤维化、调节代谢、调节血压、抗癌、调节细胞因子、抗氧化、抗光老化等作用。

现代临床用于治疗慢性咽炎、扁桃体炎、流行性腮腺炎、中耳炎、肺结核、渗出性胸膜炎、支气管扩张、慢性肝病、急性黄疸型传染性肝炎、高血压、失眠、冠心病、高脂血症、糖尿病肾病、细菌性痢疾、泌尿系统感染、皮肤真菌病、甲状腺功能亢进症、桥本甲状腺炎、甲状腺结节、甲状腺癌、肺癌、恶性淋巴瘤、小儿抽动症等疾病。

同治异效辨

玄参及夏枯草味苦性寒，都有清热解毒散结之功效，常用消瘰疬。

二者的不同之处在于：玄参侧重于滋阴、清热散结、软坚散结，而夏枯草侧重于清肝、散结、消肿。玄参苦甘咸寒，苦能清火，甘能滋阴，走肺脏，入肾经，能退无根浮游之火，散周身痰结热痛，凉润滋肾，退热除蒸。凡头疼、热毒、耳鸣、咽痛、喉风、瘰疬、伤寒阳毒、心下懊憹，水肿黄疸，由无根浮游之火或肾虚水火不济所致，皆可以玄参清上澈下以消。夏枯草临床未作补血药用，然诸多医家均言其有补益肝血之效。如《本草衍义补遗》载："有补养血脉之功，三月四月开花，五月夏至时候复枯"；李时珍云："夏枯禀纯阳之气，补厥阴血脉。"《本草通玄》亦云："补养厥阴血脉"。故乃因肝阴亏少，阴血不足，虚火上扰所致之目赤羞明，目珠疼痛，眩晕失眠等症可以夏枯草治之，取其养肝阴、清肝平肝之用也。

因二者均可消瘰，但侧重点不同，因此两药常合用治疗瘰疬，如内消瘰疬丸。

17

金银花、连翘（清热解毒，有疗痢、散结之别）

金银花

见上篇第二章19。

连翘

见上篇第一章11。

同治异效辨

金银花、连翘性寒,皆入肺、心二经,功擅疏散风热,清热解毒,常相须为用,用于外感风热或温病初起所致发热、口干咽痛,以及各种疮痈肿毒。

两者都可清热解毒,但有疗痢、散结之别。《本草通玄》云:"金银花,主胀满下痢,消痈散毒,补虚疗风。"故银花尚有凉血止痢,补虚疗风之功效,可治肠澼血痢,常单用或与白头翁、黄连配伍应用。银花炒炭后更增强凉血止血痢的作用,以治赤痢、疫痢为主。连翘解毒作用稍弱于金银花。经云"诸痛痒疮,皆属于心",连翘主清心火,解疮毒,有"疮家圣药"之称,心经热邪病证为首选。李杲云连翘:"散诸经血结气聚;消肿。"可见连翘不仅能清热解毒,亦能消肿散结、化热毒壅聚,对于痰火郁结之瘰疬痰核,乃必用之药。

18

黄芩、黄连、黄柏(苦寒泻火,作用部位各有专长)

黄芩

见上篇第三章48。

黄连

见上篇第三章49。

黄柏

见上篇第三章50。

同治异效辨

芩、连、柏三药均味苦性寒,善清热泻火,但三者作用部位各有侧重。

《滇南本草》云黄芩:"上行泻肺火,下行泻膀胱火……除六经实火实热"。可泻火凉血,燥湿安胎,清上泻下,走表达里,为燥湿清热、泻火解毒之要药,尤其主入肺经,泄肺中火邪上逆于膈上,清上焦邪热是其所长。黄连虽善治邪热入心经之热证,然《医垒元戎》云:"黄连名为泻心,其实泻脾,盖实则泻其子也。"故其善清中焦邪热,可清脾胃之火,也泻心肝之火,同时又可除湿散邪,清大肠湿热之痢。黄柏擅治下焦湿热诸症,善清大肠湿热而止痢,又可清肝胆湿热,以治身目俱黄之黄疸诸症。《神农本草经》云其:"主五脏肠胃中结热,黄疸,肠痔;止泄痢,女子漏下赤白,阴伤蚀疮。"因其可泻肾中阴火而坚阴,又能退虚热、泻相火。

三药分别作用于上中下三部,各有所长,又常伍用,清热燥湿,泻火解毒之力倍增,皆可用于湿热或热毒火盛所致病症。

19

紫花地丁、黄花地丁(疗疔痈,有凉血、散气之偏)

紫花地丁

为堇菜科植物紫花地丁的干燥全草。

[**性味归经**] 苦、辛,寒。归心、肝经。

① 《本草图解》:"入肝、胃经。"

② 《救荒本草》:"味甘。"

③ 《玉楸药解》:"微寒。入手少阴心、足少阳胆经。"

[**功能**] 清热解毒,燥湿凉血。

[**主治**] 疔疮痈疽,丹毒,痄腮,乳痈,肠痈,瘰疬,湿热泻痢,黄疸,目赤肿痛,毒蛇咬伤。

[**用法用量**] 内服:煎汤,15~30 g,鲜品 30~60 g。外用:适量,捣敷。

[**使用禁忌**] 阴疽漫肿无头及脾胃虚寒者慎用。

[**现代研究**] 紫花地丁含有内酯香豆素、黄酮类、植物甾醇、木犀草素、总生物碱等成分,具有抗菌、抗炎、抗病毒、抗氧化、免疫调节、抗癌、抗高尿酸血症、抑制脂肪酶活性、抗凝血活性等作用。

现代临床用于治疗上下呼吸道感染、新冠感染、扁桃体炎、腮腺炎、乙型病毒性肝炎、肺癌、肝癌、乳腺癌、盆腔炎、阴道炎、静脉炎、深静脉血栓、毒蛇咬伤、蜂窝组织炎、各种急慢性皮肤溃疡、疔疮痈肿、脓疱疮、粉刺、真菌性疾病、血栓外痔、艾滋病等疾病。

黄花地丁

即"蒲公英",为菊科植物蒲公英、碱地蒲公英或同属数种植物的干燥全草。

[**性味归经**] 苦、甘,寒。归肝、胃经。

李东恒:"微苦寒,足少阴肾经君药。"(《本草发挥》)

[**功能**] 清热解毒,消痈散结。

[**主治**] 乳痈,肺痈,肠痈,痄腮,瘰疬,疮肿,目赤肿痛,感冒发热,咳嗽,咽喉肿痛,胃炎,肠炎,痢疾,肝炎,胆囊炎,尿路感染,蛇虫咬伤。

[**用法用量**] 内服:煎汤,10～30 g,大剂量 60 g;或捣汁;或入散剂。外用:适量,捣敷。

[**使用禁忌**] 非实热之证、阳虚外寒、阴疽、脾胃虚弱者忌用。

[**现代研究**] 蒲公英含有黄酮类、多糖、萜类、蒲公英苦素等成分,具有杀菌、利胆、利尿、健胃、通乳、抗肿瘤、提高免疫、抗氧化、延缓衰老、降血糖等作用。

现代临床用于治疗上呼吸道感染、慢性胃炎、胃溃疡、急性胰腺炎、疖肿、淋巴结炎、乳腺病、丹毒、阑尾炎、胆囊炎、胆道感染、脉管炎、泌尿系感染、骨髓炎、头面部感染、痤疮、多发性毛囊炎、传染性湿疹、皮肤感染、败血症、白塞综合征、甲状腺肿、妇科炎症、肿瘤、结核等。

> **同治异效辨**
>
> 紫花地丁及蒲公英均苦寒,具有清热解毒消散之功效,且两药均既可内服又可外敷,常用于治疗疔疮肿毒、丹毒、乳痈、肠痈、肺痈等化脓性或非化脓性炎症肿痛。
>
> 两者虽均可疗疔疮痈毒,但临证有凉血、散气之偏。紫花地丁偏入血分,清热解毒之力大于蒲公英,且长于凉血及退热。《本草正义》云:"地丁,专为痈疽、疔毒通用之药,濒湖《纲目》称其苦辛寒,治一切痈疽发背,疔肿瘰疬,无名肿毒,恶疮。然辛凉散肿,长于退热,惟血热壅滞,红肿焮发之外疡者宜之。"其辛凉散肿,善治血热壅滞,常用于治疗外疡或血热动血所致斑疹、紫癜等症,近年来也常用于肿瘤的治疗。黄花地丁即蒲公英,《本草备要》云:"泻热,解毒……化热毒,解食毒,消肿核。专治乳痈。"其清热、散气、散结之力较强,通乳消肿,为乳痈要药。然其近年来应用范围极广,除乳腺炎外,尤其对胃炎、消化性溃疡及幽门螺杆菌呈阳性者颇见功效。

20

谷精草、木贼草(疏风退翳,有治风热、发汗之分)

谷精草

为谷精草科植物谷精草的干燥带花茎的头状花序。

[**性味归经**] 辛、甘,凉。入肝、胃经。

[**功能**] 祛风散热,明目退翳。

[**主治**] 目翳,雀盲,头痛,齿痛,喉痹,鼻衄。

[**用法用量**] 内服:煎汤,9~12 g;或入丸、散剂。外用:适量,煎汤外洗;或烧存性,研末外撒;或为末吹鼻;烧烟熏鼻。

[**使用禁忌**] 血虚者慎用。忌用铁器煎药。

《得配本草》:"血虚病目者禁用。"

[现代研究]谷精草含谷精草素、万寿菊素、槲皮素等,具有抗真菌、抗菌、抗氧化、防治糖尿病及其并发症、诱导神经损伤保护、抑制细胞毒活性从而抑制肿瘤等作用。

现代临床用于治疗眼结膜炎、角膜炎、夜盲症、视网膜脉络膜炎、过敏性鼻炎、原发性高血压、血管神经性头痛,外用可治疗花斑癣等疾病。

木贼草

为木贼科植物木贼的干燥地上部分。

[性味归经]甘、微苦,平。归肺、肝、胆经。

①《本草纲目》:"气温,味微甘苦,中空而轻,阳中之阴,升也,浮也。"

②《药义明辨》:"入肝、胆、脾三经。"

③《本草再新》:"入心、肝二经。"

[功能]疏风散热,明目退翳,止血。

[主治]风热目赤,目生云翳,迎风流泪,肠风下血,痔血,血痢,妇人月水不断,脱肛。

[用法用量]内服:煎汤,3~10g;或入丸、散。外用:适量,研末撒敷。

[使用禁忌]气血虚者慎用。

①《神农本草经疏》:"目疾由于怒气及暑热伤血、暴赤肿痛者,非其所任。"

②《本草汇言》:"多服损肝,不宜久服。"

③《本经逢原》:"多用令人目肿,若久翳及血虚者非所宜。"

[现代研究]木贼草含黄酮类、挥发油类、酯类、酚酸类等成分,具有扩张血管、降压、降低胆固醇及甘油三酯、保肝、保护血管内皮、抑制血小板聚集及释放、抗血栓形成、镇静、抗惊厥、抗氧化、降血糖、抗肿瘤、抗菌、抗炎、镇痛、抑制肠收缩、杀虫、抗蛇毒等作用。

现代临床用于治疗化脓性扁桃体炎、糖尿病视网膜病变、鼻出血、子宫功能性出血、神经性皮炎、硅肺。外用可治疗尖锐湿疣、扁平疣、宫颈炎等疾病。

同治异效辨

谷精草与木贼草均味甘性平,皆归经于肝与肺,均具有疏散风热、明目退翳之功效,均用治于外感风热上扰,目赤肿痛,羞明多泪,眼目生膜,头痛齿痛诸证。

两药均可疏风退翳,但有治风热、发汗之分。谷精草味辛、轻浮升散。《本草正义》云谷精草:"其质轻清,故专行上焦,直达巅顶,能疏散头部风热。治目疾头风,并疗风气痹痛者,亦以轻清之性,善于外达也。"故其善于疏散头面风热而明目退翳,宜用治于风热上扰,目赤且兼有头痛者。木贼草入肝经,退翳明目兼发汗解表之功,可升散火郁风湿。《医宗必读》云:"木贼为磋擦之需,故入肝而伐木。去节者善发汗,中空而轻,有升散之力也。"且木贼草归肝经而有止血之效,尚可治疗多种血证及血痢,如肠风下血、妇科出血、崩漏、胎动不安、脱肛等症。《罗氏会约医镜》载:"谷精草去星障,木贼去翳障。"从现代医学角度理解即类似外感病毒所导致的角膜炎与白内障或玻璃体混浊之区别,前者偏治外感急症眼疾;后者多为脏腑湿热内郁所致眼疾,也常用于改善玻璃体混浊等症状。

21

青葙子、决明子(清肝明目,有泻火、益肾之别)

青葙子

为苋科植物青葙的干燥成熟种子。

[**性味归经**] 苦,凉。归肝经。

①《滇南本草》:"性寒,味甘微苦。"

②《雷公炮制药性解》:"入心、肝二经。"

[**功能**] 祛风热,清肝火。

[**主治**] 目赤肿痛,障翳,高血压,鼻衄,风热瘙痒,疥癞。

[**用法用量**] 内服:煎汤,5~10g;入丸、散;或鲜品捣汁。外用:适量,

或研末吹喉；或捣烂敷。

[使用禁忌] 瞳孔散大者、青光眼患者忌用。

[现代研究] 青葙子含脂肪油、淀粉、烟酸、豆甾醇等成分，具有保肝、扩散瞳孔、抗白内障、抗肿瘤、免疫调控、抗糖尿病、抗菌、抗有丝分裂等作用。

现代临床用于治疗高血压、肝脏疾病、视网膜病变、葡萄膜炎等疾病。

决明子

为豆科植物决明或小决明的干燥成熟种子。

[性味归经] 苦、甘，凉。入肝、肾经。

①《神农本草经》："味咸，平。"

②《神农本草经疏》："足厥阴肝，亦入胆、肾。"

[功能] 清肝，明目，利水，通便。

[主治] 风热赤眼，青盲，雀目，高血压，肝炎，肝硬化腹水，习惯性便秘。

[用法用量] 内服：煎汤，9～15g。

《本草经集注》："蓍实为之使。"

[使用禁忌] 泄泻和血压低者慎用。

《本草经集注》："恶大麻子。"

[现代研究] 决明子含有蒽醌、萘并-吡喃-酮、蛋白质及氨基酸、糖类、微量元素等成分，具有抗菌消炎、抗血管生成、抑制蛋白质糖化、调压降脂、保护肝细胞和胆管细胞、改善肾功能、抗糖尿病、抗癌、通便、抗氧化、延缓衰老、抑制肥胖、神经保护等作用。

现代临床用于治疗眼部疾病、原发性高血压、皮肤感染、高脂血症、老年性便秘、乳腺小叶增生、口腔溃疡等疾病。

同治异效辨

青葙子与决明子均味苦性寒，归于肝经，具有清肝泻火，明目退翳之功效，可用治目赤、目暗、翳障，以及肝火所致的头痛眩晕之证。

两药虽皆可清肝明目,但有泻火、益肾之别。《本经逢原》云青葙子:"能散厥阴经中血脉之风热也。"可见青葙子功专清泄肝经实火,治肝火上炎之目赤肿痛以及肝阳化火、头痛眩晕、急躁不眠等证。决明子苦寒泄热,甘咸益阴,既能清泻肝火,又可疏风热,益肾阴,专攻风热上冲,目赤肿痛,羞明多泪者,目疾证属虚实者皆可应用。《本草正义》云:"决明子明目,乃滋益肝肾,以镇潜补阴为义,是培本之正治。"不仅能治目邪,更能补目之精。

22

射干、马勃(治咽喉肿痛,有散血、止血不同)

射干

为鸢尾科植物射干的干燥根茎。

[**性味归经**] 苦,寒。归肺、肝经。

①《神农本草经》:"味苦,平。"

②《名医别录》:"微温,有毒。"

③《雷公炮制药性解》:"入肺、肝、脾三经。"

④《本草正》:"阴也,降也。"

⑤《神农本草经疏》:"入手少阳、少阴、厥阴经。"

[**功能**] 清热解毒,消痰利咽,消瘀散结。

[**主治**] 热毒痰火郁结,咽喉肿痛,痰涎壅盛,咳嗽气喘,瘰疬结核,疟母癥瘕,痈肿疮毒。

[**用法用量**] 内服:煎汤,3~10 g;或入丸、散;或鲜品捣汁。外用:适量,或研末吹喉;或捣烂敷。

[**使用禁忌**] 无实火及脾虚便溏者不宜。孕妇忌服。

①《名医别录》:"久服令人虚。"

②《本草纲目》:"多服泻人。"

③《神农本草经疏》:"凡脾胃薄弱,脏寒,气血虚人,病无实热者禁用。"

[现代研究] 射干的主要成分为异黄酮类,另有酚类、苯醌类、萜类、类固醇和有机酸等成分,具有抗炎解热、镇痛、抑菌、抗真菌、抑制疱疹病毒、抗溃疡、促胆汁分泌、抗血栓形成、降血糖、增强体液免疫、活化蛋白激酶细胞、清除自由基、促进唾液分泌、抗透明质酸酶、抗变态反应、利尿、抗肿瘤等作用。

现代临床用于治疗扁桃腺炎、甲状腺肿、慢性支气管炎、慢性支气管哮喘、肺间质纤维化、慢性阻塞性肺病、呼吸窘迫综合征、急性咽炎、肝硬化腹水、化脓性关节炎、泌尿道感染等疾病。

马勃

为灰包科真菌脱皮马勃、大马勃、紫色马勃的干燥子实体。

[性味归经] 辛,平。归肺经。

《本草品汇精要》:"气之薄者,阳中之阴。"

[功能] 清肺利咽,解毒止血。

[主治] 风热郁肺咽痛,咳嗽失音。外治:吐血衄血,创伤出血,诸疮不敛。

[用法用量] 内服:煎汤,1.5~6g;或入丸、散。外用:研末撒;或调敷、或作吹药。

[使用禁忌]《饮片新参》:"风寒劳咳失音者忌用。"

[现代研究] 马勃主要有甾体类、多糖、多肽类等成分,具有抗炎、抗菌、抗真菌、抗肿瘤、抗氧化、止血等作用。

现代临床用于治疗咽喉肿痛、上呼吸道感染、咳嗽、溃疡性结肠炎等疾病,外科手术止血、口腔科止血、鼻出血、外伤出血等出血病症也常用马勃止血。外用还可治疗冻疮、疖肿等。

同治异效辨

射干与马勃均归经于肺,具有清热解毒、清肺祛痰、利咽消肿之功效,常治咽喉肿痛、咳嗽痰喘诸症,如扁桃腺炎、急性咽炎、咳嗽、痰喘等。

两者虽皆可治咽喉肿痛,但有散血、止血之不同。射干苦寒,除清热解毒功效外,尚能消瘀散结,《本草备要》谓其"能泻实火,火降则血散肿消,而痰结自解",故偏治痰火互结的咽喉肿痛以及痰热咳喘等证。马勃质轻宣散,善于清宣利咽,而偏治外感风热的咽喉肿痛以及咳嗽失音诸证。此外,本品有凉血收敛止血作用,外用具有良好的止血功效,用治各类出血如外科手术止血、口腔科止血、外伤出血、鼻衄吐血。

23

锦灯笼、山豆根(利咽消肿,有治咳、清热之异)

锦灯笼

为茄科植物酸浆的干燥宿萼或带有果实的宿萼。又名"酸浆、挂金灯"。

[**性味归经**] 苦,寒。入肺、脾二经。

《滇南本草》:"性微温,味咸。"

[**功能**] 清热解毒,利咽化痰,通利二便。

[**主治**] 咽喉肿痛,肺热咳嗽,黄疸,痢疾,水肿,小便淋涩,大便不通,骨蒸劳热。外治天疱疮、黄水疮,湿疹,丹毒。

[**用法用量**] 内服:煎汤,4.5~9 g。外用:适量,捣敷或煎水洗。

[**使用禁忌**] 脾虚泄泻者忌用。有堕胎作用,孕妇忌用。

[**现代研究**] 锦灯笼含酸浆苦素类、木樨草素、黄酮类、甾醇类、生物碱类、挥发油类、丰富的无机元素和多糖类等,具有抗炎、抗菌、抗氧化、舒张血管、抗动脉粥样硬化、保护心肌细胞、缓解哮喘、降血糖、降血脂、抗肿瘤、增强免疫、镇痛、利尿、兴奋子宫等作用。

现代临床用于治疗扁桃体炎、流行性腮腺炎、上呼吸道感染、哮喘、泌尿道感染、小儿肾炎、病毒性心肌炎、乙型病毒性肝炎等疾病。

山豆根

为豆科植物越南槐的干燥根及根茎。

[**性味归经**]苦,寒;有毒。入肺、胃经。

《要药分剂》:"入心、肺、大肠三经。"

[**功能**]清热解毒,利咽消肿,止痛杀虫。

[**主治**]火毒蕴结,乳蛾喉痹,咽喉肿痛,齿龈肿痛,口舌生疮,喘满热咳,湿热黄疸,下痢,便秘,痔疮,秃疮,疥癣,蛇、虫、犬咬伤。

[**用法用量**]内服:煎汤,3~6 g;或磨汁;或研末;或入丸、散。外用:适量,含漱或捣敷。

[**使用禁忌**]脾胃虚寒泄泻者忌服。

①《神农本草经疏》:"虚寒者勿服。"

②《本草汇》:"脾虚食少而泻者,切勿沾唇。"

③《得配本草》:"虚火炎肺、咽喉肿痛者禁用。"

[**现代研究**]山豆根含生物碱、黄酮、皂苷类及多糖等成分,具有抗炎、抗菌、抗病毒、抗氧化、抗溃疡、抗肿瘤、降压、降血脂、免疫抑制等作用。山豆根所含苦参碱、金雀花碱等生物碱有强毒性。

现代临床用于治疗急性扁桃体炎、急性咽炎、急性放射性食管炎、慢性肝炎、病毒性肝炎、病毒性心肌炎、肿瘤、脊髓灰质炎、新冠感染、跖疣等疾病。

同治异效辨

锦灯笼和山豆根均性味苦寒,都有清热利咽的功效,适用于咽喉肿痛、喉痈、喉风、喉痹等。

两者都有利咽消肿之功,但有治咳、清热之异。锦灯笼入肺经,长于清热解毒,除治咽喉肿痛之外,尚可治肺热咳嗽。《新修本草》云:"主上气咳嗽,风热,明目。"《本草汇言》云山豆根:"善除肺胃郁热",《医林纂要·药性》言其:"泻心火,保肺金。治喉肿、喉风、牙龈肿痛,及喘逆热咳,并治肠澼痢疾。"山豆根大苦大寒,善于解毒利咽,偏治于热毒炽盛的咽喉肿痛以及牙龈肿痛,痈肿疮毒等诸证。

24

败酱草、鱼腥草（解毒消痈，有散瘀、宣肺之差）

败酱草

为败酱科植物黄花败酱、白花败酱的干燥全草。

[**性味归经**] 辛、苦，微寒。归胃、大肠、肝经。

①《神农本草经》："味苦，平。"

②《名医别录》："咸，微寒，无毒。"

③《汤液本草》："气微寒平，味苦咸。入足少阴经，手厥阴经。"

④《本草品汇精要》："味厚于气，阴中之阳。"

[**功能**] 清热解毒，活血排脓。

[**主治**] 肠痈，肺痈，疮痈肿毒，痢疾，产后瘀滞腹痛。

[**用法用量**] 内服：煎汤，10～15 g。外用：鲜品适量，捣敷。

[**使用禁忌**] 脾胃虚弱及孕妇慎用。

[**现代研究**] 败酱草含有黄酮类、三萜皂苷类、环烯醚萜类、挥发油类、甾醇类和苯丙素类等，具有抑菌、抗病毒、抗炎、镇静、保肝利胆、双向调节胃肠道、抗肿瘤、抗氧化、镇痛、降血脂、耐缺氧和抗疲劳等作用。

现代临床用于治疗妇科炎症、乳腺炎、输卵管阻塞性不孕症、上下呼吸道感染、消化道感染、慢性阑尾炎、慢性前列腺炎、皮肤扁平疣、皮肤瘙痒、带状疱疹、痤疮、慢性湿疹、类风湿关节炎、静脉炎、神经衰弱等。

鱼腥草

为三白草科植物蕺菜的新鲜全草或干燥地上部分。

[**性味归经**] 辛，微寒。归肺、膀胱、大肠经。

①《名医别录》："味辛，微温。"

②《食疗本草》："温。"

③《日华子诸家本草》："有毒。"

④《本草再新》："入肝、肺二经。"

[**功能**] 清热解毒，排脓消痈，利尿通淋。

[主治] 肺痈吐脓，痰热喘咳，喉蛾，热痢，痈肿疮毒，热淋。

[用法用量] 内服：煎汤，15～25g，不宜久煎；或鲜品捣汁，用量加倍。外用：适量，捣敷或煎汤熏洗。

[使用禁忌] 虚寒证及阴性外疡忌服。

① 《名医别录》："多食令人气喘。"

② 孟诜："久食之，发虚弱，损阳气，消精髓。"

[现代研究] 鱼腥草含挥发油和黄酮类生物碱、有机酸、脂肪酸等成分，具有抑菌、抗炎、抗病毒、解热、平喘镇咳、抗肺炎支原体、增强机体免疫、抗氧化、抗血小板聚集、降血糖、抗肿瘤、抗辐射、抗过敏、利尿、轻度镇静、抗惊厥、抗抑郁等作用。

现代临床用于治疗呼吸道感染性疾病、鼻炎、急性扁桃体炎、过敏性结膜炎、疱疹性角膜炎、睑腺炎、口腔溃疡、反流性食管炎、慢性胃炎、肠炎、消化道溃疡、儿童病毒性肠炎、肾炎蛋白尿、慢性肾炎合并急性咽炎、多种皮肤疾病、多发性疖肿、支原体宫颈炎、盆腔炎、乙型病毒性肝炎、肺结核等疾病。

同治异效辨

败酱草与鱼腥草都有清热解毒、消痈排脓之功。两者都可用于治疗肺痈吐脓、痰热喘咳之症。

两药皆有解毒消痈之功效，但有散瘀、宣肺之差异。败酱草辛、苦、微寒，既入气分，又入血分。《本草正义》云："此草有陈腐气，故以败酱得名。能清热泄结，利水消肿，破瘀排脓。"败酱草长于清肠胃肝热，且能祛瘀止痛，其治重在大肠、胃、肝经。可消肠痈、肺痈、肝痈，又可治胃热壅瘀，心腹疼痛，产后恶露；且清肝热，可治目赤肿痛。鱼腥草辛、寒，偏入肺经，长于清肺热、解肺毒、消肺痈、排肺脓，用于肺热咳喘。《神农本草经疏》云其"能治痰热壅肺，发为肺痈吐脓血之要药"，能宣降肺气，通利水道，疏泄膀胱，有利于清除膀胱湿热，对膀胱湿热引起的小便赤黄、热淋、小便不利等症皆适用。

25

白蔹、漏芦、绵马贯众（疗疔毒，有生肌、下乳、止血之分）

白蔹

为葡萄科植物白蔹的干燥块根。

[**性味归经**] 苦，微寒。归心、胃经。

① 《名医别录》："甘，微寒，无毒。"

② 《药性论》："有毒。"

③ 《本草品汇精要》："味苦甘，性寒泄，气薄味厚，阴中之阳。"

④ 《本草再新》："味苦、辛，性寒，有小毒，入肝、肺二经。"

⑤ 《滇南本草》："入脾、肺二经。"

[**功能**] 清热解毒，消痈散结，生肌敛疮。

[**主治**] 疮疡肿毒，痈疽发背，瘰疬，水火烫伤，湿疮，温疟，惊痫，血痢，肠风，痔漏，白带，跌打损伤，外伤出血。

[**用法用量**] 内服：煎汤，3～10 g。外用：适量，煎汤洗，或研末撒或调涂。

《本草经集注》："代赭为使。"

[**使用禁忌**] 不宜与川乌、制川乌、草乌、制草乌、附子同用。脾胃虚寒及无实火者禁用，孕妇慎用。

① 《本草经集注》："反乌头。"

② 《神农本草经疏》："痈疽已溃者不宜服。"

③ 《本经逢原》："阴疽色淡不起，胃气弱者，非其所宜。"

[**现代研究**] 白蔹含黄酮类、甾醇类、蒽醌类、酚酸类及其糖苷等成分，具有抗肿瘤、抑菌、免疫调节、促进伤口愈合、兴奋等作用。

现代临床用于治疗复发性口腔溃疡、痔疮、黄褐斑、老年斑、烧伤、痤疮、下肢溃疡、皲裂、尖锐湿疣等疾病。

漏芦

为菊科植物祁州漏芦的干燥根。

[性味归经] 苦,寒。归胃经。

①《名医别录》:"大寒,无毒。"

②《本草正》:"味微咸,性寒,有小毒。"

③《本草从新》:"入胃、大肠,通肺、小肠。"

④《玉楸药解》:"入足少阴肾、足厥阴肝经。"

[功能] 清热解毒,消肿排脓,下乳,通筋脉。

[主治] 痈疽发背,乳房肿痛,乳汁不通,瘰疬恶疮,湿痹筋脉拘牵,骨节疼痛,热毒血痢,痔疮出血。

[用法用量] 内服:煎汤,5～9g;或入丸、散。外用:煎水洗或研末调敷。

[使用禁忌]

①《神农本草经疏》:"疮疡阴症,平塌不起发者,非所宜投。妊娠禁用。"

②《得配本草》:"气虚者禁用。"

[现代研究] 漏芦含蜕皮激素类、黄酮类、萜类、噻吩类、酚酸类、挥发油类等成分,具有抗炎、抑菌、抗病毒、镇痛、抗肿瘤、抗氧化、降血压、强心、保护血管内皮、改善脂代谢、抗动脉粥样硬化、兴奋神经肌肉、改善记忆障碍、免疫调节、催乳等作用。

现代临床用于治疗慢性鼻窦炎、支原体肺炎、肝癌、肾炎、遗精、软组织挫伤、银屑病、皮肤溃疡、乳腺炎、产后缺乳、阿尔茨海默病、急性髓细胞性白血病等疾病。

绵马贯众

为鳞毛蕨科植物粗茎鳞毛蕨的根茎及叶柄残基。习称"贯众"。

[性味归经] 苦,微寒;有小毒。归肝、胃经。

《玉楸药解》:"入手太阴肺、足厥阴肝经。"

[功能] 杀蛔虫、绦虫、蛲虫,清热解毒,凉血止血。

[主治] 风热感冒,温热斑疹,吐血,衄血,肠风便血,血痢,血崩,带下,疮疡,尿血,月经过多,刀伤出血,蛔虫、蛲虫、绦虫病,虫积腹痛,人工流产后、产后出血。

[**用法用量**]内服:煎汤,4.5～9 g;或入丸、散。外用:适量,研末调涂。

[**使用禁忌**]阴虚内热及脾胃虚寒者不宜,孕妇慎用。

《神农本草经疏》:"病人虚寒无实热者禁用。"

[**现代研究**]贯众含有间苯三酚类、黄酮类、萜类、甾体类、苯丙素类以及脂肪族类等成分,具有抗菌、消炎、护肤、抗病毒、驱虫、抗艾滋病毒、止血、抗白血病、抗肝损、促进损伤细胞修复、抗溃疡、抗动脉粥样硬化及脂质过氧化、兴奋子宫平滑肌等作用。

现代临床用于治疗流行性感冒、流行性脑脊髓膜炎、流行性乙型脑炎、病毒性角膜炎、流行性腮腺炎、病毒性心肌炎、麻疹、乙型病毒性肝炎、小儿水痘、乳腺炎、呼吸道及消化道出血、崩漏产后出血、肝癌、肾病综合征等疾病,并可治肠道寄生虫病,如蛔虫、蛲虫、钩虫等虫积腹痛、肛门瘙痒等症。

同治异效辨

白蔹、漏芦、贯众三者均具有清热解毒之功效,可治疗疮肿疡之证,但有生肌、下乳、止血之分。

白蔹辛苦微寒,既能降泄,又能宣散,缓急、除热,苦泄宣通。长于清热解毒,消肿止痛,治热毒痈疮肿毒、发背初起等,脓已成未成均可用之,尚能敛疮、生肌、止血,治疗烫伤烧伤,外伤出血、跌打损伤,可与白及同用增强疗效,如《本草衍义》云:"白蔹、白及古今服饵方少有用者,多见于敛疮方中,二物多相需而行。"漏芦味苦咸、性寒,苦能下泄,咸能软坚,寒能除热,且独入阳明,其治重在胃与大肠经,既善于清解胃经热毒、消疮痈,又能通筋脉、通经下乳,常用于乳痈初起、红肿热痛,或乳汁不下,乳房胀痛;或湿痹筋脉拘挛,骨节疼痛,热毒血痢,痔疮出血。《神农本草经》云贯众:"主腹中邪热气,诸毒,杀三虫。"其清热解毒作用较强,除用于一般的湿热疮毒外,尚可用于防治疫病,治春温、痄腮、肺热咳嗽等。同时贯众还有止血、杀虫作用。

26

犀角、羚羊角、水牛角（治温病热盛，有凉血、息风之别）

犀角

为犀科动物印度犀、爪哇犀、苏门犀、黑犀及白犀等，以角入药。

[**性味归经**] 酸、咸，寒。入心、肝经。

①《神农本草经》："味苦，寒。"

②《本草蒙筌》："入阳明。"

③《本草汇言》："入手太阴、少阴，足厥阴、少阴经。"

[**功能**] 清热，凉血，定惊，解毒。

[**主治**] 伤寒温疫热入血分，惊狂，烦躁，谵妄，斑疹，发黄，吐血，衄血，下血，痈疽肿毒。

[**用法用量**] 内服：磨汁或研末，3～6分；煎汤，0.5～2钱；或入丸、散。外用：磨汁涂。

[**使用禁忌**]

①《雷公炮炙论》："妇人有妊勿服，能消胎气。"

②《神农本草经疏》："痘疮气虚无太热者不宜用；伤寒阴证发躁，不宜误用。"

[**现代研究**] 犀角含犀氨酸、多肽化合物、多种氨基酸等成分，具有强心、调节血压、解热、兴奋子宫、扩瞳等作用。

犀角为濒危野生中药品种，目前临床多以水牛角替代犀角应用。

羚羊角

为牛科动物赛加羚羊的角。

[**性味归经**] 咸，寒。入肝、心经。

①《名医别录》："苦，微寒，无毒。"

②《药性论》："味甘。"

[**功能**] 平肝息风，清肝明目，散血解毒。

[**主治**] 肝风内动，惊痫抽搐，妊娠子痫，筋脉拘挛，热病神昏痉厥，谵

语发狂,肝阳头疼眩晕,肝火目赤肿痛以及血热出血,温病发斑,痈肿疮毒。

[用法用量]内服:煎汤,1.5～3g,宜单煎2小时以上;磨汁或研末,0.3～0.6g;或入丸、散。外用:适量,煎汤或磨汁涂敷。

[使用禁忌]脾虚慢惊患者禁服。

[现代研究]羚羊角内含角蛋白、磷酸钙、不溶性无机盐、氨基酸、磷脂类等成分,具有镇静催眠、抗惊厥、抗休克、解痉、修复受伤神经细胞、抗癫痫、解热镇痛、抗炎、抗病原微生物、抗血栓、改变血管通透性、抗高血压、镇咳祛痰、兴奋平滑肌、增强免疫等作用。

现代临床用于治疗高血压病、血管性头痛、哮喘持续状态、小儿疱疹性口炎、小儿病毒性肺炎、小儿惊厥、小儿哮喘、皮肤溃疡、关节痛、风湿热、风湿性关节炎、风湿性心肌炎、晚期肿瘤发热等。

水牛角

为牛科动物水牛的角。

[性味归经]苦、咸,寒。入心、肝经。

《药对》:"平。"

[功能]清热,解毒,凉血,定惊。

[主治]热病头痛,壮热神昏,发斑发疹,吐衄,瘀热发黄,小儿惊风,癫狂,口舌生疮,喉痹咽肿。

[用法用量]内服:煎汤,15～30g,大剂量60～120g,先煎3小时以上;研末,每次3～9g;水牛角浓缩粉,每次1.5～3g。外用:适量,研末掺或调敷。

[使用禁忌]中虚胃寒者慎服。大量服用,常有上腹部不适、恶心、腹胀、食欲不振等反应。

[现代研究]水牛角含胆甾醇、氨基酸和碱性肽类等成分,具有强心、减慢心率、降血压、促进凝血、缩短出血时间、镇静与抗惊厥、抗炎、抗感染、降血脂、保肝、兴奋垂体-肾上腺皮质系统、降低毛细血管通透性等作用。

现代临床用于治疗各种紫癜,如难治性特发性血小板减少性紫癜、过敏性紫癜；各类出血症，如新生儿出血、慢性胃炎出血；自体免疫性溶血性贫血；白血病高热及出血；高脂血症；高血压病；痤疮；皮肤瘙痒；带状疱疹；眼科疾病等。

同治异效辨

犀角、羚羊角、水牛角均性寒，入肝经，具有清热解毒定惊功效，最常用于治疗温热病壮热神昏、谵语躁狂等症。

三者均善治温病热盛，但有凉血、息风之别。《药性赋》云："犀角解乎心热，羚羊清乎肺肝。"虽诸角皆能入肝，但犀角尚可入心经，清热解毒，镇心安神，具有退热镇神之力。且犀角凉血解毒，清热止血，对痈疽发背、肿毒疮疡及斑疹痘毒内陷有效，治吐血、下血者可磨汁服之，因含钙质有凝固血液之力而止血。犀角乃苦寒之品，故非热入营血者，不宜轻用。羚羊角独入肝经，清热镇痉之余，尚有泻火、平肝、息风之用，可平肝舒筋，定风安魂，散血下气。对于肝风内动之眩晕、震颤、目昏、癫痫等证皆可用之。其散血解毒之功尚可用消痘疮血热之毒。

近年来，水牛角作为犀牛角的替代品应用于临床，尤用于感染性发热、高热惊厥、神昏谵语、斑疹出血等属热入心包者。其清热解毒之功，尚用治痈肿疮疡、口疮咽痛等。犀角为珍贵药材，效力宏大，用量一般为0.3～0.5 g，重者3～5 g；水牛角用量一般10 g以上。故而使用水牛角代替犀角使用需加大剂量。

27

地骨皮、牡丹皮（治虚热骨蒸，汗中有殊）

地骨皮

见上篇第二章23。

牡丹皮

见上篇第三章32。

同治异效辨

地骨皮甘寒清润入肺经,能清泄肺热;丹皮辛寒入肝经,能清泄肝热,且能清血分实热,又可活血散瘀。

两药虽皆可治虚热骨蒸之证,但其汗中有殊。张元素曰:"丹皮治无汗之骨蒸,地骨皮治有汗之骨蒸"之说。实则地骨皮走气分,补虚损之真阴,清浮游之虚火。凡人真阴中有火,自相蒸烁,而见有汗骨蒸,可以地骨皮治之。牡丹皮治手、足少阴、厥阴四经血分伏火。入血分,散血中之瘀,清血中之伏火,故见无汗之蒸者用丹皮治之。

两药都能凉血以疗虚热,用于阴虚发热之证。临床常合用,内清外透,相得益彰。

28

青蒿、白薇(治虚热骨蒸,有清透、解营之异)

青蒿

见上篇第三章40。

白薇

见上篇第三章20。

同治异效辨

青蒿与白薇两药均苦寒,有清热养阴,清透郁热之功效,常用于虚热骨蒸。

两药虽皆可治虚热骨蒸,但有清透、解营之差别。青蒿可入少阳、厥阴血分,故可治寒热起伏,因其退阴火之功,最适阴虚而又感邪者;另有清暑辟秽之功,清透之力,故可治暑湿内热。如《本草新编》云:"青蒿,专解骨蒸劳热,尤能泄暑热之火,泄火热而不耗气血,用之以佐气血之药,大建奇功,可君可臣,而又可佐可使,无不宜也……又青蒿之退阴火,退骨中之火也,然不独退骨中之火,即肌肤之火,未尝不共泻之也,故阴虚而又感邪者,最宜用耳。"白薇味苦咸性寒,苦能降泄,咸能入血,寒能清热,利阴气、下水气,清血热而有益阴除烦之功效,治温邪伤营发热之证。《本草正义》云:"白薇之寒凉,既不嫌其伤津,又不偏于浊腻,诚清热队中不可多得之品。凡阴虚有热者,自汗盗汗者,久疟伤津者,病后阴液未复而余热未清者,皆为必不可少之药。"可见其和营之效。

两药合用常用治温邪入营,邪热稽留,缠绵不退之证。

第三章 祛寒药

29

附子、肉桂(温补阳气,有气、血之分)

附子

见上篇第三章38。

肉桂

见上篇第二章13。

同治异效辨

二者均可温阳补气。善补火助阳,上能助心阳、中可温脾阳、下会补肾阳,常相须为用而治疗多种阳虚证。又善散寒止痛,可治寒湿痹痛、风寒痹痛、寒凝腹痛、胸痹冷痛等证。二者均辛热燥烈,易耗气伤阴动火,故不宜多用或久服,对热证、阴虚阳亢者应忌用。对孕妇应忌用附子,慎用肉桂。

附子有毒,能助心阳以复脉,补命门之火以救散失之元阳,能散寒而却阴,以利阳气恢复,用于亡阳欲脱及元阳大亏之自汗、手足逆冷、脉微欲绝等。肉桂则无毒,力缓,用时宜后下,虽不能回阳救逆,但长于引火归原,温里驱寒,益阳消阴,可治下元虚衰、虚阳上浮、里寒所致的诸证;又入血分,善温经通脉,而可促进血行和消除瘀滞,可治寒邪凝滞的瘀血证,如经寒血滞痛经、经闭,以及寒疝腹痛、阴疽流注等;其温运阳气的作用,还有助于鼓舞气血的生成。

30

荜茇、胡椒、荜澄茄（散寒止痛，上、中、下三焦各有侧重）

荜茇

为胡椒科植物荜茇的干燥近成熟或成熟果穗。

[性味归经] 辛，热。归胃、大肠经。

[功能] 温中散寒，下气止痛。

[主治] 脘腹冷痛，呕吐，泄泻，寒凝气滞，胸痹心痛，头痛，牙痛。

[用法用量] 内服：煎汤，1～3g。外用：适量，研末塞龋齿孔中。

[使用禁忌] 实热郁火、阴虚火旺者均忌服。

[现代研究] 荜茇含有胡椒碱、棕榈酸、四氢胡椒酸、哌啶、挥发油等，还含 N-异丁基癸二烯(反-2,反-4)酰胺、芝麻素。荜茇的精油对白色及金黄色葡萄球菌、枯草杆菌、蜡样芽孢杆菌、大肠埃希菌、痢疾志贺菌等均有抑制作用。

现代临床用于治心律失常，急慢性肠胃炎，寄生虫感染，高脂血症，头痛，以及龋齿、牙根周围炎、智齿、冠周炎等引起的牙痛等疾病。

胡椒

为胡椒科植物胡椒的干燥近成熟或成熟果实。

[性味归经] 辛，热。归胃、大肠经。

[功能] 温中散寒，下气，消痰。

[主治] 胃寒呕吐，腹痛泄泻，食欲不振，癫痫痰多。

[用法用量] 内服：0.6～1.5g，研粉吞服。外用：适量。

[使用禁忌] 阴虚有火者忌服。

[现代研究] 胡椒含有胡椒碱、酰胺类、胡椒醛等，具有镇静和加强其他中枢神经系统制药的中枢抑制作用。胡椒所含的酰胺类化合物具有杀犬弓蛔虫作用。其含胡椒醛、胡椒碱还有一定的升压作用。

现代临床应用于治疗小儿消化不良性腹泻、肾炎、慢性气管炎和喘息、神经衰弱、皮肤病。

异产（采）辨析

由于其采集的时间不同，有白胡椒、黑胡椒之分。

黑胡椒 果穗基部果实开始变红时采收，晒干或烘干成黑褐色，即得黑胡椒，又名"黑川"。气芳香，有刺激性，味辛辣。以粒大、饱满、色黑、皮皱、气味强烈者为佳。

白胡椒 全部果实均已变红时采收，用水浸渍数天，擦去外果皮，晒干，则表面呈灰白色，即得白胡椒，又名"白川"。以个大、粒圆、坚实、色白、气味强烈者为佳。

白胡椒在临床上可用于缓解脾胃虚寒、胃寒呕吐、腹泻、肺寒咳喘等症状，同时对于缓解寒疝腹痛、睾丸偏坠、阴疽等病症也有一定的作用；而黑胡椒还对于缓解痛经、疥癣、痔等病症也有一定的作用。

荜澄茄

为樟科植物山鸡椒的干燥成熟果实。

[**性味归经**] 辛，温。归脾、胃、肾、膀胱经。

[**功能**] 温中散寒，行气止痛。

[**主治**] 胃寒呕逆，脘腹冷痛，寒疝腹痛，寒湿郁滞，小便浑浊。

[**用法用量**] 内服：煎汤，1～3g。

[**使用禁忌**] 阴虚火旺，里有实热，血热妄行出血及孕妇均禁服。畏赤石脂。

[**现代研究**] 荜澄茄含有挥发油，如荜澄茄内酯，以及荜澄茄素、树脂、荜澄茄酸、脂肪油、淀粉、树胶、色素。陈久品中含荜澄茄脑。荜澄茄油能松弛气管平滑肌，对哮喘有明显保护作用，还能祛痰，对金黄色葡萄球菌、大肠埃希菌、伤寒沙门菌、痢疾志贺菌、铜绿假单胞菌有抑制作用。其所含香叶醇、芳樟醇、香茅醛、樟脑等成分也具有不同程度的平喘作用。荜澄茄油及其滴丸有抗缺氧、抗心律失常作用。

现代临床用于阿米巴痢疾，支气管哮喘，慢性胃炎、胃胀气，恶心呕吐等。

同治异效辨

三药均味辛、性温热，均善温中散寒止痛，治胃寒脘腹冷痛吐泻，但上、中、下三焦各有侧重。

荜茇虽主脘腹冷痛，但有治头痛、牙痛、鼻渊之功效，如《本草纲目》："荜茇，为头痛、鼻渊、牙痛要药，取其辛热能入阳明经散浮热也。"故治上焦是其所长。胡椒温中散寒，主治胃寒疼痛，故以治中焦见长。如《证治要诀》用胡椒一味，治翻胃。荜澄茄温中散寒，行气止痛，但有暖肾作用，所以除主治胃寒呕逆、脘腹胀满冷痛之外，还能治疗寒疝腹痛，寒湿小便浑浊。《本草便读》："（荜澄茄）但入脾胃，温中散逆，下气豁痰，又能治肾与膀胱冷气，亦凡子皆降之意。"

第四章

芳香化湿药

31

藿香、佩兰（芳香化湿，有发表、化浊之偏）

藿香

见上篇第二章3。

佩兰

为菊科植物佩兰的干燥地上部分。

[**性味归经**] 辛，平。归脾、胃、肺经。

[**功能**] 芳香化湿，醒脾开胃，发表解暑。

[**主治**] 湿浊中阻，脘痞呕恶，口中甜腻，口臭，多涎，暑湿表证，湿温初起，发热倦怠，胸闷不舒。

[**用法用量**] 内服：煎汤，3～10 g。

[**使用禁忌**] 阴虚、气虚者忌服。

《得配本草》："胃气虚者禁用。"

[**现代研究**] 佩兰含有挥发油等。佩兰挥发油对流行性感冒病毒有抑制作用。水煎剂对白喉杆菌、金黄色葡萄球菌、八叠球菌、变形杆菌、伤寒沙门菌等有抑制作用。

现代临床应用于慢性腹泻、慢性胃炎、头晕头痛、皮肤湿疹、皮肤瘙痒等。

同治异效辨

藿香、佩兰二药均芳香入脾胃，而善化湿解暑，治湿阻中焦、湿温及暑湿等证,常相须为用。

藿香微温,化湿力较强,且兼发表,又善治夏月感寒饮冷之阴寒闭暑证;还能止呕,治寒湿等所致的恶心呕吐。佩兰则性平偏凉,药力平和,偏于化浊,为治脾经湿热之口甜或口苦、多涎之要药,常与藿香、黄芩、苡仁等药配合应用。此外,又适用于湿热内阻、口中甜腻多涎、口气腐臭之症。用于湿热内蕴、畏寒、发热、头胀、胸闷、胃呆等症,常配合藿香、厚朴、荷叶同用。

第五章

泻下药

32

大黄、芒硝（泻热通肠，有清血、软坚之异）

大黄

见上篇第三章 2。

芒硝

见上篇第三章 23。

同效异治辨

大黄、芒硝二者均味苦性寒，均善攻下通便泻热，治实热积滞大便燥结时，常相须为用。

大黄大苦大寒，泻热攻积力强，有荡涤肠胃之功，为治热结便秘之主药；此外，大黄兼解毒，善清血分之热而止血，治血热妄行之吐、衄、咯、便血，目赤咽肿，热毒疮疡及水火烫伤；清利湿热，导湿热从大便排出，治湿热蕴结之痢疾、黄疸、淋证等；活血逐瘀通经，治瘀血内结、产后瘀阻腹痛及跌打损伤等瘀血证。芒硝则兼咸味，长于软坚润燥，尤宜大便燥结者。另外，芒硝外用具有较好的清热消肿作用，用治咽痛、口疮、目赤及疮疡肿痛等。

33

火麻仁、郁李仁（润肠通便，有补益、行水之差）

火麻仁

为桑科植物大麻的干燥成熟果实。

[**性味归经**] 甘，平。归脾、胃、大肠经。

[**功能**] 润肠通便。

[**主治**] 血虚津亏，肠燥便秘。

[**用法用量**] 内服：煎汤，10～15 g。

[**使用禁忌**]

①《本草经集注》："畏牡蛎、白薇，恶茯苓。"

②《食性本草》："多食损血脉，滑精气，妇人多食发带疾。"

③《本草从新》："肠滑者尤忌。"

[**现代研究**] 火麻仁含有葫芦巴碱、脂肪油等，能刺激肠黏膜，使分泌增加，蠕动加快，并减少大肠吸收水分，故有泻下作用；还有明显阻止大鼠血清胆固醇升高的作用。

现代临床用于治疗泌尿道感染、脚气、月经不调、便秘、高脂血症、高血压等。

郁李仁

为蔷薇科植物欧李、郁李或长柄扁桃的干燥成熟种子。

[**性味归经**] 辛、苦、甘，平。归脾、大肠、小肠经。

[**功能**] 润肠通便，下气利水。

[**主治**] 津枯肠燥，食积气滞，腹胀便秘，水肿，脚气，小便不利。

[**用法用量**] 内服：煎汤，6～10 g。

[**使用禁忌**] 阴虚液亏及孕妇慎服。忌牛、马肉。

[**现代研究**] 郁李仁主要有黄酮类、脂肪酸类、氨基酸类、苷类及矿物元素等成分，其中黄酮类与脂肪酸类具有润燥滑肠作用，部分黄酮类、氨基酸类、氰类成分具有抗炎、镇痛作用。此外，还具有抗氧化、延缓衰老、

抗肿瘤、抗惊厥、降血压、抗动脉粥样硬化和镇咳等作用。

现代临床用于治疗便秘、水肿、呼吸道疾病等。

―――― 同治异效辨 ――――

二者均具有润肠通便的作用。

不同点为火麻仁又兼能补虚,郁李仁又可利水消肿。《本草述》:"麻子仁,非血药而有化血之液,不益气而有行气之用,故于大肠之风燥最宜。麻仁之所疗者风,然属血中之风,非漫治风也,而其所以疗风者,以其脂润而除燥,盖由于至阳而宣至阴之化,非泛泛以脂润为功也。"

《本草纲目》:"郁李仁甘苦而润,其性降,故能下气利水。按《宋史·钱乙传》云:'一乳妇因悸而病,既愈,目张不得瞑。乙曰,煮郁李酒饮之使醉,即愈。所以然者,目系内连肝胆,恐则气结,郁李去结,随酒入胆,结去,目则能瞑矣。此盖得肯綮之妙者也。'"《神农本草经疏》:"郁李仁,主大腹水肿,面目四肢浮肿者,《经》曰,诸湿肿满,皆属脾土,又曰,诸腹胀大,皆属于热。脾虚而湿热客之,则小肠不利,水气泛溢于面目四肢,辛苦能润热结,降下善导癃闭,小便利则水气悉从之而出矣。郁李仁,性专降下,善导大肠燥结,利周身水气,然而下后多令人津液亏损,燥结愈甚,乃治标救急之药。"

34

京大戟、甘遂(峻泻逐水,有脏腑、经隧之别)

京大戟

为大戟科植物大戟的干燥根。

[**性味归经**] 苦、辛,寒,有毒。归肺、脾、肾经。

[**功能**] 泻水逐饮,消肿散结。

[**主治**] 水肿胀满,胸腹积水,痰饮积聚,气逆咳喘,二便不利,痈肿疮

毒,瘰疬痰核。

[用法用量]内服:醋制,1.5～3 g;入丸散服,每次1 g。外用:适量,生用。生大戟有毒,泻下力猛,多外用,用于蛇虫咬伤,热毒痈肿疮毒等证。

与大枣同煮,去大戟不用,食枣,治水肿腹水。(《活法机要》)

[使用禁忌]虚寒阴水及孕妇忌服。体弱者慎用。不宜与甘草同用。

[现代研究]京大戟含有大戟酮等三萜类,生物碱,大戟色素体A、B、C等,以及树胶、树脂,具有扩张末梢血管,兴奋妊娠离体子宫,抑制金黄色葡萄球菌及铜绿假单胞菌,以及一定的利尿作用。

现代临床用于急慢性肾炎水肿、晚期血吸虫病腹水或其他肝硬化腹水等。

异制辨析

京大戟有毒力峻,内服使用醋京大戟。

醋京大戟 取净京大戟,加入米醋和水,浸润1～2小时,文火加热,煮至醋液被吸尽,取出,晾至六七成干时,切厚片,干燥。醋制后能降低毒性,缓和峻泻作用,用于水肿喘满,胸腹积水,痰饮结聚等证。

同名异药辨

大戟同名的有京大戟、红大戟之分。两者虽然名字相似,但它们分属不同的植物种类,具有不同的药用特性和用途。京大戟属于大戟科植物大戟的干燥根,而红大戟属于茜草科植物红大戟的干燥块根。这两种药材虽然都具有泻水逐饮、消肿散结的功效,但其性状、毒性等方面存在显著差异。

京大戟的主要功效包括泻水逐饮、消肿散结,用于治疗水肿、臌胀、胸胁停饮、疮痈肿毒等。味苦,性寒,归肺、脾、肾经,具有较大的毒性,使用时需谨慎。

红大戟同样具有泻水逐饮、消肿散结的功效,主要用于治疗水肿胀满、痰饮积聚等。味甘、微辛,性寒,有毒,归肺、脾、肾经。与京大戟相比,红大戟的毒性较小,且其散结消肿力佳。

使用时需要根据具体病情和患者的身体状况选择合适的药材,并注意药材的炮制方法以减少毒性。

甘遂

为大戟科植物甘遂的干燥块根。

[**性味归经**]苦,寒,有毒。归肺、肾、大肠经。

[**功能**]泻水逐饮,消肿散结。

[**主治**]水肿胀满,胸腹积水,痰饮积聚,气逆咳喘,二便不利,风痰癫痫,痈肿疮毒。

[**用法用量**]内服:0.5～1.5g,炮制后多入丸散用。外用:适量,生用。

[**使用禁忌**]气虚、阴伤、脾胃衰弱者及孕妇忌服。

[**现代研究**]甘遂含有三萜类,包括大戟酮、大戟二烯醇、α-大戟醇、表大戟二烯醇等,具有泻下作用。生甘遂乙醇浸膏对小鼠有较强的泻下作用,毒性亦较大,经醋炙后泻下作用和毒性均有减低。甘遂对人体有利尿作用,并呈现出一定的抗生育作用。甘遂萜酯A、B对小鼠扭体法有镇痛作用,并有毒性。

现代临床用于小便不通、哮喘、腹水、癫痫等。

同治异效辨

京大戟和甘遂均具有泻水逐饮、消肿散结的功效,可用于治疗水肿胀满、胸腹积水、气逆咳喘、二便不利、痈肿疮毒、瘰疬、痰核等病症。

京大戟苦涩寒,主泻五脏水停;甘遂辛苦寒,泻逐经络之水。甘遂还可用于治疗风痰癫痫。《本草纲目》:"痰之本,水也,湿也,得气与火,则凝滞而为痰,为饮,为涎,为涕,为癖。大戟能泄脏腑之水湿,甘遂能利经隧之水湿,白芥子能散皮里膜外之痰气,惟善用者能收奇功也。"

京大戟可与甘遂、芫花同用,增强泻下逐水作用,如十枣汤。(《伤寒论》)

第六章

利水渗湿药

35

猪苓、茯苓（利水渗湿，有通利、补益之偏）

猪苓

为多孔菌科真菌猪苓的菌核。

[**性味归经**] 甘、淡，平。归肾、膀胱经。

① 《洁古珍珠囊》："甘、苦。"

② 《中华本草》："归脾、肾、膀胱经。"

[**功能**] 利水渗湿。

[**主治**] 水湿停滞所致小便不利，水肿胀满，泄泻，淋浊，带下。

[**用法用量**] 内服：煎汤，6～12g；或入丸、散剂。

[**使用禁忌**] 无水湿者禁用。

① 《本草衍义》："久服必损肾气，昏人目。"

② 《药品化义》："凡脾虚甚者，恐泄元气，慎之。"

[**现代研究**] 猪苓含有多种多糖类，如猪苓葡聚糖，及甾体类等成分。其利尿作用是由于抑制肾小管对水及电解质，特别是钠、钾、氯的重吸收所致。所含猪苓多糖对细胞免疫功能的调节作用强于对体液免疫的调节。此外，猪苓多糖还有抗肿瘤、保肝、抗菌等作用。

现代临床用于肺癌、慢性病毒性肝炎、银屑病等。

茯苓

见上篇第二章21。

> **同治异效辨**
>
> 猪苓与茯苓均味甘淡、性平,归肾经,具有淡渗利小便作用,治疗水湿停滞所致小便不利,水肿胀满。二者可相须为用,增强利水之效,如五苓散。
>
> 猪苓利水作用强于茯苓,如《伤寒论》之猪苓汤、《金匮要略》之猪苓散。但猪苓无补益之功,不宜久用。茯苓除归肾、膀胱经外,还归心、脾、肺经;除利水渗湿功效外,还有健脾和胃、宁心安神等补益功效。与人参、白术、砂仁等配伍,如香砂六君子汤,益气健脾和胃,治疗脾虚食少、便溏泄泻等病症;与人参、当归、酸枣仁、龙眼肉等合用,如归脾丸,补气健脾、养心安神;亦可与人参、远志、龙齿等同用,补心气,安神镇惊,如安神定志丸,治疗心悸不安,失眠健忘,遗精白浊等症。

36

瞿麦、萆薢、海金沙、石韦(利尿通淋,有治血、治膏、治石、治湿热之不同)

瞿麦

为石竹科植物瞿麦的干燥地上部分。

[**性味归经**] 苦,寒。归心、小肠经。

①《名医别录》:"辛,无毒。"

②《药性赋》:"味甘。"

③《中华本草》:"归心、肝、小肠、膀胱经。"

④《本草再新》:"入心、脾、肾三经。"

[**功能**] 利尿通淋,活血通经。

[**主治**] 热淋,血淋,石淋,小便不通,淋沥涩痛,经闭瘀阻,目赤肿痛,痈肿疮毒,湿疮瘙痒。

[用法用量] 内服:煎汤,9～15g;或入丸散。外用:适量,煎汤洗;或研末撒。

[使用禁忌] 孕妇慎用。

①《中华本草》:"下焦虚寒,小便不利及妊娠、新产患者禁服。"

②《本草经集注》:"恶桑螵蛸。"

[现代研究] 瞿麦含有花色苷等黄酮类成分,具有利尿,兴奋子宫肌条、肠管等平滑肌,抗菌,抗肿瘤,护肾等作用。瞿麦穗对蛙心、兔心有明显抑制作用。

现代临床用于治疗多种肿瘤,如膀胱癌、食管癌、胃癌、肠癌等。

萆薢

见上篇第一章18。

海金沙

为海金沙科植物海金沙的干燥成熟孢子。

[性味归经] 甘、咸,寒。归膀胱、小肠经。

①《中华本草》:"味甘,淡,性寒。归膀胱、小肠、脾经。"

②《本草再新》:"入脾、肾二经。"

[功能] 清利湿热,通淋止痛。

[主治] 热淋、血淋、石淋、膏淋、尿道涩痛;女子带下;水湿肿满,湿热泻痢,湿热黄疸;吐血、尿血、外伤出血。

[用法用量] 内服:煎汤,6～15g,包煎;或研末,每次2～3g。

[使用禁忌] 肾阴亏虚者慎服。

[现代研究] 海金沙主要含有黄酮类、酚酸及其糖苷类、三萜类等多种成分,具有抗菌、增强输尿管蠕动的作用,对金黄色葡萄球菌、伤寒沙门菌、痢疾志贺菌、铜绿假单胞菌等均有抑制作用,还有利胆、排石、清除自由基、降血糖等作用。

现代临床用于胆结石、尿路结石、小便出血、急性乳腺炎、带状疱疹等。

石韦

为水龙骨科植物庐山石韦或有柄石韦的干燥叶。

[**性味归经**] 甘、苦,微寒。归肺、膀胱经。

① 《药性考》:"辛,甘。"

② 《滇南本草》:"入小肠经。"

[**功能**] 利尿通淋,清肺止咳,凉血止血。

[**主治**] 热淋,血淋,石淋,小便不通,淋沥涩痛,肺热喘咳,吐血,衄血,尿血,崩漏,外伤出血。

[**用法用量**] 内服:煎汤,6～12 g。

[**使用禁忌**] 阴虚及无湿热者忌服。

[**现代研究**] 石韦主要成分为总皂苷、黄酮类、多糖、蒽醌等,具有镇咳祛痰,抗菌、抗病毒等作用;对于化疗及放疗引起的白细胞下降有升高作用,可增强机体吞噬细胞能力。

现代临床用于急慢性肾炎及肾盂肾炎,尿路结石,慢性气管炎、支气管感染等。

同治异效辨

瞿麦、萆薢、海金沙、石韦四者均有利尿通淋之效,治疗热淋、血淋、石淋等下焦湿热引起的小便不通,淋沥涩痛等症状。又各有所长,分别偏于治血、治膏、治石、治湿热。

瞿麦除利尿通淋,还有活血通经、破血散结作用,可用于瘀滞经闭和痈肿。《本草纲目》云:"近古方家治产难,有石竹花汤;治九孔出血,有南天竺(生瞿麦)散,皆取其破血利窍也。"《神农本草经疏》曰:"瞿麦,苦辛能破血,阴寒而降,能通利下窍而行小便,故主关格诸癃结小便不通因于小肠热甚者。寒能散热,辛能散结,故决痈肿。除湿热,故明目去翳。辛寒破血,故破胎堕子而下闭血也。"萆薢性味苦平,无寒热之偏,利湿而能分清泌浊,是治疗膏淋、白浊的要药,常与白术、茯苓、车前子等配伍,如萆薢分清饮。海金沙和石韦均能清热利湿、通淋止痛,治疗热淋、石淋、血淋,但海金沙性味甘寒,擅长化石通淋,和金钱草、鸡内金合用为三金排石汤,可治疗肾结石、胆结石等。石韦味苦微寒,清降下行,上能清肺以止咳,下能利尿以通淋,微寒又能凉血止血,对膀胱湿热见小便淋沥涩痛诸淋者,也常应用。用于血淋,与当归、蒲黄、芍药同用,如石韦散(《备急千金要方》);用于热淋,如《太平圣惠方》中以本品与滑石为末服。

37

木通、通草(利水下乳,降中有通、升之别)

木通

为木通科植物木通、三叶木通或白木通的干燥藤茎。

[性味归经] 苦,寒。归心、小肠、膀胱经。

《本草经解》:"入手太阴肺经。"

[功能] 利尿通淋,清心除烦,通经下乳。

[主治] 淋证,水肿,心烦尿赤,口舌生疮,经闭乳少,湿热痹痛。

[用法用量] 内服:煎汤,3～6 g;或入丸、散。

[使用禁忌] 孕妇慎用;用量不宜大。

《中华本草》:"滑精、气弱、津伤口渴及孕妇慎服。"

[现代研究] 木通含木通皂苷、齐墩果酸、常春藤皂苷等成分,具有利尿、抗菌、促进泌乳、缓泻等作用。

现代临床用于治疗尿路感染、尿路结石、前列腺炎、痤疮、阴囊湿疹等。

通草

为五加科植物通脱木的干燥茎髓。

[性味归经] 甘、淡,微寒。归肺、胃经。

《雷公炮制药性解》:"入肺、大、小肠三经。"

[功能] 清热利尿,通乳。

[主治] 热淋,小便不利,淋证涩痛,水湿停蓄之水肿,黄疸、湿温病,产后乳少、无乳、乳汁不通,闭经,带下。

[用法用量] 3~5g。质量很轻,不宜大剂量使用。

[使用禁忌] 气阴两虚,内无湿热及孕妇慎服。

[现代研究] 通草含有粗纤维、糖醛酸、戊聚糖、脂肪、蛋白质和多种微量元素,具有明显的利尿作用,可增加尿钾排出量,促进乳汁分泌,调节免疫,解热、抗炎、抗氧化、降血脂等作用。

现代临床用于治疗排尿障碍,肾盂积水,产后乳胀、乳汁不下,泌尿系结石等。

同治异效辨

木通与通草均性寒,能清热利湿、通络,治疗热淋、乳汁不通等病症。

木通苦寒,入心经,泄心热,上清心火,下导小肠,可治疗心火上炎之口舌生疮、心烦,心火下移小肠之小便短赤、尿道涩痛等,如导赤散。木通利水作用比通草大,多用于治疗水肿。通草质轻入肺经,可宣肺利水,用于治疗湿温,如三仁汤。二者虽然均能通乳,治疗乳汁不下,但木通降中有通,宣通气血,行血通瘀滞而下乳汁,多用于实证,如《圣济总录》木通汤(木通、钟乳各一两,漏芦二两,栝楼根、甘草各一两)治疗产后乳汁不下;还可治气血瘀滞之闭经,如《神农本草经疏》中记载用木通、生地黄、牛膝、延胡索煎服,治疗妇人经闭及月事不调。通草则降中有升,通达胃气而促进乳汁分泌,多治疗虚证引起的乳少,常配伍穿山甲增强通乳作用。

38

泽泻、车前子(利尿清热,有泻肾、清肝之异)

泽泻

为泽泻科植物东方泽泻或泽泻的干燥块茎。

[性味归经] 甘、淡,寒。归肾、膀胱经。

①《药性论》:"味苦。"

②《汤液本草》:"入手太阳、少阴经。"

[功能] 利水渗湿,泄热,化浊降脂。

《珍珠囊补遗药性赋》:"泽泻利水通淋而补阴不足。"

[主治] 小便不利,水肿胀满,泄泻尿少,痰饮眩晕,热淋涩痛,高脂血症。

[用法用量] 内服:煎汤,6～10 g;或入丸、散。

[使用禁忌] 肾虚精滑无湿热者禁服。

①《名医别录》:"扁鹊云:多服病人眼。"

②《先醒斋医学广笔记》:"忌铁。"

[现代研究] 泽泻主要含四环三萜及倍半萜氧化物,具有降血脂、降血糖、降血压、抗动脉硬化、减肥、利尿、抗炎等作用。

现代临床用于治疗高脂血症,脂肪肝,肾性水肿,单纯性肥胖,泌尿系结石、感染、肾小球肾炎,耳源性眩晕等。

异制辨析

根据不同炮制方法,又有盐泽泻和麸炒泽泻之分。

盐泽泻 取净泽泻片,加盐水闷润吸干,文火炒至微黄色。盐炙能引药下行,增强滋阴、泄热、利尿作用,利尿而不伤阴。用于小便淋涩,遗精淋漓,腰部重痛等。

麸炒泽泻 将麸皮撒入热锅内,中火加热,待冒浓烟时,投入泽泻片,炒至黄色,取出晾凉。麸炒能缓和泽泻寒性,以渗湿和脾、降浊升清为主。用于脾湿泄泻,痰湿眩晕等。

车前子

见上篇第二章5。

同治异效辨

泽泻和车前子性味均甘寒,具有利尿清热之功。

泽泻主入肾、膀胱经,偏重于泻肾利水,如五苓散化气行水;与白术同用,名泽泻汤,治疗内耳水肿引起的眩晕证。车前子兼入肝经,有清肝明目之功,如《圣济总录》菟丝子丸,用车前子、菊花、菟丝子,炼蜜为丸,具有明目、益精、壮下元、进饮食功效。《医林纂要·药性》载:"车前子,功用似泽泻,但彼专去肾之邪水,此则兼去脾之积湿;彼用根,专下部,此用子,兼润心肾。又甘能补,故古人谓其强阴益精。然要之,行水去妄热,是其所长,能治湿痹五淋及暑热泻痢,通利小便;若补肾令人有子,则虚语也。以子治难产,催生下胎,则信有之,亦咸能软坚,滑能利关节之功耳。"

39

车前子、冬葵子(利尿通淋,有止泻、通便之偏)

车前子

见上篇第二章5。

冬葵子

为锦葵科植物野葵和冬葵的成熟种子。

[性味归经] 甘,寒。归大肠、小肠、膀胱经。

①《本草求真》:"入胃、大、小肠经。"

②《本草再新》:"味甘、苦、性微寒。入肝、肺二经。"

[功能] 利尿通淋,下乳,润肠。

[主治] 淋证,水肿,乳汁不通,乳房胀痛,肠燥便秘,死胎不下、难产。

[用法用量] 内服:煎汤,10~15 g;或入散剂。

《本草经集注》:"黄芩为之使。"

[使用禁忌] 本品寒润滑利,脾虚便溏者及孕妇慎用。

[现代研究] 冬葵子含中性多糖、酸性多糖、肽聚糖及锌、铁、锰等微量元素,并含有脂肪油、蛋白质,具有止血和利尿作用,能增强免疫、抗菌、抗胃溃疡。

现代临床用于治疗腰腿痛、尿路感染、小便涩痛、产后淋沥不通等。

同治异效辨

车前子与冬葵子性味均甘寒,具有利尿清热之效,治疗湿热淋、石淋证,如石韦散。

车前子兼能止泻,在于其渗湿作用,常配伍山药、白术、茯苓等。冬葵子入大小肠经,其性滑利,可润肠通便,治疗肠燥便秘,常配伍润燥之品如郁李仁等,则效果更佳,如《肘后备急方》用冬葵子加猪脂服用,治大小便不通。此外,冬葵子还具通经下乳、下胎的作用,常用于治疗水肿、便秘、乳汁不通及死胎不下、难产;冬葵子配伍穿山甲治疗产后乳胀、乳少等。

40

灯心草、竹叶(清心利尿,有散上焦风热之差)

灯心草

见上篇第三章26。

竹叶

见上篇第二章14。

同治异效辨

灯心草与竹叶均性味甘淡微寒,具有清心除烦、利尿作用。

灯心草既能入心清心火,又可利尿,泄热以引导心火下降,常与茯神、朱砂等配合清心安神。灯心草善治热淋,与淡竹叶、车前子、木通等配伍,利尿通淋,如八正散。竹叶长于清热除烦,尤以清上焦气分热邪见长,治疗温病初起之烦热口渴等,常与金银花、连翘、薄荷等同用,如《温病条辨》银翘散。温病后期气阴两伤,胃热口渴等,竹叶配伍人参、麦冬、生石膏等清热益气养阴,如《伤寒论》之竹叶石膏汤。

41

冬瓜皮、赤小豆（利水消肿，有治胀、排脓之分）

冬瓜皮

见上篇第二章 10。

赤小豆

为豆科植物赤豆及赤小豆的干燥成熟种子。

[性味归经] 甘、酸，平。归心、脾、小肠经。

①《中华本草》："味甘、酸，性微寒。"

②《本草再新》："入心、脾二经。"

[功能] 利水消肿，清热解毒排脓。

[主治] 水肿胀满，脚气浮肿，黄疸尿赤，风湿热痹，痈肿疮毒，肠痈腹痛等。

[用法用量] 内服：煎汤，9~30 g。外用：适量，研末调敷；或煎汤洗。

[使用禁忌] 阴虚津伤者慎用，过量可渗利伤津。

《食性本草》："久食瘦人。"

[现代研究] 赤小豆主要含有酚类、五环三萜、皂苷、黄酮、鞣质等化合物，具有抗氧化、控制血糖、利尿等作用。

现代临床用于防治肿瘤、肝病，治疗肥胖、糖尿病。此外，还可用于治疗外伤性出血、软组织损伤、慢性胆囊炎、血小板减少性紫癜、急性腮腺炎等。

同治异效辨

冬瓜皮和赤小豆都有利水、消肿功效，用于治疗水肿等病症。

冬瓜皮以利水消肿清热见长，常用于治疗水肿胀满、小便不利等症，通过利水消肿而治胀满。赤小豆性味甘酸而性偏凉，性善下行，以清热解毒、行血排脓而消肿见长。《本草纲目》治痄腮腮颊热肿，以赤小豆配芙蓉叶；《证治准绳》则用赤小豆细末，以新汲水调敷疮上四边，治疗痄腮及痈疽发背疖疮。治肠痈脓已成,用赤小豆配当归活血排脓,如《金匮要略》赤小豆当归散。另有《疡科捷径》载赤豆薏苡仁汤治疗肠痈,用赤小豆与薏苡仁、防风、甘草相配。

42

滑石、冬葵子(利尿滑窍,有清暑、通乳之别)

滑石

为硅酸盐类矿物滑石族滑石,习称"硬滑石"。

[**性味归经**] 甘、淡,寒。归膀胱、肺、胃经。

①《神农本草经疏》:"入足太阳膀胱经,亦兼入足阳明,手少阴、太阳、阳明经。"

②《本草再新》:"味辛、性凉,无毒。入肝、肺二经。"

[**功能**] 利尿通淋,清热解暑;外用祛湿敛疮。

[**主治**] 膀胱湿热,热淋,石淋,尿热涩痛,暑湿烦渴,泄泻;外治湿疹、湿疮,痱子等。

[**用法用量**] 内服:煎汤,5～30g,包煎;或入丸、散。外用:适量,研末撒;或调敷。

[**使用禁忌**] 脾胃虚弱,或热病伤津,或肾虚滑精者均禁服。孕妇慎服。

[**现代研究**] 滑石主要成分为含水硅酸镁、氧化铝、氧化锌等,有保护胃黏膜、止泻,保护创面、吸收分泌物,收敛、促进结痂,止血、抗过敏、消炎作用。

现代临床常用于治疗皮炎、湿疹等。

冬葵子

见下篇第六章 39。

> **同治异效辨**
>
> 滑石与冬葵子均为甘寒之品,能清热利尿通淋,治疗湿热淋证。
>
> 滑石偏用于治疗石淋,又可用于清暑,治疗暑热烦渴,小便短赤等症,如六一散、益元散;湿热在气分者,滑石配黄芩、猪苓等清热祛湿,如《温病条辨》黄芩滑石汤;治湿温初起或暑温夹湿之证,滑石与杏仁、白蔻仁、薏苡仁等配伍,清热化湿,如三仁汤。冬葵子甘寒滑利,具有很好的下乳消胀作用,常与穿山甲、王不留行、通草等相配,能促进乳汁分泌,消除乳房胀痛,用于产后乳胀、乳少等症。

43

玉米须、葫芦、鸭跖草(利尿消肿,有治水、降压、解毒之异)

玉米须

为禾本科植物玉蜀黍的花柱。

[**性味归经**] 甘、淡,平。归肾、膀胱、肝、胆经。

《滇南本草》:"味甜,性微温。入阳明胃经。"

[**功能**] 利水消肿,利湿退黄。

[**主治**] 小便不利、小便淋漓、面目浮肿、湿热黄疸。

[**用法用量**] 内服:煎汤,15～30 g;大剂量 60～90 g;或烧存性研末。外用:适量,烧烟吸入。

[**现代研究**] 玉米须主要成分有维生素 K、维生素 C、谷甾醇、豆甾醇、隐黄素、皂苷、苦味苷、脂肪油、硝酸钾、挥发性生物碱、多种氨基酸等,具有利尿、利胆、降血压、保心、降血脂、降血糖、止血、抗肿瘤、延缓衰老、抗疲劳等作用。小剂量能使尿量轻度增加,大剂量反而尿量减少,与咖啡因合用,利尿有协同作用。

现代临床用于治疗慢性肾炎、肝硬化、癌症引起的水肿、胸水、腹水、以及高血压、高血脂、糖尿病、胆囊炎、尿路感染等。

葫芦

为葫芦科植物葫芦，以果皮及种子入药。《中华本草》载名为"壶卢"，为葫芦科植物葫芦、瓠瓜的果实。

[性味归经]甘、淡，平。归肺、脾、肾经。

①《随息居饮食谱》："甘，凉。"

②《本草求真》："入心、胃、大小肠，兼入肺。"

[功能]利水，消肿，通淋，散结。

[主治]水肿，腹水，黄疸，消渴，淋病，痈肿。

[用量用法]内服：煎汤，9～30g；或煅存性研末。

[使用禁忌]脾胃虚寒者禁服。

[现代研究]葫芦主要含有葫芦素 A、B、C、D、E，二氢葫芦素等成分，具有提高免疫力、抗肿瘤、护肝、抗炎等作用。

现代临床用于治疗肾炎、水肿，脚气浮肿，高血压，肝炎黄疸，尿路结石等。

鸭跖草

为鸭跖草科植物鸭跖草的干燥地上部分。

[性味归经]甘、淡，寒。归肺、胃、小肠经。

[功能]清热利尿，解毒，利水消肿。

[主治]感冒发热、热病烦渴、咽喉肿痛，水肿尿少、淋沥涩痛、痈肿疔毒。

[用量用法]内服：煎汤，15～30g。外用：适量。

[使用禁忌]脾胃虚寒者慎服。

[现代研究]鸭跖草主要成分为左旋-黑麦草内酯、无羁萜、β-谷甾醇、对羟基桂皮酸、胡萝卜苷、D-甘露醇及正三十烷醇和多种生物碱等，具有抗菌、抗内毒素、抗炎、镇痛、止咳等作用。

现代临床用于治疗上呼吸道感染发热、急性病毒性肝炎、尿路感染、肿瘤发热、免疫病发热等。

同治异效辨

　　玉米须、葫芦、鸭跖草性味均甘淡,微凉,虽然归经各异,但都具有利水消肿作用。

　　玉米须善治水代谢失常,以治疗肾炎水肿为主,还可治疗脚气浮肿、癌症引起的腹水、胸水,常与冬瓜皮、车前子同用。葫芦除利水消肿外,还具有降血压、护肝作用,用于治疗高血压、肝炎黄疸等病。鸭跖草清热解毒作用较强,还可治疗流感、疮疡肿毒等。现代临床实验研究证明,鸭跖草提取物具有明确的抗流感病毒作用,其75%乙醇冷浸浸取液对呼吸道合胞病毒有较好的抗病毒效果,常与连翘、板蓝根等合用可防治感冒。

第七章

祛风湿药

44

羌活、独活（祛风胜湿，有上下之偏）

羌活

见下篇第一章6。

独活

为伞形科植物重齿毛当归的干燥根。

[性味归经] 辛、苦，微温。归肾、膀胱经。

[功能] 祛风除湿，通痹止痛。

[主治] 风寒湿痹，腰膝疼痛，少阴伏风头痛，风寒挟湿头痛。

[用法用量] 内服：煎汤，3～10 g。

[使用禁忌] 阴虚血燥者慎服。

[现代研究] 独活含有苦士香豆精类化合物等，具有一定的镇痛、镇静和抗炎作用。其所含香柑内酯、花椒毒素、异欧前胡素等对兔回肠具有明显的解痉作用；欧芹酚甲醚和花椒毒素在体外对11种菌株试验表明有广泛的抗菌谱；花内酯对布鲁氏菌有明显的抑制作用，香柑内酯对实验性胃溃疡有中等强度的保护作用；花椒毒素和香柑内酯对艾氏腹水癌细胞有杀灭作用。独活醇提物能抑制血小板聚集，聚集抑制率随药物浓度的提高而增加，并对血栓形成有抑制作用。独活的二氯甲烷提取部分，主要含甲氧基欧芹素等香豆素化合物，具有拮抗钙通道阻滞剂受体的活性，可降低血压并使动脉压和心缩力增加，刺激呼吸。

现代临床用于治疗慢性气管炎、类风湿关节炎、强直性脊柱炎、骨质疏松、腰痛等。

同治异效辨

羌活、独活均属于味辛性温的解表药物，来源于伞形科草本植物，独活与羌活都具有祛风除湿、散寒通络功效，但有上下之别。

羌活具有解表、祛风除湿、消肿排脓、止痛功效。而独活则具有祛风湿、止痛、解表功效。羌活可用于外感风寒等引起的恶寒发热、肩背疼痛、四肢疼痛等症状，对上半身肩背疼的治疗效果尤为显著。独活可用于对风寒湿邪引起的关节酸痛，尤其是下肢疼痛有较好的疗效。《本草正义》："羌、独二活，古皆不分，《本经》且谓独活一名羌活，所以《本经》《别录》，只有独活而无羌活。李氏《纲目》尚沿其旧。然二者形色既异，气味亦有浓淡之殊，虽皆以气胜，以疏导血气为用。通利机关，宣行脉络，其功若一。而羌活之气尤胜，则能直上顶巅，横行支臂，以尽其搜风通痹之职，而独活只能通行胸腹腰膝耳。颐之师门，恒以羌活专主上部之风寒湿邪，显与独活之专主身半以下者截然分用，其功尤捷，而外疡之一切风湿寒邪，着于肌肉筋骨者亦分别身半以上，身半以下，而以羌、独各为主治。若在腰脊背膂之部，或肢节牵挛，手足上下交痛，则竟合而用之，宣通络脉，更能神应，固不仅内科着痹，应手辄效，而外科之风寒湿邪，亦莫不投剂立验。"《本草求真》："独活，辛苦微温，比之羌活，其性稍缓，凡因风干足少阴肾经，伏而不出，发为头痛，则能善搜而治矣，以故两足湿痹，不能动履，非此莫痊，风毒齿痛，头眩目晕，非此莫攻……"其上下之分明也。

45

木瓜、薏苡仁（治筋急拘挛，有湿寒、湿热之殊）

木瓜

为蔷薇科植物贴梗海棠的干燥近成熟果实。

[性味归经] 酸，温。归肝、脾经。

[功能] 舒筋活络，和胃化湿。

[主治] 湿痹拘挛，腰膝关节酸重疼痛，暑湿吐泻，转筋挛痛，脚气水肿。

[用法用量] 内服：煎汤，6~9 g。

[使用禁忌]

①《食疗本草》："不可多食，损齿及骨。"

②《医学入门》："忌铅、铁。"

③《神农本草经疏》："下部腰膝无力，由于精血虚，真阴不足者不宜用。伤食脾胃未虚，积滞多者，不宜用。"

[现代研究] 木瓜含有苹果酸、酒石酸、枸橼酸、皂苷和齐墩果酸等，具有一定的保肝作用，可促进肝细胞修复，显著降低血清谷丙转氨酶水平。有较强抗菌作用：新鲜木瓜汁和木瓜煎剂对肠道菌和葡萄球菌有较明显抑菌作用；对肺炎链球菌抑菌作用较差；较敏感细菌有痢疾志贺菌、福氏志贺菌、宋内志贺菌及其变种、致病性大肠志贺菌、普通大肠志贺菌、变形杆菌、肠炎杆菌、白色葡萄球菌、金黄色葡萄球菌、铜绿假单胞菌、甲型溶血性链球菌等。

现代临床用于治腰痛、骨关节炎、骨质疏松、慢性肠炎等。

薏苡仁

为禾本科植物薏米的干燥成熟种仁。

[性味归经] 甘、淡，凉。归脾、胃、肺经。

[功能] 利水渗湿，健脾止泻，除痹，排脓，解毒散结。

[主治] 水肿，脚气，小便不利，脾虚泄泻，湿痹拘挛，肺痈，肠痈，赘疣，癌肿。

[**用法用量**] 内服：煎汤，9～30 g。

[**使用禁忌**] 孕妇慎用。

[**现代研究**] 薏苡仁含有薏苡素、薏苡酯、三萜化合物等。薏苡仁油主要含棕榈酸及其酯，小剂量可兴奋呼吸肌，大剂量则引起呼吸中枢性麻痹；能使肺血管显著扩张；对离体蛙心及离体兔肠，低浓度兴奋，高浓度抑制；对家兔及豚鼠子宫一般呈兴奋作用，肾上腺素可反转其兴奋作用；抗利尿；大量可使动物麻痹，呼吸停止。薏苡素对横纹肌有抑制作用；镇静，并能与咖啡因相拮抗；解热作用，对 TTG（菌体的精制复合多糖类）性发热的解热作用较好。

现代临床用于治疗类风湿关节炎疼痛、扁平疣、下肢浮肿、冠心病、腹水、慢性胃炎等。

同治异效辨

二者均具有舒筋化湿的功效。主治风湿痹痛、肢体酸重、筋脉拘挛、脚气水肿。

木瓜性温，主治寒湿所致筋脉拘急。《名医别录》："木瓜主湿痹邪气，霍乱大吐下，转筋不止。"薏苡仁性凉，主治寒热所致筋脉拘挛。《汤液本草》："本草云：益肺而去湿，和胃而滋脾。东垣云：气脱则能收，气滞则能和。薏苡仁味甘微寒。主筋急拘挛，不可屈伸，风湿痹，专除阳明之湿热。下气。直达下焦，主治湿热所致筋脉拘急、肢体难伸。生用利湿、排脓、舒筋，炒用健脾利湿。"所以两者有温凉之分。

46

络石藤、天仙藤（止痛消肿，有祛风通络、利水消肿之分）

络石藤

为夹竹桃科植物络石的干燥带叶藤茎。

[性味归经] 苦，微寒。归心、肝、肾经。

[功能] 祛风通络，凉血消肿。

[主治] 风湿热痹，筋脉拘挛，腰膝酸痛，喉痹，痈肿，跌扑损伤。

[用法用量] 内服：煎汤，6～12 g。

[使用禁忌]《神农本草经疏》："阴脏人畏寒易泄者勿服。"

[现代研究] 络石藤含有牛蒡苷、络石糖苷、罗汉松树脂酚苷、降络石糖苷、橡胶肌醇、β-谷甾醇葡萄糖苷、加拿大麻糖等。牛蒡苷可引起血管扩张，血压下降，使冷血及温血动物产生惊厥，大剂量引起呼吸衰竭，并使小鼠皮肤发红，腹泻，对离体兔肠及子宫则抑制之。

现代临床用于治疗筋骨痛、骨关节炎、类风湿关节炎、肺结核、吐血、肿疡、外伤出血等。

天仙藤

见上篇第二章 4。

同治异效辨

二者味均味苦，均可止痛消肿，治疗关节痹痛，但其功效有祛风通络、利水消肿之分。

络石藤，性寒，祛风通络，主治腰髋关节疼痛，坚筋骨，利关节（《名医别录》），通过祛风、通络、凉血可达到止痛消肿的效果，不仅可治疗坐骨神经痛、关节炎疼痛，对口干舌焦、痈肿不消、喉舌肿等咽喉肿痛类疾病也有效（《神农本草经》）。天仙藤，性温，具有行气活血、利水消肿作用，可以治妇人有水气而成胎，以致两腿足浮肿，如《妇人大全良方》天仙藤散。

第八章

安神药

47

龙骨、牡蛎（潜阳镇惊，有固涩、软坚之偏）

龙骨

为古代哺乳动物象类、犀类、三趾马、牛类、鹿类等的骨骼化石。

[性味归经] 涩、甘,平。入心、肝、肾、大肠经。

《神农本草经疏》:"入足厥阴、少阳、少阴,兼入手少阴、阳明经。"

[功能] 镇心安神,平肝潜阳,收敛固涩。

[主治] 心悸,怔忡,失眠,健忘,惊痫,癫狂,头晕目眩,自汗盗汗,遗精遗尿,崩漏带下,久泻久痢,溃疡久不收口及湿疮。

[用法用量] 内服:煎汤,10～15 g,打碎先煎;或入丸、散。外用:适量,研末撒;或调敷。安神、平肝宜生用,收涩、敛疮宜煅用。

《本草经集注》:"得人参、牛黄良。"

[使用禁忌] 湿热积滞者慎服。

①《本草经集注》:"畏石膏。"

②《药性论》:"忌鱼。"

③《本草元命苞》:"畏蜀椒、干漆。"

④《本草品汇精要》:"畏理石。"

⑤《神农本草经疏》:"龙骨,味涩而主收敛,凡泄痢肠澼及女子漏下崩中、溺血等证,皆血热积滞为患,法当通利疏泄,不可使用止涩之剂,恐积滞瘀血在内,反能为害也。惟久病虚脱者不在所忌。"

[现代研究] 龙骨含有碳酸钙、磷酸钙及铁、钾、钠、氯、硫酸根等,具有

镇静安神、抗抑郁、促进血凝、降低血管壁通透性及抑制骨骼肌兴奋等作用。

现代临床用于心悸、失眠、癫痫、焦虑症等精神系统疾病,更年期综合征、甲状腺功能亢进症、β-肾上腺素受体功能亢进综合征等内分泌系统疾病;还可治疗湿疮痒疹、疮疡久溃不敛、顽固性瘙痒性皮肤病等;以及遗精、滑精等男科疾病,崩漏、带下等妇科疾病和遗尿、多汗、痔疮等。

异制辨析

煅龙骨 将龙骨用无烟武火加热,煅至红透,捣碎或碾成粉末。生用微寒质重镇潜,长于潜阳镇惊安神、平肝潜阳,凡心神耗散皆能敛之,癫痫癫狂、烦躁心悸、失眠多梦等症均宜用之。煅后平而涩敛,善于敛汗止血涩肠,收敛固涩的效果大于生龙骨;外用还有收湿敛疮、生肌之效,治湿疹湿疮可选。

牡蛎

见上篇第三章33。

同治异效辨

牡蛎与龙骨皆味涩,均入肝、肾经,二者功效相近,均有重镇安神、平肝潜阳、收敛固涩之功效,均可用于心神不安、惊悸失眠、阴虚阳亢、头晕目眩及各种滑脱证,二者收敛固涩宜煅用。

生龙骨又偏入心经,所以重镇安神功效显著,且收敛固涩作用优于牡蛎,多用治于心神不安、心悸失眠、健忘多梦、遗精滑精、遗尿尿频、崩漏、带下、汗证。而生牡蛎的重镇安神作用虽不比生龙骨强,但其平肝潜阳之功效显著,且长于软坚散结,用于瘰疬、痰核、癥瘕积聚等症效佳。

龙骨、牡蛎常相须为用,配伍首见于《伤寒论》桂枝甘草龙骨牡蛎汤、柴胡加龙骨牡蛎汤等方。原方所治均为误治而致的烦躁不安、烦惊等症。用龙骨、牡蛎敛其浮阳,安神定志。龙骨偏于安神定志,牡蛎偏于收敛浮阳。在《金匮要略》中,又将二者用于治疗男子遗精、女子梦交,如桂枝龙骨牡蛎汤,目的在于收敛肾中之浮阳,以使阴精内藏于肾,无滑泄之虞。特别是对于梦遗者,尤当选用。

48

酸枣仁、柏子仁（安神敛汗，有益肝、润肠之异）

酸枣仁

为鼠李科枣属植物酸枣的种子。

[**性味归经**] 甘、酸，平，入肝、胆、心经。

《本草汇言》："味甘、苦、酸，气平。入足少阳、厥阴，手少阴、太阴四经。"

[**功能**] 养心补肝，宁心安神，敛汗，生津。

[**主治**] 虚烦不眠，惊悸多梦，体虚多汗，津伤口渴。

[**用法用量**] 内服：煎汤，10～15 g；研末，每次 3～5 g；或入丸、散。

[**使用禁忌**] 有实邪及滑泻者慎服。

①《本草经集注》："恶防己。"

②《神农本草经疏》："凡肝、胆、脾三经有实邪热者勿用，以其收敛故也。"

③《轩岐救正论》："凡命门火衰滑泄，及素患梦遗者忌用之。"

④《得配本草》："肝旺烦躁，肝强不眠，心阴不足，致惊悸者，俱禁用。"

⑤《本草求真》："性多润，滑泄最忌。"

[**现代研究**] 酸枣仁含有皂苷、黄酮类、三萜类、生物碱、脂肪油、甾体类、酚酸类及多种氨基酸和微量元素等成分。其中酸枣仁皂苷、总黄酮具有镇静催眠作用；酸枣仁生物碱具有抗惊厥作用；总皂苷具有抗心律失常、抗心肌缺血、抗氧化、降压、降血脂和防治动脉粥样硬化作用。酸枣仁还具有兴奋子宫作用及增强体力、提高学习和记忆功能。

现代临床用于失眠、神经衰弱、更年期综合征及各类疼痛等。

柏子仁

为柏科侧柏属植物侧柏的种仁。

[**性味归经**] 甘，平。入心、肾、大肠经。

①《神农本草经疏》:"入足厥阴、少阴,亦入手少阴经。"
②《本草新编》:"入心、肝、肾、膀胱四经。"

[功能] 养心安神,润肠通便,止汗。

[主治] 阴血不足,虚烦失眠,心悸怔忡,肠燥便秘,阴虚盗汗。

[用法用量] 内服:煎汤,3~15 g;便溏者制霜用;或入丸、散。外用:适量,研末调敷;或鲜品捣敷。

[使用禁忌] 便溏及痰多者慎服。
①《本草经集注》:"畏菊花、羊蹄、诸石及面曲。"
②《神农本草经疏》:"柏子仁体性多油,肠滑作泻者勿服,膈间多痰者勿服,阳道数举、肾家有热、暑湿作泻,法咸忌之。"
③《得配本草》:"痰多,肺气上浮,大便滑泄,胃虚欲吐,四者禁用。"

[现代研究] 柏子仁含有柏木醇、谷甾醇和双萜类成分,并含脂肪油及少量挥发油、皂苷、维生素 A 和蛋白质等。其中脂肪油、挥发油和柏子仁苷具有镇静催眠作用;柏子仁醇提物对损伤造成的记忆再现障碍和记忆消除促进有明显的改善作用;脂肪油和挥发油还具有抗虚损作用。

现代临床用于治疗失眠、便秘、盗汗、脱发、病毒性心肌炎、心律失常等心血管疾病。

异制辨析

由于炮制方法不同,又有炒柏子仁、柏子仁霜之分。

炒柏子仁 将净柏子仁,文火炒至油黄色,有香气逸出。炒后有焦香气,缓和药性,消除致呕副作用。如治失眠、惊悸、健忘的天王补心丹(《摄生秘部》)当用本品。

柏子仁霜 将柏子仁研泥,蒸榨至油尽后研细。柏子仁霜滑肠作用减轻,适于惊悸失眠、健忘、盗汗而又脾虚便溏者。

同治异效辨

酸枣仁与柏子仁性味都属甘平,都有养心安神、敛汗功效,适用于阴血不足、心神失养所致的心悸怔忡、失眠、健忘及烦渴虚汗等症,常相须为用。

酸枣仁长于益肝血,故更宜于心肝血虚而不得眠症。《本经逢原》言:

"按酸枣本酸而性收,其仁则甘润而性温,能散肝、胆二经之滞,故《本经》治心腹寒热,邪气结聚,酸痛血痹等证皆生用,以疏利肝、脾之血脉也。盖肝虚则阴伤而烦心,不能藏魂,故不得眠也。"而柏子仁质润多脂,可润肠通便,肠燥便秘兼有心神不宁者首选。

49

远志、首乌藤(养心安神,有化痰、通络之分)

远志

见上篇第二章 16。

首乌藤

为蓼科植物何首乌的藤茎或带叶的藤茎。又名"夜交藤"。

[性味归经] 甘,平。入心、肝经。

《本草再新》:"味苦,性温,无毒。入心、脾二经。"

[功能] 养心安神,祛风通络。

[主治] 失眠多梦,血虚身痛,风湿痹痛,皮肤瘙痒。

[用法用量] 内服:煎汤,9～15 g。外用:适量,煎水洗患处;或捣烂敷。

[现代研究] 首乌藤含有醌类、黄酮及苷类等,如大黄素、大黄素甲醚、葡萄糖苷、蒽醌等。其中葡萄糖苷、蒽醌具有降脂、抗动脉硬化及预防脂肪肝等作用;黄酮类、葡萄糖苷、大黄素、大黄素甲醚等具有镇静催眠作用;葡萄糖苷和大黄素还具有抗菌作用;黄酮类具有抗氧化作用。

现代临床用于失眠、喉源性咳嗽及强直性脊柱炎;煎汤外洗用于皮肤疹痒,如皮肤瘙痒症、神经性皮炎、阴囊湿疹、点状银屑病、玫瑰糠疹、干燥性婴儿湿疹及皲裂性湿疹等。

同治异效辨

远志、首乌藤都具有养心安神之功，都用于失眠多梦、健忘惊悸等症。

远志有良好的祛痰开窍利气之功，适用于痰阻心窍所致的精神错乱、神志恍惚、癫痫，常与菖蒲、郁金、白矾等同用，以增强效果。其化痰作用，尚可用于痰饮阻肺之咳嗽痰多，以及外感风寒，肺气受郁之咯痰不爽，多与桔梗、杏仁、陈皮等共用以开郁宣肺、利气化痰。现代常用本品制成流浸膏、糖浆等多种制剂，用治咳嗽痰多难咯，可使痰液稀释而易于咯出。远志苦温，善通气血之壅滞，可用于痈疽发背，乳房胀痛，以属寒凝气滞，痰湿入络者为宜，不论内服外敷，均有消散肿痛功效，《三因极一病证方论》远志酒，即单用本品浸酒饮，药渣外敷，治痈疽发背疖毒。

首乌藤性善走窜，专予搜风，舒筋活络，可用于血虚周身酸痛、风湿痹痛等症。用于血虚经脉失养所致肢体疼痛或麻木不仁者，常配鸡血藤、当归等；也可用于风湿痹痛、关节屈伸不利，属热属寒者均可；首乌藤祛风以止痒，治疗风疹瘙痒，可单用，或配防风、苦参及地肤子等。

第九章

平肝息风药

50

蜈蚣、全蝎（息风镇痉，止痉、口噤各有侧重）

蜈蚣

为蜈蚣科动物少棘巨蜈蚣的干燥体。

[**性味归经**] 辛，温，有毒。入肝经。

① 《医林纂要》："辛、咸，寒。入肝、心。"

② 《本草再新》："入肝、脾、肾三经。"

[**功能**] 息风镇痉，通络止痛，攻毒散结。

[**主治**] 肝风内动，痉挛抽搐，小儿惊风，中风口㖞，半身不遂，破伤风，风湿顽痹，偏正头痛，疮疡，瘰疬，蛇虫咬伤。

[**用法用量**] 内服：煎汤，3～5 g；研末，0.5～1 g；或入丸、散。外用：研末撒、油浸或研末调敷。

[**使用禁忌**] 本品有毒，用量不宜过大。血虚生风者及孕妇禁服。

① 《本草衍义》："畏蛞蝓。"

② 《宝庆本草折衷》："畏桑汁、白盐、乌鸡屎、大蒜。"

③ 《本草纲目》："畏蜘蛛、桑叶。"

④ 《神农本草经疏》："小儿慢惊风，口噤不言，大人温疟非烟岚瘴气所发，心腹积聚非虫结蛇瘕，便毒成脓将溃，咸在所忌。"

⑤ 《本草正》："此虫性毒，不宜轻用。"

⑥ 《本草汇言》："如属血虚生风、血热成毒者，宜斟酌投之。"

⑦ 《本草用法研究》："一切虚证禁用，贫血者、体虚者、口燥渴者均

禁用。"

[现代研究] 蜈蚣含有组胺样物质及溶血性蛋白质,尚含脂肪油、胆固醇、蚁酸及多种氨基酸,具有改善机体免疫功能和延缓衰老,抗炎、镇痛、抑菌,抗心肌缺血,改善微循环,降低血黏度,降压等作用。蜈蚣水提物能显著增加胃液量、总酸分泌量、胃液酸度和胃蛋白酶总活力;提高大鼠胰液的分泌量、胰蛋白分泌量,而降低胰淀粉酶活力,促进肠推动;中枢抑制及抗惊厥、抗肿瘤;有明显的抗疲劳和抗缺氧等抗应激作用,增强免疫功能。

现代临床用于小儿惊风、儿童癫痫小发作及心脑血管疾病,还用于偏头痛、面神经麻痹、末梢神经炎、糖尿病足等;以及关节病及椎体病、疥疮、乳腺增生、皮肤瘢痕、胆囊息肉等。

全蝎

为钳蝎科动物东亚钳蝎的干燥体。

[性味归经] 辛,平,有毒。入肝经。

《开宝本草》:"味甘、辛,有毒。"

[功能] 息风镇痉,通络止痛,攻毒散结。

[主治] 肝风内动,痉挛抽搐,小儿惊风,中风口㖞,半身不遂,破伤风,风湿顽痹,偏正头痛,疮疡,瘰疬。

[用法用量] 内服:煎汤,3~6g;研末入丸、散,每次0.5~1g;蝎尾用量为全蝎的1/3。外用:研末掺、熬膏或油浸涂敷。

[使用禁忌] 血虚生风者及孕妇禁服。

①《宝庆本草折衷》:"畏冷水。蝎尾尖处有刺如钩,其性最毒,当摘去之。"

②《神农本草经疏》:"似中风及小儿慢脾风,病属于虚,法咸忌之。"

③《本草新编》:"不可多服,以其辛而散气也。"

④《萃金裘本草述录》:"肝虚者忌用。"

[现代研究] 全蝎的主要活性成分为蝎毒,包括蛋白质和非蛋白质两部分;蛋白质部分又分为蝎毒素和酶;非蛋白质部分含有游离氨基酸、脂类、有机酸、组织胺等。其中蝎毒多肽(AEP)具有抗惊厥、抗癫痫作用,还

有良好的抗肿瘤作用;蝎毒素-Ⅲ具有很强的镇痛作用;全蝎提取液还具有抗凝、抗血栓、促纤溶作用。

现代临床用于小儿急慢惊风、破伤风等引起的痉挛抽搐,以及治疗各种风湿顽痹、血管闭塞性脉管炎、骨关节结核、顽固性偏正头痛、百日咳、银屑病、股骨头坏死及癌症等。

同治异效辨

蜈蚣与全蝎性味都属辛,有毒,皆归经于肝,都有息风止痉作用,适用于急、慢惊风,中风,破伤风等引起的痉挛抽搐、口眼㖞斜诸证;二者常相须为用,用于一切风动抽搐之证。二者都有攻毒散结、消肿止痛作用,对于疮疡肿毒、疔疮、瘰疬、蛇咬伤等,二者内服或外用均可,如《集验良方拔萃》不二散。二者都有良好的通络止痛作用,都可用于风湿顽痹、偏正头痛等症。

蜈蚣偏温,力猛性燥,长于走窜通达,搜风定痉之力强,对角弓反张、痉挛强直而偏于风寒者,更为适宜。

全蝎性平,性善走窜,通络止痛作用强于蜈蚣,能引风药直达病所,对痹症所致的关节变形、拘挛不利者,全蝎效果更佳。更适合治疗中风、口噤这一类经络不通的疾病,如《医学纲目》中治中风、口噤、手足搐搦的分涎散,即本品与藿香、白附子、炮南星、丹砂等伍用。本品还有祛风止痒作用,配甘草服,治风疹瘙痒;合斑蝥同熬,外擦治疗牛皮癣。

51

僵蚕、蝉蜕(祛风解痉,有化痰、透疹之差)

僵蚕

为蚕蛾科昆虫家蚕 4~5 龄的幼虫感染(或人工接种)白僵菌而致死的干燥体。

[性味归经] 咸、辛,平。入肝、肺、胃经。

《本草汇言》:"味甘、咸、辛,气平。入足厥阴,手太阴、少阳经。"

[功能] 息风止痉,祛风止痛,化痰散结。

[主治] 肝风夹痰,惊痫抽搐,小儿急惊风,破伤风,中风口㖞,风热头痛,目赤咽痛,风疹瘙痒,发颐痄腮。

[用法用量] 内服:煎汤,5～10 g;研末:1～3 g;或入丸、散。外用:煎水洗;研末撒或调敷。一般炙用;散风热宜生用。

[使用禁忌] 血虚惊风者慎服。

①《药性论》:"恶桑螵蛸、桔梗、茯苓、茯神、萆薢。"

②《神农本草经疏》:"凡中风口噤,小儿惊痫夜啼,由于心虚神魂不宁,血虚经络劲急所致,而无外邪为病者忌之。女子崩中,产后余痛,非风寒客入者,亦不宜用。"

③《本草新编》:"多服则小腹冷痛,令人遗溺,以其性下行而成寒也。"

④《得配本草》:"无风邪者禁用。"

[现代研究] 僵蚕含有蛋白质、酶类、草酸、槲皮素等,具有抗生育、降血糖、降血压、增强毛细血管抵抗力、减少毛细血管脆性、降血脂、扩张冠状动脉、增加冠脉血流量等作用。其中草酸具有抗惊厥和抗凝血作用;槲皮素具有较好的祛痰、止咳作用,并有一定的平喘作用。

现代临床用于呼吸道疾病、哮喘、久咳顽咳、咽痒剧咳、急性咽炎及急性扁桃腺炎引起的咽喉肿痛;还用于皮肤病,风疹、带状疱疹、黄褐斑等。

蝉蜕

见下篇第一章 3。

同治异效辨

僵蚕与蝉蜕均入肺、肝经,气味俱薄,均具有祛风止痉、清热功效。用于惊风抽搐、破伤风、高热惊厥及肝风头痛、目赤、咽喉肿痛等症。

僵蚕既能祛风止痉,又可化痰通络,故风痰引起的痉挛抽搐之症尤宜,如与白附子、全蝎伍用的牵正散;此外,本品还可用于咳喘痰多之症,如《瑞竹堂经验方》僵蚕汤,以白僵蚕与茶末煎汤服。僵蚕因具有化痰散结解毒之功,常用于瘰疬痰核、风温热毒之痄腮硬肿疼痛、乳痈初起及时行热毒上攻头面之大头瘟等。

蝉蜕"其气清虚"(《本草纲目》),"其体轻浮"(《神农本草经疏》),长于轻宣发散透达,既入肝凉肝而息内风以止痉、明目退翳,又能入肺疏外风而解表、透疹、止痒、宣肺利咽开音,凡外感风热或温病初起,咽痛音哑;麻疹不畅,风疹瘙痒等均可用。此外,蝉蜕有"止小儿夜啼"的作用,用于小儿夜啼,惊哭不安,常与薄荷、钩藤、朱砂等同用,以定惊安神。

52

钩藤、天麻、蒺藜(平肝息风,有透热、通络、解郁之不同)

钩藤

为茜草科植物钩藤、华钩藤、大叶钩藤、毛钩藤或无柄果钩藤的干燥带钩茎枝。

[**性味归经**] 甘,凉。入肝、心包经。

《本草纲目》:"初微甘,后微苦,平。手、足厥阴药。"

[**功能**] 息风定惊,清热平肝。

[**主治**] 肝风内动,惊痫抽搐,高热惊厥,感冒夹惊,小儿惊啼,妊娠子痫,头痛眩晕。

[**用法用量**] 内服:煎汤,3～12g,后下;或入散剂。

[**使用禁忌**] 脾胃虚寒者慎服。

①《本草征要》:"若大人有寒者,不宜多服。"

②《本草新编》:"最能盗气,虚者勿投。"

③《本草从新》:"无火者勿服。"

[**现代研究**] 钩藤含有钩藤碱、异钩藤碱等多种生物碱。其中钩藤碱具有良好的降压、逆转心肌重构、抗血小板聚集和抗血栓形成的作用及保

护脑缺血所造成的损伤；异钩藤碱具有抗心律失常、降压及镇静作用；柯诺辛、柯诺辛 B 和缝籽嗪甲醚具有镇静作用；钩藤的甲醇提取物能有效地保护暂时性前脑缺血对神经元所造成的损伤；钩藤醇、异钩藤碱、异柯诺辛因碱、钩藤碱及吲哚碱类具有良好的镇静、抗惊厥作用；钩藤总碱、熊果酸等具有抗肿瘤作用。

现代临床用于高血压病、脑血管疾病、头痛、抽动症及小儿惊风等疾病，还用于三叉神经痛、面神经炎、颈椎病、痴呆、癫证以及肿瘤等疾病。

天麻

为兰科植物天麻的块茎。

[性味归经] 甘，平。入肝经。

《神农本草经》："味辛，温。"

[功能] 息风止痉，平抑肝阳，祛风通络。

《本草纲目》："天麻，乃肝经气分之药。……天麻乃定风草，故为治风之神药。"

[主治] 小儿惊风，癫痫抽搐，破伤风，头痛眩晕，手足不遂，肢体麻木，风湿痹痛。

[用法用量] 内服：煎汤，3～10 g；研末，每次 1～1.5 g；或入丸、散。

[使用禁忌] 气血虚甚者慎服。

①《雷公炮炙论》："使御风草根勿使天麻，二件若同用，即令人有肠结之患。"

②《神农本草经疏》："凡病人觉津液衰少，口干舌燥，咽干作痛，大便闭涩，病火炎头晕，血虚头痛及南方似中风，皆禁用之。"

③《本草新编》："天麻最能祛外束之邪，逐内闭之痰，而气血两虚之人，断不可轻用。"

④《本草从新》："血液衰少及类中风者忌用，风药能燥血故也。"

[现代研究] 天麻含有天麻苷（也称天麻素）、天麻醚苷、枸橼酸、琥珀酸、天麻多糖等及多种微量元素，具有抗眩晕、降压、抗血小板聚集、抗血栓、抗炎镇痛、抗心肌缺血、保护心肌细胞、改善记忆、延缓衰老等作用。其中天麻素及其苷元、香草醇、天麻多糖具有镇静及抗惊厥作用，天麻素

还可保护脑神经细胞；天麻多糖还具有增强免疫功能。

现代临床用于神经系统疾病、神经性头痛及其他神经性痛，面肌痉挛、癫痫、脑外伤综合征等。

异制辨析

由于炮制方法不同，又有煨天麻、姜天麻、麸炒天麻、酒天麻之分，功效也有所不同。

煨天麻　将天麻片平铺于喷过水的纸上，用文火烧至纸色焦黄，不断翻动至两面老黄色为度。煨天麻药性和缓，养阴而息风。

姜天麻　取天麻片，入锅中炒热，用姜汁喷洒拌炒至水干为度，不得炒焦。天麻经姜制后，可增强祛风作用。

麸炒天麻　取麦麸撒入热锅内，见冒烟时，投入净天麻片，文火炒至黄色，略见焦斑时，取出晾凉。麸炒后可减少黏腻之性，便于服用。

酒天麻　天麻，古代炮制方法甚多，例如酒制、姜制、麸制、药汁制、煨制、蒸制、炒制、焙制等，其中以酒制法最为常用。酒制天麻，最早始于唐《颅囟经》谓："天麻……酒浸一宿。"此后历代医家多采用之。酒制可资助天麻通达血脉，增其祛风通络止痛作用。

另有蒸制法，主要是为了便于软化切片，同时可破坏酶的活性，保存有效成分。

蒺藜

见上篇第三章 57。

同治异效辨

钩藤、天麻、蒺藜都归肝经，都有平肝息风之功，均可用于肝风内动之证，但使用中有透热、通络、解郁之不同。

钩藤性凉，轻清透达，长于清热息风，常用于小儿高热惊风轻证为宜。《本草正义》："钩藤……此物轻清而凉，能泄火而能定风。甄权谓主小儿惊啼，瘛疭热壅，客忤胎风；濒湖谓治大人头旋目眩，平肝风，除心热，皆一以贯之。"

天麻味甘性平,质润多脂,偏于祛外风、通经络、止痛,常用治中风手足不遂,筋骨疼痛;妇人风痹,手足不遂;风湿痹痛,关节屈伸不利等。

蒺藜苦泄温通,辛散,轻扬疏达,善散肝经风热,又能疏肝解郁,行气活血,为疏散下气活血之品,常用于肝经风热之头痛眩晕、目赤多泪、风疹瘙痒,肝气郁结所致的乳汁不通,以及气滞血瘀而致的少腹痛等证。

53

磁石、赭石(镇逆平肝,有补肾、凉血之异)

磁石

为氧化物类矿物尖晶石族磁铁矿。

[性味归经] 咸,寒。入肝、心、肾经。

《本草品汇精要》:"味辛、咸,性寒。气薄味厚,阴中之阳。"

[功能] 镇惊安神,平肝潜阳,聪耳明目,纳气平喘。

[主治] 惊悸失眠,头晕目眩,视物昏花,耳鸣耳聋,肾虚气喘。

[用法用量] 内服:煎汤,9～30 g,打碎先煎;或入丸剂。外用:适量,研末敷。

[使用禁忌] 脾胃虚者,不宜多服、久服。

①《本草经集注》:"恶牡丹、莽草;畏黄石脂。"

②《本草纲目》:"独孤滔云,慈石乃坚顽之物,无融化之气,止可假其气而服食,不可久服渣滓。"

③《本草从新》:"重镇伤气,可暂用而不可久。"

[现代研究] 磁石的主要成分为四氧化三铁和多种微量元素,具有降压、抗炎及促凝血作用。其中铁及其他微量元素协同具有补血强壮、镇静催眠作用,钙具有镇静、抗惊作用。

现代临床用于风湿性关节炎、类风湿关节炎及骨质增生性骨关节炎,哮喘、肺气肿及早期肺心病导致的咳喘,高血压,扭挫伤,乳房纤维瘤,肠粘连、泌尿道结石及慢性前列腺炎等疾病。

◎ **异制辨析**

煅磁石 取净磁石，捣碎，用无烟炉火煅红透，取出，醋淬酥，捣碎，再煅淬一次，取出晒干，研成细末。生磁石偏重于平肝潜阳、镇惊安神，常用于治疗癫痫、眩晕等症状。煅后降低苦寒之性，缓和重镇降逆功效，偏于补肾纳气，增强敛血止血作用，常用于治疗肾虚引起的气喘及外伤出血等症状；且易于粉碎和煎出有效成分。

赭石

为氧化物类矿物刚玉族赤铁矿。又名"代赭石"。

[性味归经] 苦，寒。入肝、心、肺、胃经。

《神农本草经》："味苦、甘，寒。"

[功能] 平肝潜阳，重镇降逆，凉血止血。

[主治] 眩晕耳鸣，呕吐，噫气，呃逆，喘息，吐血，衄血，崩漏下血。

[用法用量] 内服：煎汤，9～30g，打碎，先煎；研末，每次3g；或入丸、散。外用：适量，研末撒或调敷。一般生用，止血煅用。

[使用禁忌] 虚寒证及孕妇慎服。

①《本草经集注》："畏天雄。"

②《本草蒙筌》："孕妇忌服。"

③《神农本草经疏》："下部虚寒者，不宜用；阳虚阴痿者，忌之。"

④《慎疾刍言》："醋煅赭石，能伤肺，令人声哑而死。"

⑤《得配本草》："气不足，津液燥者，禁用。"

[现代研究] 赭石含有三氧化二铁及镍、钴、铬、铜、锰、镁等多种微量元素，具有镇静、镇痛、镇吐、止咳、催眠、兴奋肠道、增强肠蠕动、促进消化吸收、抗溃疡等作用。其中三氧化二铁是很好补铁剂，具有促进红细胞、血红蛋白新生的作用；各种微量元素的协同作用，不仅可以促进铁的吸收，而且可以提高铁在体内的利用率。

现代临床用于鼻出血、上消化道出血、呕吐、胆汁反流性胃炎、慢性鼻炎、高血压及偏头痛、梅尼埃病等。

异制辨析

煅赭石 取净赭石,砸碎,无烟炉火上煅红透,醋淬酥,捣碎,再煅淬一次,晒干,碾成粗末。经醋淬后质地酥脆,易于粉碎和煎出。醋煅后以平肝止血为主。

同治异效辨

磁石与赭石性寒,都归肝经,均能镇逆平肝、潜阳、平喘,用治肝阳上亢的头痛眩晕、烦躁易怒及气喘证。

磁石味咸,入肾经,具有聪耳明目、纳气平喘而具补肾之效,常用于肾虚耳鸣、耳聋、肝肾不足的目暗不明及肾不纳气的虚喘等证。《神农本草经疏》:"磁石能入肾,养肾脏。肾主骨,故能强骨。肾藏精,故能益精。肾开窍于耳,故能疗耳聋。肾主施泄,久秘固而精气盈益,故能令人有子。"

赭石味苦,苦能泻热,故具有凉血止血作用,用于血热妄行的吐血、衄血、崩漏下血等。《神农本草经疏》:"代赭石,其主五脏血脉中热,血痹、血瘀、贼风及女子赤沃漏下、带下百病,皆肝、心二经血热所致,甘寒能凉血,故主如上诸证也。"

54

珍珠母、石决明(平肝潜阳,有心、肝之分)

珍珠母

为蚌科动物三角帆蚌、褶纹冠蚌或珍珠贝科动物马氏珍珠贝的贝壳。

[性味归经] 咸,寒。入肝、心经。

[功能] 平肝潜阳,安神定惊,明目退翳。

[主治] 头痛眩晕,惊悸失眠,目赤翳障,视物昏花。

[用法用量] 内服:煎汤,10～25 g,打碎先煎;或研末,每次 1.5～3 g;或入丸、散。

[使用禁忌] 脾胃虚寒者慎服。

[现代研究] 珍珠母含有碳酸钙、锂等微量元素及多种氨基酸。其中牛磺酸可有效调节中枢神经和内分泌,具有镇静作用,助睡安眠,还可明显降低血清过氧化脂质;氨基酸和微量元素能够滋养肌肤,改善肌肤的质地和肤色;碳酸钙能显著促进溃疡面愈合,对胃酸过多、消化不良等有缓解作用。

现代临床用于高血压、神经血管性头痛及偏头痛,顽固性失眠症,骨质疏松,辅助治疗脑缺血损伤,更年期综合征、黄褐斑、角膜白斑、老年抑郁,小儿抽动-秽语症、小儿智能发育不全,慢性胃炎,过敏性皮炎、褥疮,扁平疣等。

异制辨析

煅珍珠母 将珍珠母用武火加热,煅至酥脆打碎。生品偏重于平肝潜阳,定惊安神,用于头痛眩晕、烦躁失眠、肝热目赤、肝虚目昏等症。煅后质地酥脆,细研吞服,偏于收涩制酸,可治胃酸过多、湿疮、出血等症。

珍珠母的不同炮制方法,对其所含物质有影响,尤其对珍珠母的碳酸钙含量有很大的影响。生品的氨基酸含量最高,但煎出率最低;煅品氨基酸的煎出率也较低;烘焙品煎出率却高达50.11%。另外,珍珠母的粉碎度越大,碳酸钙的溶解也就越快越充分。

石决明

为鲍科鲍属动物杂色鲍、皱纹盘鲍、羊鲍、澳洲鲍、耳鲍、白鲍等的贝壳。

[性味归经] 咸,寒。入肝经。

①《名医别录》:"味咸,平,无毒。"

②《本草通玄》:"入足厥阴、少阴经。"

③《药论》:"入肺、肝。"

[功能] 平肝潜阳,清肝明目。

[主治] 头痛眩晕,目赤翳障,视物昏花,青盲雀目。

[用法用量] 内服:煎汤,6~20g,打碎先煎;或入丸、散。外用:研末水飞点眼。平肝潜阳宜生用,眼疾外点宜煅用。

[使用禁忌] 脾胃虚寒者慎服,消化不良、胃酸缺乏者禁服。

①《雷公炮炙论》:"服之,永不得食山桃,令人丧目也。"
②《神农本草经疏》:"畏旋覆花。"
③《眼科全书》:"反鱼。"
④《本经逢原》:"反云母。不宜久服,令人寒中。"
⑤《萃金裘本草述录》:"虚寒内障忌服。"

[现代研究] 石决明含有碳酸钙、微量元素、氨基酸等,具有降压、抗菌、抗氧化、中和胃酸等作用。

现代临床用于高血压、偏头痛、中风、小儿多发性抽动症、甲状腺功能亢进,以及角膜炎、角膜病等眼科疾病。

异制辨析

由于炮制方法不同,又有煅石决明、盐石决明、烘焙石决明之分。

煅石决明 将石决明加热,煅至酥脆时碾碎。煅品减寒凉之性,加强收涩之功,多能平肝敛肝,用于骨蒸劳热,青盲内障,外伤出血者。煅品清肝火而明目退翳,为治目疾之常用药,如石决明散。

盐石决明 将石决明加热煅酥后喷淋盐水,碾碎。盐制后增咸寒滋阴之力,长于补肝益肾,滋阴清热。

烘焙石决明 将石决明烘焙后打碎。此法可使石决明中氨基酸破坏减少,增加煎出率。

同治异效辨

珍珠母、石决明皆为贝类咸寒之品,均能平肝潜阳,清肝明目,用于肝阳上亢、肝经有热之头痛、眩晕、耳鸣及肝热目疾,目昏翳障等症。

珍珠母又入心经,具有镇惊安神之效,故失眠、烦躁、心神不宁等神志疾病多用之。《中国医学大辞典》:"此物(珍珠母)兼入心、肝两经,与石决明但入肝经者不同,故涉神志病者,非此不可。"

石决明为凉肝镇肝之要药,肝开窍于目,是以其性善明目。《要药分剂》言其"大补肝阴",《医学衷中参西录》又言"为其能凉肝,兼能镇肝",故本品又有滋养肝阴之功,尤适宜于血虚肝热之羞明、目暗、青盲等目疾,及阴虚阳亢之眩晕、耳鸣等证。

第十章

开窍药

55

牛黄、麝香（芳香开窍，有凉、温之殊）

牛黄

为牛科动物牛的干燥胆结石。

[**性味归经**] 甘,凉。入心、肝经。

《神农本草经》:"味苦,平。"

[**功能**] 清心,豁痰,开窍,凉肝,息风,解毒。

[**主治**] 热病神昏,中风痰迷,惊痫抽搐,癫痫发狂,咽喉肿痛,口舌生疮,痈肿疔疮。

[**用法用量**] 内服:研末,每次 0.15～0.35 g,多入丸散用。外用:适量,研末撒或调敷,敷患处。

《本草经集注》:"人参为之使。"

[**使用禁忌**] 脾虚便溏及孕妇慎服。

①《本草经集注》:"恶龙骨、地黄、龙胆、蜚蠊。畏牛膝。"

②《药性论》:"恶常山。畏干漆。"

③《神农本草经疏》:"伤乳作泻,脾胃虚寒者不当用。"

[**现代研究**] 天然牛黄含有胆红素、胆汁酸、胆固醇、蛋白质、脂肪酸及无机元素等,具有镇静、抗惊厥、解热;抗炎、抗微生物;兴奋呼吸;利胆及对实验性肝损伤的保护;降压,抑制心搏频率减少,抑制血小板减少,制止出血性坏死病灶的形成,显著对抗心肌缺血,减轻心肌损伤;抑制平滑肌活动的解痉效应及明显增强离体子宫收缩等作用。胆酸和去氧胆酸均

有明显镇咳作用,提高免疫功能。牛磺酸具有降低血胆固醇,增加高密度脂蛋白,防止动脉粥样硬化作用。

现代临床用于癫痫病、上呼吸道感染及肺性脑病等。

麝香

为鹿科麝属动物林麝、马麝、原麝成熟雄体香囊中的干燥分泌物。近年来,人工麝香已研制并推广应用。

[**性味归经**] 辛,温。入心、脾经。

《雷公炮制药性解》:"入十二经。"

[**功能**] 开窍醒神,活血散结,消肿止痛。

[**主治**] 热病神昏,中风痰厥,气郁暴厥,中恶昏迷,经闭,癥瘕,难产死胎,胸痹心痛,心腹暴痛,跌打伤痛,痹痛麻木,痈肿瘰疬,咽喉肿痛。

[**用法用量**] 内服:0.03～0.1g,多入丸、散用,一般不入汤剂。外用:研末掺、调敷或入膏药中敷贴。

[**使用禁忌**] 虚脱证禁用。本品无论内服或外用均能堕胎,故孕妇禁用。

①《药性论》:"(用)麝香,禁食大蒜。"

②《神农本草经疏》:"孕妇不宜佩带,劳怯人亦忌之。"

[**现代研究**] 麝香含有麝香酮、降他香、麝香砒啶、脂类、甾体类,尚含蛋白质、多肽及微量元素等,具有抗炎;降压;抗肿瘤;抗溃疡;降低血小板凝聚率,缩短凝血时间;增强 β-肾上腺素能;对抗着床、抗早孕;雄激素样作用等;中枢神经系统、心脏表现为兴奋与抑制的双重作用。

现代临床用于哮喘病、口眼歪斜(吊线风)以及白癜风等。

同治异效辨

牛黄与麝香同属芳香开窍类药物,都有开窍醒神功效,适用于温热病热入心包之神昏、惊厥、中风痰厥、惊痫、口噤等症。

牛黄开窍作用不及麝香,但其性偏凉,清热解毒作用见长,为清热解毒之圣药,可用于火热内盛、咽喉肿痛、牙龈肿痛、口舌生疮、目赤肿痛等热证,可与珍珠为末吹喉,如珠黄散(《绛囊撮要》);或与金银花、草河车、甘草同用,如牛黄解毒丸(《保婴撮要》),用于治疗痈疽疔毒疖肿等;本品入心、肝二经,有清心凉肝息风止痉之功,常用于小儿急惊风之壮热神昏惊厥抽搐等症,如《证治准绳》牛黄散;又有化痰、息风止痉的作用,可用于痰蒙清窍之癫痫发作,症见突然仆倒、昏不知人、口吐涎沫、四肢抽搐者,如痫证镇心丹(《中医内科学讲义》)。

麝香属辛温之品,气极香,性善走窜,通行十二经,开窍胜于牛黄,为醒神回苏之要药,最宜闭证神昏,无论寒闭、热闭,用之皆效;还具有开通经络、活血散结之功,与解毒、消肿的药物如雄黄、蟾酥等配伍,可用治痈疽疮疡;与活血行瘀的药物如赤芍、丹参、乳香、没药等配伍,用于经闭、癥瘕及痹痛等症。这是二者功效相异之处。

第十一章

止咳化痰药

56

紫菀、款冬花(温润肺气,有祛痰、止咳之偏)

紫菀

为菊科紫菀属植物紫菀的根和根茎。

[**性味归经**] 辛、苦,温。入肺经。

①《雷公炮制药性解》:"入心、肺二经。"

②《神农本草经疏》:"入手太阴,兼入足阳明。"

[**功能**] 润肺下气,消痰止咳。

[**主治**] 痰多咳喘,新久咳嗽,劳嗽咳血。

[**用法用量**] 内服:煎汤,5~10 g;或入丸、散。润肺宜蜜炙用。

[**使用禁忌**] 阴虚干咳者慎服。

①《本草经集注》:"恶天雄、瞿麦、雷丸、远志。畏茵陈蒿。"

②《新修本草》:"恶藁本。"

③《本草正》:"劳伤肺肾,水亏金燥而咳喘失血者,则非所宜。"

④《本经逢原》:"大泄肺气,阴虚肺热干咳禁用。"

[**现代研究**] 紫菀含有丁基-D-核酮糖苷、紫菀酮、表木栓醇、紫菀氯环五肽、槲皮素和挥发油等。其中丁基-D-核酮糖苷、紫菀酮、表木栓醇有祛痰作用;紫菀酮、表木栓醇还有镇咳、平喘作用;紫菀氯环五肽A、B、C具有抗肿瘤作用,紫菀氯环五肽J能抗白血病;槲皮素、山柰酚等具有抗氧化作用;槲皮素还具有抗溃疡和抗胃酸分泌作用;此外,紫菀煎剂还具有抗菌、止痛作用,对寒热错杂引起的头痛、胸胁脘腹疼痛的止痛效果

比一般止痛药的效果好。

现代临床用于上呼吸道感染、肺炎、支气管炎等。

炮制辨析

蜜紫菀 取炼蜜用适量开水稀释后,加入净紫菀片或段,文火炒至棕褐色。蜜制品润肺祛痰作用增强,多用于肺虚久咳、痨瘵咳嗽、痰中带血或肺燥干咳等症。

款冬花

见上篇第三章54。

同治异效辨

紫菀与款冬花,均味辛苦而性温,皆归经于肺,都具有润肺下气、止咳化痰功效,都能温润肺气。由于作用相近,二药常相须为用,广泛用于各种咳嗽痰多者,不论外感内伤,寒热虚实,咳嗽无论新久,皆可用之。

紫菀祛痰作用较好,现代病理研究也证实本品水煎剂有祛痰作用,而无镇咳及平喘作用。历代多有叙述,《日华子诸家本草》:"调中,及肺痿,吐血,消痰,止渴,润肌肤,添骨髓。"《本经逢原》言其为"肺经血分之药",《神农本草经》:"止咳逆上气,胸中寒热结气,取性疏利肺经血气也。"《名医别录》:"疗咳唾脓血。"《本草从新》:"专治血痰,为血劳圣药。又能通利小肠。"《金匮要略》泽漆汤用以治咳而中之脉沉者,咳属肺,脉沉则血分之病也。

款冬花镇咳作用较好,陈士铎《本草新编》言:"款冬花,止嗽最善,能止肺嗽肝咳,近人喜用紫菀,而不用款冬花者,殊不可解。紫菀,虽亦止嗽,而味苦伤胃,不若款冬之味甘,清中有补也。"

57

蛤壳、海浮石（清热化痰，有散瘀、通淋之别）

蛤壳

为帘蛤科动物文蛤或青蛤的贝壳。别名：海蛤壳、海蛤。

[**性味归经**] 苦、咸，寒。归肺、肾、胃经。

①《本草汇言》："入手足太阳、阳明经。"

②《要药分剂》："入心、肾二经。"

[**功能**] 清热化痰，软坚散结，制酸止痛；外用收湿敛疮。

[**主治**] 痰火咳嗽，胸胁疼痛，痰中带血，瘰疬瘿瘤，胃痛吞酸；外治湿疹，烫伤。

[**用法用量**] 内服：煎汤，6～15 g，先煎，蛤粉包煎。外用：适量，研极细粉撒布或油调后敷患处。制酸煅用。

《本草经集注》："蜀漆为之使。"

[**使用禁忌**] 脾胃虚寒者慎服。

①《本草经集注》："畏狗胆、甘遂、芫花。"

②《本草汇言》："病因热邪痰结气闭者宜之，若气虚有寒，中阳不运而为此证者，切勿轻授。"

[**现代研究**] 蛤壳主要成分为碳酸钙、甲壳质等，含量高达96%以上，还有铁、锶、镁、钡、钴等多种元素，具有抗肿瘤、抗炎、降血脂、抗血小板凝集等作用，对免疫功能有双向调节作用。

现代临床用于治疗胃肠道溃疡、哮喘、咳嗽、恶性肿瘤等；外用治疗皮肤烧烫伤、痔疮、肛裂、皮炎、带状疱疹、银屑病、霉菌性阴道炎等，还可于骨科手术中用作人体骨骼的埋植剂。

海浮石

见上篇第三章46。

同治异效辨

蛤壳与海浮石性味都属咸寒,都有清肺化痰、软坚散结功效,适用于痰黏不易咯出、瘰疬、瘿瘤等症。

蛤壳有滋阴降火、化痰止咳功效,如临证用蛤粉炒阿胶治疗阴虚火旺之咳嗽痰红带血。但海浮石以适用于肺气肿胀、喘息、慢性气管疾患为优。二者都有清肃肺气、通利水道的功能。蛤壳兼有制酸止痛、收涩生肌,煅用可治胃痛泛酸,并又能入血分,散瘀滞,以治血结疼痛,如《类证活人书》用海蛤散(海蛤、滑石、炙甘草各一两,芒硝半两,为散,每服二钱,鸡子清调下)治妇人伤寒血结胸痛等证。《杨氏家藏方》神白散(蛤粉一两,槐花半两)治鼻衄不止。外用还可治小儿胎毒、湿疹、臁疮及下疳疮。而海浮石有消石通淋的作用,可用于热淋、石淋、血淋、尿痛等症;海浮石外用可治疗疮、发背、恶疮,还可水飞点眼治疗目翳。这又是二者功效相异之处。

58

半夏、天南星(燥湿祛痰,有辛守、辛开之异)

半夏

见上篇第三章 21。

天南星

见上篇第三章 6。

同治异效辨

半夏与南星均辛温有毒,既能燥湿化痰、温化寒痰,为治寒痰、湿痰要药,每相须为用;又能消肿止痛,治痈疽肿毒、痰核肿痛、癌症等证。

半夏味辛能守，南星味辛善行。倪朱谟《本草汇言》："半夏之性燥而稍缓，南星之性燥而颇急；半夏之辛，劣而能守，南星之辛，劣而善行。"半夏主归脾胃经，善除脾胃湿痰；还能降逆止呕，为治呕吐要药；并能消痞散结，治胸脘痞闷、梅核气等证。

天南星温燥之性强于半夏，并归肝经，善治顽痰；又善祛经络风痰而止痉，治中风半身不遂、破伤风等。张石顽《本经逢原》："南星、半夏皆治痰药也。然南星专走经络，故中风麻痹以之向导，半夏专走肠胃，故呕逆泄泻以之为向导。"缪希雍《神农本草经疏》："南星味既辛苦，气复大温而燥烈，正与半夏之性同，而毒则过之，故亦擅堕胎也。半夏治湿痰多，南星主风痰多，是其异矣。二药大都相类，故其所忌亦同。"

第十二章

理气药

59

香附、木香(理气止痛,有疏肝、健脾之分)

香附

见上篇第三章43。

木香

为菊科植物木香的干燥根。原产于印度,从广州进口,习称"广木香";我国现主要栽培于云南丽江、迪庆、大理,以及四川涪陵等地,商品又称"云木香"。

[**性味归经**] 辛、苦,温。归脾、胃、大肠、三焦、胆经。

① 《医学启源》:"气热,味辛、苦。气味俱厚,沉而降,阴也。"

② 李东垣:"苦、甘、辛,微温。降也,阴也。"(《本草纲目》)

③ 《本草要略》:"味苦、辛,性微温。苦入心,辛入肺。"

④ 《本草纲目》:"乃三焦气分之药。"

⑤ 《雷公炮制药性解》:"入心、肺、脾、肝、胃、膀胱六经。"

[**功能**] 行气止痛,健脾消食,调中导滞。生用专行气滞,煨用可实肠止泻。

[**主治**] 胸胁胀满,脘腹胀痛,呕吐泄泻,痢疾后重,食积不消,不思饮食,寒疝。

[**用法用量**] 内服:煎汤,3～6g;或入丸、散。入汤剂不宜久煎,久煎则药力降低。

[**使用禁忌**] 脏腑燥热、阴虚津亏者禁服。

①《神农本草经疏》:"肺虚有热者慎毋犯之;元气虚脱及阴虚内热、诸病有热、心痛属火者禁用。"

②《药性纂要》:"阴虚血燥而内热,如咳嗽吐血者,虽气滞不可用也。"

③《药性通考》:"过服泄真气,畏火、体弱气虚者禁用。"

④《得配本草》:"脏腑燥热,胃气虚弱者禁用。"

[**现代研究**] 木香含有挥发油,包括内酯类化合物,去氢木香内酯、木香烯内酯。木香提取液具有对胃肠道运动、血压的双向调节作用,还有抗炎、镇痛、抗肿瘤、扩张血管等作用。

现代临床用于治疗小儿消化不良、急性胃肠炎、慢性胃炎、胃肠神经症、疝气及绝育结扎术后等所致胃肠胀气,以及急性腰扭伤等。

异制辨析

由于炮制方法不同,又有炒木香、煨木香、酒木香之分。

炒木香 取木香片,文火炒至表面焦黄色,取出放凉。可缓和行气功效。

煨木香 《活幼心书》记载了面煨法。《传信适用方》记载了纸煨法。现行煨制方法与纸煨法大致相同,取未经干燥的木香片,平铺于吸油纸上,一层木香片一层纸,如此间隔平铺数层,上下用平坦木板夹住,以绳捆扎结实,使木香与吸油纸紧密接触,放烘干室或温度较高处,煨至木香所含挥发油渗透到纸上,取出木香,放凉,备用。煨木香,除去部分油质,增强实肠止泻作用,多用于脾虚泄泻、肠鸣腹痛等。

麸炒木香 置麸皮于锅内,武火加热,待起烟时投入木香片,翻炒至表面深黄色,取出,筛去麸皮。炮制作用同煨木香。

酒木香 取净木香,用酒浸润,润透后,切成薄片,晒干。酒制可增强入血分功效。

同治异效辨

香附与木香均味辛苦,均有理气止痛作用。

香附归肝、脾、三焦经,而木香归脾、胃、大肠、三焦、胆经。香附长于疏肝解郁,理气宽中止痛,适应病症十分广泛。《本草求真》曰:"大抵妇人多郁,气行则郁解,故服之尤效,非云宜于妇人,不宜于男子也。按此(香附)专属开郁散气,与木香行气貌同实异。"而木香气芳香而辛散温通,擅长调中宣滞,行气止痛,常用于脾胃气滞所致的脘腹胀痛。脾虚失运,酌加党参、白术;食积气滞,酌加山楂、莱菔子。

60

小茴香、乌药(温肾治疝,有和胃、缩尿之别)

小茴香

为伞形科植物茴香的干燥成熟果实。

[**性味归经**] 辛,温。归肝、肾、膀胱、胃经。

①《药性论》:"苦、辛。"

②《医学发明》:"入小肠经"。

③《汤液本草》:"入手足少阴、太阳经。"

④《神农本草经疏》:"味辛兼甘。入足太阴、阳明、太阳、少阴经。"

⑤《药义明辨》:"味辛、甘、微苦,气温。"

[**功能**] 散寒止痛,理气和胃,温肾暖肝。

[**主治**] 寒疝腹痛,少腹冷痛,脘腹胀痛,食少吐泻,睾丸偏坠,肾虚腰痛,痛经。

[**用法用量**] 内服:煎汤,3~6g;或入丸、散。外用:研末调敷;或炒热温熨。

[**使用禁忌**] 阴虚火旺者禁服。

[**现代研究**] 小茴香含有挥发油、反式-茴香脑、柠檬烯、小茴香酮等,具有促进胃肠运动、抗溃疡、促进胆汁分泌、增加胆汁固体成分、松弛气管平滑肌、性激素样作用等。

现代临床用于治疗痛经、钳闭小肠疝、睾丸鞘膜积水和阴囊象皮肿、颞颌关节紊乱综合征等。

异制辨析

由于炮制方法不同,又有炒小茴香、盐制小茴香、制小茴香之分。

炒小茴香 取净小茴香,文火炒至微黄色,略具焦斑,或炒至深黄色,取出放凉。炒制缓和行气,增加温中功效。

盐制小茴香 取净小茴香,盐水拌匀吸尽,文火炒至微黄色,取出放凉。盐制可增强补肾作用。

制小茴香 将大青盐加入黄酒、醋和童便的混合液中化开,投入净小茴香,拌匀,稍闷,文火炒至微黄色,取出放凉。黄酒等炒制,可增强补肾、活血、止痛作用。

乌药

为樟科山胡椒植物乌药的干燥块根。

[**性味归经**] 辛,温。归肺、脾、肾、膀胱经。

①《汤液本草》:"入足阳明经、少阴经。"

②《本草要略》:"味辛而薄,性轻热而散,气胜于味也。"

③《雷公炮制药性解》:"味苦、辛,入肺、脾二经。"

④《本草正》:"入脾、胃、肝、肾、三焦、膀胱诸经。"

[**功能**] 行气止痛,温肾散寒。

[**主治**] 寒凝气滞,胸腹胀气,气逆喘急,膀胱虚冷,遗尿尿频,疝气疼痛,经冷腹痛。

[**用法用量**] 内服:煎汤,6~10g;或入丸、散。外用:研末调敷。

[**使用禁忌**] 气虚及内热证患者禁服;孕妇及体虚者慎服。

①《医学入门》:"疏散宣通,甚于香附,不可多服。"

②《神农本草经疏》:"辛温散气,病属气虚者忌之。妇人月事先期,小便短赤,及咳嗽内热,口渴口干舌苦,不得眠,一切阴虚内热之病皆不宜服。"

③《本草新编》:"产妇虚而胎气不顺者,切不可用,用则胎立堕。"

④《药性切用》:"血虚火炎者并忌。"

⑤《药义明辨》:"辛温之气味,用祛寒冷最为相宜,若施于湿热气滞,阴虚火盛气滞者,则不可也,用者审之。"

[现代研究] 乌药含有呋喃倍半萜及内酯、挥发油、黄酮、异喹啉生物碱等,具有抗菌、抗病毒、抗炎镇痛、抗肿瘤、抗氧化等药理活性,对消化系统、心血管系统、糖尿病肾病、肝脏以及中枢神经系统等方面有显著的调节和保护作用。

现代临床用于治疗外伤,如扭伤、软组织挫伤,以踝关节、膝关节扭伤为多。

异制辨析

由于炮制方法不同,又有炒乌药、醋乌药、酒乌药之分。

炒乌药 取净乌药片,文火炒至深黄色,取出放凉。炒制可缓和行气功效。

醋乌药 取净乌药片,加醋拌匀略闷,文火加热炒至略带焦斑,取出放凉。醋制加强行气止痛作用。

酒乌药 取净乌药片,加黄酒喷洒拌匀,闷润,文火加热,炒至微干,取出放凉。酒制增强活血止痛作用。

同治异效辨

小茴香、乌药性味同属辛温,同归肾、膀胱经,具有温肾散寒止痛功效,适用于寒疝腹痛、脘腹冷痛、腰痛等症。

小茴香兼入胃经,具有和胃功效,适用于脘腹冷痛、食少吐泻。如《医学入门》认为"此药(小茴香)可以开胃,调和胃气,止呕吐,定霍乱及瘴疟,破一切臭气口气"。而乌药偏于温肾散寒,具有缩尿之功,可治疗肾经虚寒引起的尿频、遗尿,此类尿频以小便清、尿时不痛、遇寒加重为辨证要点,常配合桑螵蛸、益智仁、山药等同用,如缩泉丸。

61

豆蔻、砂仁（理气宽胸，有清、浊之殊）

豆蔻

为姜科植物白豆蔻和爪哇白豆蔻的干燥成熟果实。

[性味归经] 辛，温。归肺、脾、胃经。

①《汤液本草》："味薄气厚。入手太阴经。"

②《本草品汇精要》："臭香。"

③《本草再新》："入心、肝、脾三经。"

[功能] 化湿行气，温中止呕，开胃消食。

[主治] 湿浊中阻，不思饮食，湿温初起，胸闷不饥，寒湿呕逆，胸腹胀痛，食积不消。

[用法用量] 内服：煎汤，3～6g，后下；或入丸、散。

[使用禁忌] 阴虚血燥者禁服。

①《神农本草经疏》："凡火升作呕，因热腹痛，法咸忌之。"

②《本草汇言》："凡喘嗽呕吐，不因于寒而因于火者；疟疾不因于瘴邪，而因于阴阳两虚者；目中赤脉白翳，不因于暴病寒风，而因于久眼血虚血热者，皆不可犯。"

③《本草备要》："肺胃火盛及气虚者禁用。"

④《药性集要便读》："津枯忌。"

[现代研究] 豆蔻含有挥发油1,8-桉叶素，β-蒎烯，α-蒎烯等成分，具有抗结核、抗病毒、抗变态反应、抗氧化等作用，可通过激活乙醇脱氢酶活性降低乙醇浓度，提高胃黏膜血流量和血清胃泌素。

现代临床用于腹泻、胃痛、呕吐、妊娠呕吐等症。

砂仁

见上篇第二章24。

同治异效辨

豆蔻和砂仁性味都属辛温,有理气宽胸、化湿行气功效,可用于湿阻气滞,中焦受扰,不思饮食,恶呕等。二者又具有升清、降浊之殊。

《本草求真》认为"白豆蔻(专入肺脾胃,兼入大肠),本与缩砂密一类,气味既同,功亦莫别。然此另有一种清爽妙气,上入肺经气分,而为肺家散气要药……不似缩砂密辛温香窜兼苦,功专和胃醒脾调中"。《本草正义》认为"白豆蔻其气清芬,辛热视彼为尤,而无涩滞之味,则芳香之气尤善上行,开泄上焦气滞,已与草果、肉果之专治中下者不同……濒湖《纲目》谓之大温,颇嫌未允,此固蔻仁、砂仁二者之特异性情,升降阴阳,各臻其妙"。

砂仁可升可降,降多于升,故能下气开胃止呕;另兼安胎之功,《本草汇言》认为古方多用砂仁安胎,是因盖气结则痛,气逆则胎动不安。

62

香橼、佛手(理气止痛,有化痰、治呕之差)

香橼

为芸香科植物枸橼或香圆的干燥成熟果实。

[**性味归经**] 辛、苦、酸,温。归肝、脾、肺经。

①《新修本草》:"性冷。"

②《饮膳正要》:"味酸、甘,平,无毒。"

③《冯氏锦囊秘录》:"苦,温,无毒。入肺、脾二经。"

[**功能**] 疏肝理气,宽胸化痰,降逆利膈。

[**主治**] 肝胃气滞,胸胁胀痛,脘腹痞满,呕吐噫气,痰多咳嗽。

[**用法用量**] 内服:煎汤,3~10g;或入丸、散。

[**使用禁忌**] 虚人慎服。

①《本草通玄》:"香圆性虽中和,单用、多用亦损正气。"

②《本草求原》:"痢久气虚勿服。"

③ 张秉成《本草便读》:"香圆皮,虽无橘皮之温,而究属香燥之品,阴虚血燥之人仍当禁耳。"

[现代研究] 香橼含有橙皮苷、琥珀酸、枸橼酸、乙酸芳樟醇酯等挥发油成分,具有抗氧化、抑菌、抗糖尿病、降血脂等作用。其橙皮苷具有抗炎、抗菌、抗病毒、抗变态反应、抗氧化等作用。

现代临床用于消化不良、高血脂等。

异制辨析

由于炮制方法不同,又有炒香橼、麸炒香橼之分。

炒香橼 取净香橼片,文火炒至微焦,取出放凉。炒制缓和行气功效。

麸炒香橼 取麸皮撒入热锅内,中火加热,候冒烟时,加入净香橼片或丝,拌炒至淡黄色,取出,筛去焦麸皮及瓤核,放凉。可减少药物刺激性,增强宽中理气的作用。

佛手

见上篇第一章12。

同治异效辨

香橼与佛手性味都属辛苦温,有理气止痛功效,可用于肝气郁滞的胁肋疼痛,但又有化痰、治呕之差。

香橼兼有宽胸化痰功效,用于咳嗽痰多,如《养疴漫笔》治咳嗽:"香橼(去核),薄切作细片,以时酒同入砂瓶内,煮令熟烂,自昏至五更为度,用蜜拌匀。当睡中唤起,用匙挑服。"佛手长于和胃止呕,用于肝胃不和、脾胃气滞之脘腹胀痛、嗳气、恶心。《本草求原》中提到香橼、佛手是两种,俱辛苦甘温,无毒。佛手形如指掌,专破滞气,治下痢后重,功专于下。香橼无指,甘香尤胜,兼破痰水,治咳嗽气壅,除臌胀。

63

沉香、降香(辛温降气,有纳气、散瘀之异)

沉香

为瑞香科植物白木香含有树脂的木材。

[**性味归经**] 辛、苦,温。归脾、胃、肾经。

①《本草纲目》:"咀嚼香甜者性平,辛辣者性热。"

②《雷公炮制药性解》:"入肾、命门二经。"

③《药品化义》:"入肺、肾二经。"

④《本草求原》:"辛甘而苦。"

[**功能**] 行气止痛,温中止呕,纳气平喘。

[**主治**] 胸腹胀闷疼痛,胃寒呕吐呃逆,肾虚气逆喘急。

[**用法用量**] 内服:煎汤,1~5g,后下;或入丸、散。

[**使用禁忌**] 阴虚火旺,气虚下陷者慎服。

①《神农本草经疏》:"中气虚,气不归元者忌之;心经有实邪者忌之;非命门真火衰者,不宜入下焦药用。"

②《本草汇言》:"阴虚气逆上者切忌。"

③《本经逢原》:"气虚下陷,不可多服。久服每致失气无度,面黄少食,虚证百出矣。"

[**现代研究**] 沉香含有沉香螺醇、陈香醇、石梓呋喃等挥发油成分,具有对消化道系统平滑肌解痉作用,对中枢神经系统镇静作用。

现代临床用于风湿性心脏病、慢性心力衰竭、新生儿便秘、老年性肠梗阻、股骨头无菌性坏死、便秘型肠易激综合征、前列腺痛、输尿管结石等。

降香

为豆科植物降香檀树干和根的干燥心材。

[**性味归经**] 辛,温。归肝、脾经

①《海药本草》:"温平,无毒。"

②《本草品汇精要》:"甘,温平,无毒。气之厚者,阳也。臭香。"
③《玉楸药解》:"入足太阴脾、手少阴心经。"
④《迪庆藏药》:"味涩、辛,性凉。"

[功能] 化瘀止血,理气止痛。

[主治] 吐血,衄血,外伤出血,肝郁胁痛,胸痹刺痛,跌扑伤痛,呕吐腹痛。

①《海药本草》:"主天行时气。""小儿带之,能辟邪恶之气也。"
②《本草纲目》:"疗折伤、金疮,止血定痛,消肿生肌。"
③《得配本草》:"入血分而降气,治怒气而止血。"
④《全国中草药汇编》:"祛风活血,理气止痛。治风湿性腰痛,支气管炎,胃痛,疝气痛。"
⑤《迪庆藏药》:"能清热,行气。治血热、血瘀、降血压,气血并痛,外用消肢节肿胀。"

[用法用量] 内服:煎汤,9～15g,后下。外用:适量,研末敷患处。

[使用禁忌] 阴虚火旺,血热妄行者禁服。

①《本经逢原》:"血热妄行、色紫浓厚、脉实便秘者禁用。"
②《本草从新》:"痈疽溃后,诸疮脓多,及阴虚火盛,俱不宜用。"

[现代研究] 降香含有刺芒柄花素、鲍迪木醌等黄酮类,美迪紫檀素等紫檀烷类。降香挥发油及其芳香水有抗血栓作用。降香乙醇提取物有抗惊厥、镇痛作用。黄酮类化合物具有抗氧化、抗癌、抗炎、镇痛和松弛血管等作用。

现代临床主要用于治疗冠心病、心绞痛。

同治异效辨

沉香、降香均性味辛温,具有降气的功效。

沉香质重而降,能下入丹田暖肾纳气,对于气逆喘急、呕呃等症均可应用。如《赤水玄珠全集》沉香饮,治腹胀气喘,坐卧不安,配木香、枳壳各五钱,萝卜子炒一两。每服五钱,姜三片,水煎服。而降香兼有活血散瘀、止血定痛功效,用于胸胁疼痛、跌打损伤、创伤出血等症。如《现代实用中药》治外伤性吐血,配紫降香3g,花蕊石3g,没药1.5g,乳香1.5g。共研极细末。每服0.3g,童便(新尿出者)或黄酒1杯送服。

沉香入气分善下行,以降气平逆、暖肾纳气、调中止痛为其特长;降香既入气分,又入血分,以通血脉化瘀、止血消肿定痛为其特长。

第十三章 理血药

64

三棱、莪术（破血行气，气血之中各有专长）

三棱

为黑三棱科植物黑三棱的干燥块茎。

[**性味归经**] 辛、苦，平。归肝、脾经。

①《本草纲目拾遗》："甘平，温。"

②《日华子诸家本草》："味甘涩，凉。"

③《雷公炮制药性解》："入肺、脾二经。"

[**功能**] 破血行气，消积止痛。

[**主治**] 癥瘕痞块，痛经，瘀血经闭，胸痹心痛，食积胀痛。

[**用法用量**] 内服：煎汤，5～10 g。

[**使用禁忌**] 气虚体弱，血枯经闭及孕妇忌服；不宜与芒硝、玄明粉同用。

①《医学启源》："破气损真，气虚人不用。"

②《得配本草》："素有血症者禁用。"

[**现代研究**] 三棱含有挥发油类、有机酸类、黄酮类、苯丙素类、皂苷类、甾醇类、糖类、生物碱类及微量元素等，具有显著的抗凝、抗血栓、抗炎、镇痛、影响血液流变学、保护心脑血管、抗肿瘤、抗纤维化等作用。

现代临床用于治疗慢性阻塞性肺病、支气管扩张咯血等肺系疾病，冠心病、肿瘤、宫外孕、子宫肌瘤、新生儿黄疸兼肝脾肿大、肝硬化等疾病。

莪术

见上篇第三章44。

同治异效辨

三棱与莪术性味均属辛苦,都有破血行气、消积止痛作用,适用于瘀血所致的癥瘕积聚、经闭、心腹瘀痛等各种疼痛类疾病。常相须为用,二者配伍使用见于清代姚俊《经验良方全集》三棱丸。同时,两者均入厥阴肝经,均有破血伤气之弊,临证宜与健脾开胃、补益元气药同用。

两者相较,莪术辛散温通,破气力大,偏于破气消积。三棱苦泄性平,破血力强,偏于破血祛瘀。《医学衷中参西录》:"三棱气味俱淡,微有辛意;莪术味微苦,亦微有辛意,性皆微温,为化瘀血之要药。若细分二药之区别,化血之力三棱优于莪术,理气之力莪术优于三棱。"《神农本草经疏》更早对三棱化瘀之力有深刻论述,"三棱,从血药则治血,从气药则治气,老癖癥瘕积聚结块,未有不由血瘀、气结、食停所致,苦能泄而辛能散,甘能和而入脾,血属阴而有形,此所以能治一切凝结停滞有形之坚积也"。

65

乳香、没药(散瘀止痛,行气、散瘀各有所偏)

乳香

为橄榄科植物乳香树及同属植物树皮渗出的树脂。分为索马里乳香和埃塞俄比亚乳香,每种乳香又分为乳香珠和原乳香。

[性味归经] 辛、苦,温。归心、肝、脾经。

①《名医别录》:"微温。"

②《日华子诸家本草》:"味辛,热,微毒。"

③《神农本草经疏》:"入足太阴、手少阴,兼入足厥阴经。"

[功能] 活血定痛,消肿生肌。

[主治]胸痹心痛,胃脘疼痛,痛经经闭,产后瘀阻,癥瘕腹痛,风湿痹痛,筋脉拘挛,跌打损伤,痈肿疮疡。

[用法用量]内服:煎汤,3～5g,或入丸、散。外用:适量,研末调敷。

[使用禁忌]胃弱者慎用,孕妇及无瘀滞者忌用。

《神农本草经疏》:"痈疽已溃不宜服,诸疮脓多时,未宜遽用。"

[现代研究]乳香主要成分为萜类和挥发油,具有较显著的镇痛、抗炎、抗肿瘤、抗胃溃疡、抗氧化、保肝、改善微循环、促进血管再生、抗血栓、抗血小板、延缓衰老等作用。

现代临床可用于心血管疾病、癌症、糖尿病和溃疡性结肠炎等疾病。

没药

为橄榄科植物地丁树、哈地丁树的干燥树脂。分为天然没药和胶质没药。

[性味归经]辛、苦,平。归心、肝、脾经。

①《海药本草》:"味苦辛,温,无毒。"

②《本草新编》:"入脾、肾二经。"

[功能]散瘀定痛,消肿生肌。

[主治]胸痹心痛,胃脘疼痛,痛经经闭,产后瘀阻,癥瘕腹痛,风湿痹痛,跌打损伤,痈肿疮疡。

[用法用量]内服:3～5g,炮制去油,多入丸散用。

[使用禁忌]胃弱者慎用,孕妇及无瘀滞者忌用。

《神农本草经疏》:"凡骨节痛,与夫胸腹胁肋痛,非瘀血停留,而因于血虚者不宜用。产后恶露去多,腹中虚痛者不宜用。痈疽已溃不宜用。目赤浮翳,非血热甚者不宜用。"

[现代研究]没药含有萜类、甾体类和木脂素等成分。其中萜类为主要化学成分,主要有单萜、倍半萜、三萜等。没药提取物及其单体化合物具有良好的抗炎退热、抗肿瘤、促进黏膜愈合和保肝活性,此外还具有抗菌、镇痛、神经保护和降血脂等作用。

现代临床用于急性腰腿痛、踝关节扭伤、冻疮、高脂血症等疾病。

> **同治异效辨**
>
> 乳香和没药两药均具有活血止痛、消肿生肌之功,《本草纲目》:"乳香活血,没药散血,皆能止痛消肿生肌,故二药每每相兼而用。"两药常相须为用,治疗血滞经闭痛经、胸痹心痛、胃脘疼痛、风湿痹痛、跌打伤痛、痈疽肿痛、肠痈腹痛等,内、妇、外、伤各科瘀血阻滞证,均可配伍应用,如七厘散(《良方集腋》)、仙方活命饮(《校注妇人大全良方》)、大圣通神乳香膏(《华氏中藏经》)、乳香止痛散(《证治准绳》)等。现代可用于癌症(如西黄丸)、心脑血管疾病、乳腺增生、慢性前列腺炎、腰椎间盘突出、子宫肌瘤、口舌生疮、湿疹等病症。
>
> 乳香辛香走窜,性温,入心、肝经。味苦通泄入血,既能散瘀止痛,又能活血消痈,祛腐生肌,为外伤科要药。同时辛香之气又入气分,能行血中气滞,化瘀止痛;内能宣通脏腑气血,外能透达经络,可用于一切气滞血瘀之痛证。《本草纲目》曰:"乳香香窜,入心经,活血定痛,故为痈疽疮疡、心腹痛要药"。《洁古珍珠囊》谓其能"定诸经之痛。"没药则性平,长于散瘀止痛,治疗血瘀气滞较重之胃痛多用。如《医学入门》:"东垣云,没药在治疮散血之科。此药推陈致新,故能破宿血,消肿止痛,为疮家奇药也。"

66

水蛭、虻虫、䗪虫(破血消癥,有峻、缓之分)

水蛭

为水蛭科动物蚂蟥、水蛭或柳叶蚂蟥的干燥全体。

[性味归经] 咸、苦,平;有小毒。归肝经。

①《神农本草经》:"味咸,平。"

②《名医别录》:"苦,微寒,有毒。"

③《本草纲目》:"肝经血分。"

[功能] 破血通经,逐瘀消癥。

[主治]血瘀经闭,癥瘕痞块,中风偏瘫,跌扑损伤。

[用法用量]内服:煎汤,1.5~3g;研末服,0.3~0.5g。以入丸、散或研末服为宜。外用:以鲜活者放置于瘀肿局部吸血消瘀。

[使用禁忌]孕妇及月经过多者忌用。

①《日华子诸家本草》:"畏石灰。"

②《本草衍义》:"畏盐。"

[现代研究]水蛭含有多种蛋白质、微量元素和水蛭素,蛋白多肽类为其主要活性成分。水蛭具有抗凝、抗血栓、抗炎、抗肿瘤、抗纤维化、脑保护、促进伤口愈合等作用,同时水蛭分泌的一种组织胺样物质,能扩张毛细血管,缓解小动脉痉挛,减低血液黏着力。其活血化瘀的作用,殆与此药理机制有关。

现代临床用于脑出血、脑梗死、高脂血症、高血压、血管闭塞性脉管炎、血栓性静脉炎、下肢静脉血栓、带状疱疹、慢性肾功能不全、膝骨关节炎等疾病。

虻虫

为虻科昆虫复带虻或鹿虻的雌虫体。

[性味归经]苦、微咸,凉;有毒。归肝经。

①《神农本草经》:"味苦,微寒。"

②《医林纂要》:"辛苦咸,寒。"

③《本草纲目》:"肝经血分。"

[功能]破血通经,逐瘀消癥。

[主治]血瘀经闭,跌打损伤。

[用法用量]内服:煎汤,1.5~3g;研末,0.3~0.6g;或入丸剂。外用:适量,研末敷或调搽。

[使用禁忌]孕妇及月经过多者忌用。

①《药性论》:"恶麻黄。"

②《神农本草经疏》:"伤寒发黄,脉沉急,少腹鞕,如小便不利者为无血证,非蓄血也,不宜用;瘀血未审的者不宜用;女子月水不通,由于脾胃薄弱,肝血枯竭,而非血结闭塞者不宜用;孕妇腹中有癥瘕积聚,不宜用。

凡病气血虚甚,形质瘦损者忌之。"

[现代研究]虻虫含有蛋白质、多肽、多糖、脂肪酸及多种微量元素,具有抗血小板聚集、影响血液流变性、抗炎镇痛、抗肿瘤等功效。

现代临床用于跌扑伤痛、宫颈癌等疾病。

䗪虫

为鳖蠊科昆虫地鳖或冀地鳖的雌虫干燥体。别名:地鳖、土鳖虫。

[性味归经]咸,寒;小毒。归肝经。

①《药性论》:"味苦咸。"

②《雷公炮制药性解》:"入心、肝、脾三经。"

[功能]破血逐瘀,续筋接骨。

[主治]血瘀经闭,跌打损伤,筋伤骨折,产后瘀阻腹痛,癥瘕痞块。

[用法用量]内服:煎汤,3～10 g;浸酒饮;研末,1～1.5 g。外用:适量,煎汤含漱、研末撒或鲜品捣敷。

[使用禁忌]年老体弱及月经期者慎服,孕妇禁服。

①《本草经集注》:"畏皂荚、菖蒲。"

②《神农本草经疏》:"无瘀血停留者不宜用。"

[现代研究]土鳖虫含有蛋白质、活性肽、脂类、多糖、生物碱及核苷类等成分,具有抗氧化、抗肿瘤、抗炎、保护肾脏、保护血管内皮细胞及抗缺血缺氧等作用。其中蛋白质和肽类是含量最高的成分,分别具有溶血栓、抗肿瘤、调节血脂、抗氧化及抗菌等作用。土鳖虫中还含有丰富的脂质,含量仅次于蛋白质,可能具有治疗肿瘤的潜力。

现代临床用于跌打损伤、筋骨疼痛、风湿性疾病、中风、冠心病及原发性肝癌等。

同治异效辨

水蛭、虻虫、䗪虫,三药皆有小毒,都独入肝经,具有破血逐瘀止痛功效,均用治血瘀经闭、癥瘕积聚、跌打损伤等证,临床常配伍为用,疗效显著,如《金匮要略》中的大黄䗪虫丸。

水蛭苦咸入血分,破血逐瘀之力较强,善破坚积,为破血消癥之要药。《本草汇言》云:"水蛭逐恶血、散瘀血之药也。"临床多用治血瘀经闭、癥瘕积聚、跌打损伤瘀阻之证。䗪虫苦泄性烈,专入肝经血分,逐瘀通脉之功与水蛭相近,但破血消癥之力更强,《本草从新》谓其"破血通行经络""坠胎只在须臾",多用于血瘀重证,且以癥瘕积聚之证为主。两者相较,水蛭迟缓而善入,迟缓而生血不伤正,善入则坚积易破,故破血消癥效力缓和而持久,可使瘀血积聚消于无形,可长期应用。䗪虫与水蛭、虻虫一样,均有破血消癥、入血软坚功效,但三药之中,䗪虫破血逐瘀之力最缓,又善于续筋接骨,为治疗跌打损伤、筋伤骨折、瘀肿疼痛之要药。朱良春总结为:"土鳖虫可用于虚症患者,水蛭则非邪实、正实者,不宜轻用。虻虫破瘀之力尤著,更宜慎用。"

67

侧柏叶、卷柏(凉血止血,有敛、散之殊)

侧柏叶

为柏科植物侧柏的干燥枝梢和叶。

[**性味归经**] 苦、涩,寒。归肺、肝、脾经。

①《药性论》:"味苦辛,性涩。"

②《要药分剂》:"入肝、肾二经。"

③《本草撮要》:"入手足太阴、阳明。"

[**功能**] 凉血止血,化痰止咳,生发乌发。

[**主治**] 吐血,衄血,咯血,便血,崩漏下血,肺热咳嗽,血热脱发,须发早白。

[**用法用量**] 内服:煎汤,6~15 g;或入丸、散。外用:适量,煎水洗,捣敷或研末调敷。

《药性论》:"与酒相宜。"

生侧柏以凉血止血、祛痰止咳为主,可用于热迫血妄行的吐血、衄血、咯血及痰热阻肺的咳嗽气喘等,如《金匮要略》柏叶汤、《妇人大全良方》四生丸;还可利湿止带、祛风止痒、祛风除湿,用于湿热所致的赤白带下、疠风癞疾、风湿诸痛等。

[使用禁忌]《本草述》:"多食亦能倒胃。"

[现代研究]侧柏叶含有黄酮类和挥发油,油中含侧柏烯、侧柏酮、小茴香酮、香橙素、槲皮素、鞣质、维生素 C 等,具有止血、镇咳祛痰、扩张支气管、抑菌、抗病毒、抗肿瘤等作用。实验表明侧柏叶对金黄色葡萄球菌、白色葡萄球菌、卡他球菌、痢疾志贺菌、伤寒沙门菌、大肠埃希菌等均有抑制作用,对流感病毒、疱疹病毒、人型及牛型结核杆菌也有抑制作用,还具有一定的促进毛发生长作用。

现代临床用于各类出血类疾病、慢性支气管炎、肺结核、细菌性痢疾、百日咳、脱发、高血压、流行性腮腺炎、水火烫伤等疾病。

异制辨析

侧柏炭 取净侧柏叶,武火炒至焦褐色,存性,喷洒清水,取出晒干。侧柏叶性味苦寒多燥,炒炭用可缓其苦寒之性,使之趋于平和,可增强止血作用,用于各类出血证,如《十药神书》十灰散。

卷柏

为卷柏科植物卷柏或垫状卷柏的干燥全草。

[性味归经]辛,平。归肝、心经。

①《神农本草经》:"味辛,温。"

②《名医别录》:"甘,平微寒,无毒。"

③《本草备要》:"生用辛,平;炙用辛,温。"

④《神农本草经疏》:"入足厥阴、少阴血分。"

[功能]活血通经。卷柏炭化瘀止血。

[主治]经闭痛经,癥瘕痞块,跌扑损伤。炭用于吐血,崩漏,便血,脱肛。

[用法用量]内服:煎汤,5~10 g。外用:适量,研末敷。卷柏性温,生

用破血,炒用、炒炭则止血。

[使用禁忌] 孕妇慎用。

《本草汇言》:"非血有瘀蓄,或不因瘀蓄而致疾者,不可轻用。"

[现代研究] 卷柏含有黄酮类、木脂素类、糖苷类和有机酸类等成分,具有抗炎、抗氧化、抗微生物、抗肿瘤、抗病毒、免疫调节等作用。

现代临床用于治疗痛经、经闭、肿瘤等。

异制辨析

卷柏炭 取净卷柏,武火炒至外表现焦黑色,内呈焦黄色,喷淋清水,取出,晒干。生用活血止血,治经闭、癥瘕、跌打损伤、腹痛、哮喘等;炒用则温而偏散,收涩止血,用治吐血、便血、尿血、脱肛。

《本草求真》:"卷柏,其治有分生熟。生则微寒,力能破血通经,故治癥瘕淋结等症;炙则辛温,能以止血,故治肠红脱肛等症。"

同治异效辨

卷柏和侧柏叶均能止血。

侧柏叶因其寒涩之性,故偏敛而凉血止血,用于血热妄行之出血,如《药品化义》:"侧柏叶,味苦滋阴,带涩敛血,专清上部逆血。又得阴气最厚,如遗精、白浊、尿管涩痛属阴脱者,同牛膝治之甚效。"而卷柏性温,温而偏散,活血止血,用治吐血、便血、尿血、脱肛。

68

藕节、白及(收敛止血,有生津、生肌之差)

藕节

为睡莲科植物莲的干燥根茎节部。

[性味归经] 甘、涩,平。归肝、肺、胃经。

①《本草纲目》:"涩,平,无毒。"

②《本草撮要》:"入手少阴、足阳明、厥阴经。"

[功能] 收敛止血,化瘀。

[主治] 吐血,咯血,衄血,尿血,崩漏。

[用法用量] 内服:煎汤,9~15 g;鲜用捣汁,可用60 g左右取汁冲服;或入散剂。

[使用禁忌] 忌铁器。

[现代研究] 藕节主要含蛋白质、碳水化合物,以及多酚类化合物儿茶酚等成分。

现代临床用于治疗各种急、慢性出血,包括上消化道出血、肠道炎症或癌症出血、痔疮出血、支气管炎咳血、支气管扩张咯血、肺癌出血、血尿、皮下出血等。

异制辨析

藕节炭　取净藕节,炒至外面呈黑色,内部呈老黄色,稍洒清水,取出干燥即成。藕节炭涩性增强,收敛止血,多用于慢性出血。

生藕节和藕节炭对小鼠出血均有止血作用,并能缩短凝血时间,藕节炭的止血作用比生藕节要强。

白及

为兰科植物白及的干燥块茎。

[性味归经] 苦、甘、涩,微寒。归肺、肝、胃经。

①《神农本草经》:"味苦,平。"

②《名医别录》:"辛,微寒,无毒。"

③《本草再新》:"入肺、肾二经。"

[功能] 收敛止血,消肿生肌。

[主治] 咯血,吐血,外伤出血,疮疡肿毒,皮肤皲裂。

[用法用量] 内服:煎汤,6~15 g;研末,每次3~6 g。外用:适量,研末撒或调涂。

[使用禁忌] 外感咳血,肺痈初起及肺胃有实热者忌服。不宜与川乌、制川乌、草乌、制草乌、附子同用。

①《蜀本草》："反乌头。"

②《本草经集注》："紫石英为之使。恶理石。畏李核,杏仁。"

③《神农本草经疏》："痈疽已溃,不宜同苦寒药服。"

[现代研究] 白及含有多糖、芪类、甾体类、三萜类和酚酸类等成分,具有活血止血、抗癌、促进创伤愈合、抗病原微生物、保护黏膜、抗溃疡、美白抗氧化、延缓衰老、免疫调节等作用。

现代临床用于治疗肺结核、百日咳、支气管扩张、硅肺,胃、十二指肠溃疡出血、肛裂、烧伤及外科创伤等出血性疾病。

同治异效辨

藕节与白及均有收敛止血作用。

藕节甘涩性平,收敛止血,兼能化瘀,止血而无留瘀之弊,对吐血兼有瘀者,尤为适宜;又能入肺而治咳血;同时具有生津养血之功,如《本草再新》言:"凉血养血,利水通经"。白及除具有止血作用外,还有生肌作用,如《本草纲目》云:"白及,性涩而收,故能入肺止血,生肌治疮也。"治疗手足皲裂,如《新修本草》:"手足皲拆,嚼以涂之。"治疗外伤,如《本草汇言》:"治刀斧损伤肌肉,出血不止:白及,研细末掺之。"

69

地榆、苎麻根、紫草(凉血止血,有乌发、安胎、通便之异)

地榆

为蔷薇科植物地榆或长叶地榆的干燥根。后者习称"绵地榆"。

[性味归经] 苦、酸、涩,微寒。归肝、大肠经。

①《神农本草经》："味苦,微寒。"

②《名医别录》："甘酸,无毒。"

③《滇南本草》："苦涩,温。"

④《神农本草经疏》："入足厥阴、少阴,手、足阳明经。"

⑤《本草再新》："入肺、肾二经。"

[功能] 凉血止血,清热解毒,消肿敛疮。

[主治] 便血,痔血,血痢,崩漏,水火烫伤,痈肿疮毒。

[用法用量] 内服:煎汤,9～15 g;或入丸、散,亦可绞汁内服。外用:适量,煎水或捣汁外涂;也可研末掺或捣烂外敷。

[使用禁忌] 虚寒者忌服。

①《本草经集注》："得发良。恶麦门冬。"

②《本草衍义》："虚寒人及水泻、白痢,即未可轻使。"

③《医学入门》："虚寒冷痢禁闭。热痢初起亦不可用。恐涩早也。"

④《神农本草经疏》："胎产虚寒泄泻,血崩脾虚泄泻,法并禁用。"

⑤《本草汇言》："痈疮久病无火,并阳衰血证,并禁用之。"

⑥《本经逢原》："气虚下陷而崩带及久痢脓血瘀晦不鲜者,又为切禁。性能伤胃,误服多致口噤不食。"

[现代研究] 地榆含地榆苷、没食子酸、地榆素、果酸、地榆糖苷、地榆皂苷以及儿茶素等成分,具有止血,减少创面渗出液,抗感染,促进烫伤创面愈合,降压,止吐,治疗急性肝损伤和对抗过氧化氢诱发的溶血等作用。

现代临床应用于治疗水火烫伤、外伤出血、胃溃疡出血、血小板减少性紫癜、带下病等。

异制辨析

地榆炭 取地榆片,炒至外衣变为黑色,内部老黄色,喷洒清水,取出晒干。生品以凉血解毒为主,炒炭后以收敛止血力胜,用于便血、痔疮出血、崩漏下血等。

苎麻根

为荨麻科植物苎麻的根和根茎。

[性味归经] 甘,寒,入肝、心、膀胱经。

①《药性论》："味甘,平。"

②《日华子诸家本草》："味甘,滑,冷,无毒。"

[功能]凉血止血,清热安胎,利尿,解毒。

[主治]血热妄行所致的咯血、吐血、衄血、血淋、便血、崩漏、紫癜,胎动不安,胎漏下血,小便淋沥,痈疮肿毒,虫蛇咬伤。

[用法用量]内服:煎汤,5～30 g;或捣汁。外用:适量,鲜品捣敷;或煎汤熏洗。

[使用禁忌]无实热者慎服。

《神农本草经疏》:"病人胃弱泄泻者勿服,诸病不由血热者亦不宜用。"

[现代研究]苎麻根含酚类、三萜甾醇、绿原酸、咖啡酸等,具有明显止血,还有镇痛、抗肿瘤、利水消肿等作用,对金黄色葡萄球菌有抑制作用。

现代临床用于治疗习惯性流产、子宫功能性出血、哮喘、跌打损伤、便血、吐血、胎动不安、蛇咬伤等疾病。

紫草

为紫草科植物新疆紫草或内蒙紫草的干燥根。

[性味归经]甘、咸,寒。归心、肝经。

①《神农本草经》:"苦,寒。"

②《名医别录》:"无毒。"

③《药性论》:"甘,平。"

④《本草纲目》:"甘咸,寒。""入心包络、肝经血分。"

⑤《雷公炮炙论》:"入心、小肠二经。"

⑥《神农本草经疏》:"入足少阴、厥阴。"

[功能]清热凉血,活血解毒,透疹消斑。

[主治]血热毒盛,斑疹紫黑,麻疹不透,疮疡,湿疹,水火烫伤。

[用法用量]内服:煎汤,5～10 g;或入散剂。外用:适量,熬膏或用植物油浸泡涂擦。

[使用禁忌]胃肠虚弱、大便滑泄者慎服。

《神农本草经疏》:"痘疮家气虚脾胃弱、泄泻不思食、小便清利者,俱禁食。"

[**现代研究**]紫草含有萘醌类、多糖类、单萜苯酚及苯醌类和酯类等成分,具有抗炎、抗过敏、解热、抗肿瘤、抑菌、保肝护肝、止血、降血糖、镇静和免疫调节等作用。

紫草外用可以治疗皮肤湿疹、带状疱疹和烧烫伤等;内服可用于治疗乙肝、丙肝和系统性红斑狼疮,也可辅助治疗绒毛膜上皮癌、肺癌及肝癌放化疗。

同治异效辨

地榆、苎麻根、紫草均具有凉血止血的功效,

地榆有乌发生发作用,如《本草经集注》:"得发良。恶麦门冬。"苎麻根有清热安胎之效。《医林纂要·药性》:"孕妇两三月后,相火日盛,血益热,胎多不安。苎根甘咸入心,能布散其光明,而不为郁热,此安胎良药也。"紫草因其苦寒而有通肠的作用,如《本草纲目》:"紫草,其功长于凉血活血,利大小肠。故痘疹欲出未出,血热毒盛,大便闭涩者宜用之,已出而紫黑便切者亦可用。若已出而红活,及白陷大便利者,切宜忌之。"《仁斋直指方论》中以紫草、瓜蒌等分,新水煎服,治疗痈疽便闭。

70

仙鹤草、鸡冠花(止血止痢,有补中、敛带之别)

仙鹤草

为蔷薇科植物龙芽草的干燥地上部分。又名"脱力草"。

[**性味归经**]苦、涩,平。归心、肝经。

①《履巉岩本草》:"味辛涩,温,无毒。"

②《滇南本草》:"性微温,味苦涩。"

③《生草药性备要》:"味甜,性平。"

[**功能**]收敛止血,截疟,止痢,解毒,补虚。

[主治]咯血,吐血,崩漏下血,疟疾,血痢,痈肿疮毒,阴痒带下,脱力劳伤。

[用法用量]内服:煎汤,6~12g,大剂量可用30g;或入散剂。外用:捣敷;或熬膏涂敷。

[现代研究]仙鹤草含有仙鹤草内脂、仙鹤草酚、有机酸、皂苷等成分,具有杀虫、抗肿瘤、止血、强心等作用。

现代临床用于各种出血证、肺癌、阴道滴虫、痢疾、汗证、梅尼埃病、咳嗽、神经衰弱、白细胞减少、夜游症等多种疾病。

鸡冠花

为苋科植物鸡冠花的干燥花序。

[性味归经]甘、涩,凉。归肝、大肠经。

①《滇南本草》:"性寒,味苦微辛。"

②《本草纲目》:"甘,凉,无毒。"

③《本草再新》:"入肾经。"

[功能]收敛止血,止带,止痢。

[主治]吐血,崩漏,便血,痔血,赤白带下,久痢不止。

[用法用量]内服:煎汤,6~12g;或入丸、散。外用:煎水熏洗。

[现代研究]鸡冠花含有丰富的黄酮类化合物,具有降压、降脂、抗骨质疏松、抗自由基、抗癌、防癌、抗疲劳、增强免疫等作用。

现代临床多用于治疗痔疮、崩漏、便血、吐血等;也可用于久泻久痢及多种妇科慢性炎症。

异制辨析

鸡冠花炭 取净鸡冠花,中火加热,炒至表面焦黑色,喷淋少许清水,灭净火星,取出晾干。炒炭后凉性减弱,收涩作用增强,常用于吐血、便血、崩漏反复不愈,以及带下、久痢不止。

同治异效辨

仙鹤草、鸡冠花均具有止血止痢作用。

仙鹤草因其具有健胃和中补益之功,可治疗劳伤脱力。鸡冠花性凉,收涩之中兼有清热作用,多用于湿热带下,湿热痢疾,湿热便血和痔血等。故二者有补中、敛带之别。

71

大蓟、小蓟(化瘀止血,有疗疮痈、血淋之偏)

大蓟

为菊科植物蓟的干燥地上部分。

[**性味归经**] 甘、苦,凉。归心、肝经。

①《名医别录》:"根,味甘,温。"

②《药性论》:"味苦,平。"

③《滇南本草》:"入肝、脾、肾三经。"

④《本草新编》:"入肺、脾二经。"

[**功能**] 凉血止血,散瘀解毒消痈。

[**主治**] 衄血,吐血,尿血,便血,崩漏,外伤出血,痈肿疮毒。

[**用法用量**] 内服:煎汤,9～15g;鲜品可用30～60g。外用:适量,捣敷衍。用于止血宜炒炭用。

[**使用禁忌**] 脾胃虚寒而无瘀滞者忌服。

①《本草品汇精要》:"忌犯铁器。"

②《神农本草经疏》:"不利于胃弱泄泻及血虚极,脾胃弱不思饮食之证。"

[**现代研究**] 大蓟含有黄酮类、木脂素类、三萜类、甾醇类、烯醇类、挥发油类、酸类、苷类等,具有凝血止血、降血压、抗肿瘤、抑菌、抗血糖、抗骨质增生、抑制脂肪形成及利尿、保肝等作用。

现代临床用于治疗尿血、肺结核、高血压、带状疱疹、中毒、肿痛、乳腺炎、黄疸、鼻窦炎、阑尾炎、荨麻疹、水火烫伤等疾病。

小蓟

为菊科植物刺儿菜的干燥地上部分。

[**性味归经**] 甘、苦,凉。归心、肝经。

①《本草汇言》:"味甘微苦,气寒,无毒。"

②《本草通玄》:"入脾、肝二经。"

③《本草新编》:"入肺、脾二经。"

[**功能**] 凉血止血,散瘀解毒消痈。

[**主治**] 衄血、吐血、尿血、血淋、便血、崩漏、外伤出血、痈肿疮毒。

[**用法用量**] 内服:煎汤,5～12 g;鲜品可用 30～60 g,或捣汁。外用:适量,捣敷。

[**使用禁忌**] 脾胃虚寒而无瘀滞者忌服。

①《本草品汇精要》:"忌犯铁器。"

②《神农本草经疏》:"不利于胃弱泄泻及血虚极、脾胃弱不思饮食之证。"

③《本草汇言》:"不利于气虚。"

[**现代研究**] 小蓟含有黄酮类、萜类、苯丙素类、苯乙醇苷类、生物碱以及植物甾醇类等成分,其中黄酮类为其特征性化学成分。小蓟具有止血、凝血、抗菌、抗炎以及对心血管系统的作用等作用。

现代临床用于治疗吐血、尿血、衄血、血淋、便血、崩漏、小产后出血、外伤出血等出血类疾病和病毒性肝炎等疾病。

同治异效辨

大、小二蓟,首载于《名医别录》,因其性状、功用有相似之处,故大、小蓟常混称。至《证类本草》《救荒本草》《本草纲目》才逐渐将其区别开来。二者均能凉血止血,散瘀解毒消痈,广泛用治血热所致出血、疮疡诸证。

大蓟止血作用广泛,对吐血、咯血及崩漏下血尤为适宜,因其散瘀消痈力强,又能用于痈肿疮毒;小蓟兼能利尿通淋,故以治血尿、血淋为佳。《新修本草》:"大、小蓟皆能破血,但大蓟兼疗痈肿,而小蓟专主血,不能消肿也。"

72

牡丹皮、赤芍（凉血清热，有虚、实之殊）

牡丹皮

见上篇第三章32。

赤芍

见上篇第三章17。

同治异效辨

赤芍与牡丹皮均味苦性寒，皆主入肝经，均具有清热凉血止血、活血散瘀止痛之功效。二药常相须为用，用于温病热入营血之吐血衄血、发斑发疹，血行瘀阻之痛经、闭经、胸痹绞痛、肢体麻木、关节痹痛、跌打损伤，以及肝火亢盛证等，如《备急千金要方》犀角地黄汤。

丹皮清热凉血的作用较强，清热凉血而不留瘀，且能透发阴分伏热，治疗阴虚无汗之骨蒸发热，如《温病条辨》青蒿鳖甲汤。而赤芍清热凉血作用较弱，但活血祛瘀之力较强，善于散瘀止痛，长于治疗瘀血停滞引起的经闭及其他疼痛诸证。故二者有虚、实之殊。

73

丹参、桃仁（活血化瘀，有安神、润肠之分）

丹参

见上篇第三章9。

桃仁

为蔷薇科植物桃或山桃的干燥成熟种子。

[性味归经] 苦、甘,平。归心、肝、大肠经。

①《神农本草经》:"味苦,平。"

②《名医别录》:"甘,无毒。"

③《本草经解》:"入手太阴肺经,手少阴心经,足太阴脾经。"

[功能] 活血祛瘀,润肠通便,止咳平喘。

[主治] 经闭痛经,癥瘕痞块,肺痈肠痈,跌扑损伤,肠燥便秘,咳嗽气喘。

[用法用量] 内服:煎汤,5~10 g;或入丸、散。外用:捣敷。

《本草纲目》:"香附为之使。"

[使用禁忌] 孕妇忌服。

①《医学入门》:"血燥虚者慎之。"

②《神农本草经疏》:"凡经闭不通由于血枯,而不由于瘀滞;产后腹痛由于血虚,而不由于留血结块;大便不通由于津液不足,而不由于血燥秘结,法并忌之。"

[现代研究] 桃仁含有脂肪油类、苷类、蛋白质和氨基酸、挥发油、甾体类及糖苷类等,具有保护心血管、保护神经、免疫调节、抗肿瘤、促进黑色素合成、保护呼吸系统、保护肝肾等作用。但桃仁中苦杏仁苷的代谢产物氢氰酸具有阻滞细胞呼吸、抑制呼吸中枢、刺激黏膜等毒性。

现代临床桃仁用于高脂血症、高血压、脑动脉硬化、血管性头痛、慢性盆腔炎、子宫肌瘤等疾病。

同治异效辨

两药均能活血祛瘀,常相须为用治疗血瘀经闭、痛经、产后瘀血腹痛、跌扑损伤等。

丹参味苦性凉,归心经,凉血清心、除烦安神,还可用于热病心烦或虚热内扰之心悸失眠。桃仁性平,又因为仁类甘润滑肠,且归大肠经,兼有润肠通便、止咳平喘之功,可治肠燥便秘、咳嗽气喘。相较丹参,桃仁寒热均可,还适用于下焦瘀血,因瘀阻之闭经、痛经、产后腹痛,热壅血瘀之肺痈、肠痈等。

74

川芎、泽兰(活血祛瘀,有祛风、行水之别)

川芎

见上篇第一章2。

泽兰

为唇形科植物毛叶地瓜儿苗的干燥地上部分。

[性味归经] 苦、辛,微温。归肝、脾经。

①《神农本草经》:"味苦,微温。"

②《名医别录》:"甘,无毒。"

③《雷公炮制药性解》:"入小肠经。"

[功能] 活血调经,祛瘀消痈,利水消肿。

[主治] 月经不调,经闭,痛经,产后瘀血腹痛,疮痈肿毒,水肿腹水。

[用法用量] 内服:煎汤,6～12g;或入丸、散。外用:适量,鲜品捣敷;或煎水熏洗。

《本草经集注》:"防己为使。"

[使用禁忌] 无瘀血者慎服。

《得配本草》:"血虚枯秘者禁用。"

[现代研究] 泽兰含有三萜酸类、酚酸类、黄酮类、挥发油等成分,能显著改善血瘀动物的异常红细胞流变指标,抗凝血,改善大鼠慢性肾功能衰竭,同时有保肝、护肝、抗急性肝衰竭、改善微循环、镇静镇痛、抗菌、抗病毒、抗癌等作用,还具有一定的增强子宫平滑肌收缩力、降血脂以及利胆作用。

现代临床用于治疗月经病、急性乳腺炎、腮腺炎、急性淋巴结炎等多种感染性疾病及骨折、慢性前列腺炎、跌打淤肿、产后浮肿等疾病。

同治异效辨

川芎、泽兰均活血祛瘀。

川芎能通行十二经,《本草汇言》:"芎䓖,上行头目,下调经水,中开郁结,血中气药。"川芎性善散,又走肝经,具有活血祛瘀的作用外,还能行气开郁,祛风止痛,如《太平惠民和剂局方》川芎茶调散。泽兰辛散温通,功能活血祛瘀,行而不峻,为妇科调经要药,常与当归、丹参、芍药等同用,如《证治准绳》泽兰汤。主治妇科血瘀经闭、痛经,产后瘀滞腹痛。又能消散瘀滞,用治伤痛,还能散痛消肿,配合当归、川芎、桃仁、红花等治跌仆损伤;配当归、金银花、生甘草等治疮痈肿块未消。泽兰既能活血祛瘀,又有利水消肿作用,故可用于产后小便淋漓、身面浮肿等症;因其利水之力较缓,单用力薄,故常须配伍防己等利水消肿药同用。

75

郁金、姜黄(活血行气,有寒、温之殊)

郁金

见上篇第一章 15。

姜黄

为姜科植物姜黄的干燥根茎。

[**性味归经**]辛、苦,温。归脾、肝经。

①《新修本草》:"味辛苦,大寒,无毒。"
②《东医宝鉴》:"性热,味辛苦,无毒。"
③《本草纲目》:"入心、脾。"

［功能］破血行气，通经止痛。

［主治］胸胁刺痛，胸痹心痛，痛经经闭，癥瘕，风湿肩臂疼痛，跌扑肿痛。

［用法用量］内服：煎汤，3～10 g；或入丸、散。外用：研末调敷。

［使用禁忌］血虚无气滞血瘀及孕妇慎服。

《神农本草经疏》："凡病因血虚臂痛，血虚腹痛，而非瘀血凝滞、气郁上壅作胀者，切勿误用。误则愈伤血分，令病转剧。"

［现代研究］姜黄含有姜黄素类、挥发油、黄酮类、糖类、生物碱、有机酸、无机元素等成分。其中姜黄素类和挥发油成分为主要药效成分。姜黄素有抗肿瘤、抗炎、抗纤维化、抗氧化、神经保护等药效；挥发油有抗肿瘤、抗氧化、抗病毒、抗菌等药效。

现代临床用于治疗慢性胆囊炎、胆石症、颈椎病、肩周炎、痛经、经行不畅等疾病。

同治异效辨

郁金、姜黄为同一植物的不同药用部位，均能活血散瘀、行气止痛，用于气滞血瘀之证。

姜黄药用其根茎，辛温行散，祛瘀力强，以治寒凝气滞血瘀之证为好，且可祛风通痹而用于风湿痹痛。郁金药用块根，苦寒降泄，行气力强，且凉血，以治血热瘀滞之证为宜，又能利胆退黄，清心解郁而用于湿热黄疸、热病神昏等证。《本草纲目》："治风痹臂痛。""姜黄、郁金、述药（莪术）三物，形状功用皆相近。但郁金入心治血，而姜黄兼入脾，兼治气；述药则入肝，兼治气中之血，为不同耳。"

76

延胡索、五灵脂（活血散瘀，有利气、止血之异）

延胡索

见上篇第三章 27。

五灵脂

为鼯鼠科动物橙足鼯鼠或飞鼠科动物小飞鼠的干燥粪便。

[性味归经] 苦、甘；温。入肝、脾经。

①《开宝本草》："味甘，温，无毒。"

②《本经逢原》："苦酸，寒，小毒。"

[功能] 活血止痛，化瘀止血，消积解毒。

[主治] 生用行血止痛，治心腹血气诸痛，妇女经闭，产后瘀血作痛；外治蛇、蝎、蜈蚣咬伤。炒用止血，治妇女血崩，经水过多，赤带不绝。

[用法用量] 内服：煎汤，5～10 g；或入丸、散。外用：适量，研末撒或调敷。

[使用禁忌] 孕妇慎服。

①《本草纲目》："恶人参，损人。"

②《神农本草经疏》："血虚腹痛，血虚经闭，产妇去血过多发晕，心虚有火作痛，病属血虚无瘀滞者，皆所当忌。"

[现代研究] 五灵脂含有三萜类、含氮化合物、有机酸类、挥发性成分、黄酮类、脂肪酸及其他成分，具有抗炎、抗溃疡、抗肿瘤、抑制血小板聚集、抗动脉粥样硬化炎症、清除自由基等作用。

现代临床用于治疗月经病、产后子宫复旧不全、毒蛇咬伤、消化道溃疡等疾病。

同治异效辨

两药均为温性，具有活血化瘀止痛之功，均可用治瘀血阻滞诸痛证。

延胡索性味辛、苦,活血利气作用较强,为止痛良药,止痛力较五灵脂强,用于心腹诸痛、经痛、疝气及四肢血滞疼痛等症,如《太平圣惠方》金铃子散。五灵脂味咸,入肝经、血分,用于气滞疼痛,炒用能化瘀止血,长于治疗妇科瘀血阻滞崩漏、月经过多,如《太平惠民和剂局方》失笑散。

77

穿山甲、皂角刺(走窜行瘀,有下乳、治风之分)

穿山甲

为鲮鲤科动物鲮鲤的鳞甲。

[**性味归经**] 咸,凉。入肝、胃经。

①《名医别录》:"微寒。"

②《药性论》:"有大毒。"

[**功能**] 消肿溃痈,搜风活络,通经下乳。

[**主治**] 经闭癥瘕,乳汁不通,痈肿疮毒,关节痹痛,麻木拘挛。

[**用法用量**] 内服:煎汤,5～9 g;或入散剂。外用:适量,研末撒或调敷。

[**使用禁忌**] 气血虚弱、痈疽已溃者及孕妇禁服。

《神农本草经疏》:"痈疽已溃不宜服,痘疮元气不足不能起发者,不宜服。"

[**现代研究**] 穿山甲含有人体必需氨基酸在内的16种氨基酸和18种微量元素,具有解毒、活血、止痛、消肿、生肌、益精髓等作用。甲片具有减低血液黏度,延长凝血时间,升高白细胞,消肿排痈,抗炎、抗病毒、抗癌、促血循环、扩血管、促核酸代谢等作用。

现代临床用于红斑狼疮、桥本甲状腺炎、甲状腺肿大、类风湿关节炎、慢性肝炎、早期肝硬化、乳房肿胀、乳腺增生、哺乳期乳管阻塞、卵巢肿瘤、卵巢囊肿、慢性咽喉痛、粉刺等疾病。

皂角刺

为豆科植物皂荚的棘刺。

[性味归经] 辛,温。归肝、胃经。

①《本草纲目》："辛,温,无毒。"

②《医林纂要》："辛咸,温。"

[功能] 消毒透脓,搜风,杀虫。

[主治] 痈疽初起或脓成不溃,外治疥癣麻风。

[用法用量] 内服:煎汤,3~10g;或入丸、散。外用:适量,醋煎涂,或研末撒,或调敷。

[使用禁忌]《神农本草经疏》："凡痈疽已溃不宜服,孕妇亦忌之。"

[现代研究] 皂角刺含有黄酮类、内酯类、香豆素或其苷类、甾醇类、三萜类、酚类、有机酸、还原糖、生物碱等成分,具有抗肿瘤、抑菌杀菌、抗炎、抗病毒、免疫调节、抗过敏、抗凝血、抗氧化、抗肝纤维化及降血脂等作用。其皂苷、黄酮和香豆素类化合物在抑制癌细胞生长、扩散中起到重要作用,一定程度上构成了皂角刺抗癌的成分基础。

现代临床上用于治疗阑尾炎、坐骨神经痛、盆腔感染、乳腺癌、肺癌、前列腺癌等疾病。

同治异效辨

两者均具有消肿散瘀、溃痈排脓的功效。相须为用,功效倍增,行散走窜力雄,直达病所,消肿排脓之力大增,为治疗疔疮痈疡的基础药对之一,适用于痈肿疮毒初起,或疮痈脓成未溃者。

穿山甲咸寒,性善走窜,功专行散,活血通络,消肿散结,如《医学衷中参西录》曰:"气腥而窜,其走窜之性无微不至,故能宣通脏腑,贯彻经络,透达关窍,凡血凝血聚为病者,皆能开之,以疗疔痈,放胆用之,立见功效。"同时因其较强的走窜之性,而具通经下乳作用,如《本草纲目》曰:"穿山甲,古方鲜用,近世风疟、疮科、通经下乳,用为要药,盖此物能窜经络达于病所故也。谚曰：穿山甲、王不留，妇人食了乳长流，亦言其迅速也。"皂角刺辛温，温通行散，其性锐猛，攻毒败毒，托里排脓，有拔毒祛风作用，如《本草汇言》论："拔毒祛风。凡痈疽未成者，能引之以消散，将破者能引之以出头，已溃者能引之以行脓。于疡毒药中为第一要剂。"

第十四章 补益药

78

淫羊藿、巴戟天（强肾壮阳，有气血燥润之偏）

淫羊藿

见上篇第三章52。

巴戟天

见上篇第三章12。

同治异效辨

淫羊藿和巴戟天性味同属辛、甘、温，归肝、肾经，具有补肾助阳、强健筋骨、祛风除湿功效，用于肾虚阳痿、遗精早泄、少腹冷痛、小便不禁、宫冷不孕、风寒湿痹、腰膝酸软、风湿脚气等症。

淫羊藿性味辛温偏燥，功能补命门、助肾阳，《本草纲目》谓之"性温不寒，能益精气，真阳不足者宜之"。而巴戟天药性柔润，没有燥性，兼能健脾开胃，《本草新编》言其"温而不热，健脾开胃，既益元阳，复填阴水，真接续之利器，有近效，而又有远功……巴戟天温补命门，又大补肾水，实资生之妙药……夫巴戟天补水火之不足，盖心肾之有余，实补药之翘楚也。用之补气之中，可以健脾以开胃气；用之补血之中，可以润肝以养肺阴。"由此可见，淫羊藿与巴戟天虽同有强肾壮阳之功，但有气血燥润之偏。

79

锁阳、肉苁蓉（补肾润肠，有养筋、壮阳之别）

锁阳

为锁阳科植物锁阳的干燥肉质茎。

[**性味归经**] 甘,温。归肝、肾、大肠经。

[**功能**] 补肾阳,益精血,润肠通便。

[**主治**] 肾阳不足,精血亏虚,腰膝痿软,阳痿滑精,肠燥便秘。

[**用法用量**] 内服:煎汤,5～10 g;或入丸、散。

[**使用禁忌**] 阴虚火旺,脾虚泄泻及实热便秘者禁服。长期食用,亦可致便秘。

①《本草从新》:"泄泻及阳易举而精不固者忌之。"

②《得配本草》:"大便滑,精不固,火盛便秘,阳道易举,心虚气胀,皆禁用。"

[**现代研究**] 锁阳含有萜类、脂肪油、氨基酸等成分,具有调节免疫功能、清除自由基、抗应激、抗血小板聚集、促进性成熟及性行为、抗艾滋病毒、通便、耐缺氧等作用,对糖皮质激素具有双向调节作用。

现代临床用于妇女白带过多、胃及十二指肠溃疡、心脏病伴小便不利、泌尿系感染血尿等。

肉苁蓉

见上篇第三章26。

同治异效辨

锁阳与肉苁蓉性味同属甘温,具有补肾阳、益精血、润肠的功效,又有养筋和壮阳的区别。

锁阳入肝肾经,具有养筋起痿作用,《本草备要》云:"锁阳甘温补阴。益精兴阳,润燥养筋（强筋故能兴阳）。"对肾虚阳痿、腰膝无力等症,常与牛膝、枸杞子、山萸肉、五味子、熟地等配合应用。

肉苁蓉咸以入肾,有补肾壮阳、滋养精血功效,是一种性质温和的滋补药,《本草汇言》:"肉苁蓉,养命门,滋肾气,补精血之药也。男子丹元虚冷而阳道久沉,妇人冲任失调而阴气不治,此乃平补之剂,温而不热,补而不峻,暖而不燥,滑而不泄,故有从容之名。"

80

益智、补骨脂(固精缩尿,有脾、肾之异)

益智

为姜科植物益智的干燥成熟果实。

[**性味归经**] 辛,温。归脾、肾经。

① 《医学启源》:"气热,味大辛。"

② 《汤液本草》:"入手足太阴经,足少阴经。本是脾经药。"

③ 《雷公炮制药性解》:"入脾、胃、肾二经。"

④ 《药性通考》:"本脾药,兼入心、肾。"

⑤ 张秉成《本草便读》:"味辛、苦,性热。"

[**功能**] 暖肾固精缩尿,温脾止泻摄唾。

[**主治**] 肾虚遗尿,小便频数,遗精白浊,脾寒泄泻,腹中冷痛,口多唾液。

[**用法用量**] 内服:煎汤,3～10 g;或入丸、散。除去杂质及外壳为益智仁。用时捣碎。

[**使用禁忌**] 阴虚火旺者禁服。

① 《神农本草经疏》:"凡呕吐由于热而不因于寒;气逆由于怒而不因于虚;小便余沥由于水涸精亏内热,而不由于肾气虚寒;泄泻由于湿火暴注,而不由于气虚肠滑,法并禁之。"

② 《本草备要》:"因热而崩、浊者禁用。"

③ 《本经逢原》:"血燥有火,不可误用。"

[**现代研究**] 益智仁含有倍半萜类,具有神经保护、提高学习记忆、抗

肿瘤、延缓衰老、抗炎及抗过敏等作用。

现代临床用于乳糜尿、遗精、早泄、尿频、老年痴呆等。

异制辨析

由于炮制方法不同,又有炒益智仁、盐炒益智仁之分。

炒益智仁 取净益智仁,武火炒至外壳呈焦褐色,鼓起,果仁呈黄色,取出研去壳。炒制增加健脾止泻作用。

盐益智仁 取净益智仁,盐水拌匀,稍闷,文火加热,微炒,取出放凉。盐制后可缓和辛燥之性,主入肾经,增强补肾缩尿涩精作用。

补骨脂

见上篇第三章36。

同治异效辨

益智仁与补骨脂性味同具辛、温,均有温肾助阳、固精缩尿功效。但归经各有侧重,功效亦各有差异,临床不得不察。

益智仁归脾、肾经,侧重在脾,具有温脾散寒摄唾的功效,配伍党参、白术、干姜,可用于脾肾受寒,腹痛吐泻,脾虚多唾等症。而补骨脂归肾、脾经,侧重在肾,偏于补肾温阳,配伍杜仲、胡桃仁、续断等,用于肾虚腰痛,如腰膝冷痛明显,可配肉桂、附子;也可用于肾脾阳虚腹泻,配伍吴茱萸、五味子、肉豆蔻治疗"五更泻"等。

81

桑寄生、杜仲(壮腰安胎,有养血、益气之别)

桑寄生

见上篇第一章19。

杜仲

见上篇第三章 30。

同治异效辨

桑寄生与杜仲性味同归肝、肾经,都具有补肝肾、强筋骨、安胎的功效。

《本经逢原》:"寄生得桑之余气而生,性专祛风逐湿,通调血脉。"《本草求真》:"桑寄生,号为补肾补血要剂。缘肾主骨,发主血,苦入肾,肾得补则筋骨有力,不致痿痹而酸痛矣。甘补血,血得补则发受其灌荫而不枯脱落矣。"本品补肝肾,养血而安胎,可治肝肾虚损,冲任不固之胎漏、胎动不安。杜仲则有补中益气,滋肾补肝之功。《本草纲目》:"杜仲,古方只知滋肾,惟王好古言是肝经气分药,润肝燥,补肝虚,发昔人所未发也。"本品配合养心安神、益气补血药,又可用于神经衰弱及病后、产后的调养。

82

沙苑子、蒺藜(同治目疾,有补、散之分)

沙苑子

见上篇第三章 35。

蒺藜

见上篇第三章 57。

同治异效辨

沙苑子与蒺藜都具有明目的作用。但沙苑子,专补肝肾,固精缩尿;而蒺藜,功能疏肝开郁,祛风明目。一补一散,差异较大,切不可混。

《本草新编》："白蒺藜善破癥结，而沙苑蒺藜则不能也。沙苑蒺藜善止遗精遗溺，治白带，喉痹，消阴汗，而白蒺藜则不能也。……沙苑蒺藜补多而泻少，白蒺藜泻多而补亦多。沙苑蒺藜补肝肾而明目，乃补虚火之目，而不可补实邪之目也。补实邪之目，则目转不明，而羞明生瘴之病来矣。白蒺藜补肝肾而明目，乃泻实邪之目，而又可补虚火之目也。补虚火之目，则目更光明；泻实邪之目，则目更清爽。二者相较，用沙苑蒺藜以明目，反不若用白蒺藜之明目为佳。"古人其言自明。

83

制何首乌、熟地黄（补肝肾、益精血，有化阳、滋腻之差）

制何首乌

为蓼科植物何首乌干燥块根的炮制加工品。

[**性味归经**] 苦、甘、涩，微温。归肝、心、肾经

①《本草经解》："入足少阳胆经、手少阳三焦经、手少阴心经、足少阴肾经。"

②《本草再新》："入脾、肺、肾三经。"

[**功能**] 解毒、消痈，截疟，润肠通便。

[**主治**] 疮痈，瘰疬，风疹瘙痒，久疟体虚，肠燥便秘。

[**用法用量**] 内服：煎汤，3～6 g；熬膏、浸酒或入丸、散。外用：煎水洗、研末撒或调涂。养血滋阴，宜用制何首乌；润肠通便，祛风，截疟，解毒，宜用生何首乌。

[**使用禁忌**] 湿痰者慎服。何首乌内含有致泻作用的蒽醌衍生物，故大便溏泄者不宜服用。毒理作用主要表现为肝脏毒性。生首乌毒性较制首乌大。

①《何首乌传》："忌猪肉、血、无鳞鱼。"

②《开宝本草》："忌铁。"

③《宝庆本草折衷》:"恶萝卜。"

④《本草纲目》:"忌葱、蒜。"

[现代研究] 何首乌含有蒽醌类、二苯乙烯苷类、磷脂类、酚类和黄酮类等成分,具有延缓衰老、提高免疫力、降血脂、抗动脉粥样硬化、抗炎、抗菌、抗癌、抗诱变等作用。

现代临床用于治疗高脂血症、失眠症、女阴白色病变、白发等。

异制辨析

由于炮制方法不同,又有制何首乌、蒸何首乌之分。

制何首乌 有黑豆制、酒制、黑豆黄酒制三种。

黑豆制:取净何首乌片或块,用黑豆汁拌匀,蒸炖至汁液被吸尽;或用黑豆汁拌匀,隔水蒸至棕褐色时,取出干燥。黑豆拌制后能补肝肾,益精血,乌须发,强筋骨。

酒制:取何首乌片或块,用黄酒拌匀润透,蒸6小时,取出稍晾,再加入锅内汁水,候汁吸尽,捞起再蒸,以蒸黑为度,取出晒干或烘干。酒制可增强活血通络作用。

黑豆黄酒制:取何首乌块,用黑豆汁与黄酒拌匀,隔水炖至汁液吸尽,取出,晒干;或取何首乌片或块,先用黑豆汁与黄酒拌匀,隔水加热,蒸8小时,闷8小时,取出,晒干。增强补肝肾、益精血、活血通络作用。

蒸何首乌 取净干何首乌,大只劈开,淋水润透,蒸足8小时,闷过夜,翌晨上下翻动,再蒸。如此反复蒸至内外滋润都呈黑色,取出,晒至半干,切厚片,将蒸时所得原汁拌入,使之吸尽,干燥。久蒸后何首乌不具有泻下功效,而能补肝肾、益精血。

熟地黄

见上篇第三章59。

同治异效辨

何首乌与熟地黄同具甘、微温之味,归肝、肾经,都具有滋补肝肾、养精血作用,但有化阳、滋腻之差。

《本草求真》："何首乌,诸书皆言滋水补肾,黑发轻身,备极赞赏,与地黄功力相似。独冯兆张辩论甚晰,其言首乌苦涩微温,阴不甚滞,阳不甚燥,得天地中和之气。熟地、首乌,虽俱补阴,然地黄蒸虽至黑,则专入肾而滋天一之真水矣,其兼补肝肾者,因滋肾而旁及也。首乌入通于肝,为阴中之阳药,故专入肝经以为益血祛风之用,其兼补肾者,亦因补肝而兼及也。一为峻补先天真阴之药,故其功可立救孤阳亢烈之危;一系调补后天营血之需,以为常服,长养精神,却病调元之饵。先天、后天之阴不同,奏功之缓急轻重,亦有大异也。况补血之中,尚有化阳之力,岂若地黄功专滋水,气薄味厚,而为浊中浊者,坚强骨髓之用乎?斯言论极透辟,直冠先贤未有,不可忽视。"由此可见,制首乌为阴中之阳药,长于调补后天营血,补血之中,尚有化阳之力。而熟地专入肾而滋天一之真水,但其性质粘腻,久服有碍运化。《本草正义》提及熟地,"凡津枯血少,脱汗失精,及大脱血后,产后血虚未复等证,大剂(熟地)频投,其功甚伟,然粘腻浊滞,如大虚之体服之,亦碍运化,故必胃纳尚佳,形神未萎者,方能任受,不然,则窒滞中州,必致胀闷,虽有砂仁拌蒸,亦属无济,则中气太弱,运动无权之弊也。近世遂有再用砂仁末,拌炒成炭,专为此种虚证设法者,则真是无可奈何之作为。"也说明了这一点。

84

山药、黄精（补脾益气,有止泻、生津之偏）

山药

为薯蓣科植物薯蓣的干燥根茎。

[性味归经] 甘、平。归脾、肺、肾经。

①《神农本草经》："味甘,温。"
②《本草正》："味微甘而淡,性微涩。"
③《药品化义》："生者性凉,熟则化凉为温。"

［功能］补脾养胃，生津益肺，补肾涩精。

［主治］脾虚食少，久泻不止，肺虚咳喘，肾虚遗精，带下，尿频，虚热消渴。

［用法用量］内服：煎汤，15～30 g；或入丸、散。外用：捣敷。补阴宜生用；健脾止泻宜炒黄用。

［使用禁忌］湿盛中满或有实邪、积滞者禁服。

①《本草经集注》："恶甘遂。"

②《神农本草经疏》："不宜与面同食。"

③《雷公炮制药性解》："单食多食亦能滞气。"

④《本草省常》："服大戟、甘遂者忌之。"

⑤《随息居饮食谱》："肿胀、气滞诸病均忌。"

［现代研究］山药含有薯蓣皂苷元、多巴胺、盐酸山药碱，及胆甾醇、麦角甾醇等甾醇类成分，具有降血糖、促进皮肤溃疡面和伤口愈合、生肌、增强免疫功能、抗氧化、降脂等作用。

现代临床用于治疗婴幼儿腹泻。

异制辨析

由于炮制方法不同，又有炒山药、麸炒山药、土炒山药、米炒山药、蜜麸炒山药之分。

炒山药 取净山药片，文火炒至微黄色，取出放凉。炒制可缓和药性，增强健脾功效。

麸炒山药 取麦麸皮，撒入热锅内，中火加热，待冒烟时，投入山药片，拌炒至黄色，取出，筛去焦麸皮，放凉。麸炒可增强健脾和胃作用，可免气滞副作用。

土炒山药 取伏龙肝粉，文火炒热，投入山药片，拌炒至表面挂土色，取出，筛去土粉，放凉。土炒山药能增强补脾止泻作用。

米炒山药 取净山药片和米，文火炒至米呈黄色，取出，筛去米，放凉。增加健脾和中功效。

蜜麸炒山药 将蜜炙麦麸撒入热锅内（约180℃），炒至冒烟时，投入净山药片，再炒至微黄或金黄色，取出，筛去焦麸皮，放凉；或将蜜水拌麦麸，撒入锅内微火炒干，加入净山药片，炒至微黄色，取出，筛去焦麸皮，放凉。增加健脾止泻功效。

黄精

为百合科植物滇黄精、黄精或多花黄精的干燥根茎。

[性味归经] 甘,平。归脾、肺、肾经。

①《四声本草》:"寒。"

②《本草品汇精要》:"味甘,性平缓。气之薄者,阳中之阴,臭腥。"

③《本草正》:"味甘、微辛,性温。"

④《玉楸药解》:"入足太阴脾、足阳明胃经。"

⑤《医林纂要》:"纯阳,其性大热。"

⑥《本草再新》:"入心、脾、肺、肾四经。"

⑦《天宝本草》:"味苦、微温。"

[功能] 补气养阴,健脾,润肺,益肾。

[主治] 脾胃气虚,体倦乏力,胃阴不足,口干食少,肺虚燥咳,劳嗽咳血,精血不足,腰膝酸软,须发早白,内热消渴。

[用法用量] 内服:煎汤,9~15g;或入丸、散,熬膏。外用:煎汤洗;熬膏涂;或浸酒搽。

[使用禁忌] 中寒泄泻,痰湿痞满气滞者禁。

①《玉楸药解》:"黄精助湿,湿旺者不宜。"

②《本草正义》:"胃纳不旺者,亦必避之。"

[现代研究] 黄精含有多糖、甾体皂苷类、黄酮类、苯丙素类、生物碱类等成分,具有抗氧化、抗骨质疏松、抗病原微生物、降血脂、延缓衰老、提高学习和记忆再现能力、对免疫功能和环核苷酸含量的影响等作用。

现代临床用于治疗白细胞减少症、呼吸道继发真菌感染、药物中毒性耳聋、近视眼、手足癣、蛲虫病等疾病。

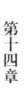 异制辨析

由于炮制方法不同,又有蒸黄精、制黄精、酒黄精之分。

蒸黄精 取净黄精,蒸至棕黑色滋润时取出,切厚片。蒸后增强补脾益肾润肺作用,可消除麻味,免刺咽喉。

制黄精　取净黄精片,拌蜂蜜闷润,蒸透。缓和药性,增加补益功效。

酒黄精　取净黄精片,用黄酒拌匀,炖至黄酒被吸尽;或蒸至内外滋润,色黑。酒制能助药势,使滋而不腻。

同治异效辨

山药与黄精性味同属甘平,归脾、肺、肾经,具有补脾、益气、润肺的功效。

山药其性涩,功能健脾养胃、补肾涩精,因此能够涩肠止泻、固精缩尿止带,用于治疗脾虚乏力,食少便溏,可单味研粉或制成山药粥常服,也可以配人参(或党参)、白术、茯苓、莲肉、扁豆、芡实等同用。黄精则具有养阴润肺生津作用,用于肺燥咳嗽、口干、消渴等症。两者均有补脾益气之功,但有止泻、生津之别。需要注意的是,脾虚便溏者应该避免使用黄精。《本草便读》云:"黄精,为滋腻之品,久服令人不饥,若脾虚有湿者,不宜服之,恐其腻膈也。此药味甘如饴,性平质润,为补养脾阴之正品。"

85

麦冬、天冬(清热养阴,有清心、滋肾之异)

麦冬

见上篇第三章28。

天冬

见上篇第三章5。

同治异效辨

麦冬与天冬性味同属甘苦寒,并入手太阴经,具有清热养阴功效。

《本草蒙筌》指出，"麦门冬兼行手少阴心，每每清心降火，使肺不犯于贼邪，故止咳立效。天门冬复走足少阴肾，屡屡滋肾助元，令肺得全其母气，故消痰殊功。"由此可见，两者有清心、滋肾之差异。

86

石斛、玉竹（养阴生津，有益肾之别）

石斛

见上篇第一章7。

玉竹

为百合科植物玉竹的干燥根茎。

[**性味归经**] 甘，微寒。归肺、胃经。

① 《吴普本草》："神农：苦；桐君、雷公、扁鹊：甘，无毒；黄帝：辛。"

② 《滇南本草》："味甘、微苦，性平、微温，入脾。"

③ 《本草通玄》："柔润入肾。"

④ 《萃金裘本草述录》："入足阳明、足太阴，兼入足厥阴经。"

[**功能**] 养阴润肺，生津止渴。

[**主治**] 肺胃阴伤，燥热咳嗽，咽干口渴，内热消渴。

[**用法用量**] 内服：煎汤，6～12 g；熬膏、浸酒或入丸、散。外用：鲜品捣敷；或熬膏涂。阴虚有热宜生用，阴虚而热不甚者宜制用。

[**使用禁忌**] 痰湿气滞者禁服，脾虚便溏者慎服。

① 《本草经集注》："畏卤碱。"

② 《本草崇原》："阴病内寒，此为大忌。"

③ 《药性纂要》："脾气寒滑，胃有痰湿者不宜用。"

[**现代研究**] 玉竹含有玉竹黏多糖、玉竹果聚糖、氮杂环丁烷-2-羧酸，还含有黄精螺甾醇等甾族化合物。玉竹甲醇提取物具有降血糖、降血

脂、抗肿瘤、抗突变、提升免疫功能等作用。

现代临床用于治疗高脂血症、心动过速和小儿麻痹症。

异制辨析

由于炮制方法不同，又有炙玉竹、蒸玉竹、酒玉竹之分。

炙玉竹　炼蜜拌净玉竹片，文火炒拌至不粘手为度。蜜炙可增强补益止咳作用。

蒸玉竹　取净玉竹片，蒸至外黑内呈棕褐色。蒸制缓和药性。

酒玉竹　取净玉竹片，加黄酒闷润，蒸透。酒蒸后增强活血通络作用。

同治异效辨

石斛与玉竹均有养阴养胃生津的功效。一般而言，养阴药大多碍胃，惟此二味药有养阴养胃作用，但使用时，仍有一定区别。

石斛养阴，入胃、肾经，故兼具益肾之功，《本草通玄》中称石斛"甘可悦脾，咸能益肾，多功于水土二脏。"《神农本草经》："久服厚肠胃。"适用于胃肾虚热，梦遗滑精，男子腰膝酸软等症。玉竹养阴，入肺、胃经，用于肺胃阴伤，燥热咳嗽，如《安徽中草药》，配合大黄炭、地骨皮炭、白及，治疗肺结核咳血。因此治疗时兼需滋补肾阴当选用石斛。

87

龟甲、鳖甲（清热凉血、滋阴潜阳，有坚筋骨、软坚散结之分）

龟甲

见上篇第三章34。

鳖甲

见上篇第三章60。

同治异效辨

龟甲与鳖甲性味同属咸、寒,都有清热凉血、滋阴潜阳功效,可用于阴虚发热,骨蒸潮热等症。

龟甲兼具补肾健骨之功,用于腰膝酸软、不能久立。《本草纲目》记载治腰腿酸痛。《本草通玄》:"龟甲咸平,肾经药也,大有补水制。"而鳖甲偏于软坚散结,《神农本草经疏》记载"鳖甲主消散者以其味兼乎平,平亦辛也,咸能软坚,辛能走散,故《本经》主癥瘕、坚积、寒热,去痞疾、息肉、阴蚀、痔核、恶肉;《别录》疗温疟者,……甲能益阴除热而消散,故为治疟之要药,亦是退劳热在骨及阴虚往来寒热之上品,血瘕腰痛,小儿胁下坚,皆阴分血病,宜其悉主之矣。"也说明了鳖甲长于软坚散结的特点。

88

女贞子、墨旱莲(滋补肝肾,有明目、止血之差)

女贞子

为木樨科植物女贞的干燥成熟果实。

[**性味归经**] 甘、苦,凉。归肝、肾经。

①《神农本草经疏》:"甘,寒。气薄味厚,阴中之阴,降也。入足少阴经。"

②《本草再新》:"入肝、肺、肾三经。"

[**功能**] 补益肝肾,明目乌发。

[**主治**] 肝肾阴虚,眩晕耳鸣,腰膝酸软,须发早白,目暗不明,内热消渴,骨蒸潮热。

[**用法用量**] 内服:煎汤,6～12 g;或入丸剂。外用:敷膏点眼。清虚

热宜生用,补肝肾宜熟用。

[使用禁忌] 脾胃虚寒泄泻及阳虚者,慎服。

①《本草汇言》:"如命门火衰,肾间阳气虚而脾胃薄弱,饮食不增,腹痛泄泻者,又当禁用。"

②《神农本草经疏》:"变白家,当杂保脾胃药及椒红温暖之类同施,不则恐有腹痛作泄之患。"

③《得配本草》:"脾胃虚寒,肾阳不足,津液不足,内无虚热,四者禁用。"

[现代研究] 女贞子含有齐墩果酸、乙酰齐墩果酸等三萜类、对羟基苯乙醇等苷类,外消旋圣草素等黄酮类,棕榈酸、硬脂酸等脂肪酸等成分,具有抗炎、抑制变态反应、影响脂质代谢、降血糖、保肝、影响造血系统、抗诱变和抗血卟啉衍生物(HPD)光氧化、影响性激素等作用。

现代临床用于治疗白细胞减少症、高脂血症、反复发作口腔溃疡等疾病。

 异制辨析

由于炮制方法不同,又有酒女贞子、盐女贞子、醋女贞子之分,功效也不同。

酒女贞子 取净女贞子,用黄酒拌匀,隔水蒸至酒被吸尽,色泽黑润。酒制寒滑之性减弱,补肝肾作用增强。常用于肝肾阴虚,头晕耳鸣,须发早白,目暗不明。

盐女贞子 取净女贞子,加盐水拌匀,闷透,文火炒干。盐制增强补肾作用。

醋女贞子 取净女贞子,加醋拌匀,蒸至醋被吸尽。醋制增加收敛作用。

墨旱莲

为菊科植物鳢肠的干燥地上部分。又名"旱莲草"。

[性味归经] 甘、酸,寒。归肝、肾经。

①《滇南本草》:"味咸,性寒。"

②《神农本草经疏》:"入肾、肝、胃、大小肠。"

③《医林纂要》:"苦、咸,温。"

[功能] 滋补肝肾,凉血止血。

[主治] 肝肾阴虚,牙齿松动,须发早白,眩晕耳鸣,腰膝酸软,阴虚血热之吐血、衄血、尿血、血痢,崩漏下血,外伤出血。

[用法用量] 内服:煎汤,6~12g;或熬膏;或捣汁;或入丸、散。外用:捣敷;或捣绒塞鼻;或研末敷。

①《得宜本草》:"得青盐能固齿,得车前治溺血。"

②《得配本草》:"得川连治热痢,佐绿豆治热胀,入热酒治痔漏。"

[使用禁忌] 脾肾虚寒者慎服。

①《先醒斋医学广笔记》:"忌铁。"

②《神农本草经疏》:"脾胃虚败,饮食难消,及易溏薄作泄者,勿轻与服。"

③《得配本草》:"胃弱便溏、肾气虚寒者禁用。"

[现代研究] 墨旱莲含有芹菜素、木犀草素等黄酮类,蟛蜞菊内酯,谷甾醇、豆甾醇、植物甾醇等甾醇类成分,具有抑菌、保肝、抗诱变、止血、抗蛇毒、镇静、镇痛等作用。

现代临床用于治疗冠心病、心绞痛、更年期综合征、糖尿病等。

同治异效辨

女贞子与墨旱莲均具滋阴调补肝肾之功,又有明目和止血之差。

女贞子是眼科常用药物,有养肝明目作用,常与熟地、枸杞子、菟丝子、沙苑蒺藜等同用,治疗肝肾精血亏虚所致的眼目昏花。早期老年性白内障及老年眼动脉硬化,视力减退,也可常服本品配益肾养肝明目药进行防治。

墨旱莲另有凉血止血之功,可治疗血证,如《杨氏家藏方》莲子散,治疗肠风脏毒、下血不止;《生草药性备要》治吐血成盆,旱莲草和童便、徽墨春汁,藕节汤开服。

第十五章

收涩药

89

五味子、五倍子(收敛固涩,有止咳、止遗与止汗、止痢之分)

五味子

见上篇第一章 4。

五倍子

为漆树科植物盐肤木、青麸杨或红麸杨叶上的虫瘿,主要由五倍子蚜寄生而形成。

[**性味归经**] 酸、涩,寒。归肺、大肠、肾经。

①《神农本草经疏》:"入手太阴、足阳明经。"

②《本草再新》:"入肝、肺、肾三经。"

[**功能**] 敛肺,止汗,涩肠,固精,止血,解毒。

[**主治**] 肺虚久咳,久泻久痢,自汗盗汗,脱肛,遗精,白浊,各种出血,痈肿疮毒。

[**用法用量**] 内服:煎汤,3~10 g;研末,1.5~6 g;或入丸、散。外用:适量,煎汤熏洗;研末撒或调敷。

[**使用禁忌**] 外感风寒或肺有实热之咳嗽,及积滞未清之泻痢忌服。

①《神农本草经疏》:"性燥急而专收敛,咳嗽由于风寒外触者忌之。"

②《本草备要》:"嗽由外感,泻非虚脱者禁用。"

③《广西中药志》:"忌与铁剂同用。"

[现代研究] 五倍子含大量五倍子鞣酸及树脂、脂肪、淀粉。五倍子鞣酸具有抗菌、解毒作用。

现代临床常于治疗消化道出血、鼻出血、盗汗、宫颈糜烂、枕部疖肿、睫毛倒卷、拔牙创口止血,防治稻田皮炎。

同治异效辨

五味子和五倍子都性酸,归肺、肾经,都有收敛固涩功能,都可用于治疗久咳、自汗盗汗、久泻、消渴等病症。

五味子有敛肺止咳、固精缩尿之功,可单用治疗久咳肺虚无痰之症,或熬膏治疗肾虚之梦遗滑精,也可联合其他药物用于治疗咳嗽变证,如《伤寒论》小青龙汤治疗咳喘之外寒里饮证。但五倍子只适用于肺虚久咳,外感风寒或实热之咳嗽忌用,同时能涩精止遗,常需要与淡渗通利之茯苓同用才能达到较好疗效。

此外,五味子敛肺滋肾,生津敛汗,涩精止泻,可用于治疗多汗、虚汗证,亦可治疗肺肾两虚所致之五更泻。而五倍子因其收敛作用也可止汗,如《集灵方》中提到将本品单味研末敷于脐中的治疗方法,即独圣散;且强于止泻方面,可治疗泻痢不止。慢性泻痢初起,属实属热,宜清宜导,久泻久痢,则宜止宜敛。五倍子其性不仅收敛,且有抗菌作用,故于慢性泻痢甚合。《本草纲目》以之治泄痢之附方,有 6 首之多,其中以脾泄久痢方,配伍乌梅,临床应用,颇收佳效。

90

莲子、芡实(健脾止泻、益肾固精,有养心、祛湿之别)

莲子

见上篇第二章 26。

芡实

为睡莲科植物芡的干燥成熟种仁。

[**性味归经**] 甘、涩,平。归脾、肾经。

①《雷公炮制药性解》:"入心、肾、脾、胃四经。"

②《药品化义》:"入脾、胃、肝三经。"

[**功能**] 固肾涩精,补脾止泄。

[**主治**] 遗精,淋浊,带下,小便不禁,大便泄泻。

[**用法用量**] 内服:煎汤,15~30 g;或入丸、散,亦可适量煮粥食。

[**使用禁忌**] 大小便不利者禁服;食滞不化者慎服。

①《随息居饮食谱》:"凡外感前后,疟痢疳痔,气郁痞胀,溺赤便秘,食不运化及新产后皆忌之。"

②《本草求原》:"生食动风滞胃。"

③《本草衍义》:"食多不益脾胃气,兼难消化。"

[**现代研究**] 芡实除含淀粉、蛋白质及脂肪外,尚含钙、磷、铁,维生素B_1、B_2、C,烟酸及胡萝卜素。芡实水、乙醇提取物均具有较强的抗氧化和清除氧自由基能力,水提取物还可减少心脏缺血再灌注损伤。

现代临床用于治疗原发性肾小球肾炎引起的蛋白尿。

同治异效辨

莲子和芡实都性甘、涩、平,归脾、肾经,都有补脾止泻、益肾涩精功能,用于治疗脾虚久泻、遗精带下等病症。

莲子的补脾能力略强于芡实,《本草纲目》中称莲子为"脾之果"。同时莲子入心经,交通心肾,养心安神,可用于治疗心肾不交之心悸失眠、心虚不寐等病症;而芡实擅于祛湿,因其性平,能祛邪水而补真水,为虚、实带下证之常用药物,如《傅青主女科》中用易黄汤治疗女子带下湿热之症。

91

金樱子、覆盆子（益肾固精，有止泻、缩尿之异）

金樱子

为蔷薇科植物金樱子的干燥成熟果实。

[**性味归经**] 酸、涩，平。归肾、膀胱、大肠经。

①《滇南本草》："入脾、肾二经。"

②《雷公炮制药性解》："入脾、肺、肾三经。"

③《神农本草经疏》："入足阳明、手阳明，兼入足少阴经。"

[**功能**] 固精，缩尿，涩肠，止带。

[**主治**] 遗精，滑精，遗尿，尿频，久泻，久痢，白浊，白带，崩漏，脱肛，子宫下垂。

[**用法用量**] 内服：煎汤，9～15 g；或入丸、散；或熬膏。

[**使用禁忌**] 有实火、邪热者忌服。

①《医学入门》："中寒有痞者禁服。"

②《神农本草经疏》："泄泻因于火热暴注者不宜用；小便不禁及精气滑脱因于阴虚火炽而得者不宜用"。

[**现代研究**] 金樱子含柠檬酸、苹果酸，鞣质、树脂、维生素 C，皂苷；另含丰富的糖类，其中有还原糖、蔗糖以及少量淀粉。金樱子所含鞣质具有收敛、止泻作用，所含多糖具有增强小鼠非特异性免疫、体液免疫和细胞免疫作用；还能清除超氧阴离子自由基，具抗氧化作用。煎剂具有抗动脉粥样硬化作用。此外，还具有抑菌、抗炎等作用。

现代临床用于治疗子宫脱垂。对年青、脱垂程度较轻、没有白带的患者疗效较好；而对脱垂程度严重、年龄大的患者，只能作为一种辅助治疗。

覆盆子

为蔷薇科悬钩子属植物华东覆盆子的干燥果实。

[**性味归经**] 甘、酸，温。归肾、肝经。

[**功能**] 补肝益肾，固精缩尿，明目。

[主治]阳痿早泄,遗精滑精,宫冷不孕,带下清稀,尿频遗溺,目视昏暗,须发早白。

[用法用量]内服:煎汤,5~10g;或入丸、散,亦可浸酒或熬膏。

[使用禁忌]阴虚火旺,小便短赤者禁服。

①《神农本草经疏》:"强阳不倒者忌之。"

②《本草汇言》:"肾热阴虚,血燥血少之证戒之。"

③《本草从新》:"小便不利者勿服。"

[现代研究]覆盆子含有机酸、糖类及少量维生素C,并没食子酸、β-谷甾醇和覆盆子酸等,具有调节下丘脑-垂体-性腺轴功能、改善学习记忆力能力、延缓衰老、抑菌、抗诱变、促进淋巴细胞增殖等作用。

现代临床用于蛋白尿、遗尿、不育症等泌尿科疾病,多囊卵巢综合征、黄体功能不全性不孕、白带异常等妇产科疾病,以及皮肤科疾病、肿瘤科疾病等。

同治异效辨

金樱子和覆盆子都性酸、甘,归肾、膀胱经,都有益肾、固精、缩尿的功能,都可用于治疗肾虚遗尿,遗精滑精等疾病。

金樱子性涩,入大肠经,兼有涩肠止泻功能,多用于治疗久虚泄泻、久痢脱肛。覆盆子入肾经,还有固精缩尿功能,可用于治疗膀胱虚冷,小便频数不禁,小儿肾虚遗尿,年老体虚之尿崩症等;还可用于治阳痿早泄,如《濒湖集简方》中治阳事不起用"覆盆子,酒浸,焙研为末,每旦酒服三钱"。

92

赤石脂、禹余粮(涩肠止血,有生肌敛疮之分)

赤石脂

为硅酸盐类矿物多水高岭石族多水高岭石。

[**性味归经**] 甘、酸、涩,温。归胃、大肠经。

①《本草衍义补遗》:"赤入小肠,白入大肠。"

②《雷公炮制药性解》:"入心经。"

③《神农本草经疏》:"入手阳明,兼入手、足少阴经。"

④《本草新编》:"入脾与大肠。"

[**功能**] 涩肠固脱,止血收湿敛疮。

[**主治**] 久泻久痢,便血,脱肛,遗精,崩漏,带下,溃疡不敛,湿疹,外伤出血。

[**用法用量**] 内服:煎汤,10～15 g,打碎先煎;或入丸、散。外用:适量,研末撒或调敷。

[**使用禁忌**] 有湿热积滞者忌服。孕妇慎服。

①《本草经集注》:"恶大黄,畏芫花。"

②《药性论》:"恶松脂。"

③《日华子诸家本草》:"畏黄芩、大黄、官桂。"

④《神农本草经疏》:"火热暴注者不宜用;滞下全是湿热,于法当忌,自非的受寒邪,下痢白积者不宜用;崩中法当补阴清热,不可全仗收涩;滞下本属湿热积滞,法当祛暑除积,止涩之药,定非所宜,慎之。"

[**现代研究**] 赤石脂主要成分为水化硅酸铝,还含有钛、镍、锶、钡等微量元素。内服能吸附消化道内的有毒物质、细菌毒素及代谢产物,减少对肠道黏膜的刺激,而呈止泻作用。对胃肠黏膜有保护作用,能制止胃肠道出血。

现代临床用于治疗慢性菌痢、溃疡性结肠炎、阿米巴痢疾等导致的慢性腹泻,以及吐血、咳血、便血、尿血、功能性子宫出血等病。

禹余粮

为氢氧化物类矿物褐铁矿。

[**性味归经**] 甘、涩,微寒。归胃、大肠经。

①《本草纲目》:"手、足阳明血分。"

②《本草新编》:"入脾、胃、大肠。"

[**功能**] 涩肠,止血,止带。

[主治] 久泻,久痢,妇人崩漏,带下,便血。

[用法用量] 内服:煎汤,10～15 g,宜先煎去渣,取汁再入其他药煎煮;或入丸、散。外用:适量,研末撒或调敷。

[使用禁忌] 暴病实邪者忌服,孕妇慎服。

①《本草汇言》:"髓虚血燥之病勿用。"

②《本草经疏辑要》:"泄泻由于实热者不宜用。"

[现代研究] 禹余粮主要含碱式氧化铁,还含有磷酸盐及少量铝、钙、镁、钾、磷等元素,能促进胸腺增生,提高细胞免疫功能。禹余粮生品、煅品水煎液均能抑制小鼠肠蠕动。生品能明显缩短凝血时间和出血时间,而煅品则出现延长作用。

现代临床用于肝硬化腹水、放射性肠炎、艾滋病顽固性腹泻等。

同治异效辨

赤石脂和禹余粮性味都属甘、涩,都有涩肠、止血的功能,可用于治疗久泻久痢、崩漏带下等病症。

《本草求真》:"禹余粮功与石脂相同,而禹余粮之质,重于石脂,石脂之温,过于余粮,不可不辨。"《注解伤寒论》:"重可去怯,余粮之重以镇固。"禹余粮功在质重收涩。而赤石脂性温,兼有生肌敛疮的功能,可用于外治疮疡不敛,湿疹脓水浸淫。

两者合用,如《长沙药解》云:"赤石脂禹余粮汤用之治大肠滑脱,利在下焦者,以其收湿而敛肠也。"

93

麻黄根、浮小麦(止汗,有益气除热之差)

麻黄根

见上篇第二章32。

浮小麦

为植物小麦的干燥轻浮瘪瘦的果实。

[**性味归经**] 甘，凉。归心经。

[**功 能**] 除虚热，止汗。

[**主 治**] 阴虚发热，盗汗，自汗，脏躁证。

[**用法用量**] 内服：煎汤，15～30 g；或研末。止汗，宜微炒用。

[**使用禁忌**] 表邪汗出者忌用。

《四川中药志》1960年版："无汗而烦躁或虚脱汗出者忌用。"

[**现代研究**] 浮小麦主要含淀粉、蛋白质、糖类、粗纤维，以及谷甾醇、卵磷脂、尿囊素、精氨酸、淀粉酶、蛋白分解酶及微量维生素B、E等，具有抗炎、利尿、消肿、抗菌等作用。

现代临床用于自汗、盗汗，以及更年期妇女烦躁多汗。

同治异效辨

麻黄根甘平止汗，浮小麦甘凉止汗，都可用于治疗自汗、盗汗等病症。麻黄根入肺经，"肺合皮毛"，故可实表止汗，但不具有补气作用，因此常伍用黄芪，治疗虚汗无度、产后虚汗不止等，如《太平圣惠方》麻黄根散。浮小麦性凉，入心经，"汗为心液"，故能益气除热，凉心止汗。又因浮小麦体质轻虚，其性升浮，能达皮腠而散其热，故又可止盗汗，常用于治疗妇人脏躁。二药伍用，相互协同，益气养心、清热凉气、固表止汗益彰。

94

海螵蛸、桑螵蛸（固精止遗，有肝肾之别）

海螵蛸

见上篇第三章47。

桑螵蛸

为螳螂科昆虫大刀螂、小刀螂或巨斧螳螂的干燥卵鞘。

[**性味归经**] 甘、咸,平。归肝、肾、膀胱经。

[**功能**] 固精缩尿,补肾助阳。

[**主治**] 遗精,早泄,阳痿,遗尿,尿频,小便失禁,白浊,带下。

[**用法用量**] 内服:煎汤,5～10 g;研末,3～5 g;或入丸剂。外用:适量,研末撒或油调敷。

[**使用禁忌**] 阴虚火旺或膀胱有湿热者慎服。

①《名医别录》:"当火炙,不尔,令人泄。"

②《本草经集注》:"畏旋覆花。"

③《药性论》:"畏戴椹(《宝庆本草折衷》,按:此戴椹当是黄耆也)。"

④《神农本草经疏》:"凡失精遗溺,火气太甚者宜少少用之。"

⑤《本经逢原》:"阴虚多火人误用,反助虚阳,多致溲赤茎痛,强中失精,不可不知。"

[**现代研究**] 桑螵蛸含蛋白质及脂肪等;卵囊附着的蛋白质膜上,含柠檬酸钙(六分子结晶水)的结晶;卵黄球含糖蛋白及脂蛋白。桑螵蛸能够延长小鼠常压缺氧及游泳时间,降低高脂大鼠肝中脂质过氧化,增加小鼠胸腺、脾脏、睾丸指数和阳虚小鼠的体温,这些作用可能与其补肾、固精功效有关。

现代临床上多用于治疗小儿遗尿。

炮制辨析

桑螵蛸无生品入药,因其气味不良,具有致泻副作用,还不利贮存,因其内含虫卵,一旦条件合适,即可孵化。目前,桑螵蛸有蒸桑螵蛸、炒桑螵蛸、醋桑螵蛸、盐桑螵蛸、酒桑螵蛸等炮制品,其功效各异。

蒸桑螵蛸 取净桑螵蛸,蒸制,取出放凉。生桑螵蛸令人泄泻,均不生用。蒸制后消除致泻副作用,又可杀死虫卵,有利于保存药效。

炒桑螵蛸 取净桑螵蛸,文火加热,炒至棕黄色具有焦斑,取出放凉。炒制作用与蒸制大致相同。

醋桑螵蛸 取净桑螵蛸,加醋拌匀闷润,文火加热,炒至有香气逸出时,取出放凉。醋制能增强收敛功效,增强固精缩尿作用。

盐桑螵蛸 取净桑螵蛸,加盐水拌匀闷润,文火加热,炒至有香气逸出时,取出放凉。盐制可引药入肾,增强益肾固精、缩尿止遗的作用。用于肾虚阳痿、遗精、遗尿、小便白浊等症。

酒桑螵蛸 取蒸过的净桑螵蛸,用酒喷洒均匀,微润,文火加热,炒至微干,取出放凉。酒制能行药势而增强药物疗效。

同治异效辨

海螵蛸和桑螵蛸性味都属咸,都具有固精功效,适用于遗精、早泄、带下等病症。同时,海螵蛸为"肝经血分药",功在敛新血而破瘀血,在行瘀固脱上有奇效;而桑螵蛸偏于补肾气,能涩能通,功专收涩,又能通五淋,利小便水道。《本经逢原》云:"桑螵蛸,肝肾命门药也。功专收涩,故男子虚损,肾虚阳痿,梦中失精,遗溺白浊方多用之。《本经》又言通五淋,利小便水道,盖取以泄下焦虚滞也。"这又是二者不同之处。

第十六章 消导药

95

谷芽、麦芽(健脾消食,有和养、消化之偏)

谷芽

为禾本科植物粟的成熟果实经发芽干燥的炮制加工品。

[性味归经] 甘,平。归脾、胃经。

①《本草经解》:"入足厥阴肝经,手少阴心经。"

②《本草再新》:"入脾、肺二经。"

[功能] 消食化积,健脾开胃。

[主治] 食积停滞,胀满泄泻,脾虚少食,脚气浮肿。

[用法用量] 内服:煎汤,10～15 g,大剂量 30 g;或研末。

[使用禁忌] 《四川中药志》1960 年版:"胃下垂者忌用。"

[现代研究] 谷芽含有酵母菌、淀粉酶、维生素、淀粉、麦芽糖、胆碱、多种氨基酸等成分。谷芽所含的 β-淀粉酶能将糖淀粉完全水解成麦芽糖,α 淀粉酶则使之分解成短直链缩合葡萄糖,但所含的 α-和 β-淀粉酶量较少,其消化淀粉的功能不及麦芽。谷芽所含消化酶及维生素 B 有助消化作用;煎煮及炒谷芽会降低消食效力。

现代临床多用于治疗消化不良。

异制辨析

由于炮制方法不同,又有炒谷芽、焦谷芽之分,功效也相异。

炒谷芽 取净谷芽,文火炒至深黄色并大部爆裂,取出放凉。炒谷芽偏于消食,用于不饥食少。

焦谷芽 取净谷芽,武火炒至焦黄色,微喷清水,取出风干。焦谷芽善化积滞,用于积滞不消。

麦芽

为禾本科植物大麦的成熟果实经发芽干燥的炮制加工品。

[性味归经] 甘,平。归脾、胃经。

《本草汇言》:"入足太阴、阳明,手阳明经。"

[功能] 消食化积,回乳。

[主治] 食积不消,腹满泄泻,恶心呕吐,食欲不振,乳汁郁积,乳房胀痛。

[用法用量] 内服:煎汤,10~15 g,大剂量可用 30~120 g;或入丸、散。

[使用禁忌] 孕妇哺乳期禁服,孕妇、无积滞者慎服。

①《食性本草》:"久食消肾,不可多食。"

②《神农本草经疏》:"无积滞,脾胃虚者不宜用。"

③《药品化义》:"凡痰火哮喘及孕妇,切不可用。"

④《本草纲目》:"无积而久服,则消人元气也。"

[现代研究] 麦芽主要含 α-及 β-淀粉酶、催化酶、过氧化异构酶等,另含大麦芽碱,大麦芽胍碱 A、B,腺嘌呤胆碱、蛋白质、氨基酸、维生素 D、E,细胞色素 C,还含麦芽毒,即白栝楼碱。其中 α-淀粉酶及 β-淀粉酶具有助消化、抗真菌作用,水提醇制品可降血糖,大麦碱作用类似于麻黄碱,可缓解新斯的明引起的支气管痉挛。麦芽水煎剂可抑制催乳素释放,服用生麦芽可用于妇女回乳。

现代临床用于治疗饮食积滞、高泌乳素血症等,还可用于治疗急慢性肝炎,对消除厌食效果尤其明显。

异制辨析

由于炮制方法不同,又有炒麦芽、焦麦芽之分,功效也相异。

炒麦芽 取净麦芽,微炒至黄色,取出放凉。生麦芽力猛,用于消面食积滞、乳汁郁积。炒麦芽性缓,行气消食回乳,用于食积不消,妇女断乳。

焦麦芽　取净麦芽,炒至焦黄色,喷洒清水,取出晒干。焦麦芽消食化滞,用于食积不消,脘腹胀痛。

同治异效辨

谷芽和麦芽性味都属甘平,都有健脾消食功能,可用于治疗食积不消。临床上两者常相须为用,但其功效有和养和消化之偏,临床上当仔细辨究。

谷芽的主要功效为消食和中、健脾开胃,其作用和缓,助消化而不伤胃气,治食积不消、腹胀口臭、脾胃虚弱、不饥食少者。而麦芽则为健脾开胃、行气消食,消化力量较强,久服伤人元气。《药性论》:"(麦芽)消化宿食,破冷气,去心腹胀满。"同时,麦芽因善于消积,有破血之性,故兼有退乳消胀的功能,对于治疗乳汁郁积、乳房胀痛、妇女断乳等病症有奇效。

96

山楂、神曲(消食化积,有肉积、食积之异)

山楂

见上篇第二章 2。

神曲

为辣蓼、青蒿、杏仁等药加入面粉或麸皮混合后,经发酵而成的曲剂。别名:六神曲、六曲。

[**性味归经**] 甘、辛,温。归脾、胃经。

《本草经解》:"入足厥阴肝经,足阳明胃经。"

[**功能**] 健脾和胃,消食调中。

[**主治**] 饮食停滞,消化不良,食欲不振,胸痞腹胀,呕吐泻痢,产后瘀

血腹痛。

[用法用量] 内服：煎汤，10～15 g；或入丸、散。

[使用禁忌] 脾阴不足，胃火盛，及孕妇慎服。

①《神农本草经疏》："脾阴虚，胃火盛者不宜用；能落胎，孕妇宜少食。"

②《本经逢原》："无积而久服，则消人元气。"

[现代研究] 神曲为酵母制剂，含酵母菌、淀粉酶、维生素 B 复合体、麦角固醇、蛋白质、脂肪、挥发油等，具有增进食欲、维持正常消化等功能。

现代临床用于治疗小儿单纯性消化不良。

同治异效辨

山楂和神曲都性甘、温，都有消食化积功能，可用于治疗饮食停滞、胃脘胀满等病症。

山楂长于化肉食积滞，其中尤以焦山楂的功能最强。《本草纲目》云："赤爪、棠梂、山楂，一物也。古方罕用，故《唐本草》虽有赤爪，后人不知即此也。自丹溪朱氏始著山楂之功，而后遂为要药。……按《物类相感志》言，煮老鸡硬肉，入山楂数颗即易烂，则其消肉积之功，盖可推矣。……化饮食，消肉积，症瘕，痰饮痞满吞酸，滞血痛胀。"而神曲偏消谷积，还可助金石药的消化，并略带解表之功。《本经逢原》云："神曲，其功专于消化谷麦酒积，陈久者良。但有积者能消化，无积而久服，则消人元气。"对丸剂中有金石药品，难以消化吸收者，可用神曲糊为丸，如磁朱丸中就用六神曲与磁石研粉，加入朱砂制成丸剂，具有镇心、潜阳、明目的功效，由于佐以大剂量的六神曲健脾助消化，既可防金石药伤胃气，又利于金石药的吸收。

第十七章

驱虫药

97

使君子、鹤虱（驱蛔除蛲，有健脾、解毒之分）

使君子

为使君子科植物使君子的干燥成熟果实。

[**性味归经**] 甘,温,小毒。归脾、胃经。

①《本草新编》："入脾、胃、大肠。"

②《本草经解》："入足厥阴肝经、足太阴脾经。"

[**功能**] 杀虫,消积,健脾。

[**主治**] 蛔虫腹痛,小儿疳积,乳食停滞,腹胀,泻痢。

[**用法用量**] 内服:煎汤,6～15g,捣碎入煎;或入丸、散;去壳炒香嚼服,小儿每岁每日1粒至1粒半,总量不超过20粒。

[**使用禁忌**] 服用药量过大或与热茶同服,能引起呃逆、眩晕、呕吐等反应。

①《本草纲目》："忌饮热茶,犯之即泻。"

②《神农本草经疏》："忌食热物。"

③《本草汇言》："脾胃虚寒之子,又不宜多用,多食则发呃。""苟无虫积,服之必致损人。"

④《岭南采药录》："生食太多,令人发呃逆。儿童多食,有呃逆至一日夜不止者,惟用其壳煎水饮之,即止。"

[**现代研究**] 使君子含有有机酸类,如使君子酸、苹果酸、柠檬酸等;脂肪酸类,如棕榈酸、油酸、亚油酸、硬脂酸、花生酸等;生物碱类,如葫芦

巴碱等,还含有氨基酸等成分。使君子仁提取物有较强的麻痹猪蛔首部作用,有效成分为使君子氨酸钾;10%使君子水浸膏可使蚯蚓昏迷或死亡;使君子粉与百部粉合用可驱除蛲虫,单独使用时效果不明显;使君子水浸剂还有抗皮肤真菌作用。

现代临床用于治疗蛔虫病,蛲虫病以及肠道滴虫病。

炮制辨析

炒使君子仁 取净使君子,文火炒至微有香气,取出放凉。炒品健脾消积疗疳能力强,多用于小儿疳积。

鹤虱

为菊科植物天名精的干燥成熟果实。

[**性味归经**] 苦、辛,平;有小毒。归脾、胃、大肠经。

[**功能**] 杀虫消积。

[**主治**] 蛔虫病,蛲虫病,钩虫病,小儿疳积。

[**用法用量**] 内服:多入丸、散;煎汤,5~10g。

[**使用禁忌**] 孕妇禁用。

[**现代研究**] 鹤虱的主要成分有缬草酸、正己酸、油酸、豆甾醇等,挥发油中含有天名精内酯、天名精酮、天名精素等。天名精内酯能使小鼠在短暂兴奋后转入抑制,四肢肌肉松弛,并呈麻醉状态;野胡萝卜种子的乙醇和水提取物对雌性大鼠有抗生育作用,种子的挥发油对小鼠有抗着床、抗早孕、中期引产和晚期引产等多种作用。

现代临床用于治疗蛔虫病、钩虫病及蛔虫合并钩虫病。

同名异药辨

与鹤虱名称相似的,还有南鹤虱。南鹤虱为伞形科植物野胡萝卜的干燥成熟果实。味苦、辛,性平;有小毒。归脾、胃经。功能杀虫消积。用于蛔虫病,蛲虫病,绦虫病,虫积腹痛,小儿疳积。南鹤虱驱蛔作用强于鹤虱。

使君子和鹤虱都有杀虫消积功能,多用于治疗蛔虫病。使君子兼有健脾功能,是补脾健胃之要药,在儿科疾病中使用广泛,如《太平惠民和剂

《局方》所载使君子丸用于治疗小儿疳积及脾胃不和。而鹤虱外用还有解毒止痛的功能。

98

南瓜子、槟榔（杀虫驱绦，有止咳、通便之差）

南瓜子

为葫芦科植物南瓜的种子。

[性味归经] 甘，平。归大肠经。

[功能] 杀虫，下乳，利水消肿。

[主治] 绦虫、蛔虫、血吸虫、钩虫、蛲虫病，产后缺乳，产后手足浮肿，百日咳，痔疮。

[用法用量] 内服：煎汤，30～60 g；研末或制成乳剂。外用：适量，煎水熏洗。

[使用禁忌] 单次不可过量食用。

《本草纲目拾遗》："多食壅气滞膈。"

[现代研究] 南瓜子含南瓜子氨酸、脂肪油、蛋白质、胡萝卜素及维生素 A、B_1、B_2、C。脂肪油主要成分为亚麻仁油酸、油酸、硬脂酸等甘油酯类。南瓜子乙醇提取物有驱虫作用，南瓜子氨酸可防治血吸虫，口服南瓜子能抑制和杀灭体内日本血吸虫幼虫，对雌虫作用更强；但对血吸虫成虫无杀灭作用。

现代研究用于治疗血吸虫病、绦虫病、蛔虫病和产后缺乳。

异取辨析

由于药用所取的部分不同，还有南瓜蒂、南瓜根、南瓜藤。

南瓜蒂 取南瓜的蒂入药。具有清热、安胎的功效，治先兆流产，乳头破裂或糜烂。

南瓜根 取南瓜的根入药。具有清热、渗湿、解毒的功效，治黄疸，牙痛。

南瓜藤 取南瓜的藤入药。具有清热功效,治肺结核低烧。

槟榔

为棕榈科植物槟榔的干燥成熟种子。

[**性味归经**] 苦、辛,温。归胃、大肠经。

①《本草汇言》:"入手太阴、阳明,足阳明经。"

②《本草新编》:"入脾、胃、大肠、肺四经。"

③《本草经解》:"入足厥阴肝经、手少阴心经、足阳明胃经、手阳明大肠经。"

[**功能**] 驱虫,消积,下气,行水,截疟。

[**主治**] 虫积,食滞,脘腹胀痛,泻痢后重,脚气,水肿,疟疾。

[**用法用量**] 内服:煎汤,6～15 g,单用杀虫,可用 30～60 g;或入丸、散。

[**使用禁忌**]

①《食疗本草》:"多食发热。"

②《神农本草经疏》:"性能坠诸气至于下极,病属气虚者忌之,脾胃虚虽有积滞者不宜用,心腹痛无留结及非虫攻咬者不宜用,疟非山岚瘴气者不宜用,凡病属阴阳两虚,中气不足,而非肠胃壅滞、宿食胀满者,悉在所忌。"

③《本草汇言》:"多用大伤元气。"

④《药性集要便读》:"气虚下陷者忌服;疟后痢、痢后泻,切不可用。"

[**现代研究**] 槟榔含生物碱、缩合鞣质、脂肪油及槟榔红色素。生物碱主要为槟榔碱、槟榔次碱等。槟榔碱是槟榔的主要有效驱虫成分,可起到驱除猪肉绦虫、牛肉绦虫、鼠蛲虫、蛔虫、血吸虫的作用。槟榔水浸剂有抗真菌、病毒作用。槟榔碱作用与毛果芸香碱相似,可兴奋 M 胆碱受体引起腺体分泌增加,还可增加肠蠕动,收缩支气管,减慢心率,并可引起血管扩张、血压下降,故可用于治疗青光眼,但作用持续时间较短且对角膜刺激大。

现代临床用于治疗绦虫病、姜片虫病、鞭虫病、蛲虫病、钩虫病和蛔虫病,还可用于治疗青光眼。

异制辨析

由于炮制方法不同,又有焦槟榔、槟榔炭之分。

焦槟榔 取净槟榔,武火炒至焦黄色时,喷洒清水,取出放凉。焦槟榔消食导滞,多用于食积不消,泻痢后重,湿热痢疾。

槟榔炭 取净槟榔,武火炒至外呈黑色,内呈黑褐色,喷淋清水适量,灭尽火星,取出放凉。炒炭增强消积治血痢功能。

同治异效辨

南瓜子和槟榔都可杀虫消积,均可用于治疗绦虫病、蛔虫病等。但南瓜子兼有治疗百日咳的功能。而槟榔因其行水、截疟功能,同时可用于通二便、止痢止泻,如《普济方》槟榔散用于治疗大小便不通,《素问病机气宜保命集》导气汤用于治疗里急后重之痢疾。